U0274069

临床内科学与诊治实践

主编 叶 蕊 吕以静 王 敏 刘 迅

杨慧敏 文甜甜 张跃其

黑龙江科学技术出版社

HEILONGJIANG SCIENCE AND TECHNOLOGY PRESS

图书在版编目（CIP）数据

临床内科学与诊治实践 / 叶蕊等主编. -- 哈尔滨：
黑龙江科学技术出版社，2023.2
ISBN 978-7-5719-1796-8

Ⅰ．①临… Ⅱ．①叶… Ⅲ．①内科学 Ⅳ．①R5

中国国家版本馆CIP数据核字（2023）第029032号

临床内科学与诊治实践
LINCHUANG NEIKEXUE YU ZHENZHI SHIJIAN

主　　编	叶　蕊　吕以静　王　敏　刘　迅　杨慧敏　文甜甜　张跃其
责任编辑	陈兆红
封面设计	宗　宁
出　　版	黑龙江科学技术出版社
	地址：哈尔滨市南岗区公安街70-2号　邮编：150007
	电话：（0451）53642106　传真：（0451）53642143
	网址：www.lkcbs.cn
发　　行	全国新华书店
印　　刷	黑龙江龙江传媒有限责任公司
开　　本	787mm×1092mm　1/16
印　　张	27.5
字　　数	694千字
版　　次	2023年2月第1版
印　　次	2023年2月第1次印刷
书　　号	ISBN 978-7-5719-1796-8
定　　价	198.00元

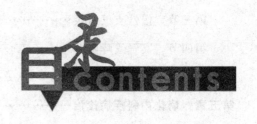

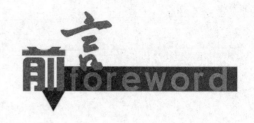

前言 foreword

　　内科学是一门对医学科学发展产生重要影响的临床医学学科,也是一门涉及面广和整体性强的学科。随着国民经济的发展及社会老龄化,人群疾病谱发生了显著变化,心脑血管病、肿瘤及其他各系统慢性疾病的发病率在显著增加。在这种背景下,医务人员除了要具备全面的医疗理论知识、熟练的技术操作能力、丰富的临床实践经验,更要不断更新知识和技术以提高临床诊疗水平,才能胜任临床工作。为了将近年来内科学领域的新知识和新技术介绍给我国临床内科医师,同时巩固并提高他们对内科疾病的诊疗水平,我们组织相关内科学专家,在参考国内外有关书籍和论文文献的基础上,深入思索、详细总结,最终编写了本书。

　　本书首先介绍了神经内科常用检查;然后针对神经内科、心内科、呼吸内科、消化内科等内科常见疾病的病因、发病机制、临床表现、诊断路径、诊断思路解析、诊断内容、医患沟通、治疗要点、患者教育及随访中常遇到的问题等展开论述;最后介绍了消化内镜检查的护理相关内容。本书尽可能包含目前内科各系统的常见病、多发病,具有理论性强、诊断治疗措施全面、所述操作技术实用性强等特点,对临床常见内科疾病的诊断和治疗具有指导意义,可作为全国各级医院内科医师提高内科临床实践和理论水平的参考书。

　　由于编者较多,各编者写作方式和文笔风格不一,又加上时间有限,书中难免存在疏漏和不足之处,望广大读者提出宝贵意见和建议。

《临床内科学与诊治实践》编委会

2022 年 11 月

编委会

主 编

叶 蕊 吕以静 王 敏 刘 迅

杨慧敏 文甜甜 张跃其

副主编

任 莉 刘春龙 谢剑英 齐 瑞

冯国艳 杨 彬

编 委（按姓氏笔画排序）

王 敏（临清市人民医院）

文甜甜（山东省无棣县棣丰街道社区卫生服务中心）

叶 蕊（济南市机关医院）

冯国艳（襄阳市第一人民医院）

吕以静（青岛市中医医院/青岛市海慈医院）

任 莉（山东省邹平市青阳镇卫生院）

刘 迅（肥城市人民医院）

刘春龙（联勤保障部队960医院淄博院区）

齐 瑞（山东健康集团枣庄中心医院）

杨 彬（聊城市眼科医院/聊城市第五人民医院）

杨慧敏（郓城诚信医院）

张跃其（山东省潍坊市人民医院）

谢剑英（云南省大理白族自治州中医医院）

第一章

神经内科常见检查

第一节　脑电图检查

一、脑电图的定义

根据国际临床神经生理学会联盟的专用术语,脑电图(EEG)定义为"在特定的位置,通过头皮表面放置的电极采集到的大脑皮质的电活动",直译为脑电图。脑电图是从颅外头皮或颅内记录到的局部神经元电活动的总和。在头皮表面放置电极记录到的为皮质脑电图,在脑深部插入针电极记录到的为深部脑电图。

二、脑电图检查的适应证和禁忌证

(一)适应证

(1)鉴别脑器质性疾病和功能性疾病:如鉴别抽搐和假性抽搐、器质性还是功能性精神障碍等。

(2)各种脑部疾病辅助诊断、鉴别诊断及定位:常用于癫痫、脑瘤、脑外伤、颅内血肿、脑炎、脑寄生虫病、脑脓肿、脑血管病及其他各种脑病和危重昏迷的患者。

(3)了解全身疾病疑有脑损害者是否脑受累:如肿瘤的颅内转移、感染、中毒、肝或肾性疾病等是否造成脑功能损害。

(4)随访了解脑部疾病的变化、疗效、脑发育状况,帮助了解脑衰老及脑死亡。

(5)睡眠障碍的诊断和鉴别诊断。

(二)禁忌证

(1)头皮外伤严重,广泛或开放性颅脑外伤,无法安放电极或可能因检查造成感染者。

(2)不宜搬动的病情危重患者,而脑电图机又非便携式不能移至床旁检查者。

(3)极度躁动不安、当时无法使其镇静而配合检查者。

三、患者检查前的准备

检查前嘱咐患者进食,检查时使患者放松,取卧位或坐位,在闭目安静状态下描记。已接受癫痫治疗的患者,特殊情况下为增加痫性放电的记录机会,可停服抗癫痫药1~2天。

四、正常脑电图

(一)正常清醒期脑电图表现

1.后头部 α 节律

(1)定义:α 节律是清醒状态下出现在后头部的 8~13 Hz 的节律,一般在枕区电压最高,波幅可变动,但在成人常低于 50 μV,闭眼且精神放松状态下容易出现,注意力集中,特别是视觉注意和积极的精神活动可使其阻滞(图1-1)。出现在其他部位或其他状态下的 α 频带的节律不是严格意义上的 α 节律,如 Rolandic 区的 μ 节律,睡眠期的纺锤节律等,频率虽然在 α 频带,但不能称为 α 节律。在确定 α 节律时,部位和反应性比频率更重要。α 节律脑功能状态及发育水平有密切关系,但与智力水平、人格或个性无关。

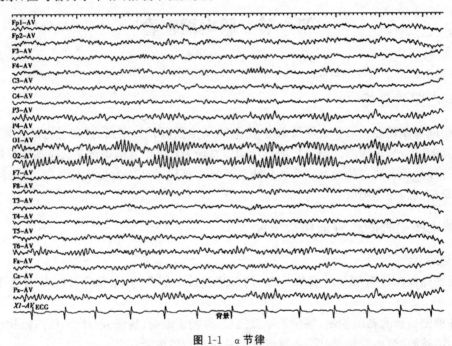

图 1-1 α 节律

女,10岁,枕区 11~12 Hz 低、中波幅 α 节律,调节和调幅良好

(2)波形:α 节律多数波形圆钝或为正弦样波。少数正常人可表现为负相成分较尖而正相成分较钝,形成尖形 α 节律,多见于儿童及青少年,也有些与应用镇静药后混入 β 波有关。

(3)频率:α 节律的频率与年龄有密切关系。一般在 3 岁左右出现最初的 α 节律,在 8 Hz 左右;10 岁时 α 节律的频率接近成人水平,达到 10 Hz,但仍混有 δ 波和 θ 波;成人 α 节律的主频段在 9~11 Hz,60 岁以后 α 节律变慢,但仍≥9 Hz。成人同一个体在同一次记录中,α 节律的频率变化范围在两侧半球的对应区域内不超过 1 Hz,称为调频,反映脑波活动的规律性。全头的频率变化范围不应超过 2 Hz。但不同个体之间差别较大。

正常成年人的 α 节律可有变异:①慢 α 变异型,为较慢的波或节律,频率为其本人 α 波的 1/2,如 α 波为 10 Hz,则其变异型为 5 Hz,慢波上常带有切迹,为两个不完全的10Hz 波。慢α 变异型波可夹杂在 α 节律中出现。②快 α 变异型,较少见,有些人的基本 α 节律较快,在 11~

13 Hz,其间常夹杂 14～20 Hz 的快波,对外界刺激的反应与 α 节律一致。这两种变异型均应出现在枕区。

(4)波幅:α 节律的波幅在个体间差别很大,同一个体的波幅也呈现出一定规律的波动,一般枕区波幅最高。成人 α 节律的波幅一般在 20～100 μV,儿童的 α 节律波幅多数较高,在 4～7 岁儿童可高达 100～150 μV,以后逐渐降低,至 13～15 岁接近成人水平。左右枕区的 α 节律可有轻度的波幅差,多数为非优势半球侧的波幅较高,但这种生理性的不对称波幅差不应超过 30%。正常 α 节律的波幅呈渐高-渐低的梭形变化,称为调幅,反映脑波的稳定性。每一串梭形 α 节律持续时间在 1～2 秒,少数可长达 20 秒。两串 α 节律之间为低波幅 β 波,持续不超过 2 秒。小儿年龄越小,脑波稳定性越差,常缺乏调幅现象。

(5)分布:α 节律主要分布在后头部(枕、顶、后颞区),有时可扩散到中央区、中颞区或颅顶,文献上将出现在这些部位的节律性 α 波称为 α 频率的节律或 α 样节律。波及中央区时应注意与 μ 节律鉴别,后者的频率及波形与 α 节律相似,但多出现在睁眼状态下,不受睁闭眼的影响,触觉刺激、运动或运动的意念可使之消失。α 节律很少扩散到额区,如在单极导联时额区出现和枕区一致的 α 节律,多数与参考电极活化有关,特别是将参考导联置于乳突时容易受后头部活动的影响,此时前后头部的 α 节律有 180°位相差,采用双极导联可消除参考电极活化的影响。

α 泛化指 α 频带的节律或活动广泛分布于全头部。α 分布倒置或 α 前移则指 α 活动以前头部最明显。这些 α 的异常分布常见于头部外伤及其后遗症、长期应用抗惊厥药物、脑肿瘤、去皮质综合征、α 昏迷等情况,机制不明,可能与脑干或丘脑节律起搏点功能异常有关,也可能与额叶功能紊乱有关。

(6)反应性:α 节律最突出的特点之一是外界或内源性刺激可使波幅明显降低或 α 节律完全消失,代之以低波幅不规则快波活动,类似睁眼状态下的图形,称为 α 阻滞或 α 抑制。最常使用的是睁-闭眼试验,可见闭目后即刻或 1～1.5 秒出现 α 节律,睁眼后即刻或 1 秒钟内 α 节律消失。但在闭眼状态下如被试者紧张、有明显外界刺激或有积极的思维活动,α 节律也可被抑制。虽然 α 节律的反应性有较大个体差异,但如果 α 节律对各种刺激的反应性完全消失为不正常现象,见于脑桥水平损伤的昏迷患者。

2.β 活动

β 活动是指频率超过 40 Hz 的快波活动,是正常成人清醒脑电图的主要成分,分布广泛,波幅通常较低,成人多在 30 μV 以下。当 α 节律因生理性反应而抑制时,常代之以 β 活动。不同部位的 β 活动具有以下几项不同的特征。

(1)额区 β 活动最常见,频率在 20～30 Hz,睡眠期可达 35～40 Hz,比催眠药引起的 β 活动频率更快,但通常不形成纺锤形节律。

(2)中央区 β 活动,部分可能是在 Rolandic 区 μ 节律基础上的变异,快波中常混杂有 μ 节律。

(3)后头部 β 活动,频率多为 14～16 Hz,也可达 20 Hz,反应性与 α 节律相同,可被睁眼阻滞,属于快 α 变异型。

(4)弥漫性 β 活动,与上述部位的生理性节律均无关。

(5)缺口节律,指在有颅骨缺损的患者,可见局部 β 活动数量增多,波幅增高。这是因为在没有颅骨衰减的情况下,可记录到更多的高频脑电活动。

婴幼儿思睡期和浅睡期 β 活动常增多。思维活动也可增加 β 活动。巴比妥类、安定类及水合氯醛等镇静催眠剂可引起大量 β 活动,频率在 18～25 Hz,波幅为 30～100 μV 不等,前头部明显,常呈纺锤形节律,是脑电图对药物的正常反应。当脑内有病变时,病变区域的药物性快波反应常常减弱或消失。哌甲酯、安非他明等中枢兴奋剂也可引起广泛性 β 活动增多。

以 β 活动为主的低波幅活动既可见于少数正常人,也可见于某些病理情况下,但与癫痫无明确关系(图 1-2)。在无前后对照的一次脑电图记录时不能肯定为异常现象,如在以往 α 型背景的基础上变为低波幅 β 活动为主,则属不正常图形。局部或一侧 β 活动电压明显降低(降低 50% 以上)或消失属不正常现象,常伴有局部背景活动的低电压,提示有局部皮质损伤。

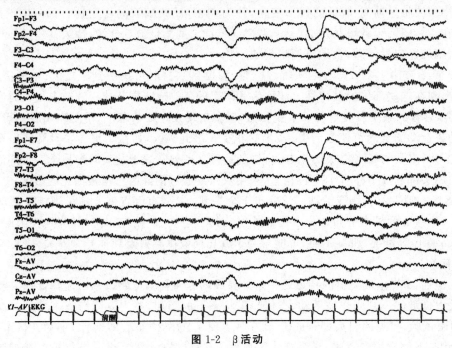

图 1-2 β 活动

女,15 个月,抽搐待查,未用抗癫痫药物,清醒期大量广泛性低波幅 β 活动

3.中央区 μ 节律

中央区 μ 节律是在清醒状态下出现于一侧或双侧中央区(C3、C4),在颅顶区(Cz)的 9～11 Hz,30～80 μV 的节律,其中常混有 20 Hz 左右的快波活动,波形为负相尖而正相圆钝,常以短串形式出现,可左右交替或同时出现,或从一侧游走至另一侧,有时扩散到顶区(图 1-3)。μ 节律不受睁-闭眼的影响,但可被对侧躯体的主动或被动运动阻滞,甚至准备运动或肢体运动的意念也可对其产生抑制。μ 节律是 Rolandic 区的生理性脑电活动,虽然其频率和波幅与 α 节律相似,但出现部位、反应性和生理意义均与 α 节律不同,应注意鉴别。

μ 节律的出现与年龄相关,4 岁以下儿童很少出现典型的律,8 岁左右之后随年龄增长出现率增加,中老年后逐渐减少。但婴幼儿清醒期在 Rolandic 区可见 8～10 Hz 的节律,其波形不像典型的律,而分布、频率及对肢体运动的反应性均类似于年长儿和成人的节律。

4.θ 波和额中线 θ 节律

(1)θ 波:正常人 θ 波的数量与年龄及状态密切相关。婴幼儿和儿童可有较多的 θ 活动。青少年和成年人思睡时也可出现 θ 活动。正常成年人清醒状态时仅有少量(约 10%)散在的低波幅θ波,主要分布在额、中央区,此外在颞、顶区也有少量分布,一般不形成节律。

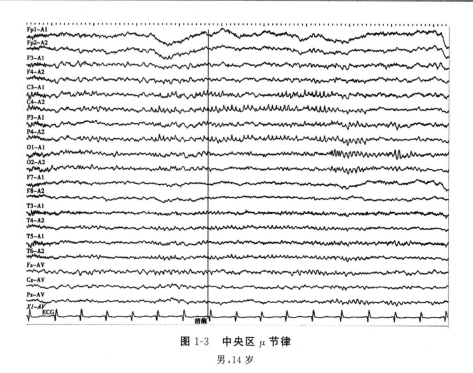

图 1-3　中央区 μ 节律

男,14 岁

（2）额中线 θ 节律(frontal midline theta rhythm,Fmθ)为前头部中线区(Fpz、Fz、Cz)出现的5～7 Hz 中、高波幅的节律性正弦样波,持续 1 秒以上,多见于儿童及青少年期(图 1-4)。中线θ 节律受情绪和思维的影响,在注意力高度集中如心算或思考等智力活动时出现,有人认为其与脑的成熟度有关。额中线 θ 节律应与连续节律性眨眼引起的伪差鉴别。

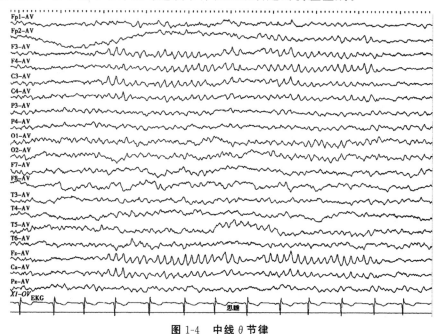

图 1-4　中线 θ 节律

男,11 岁

5.λ 波

λ 波是清醒期出现在枕区的双相或三相尖波,多数正相成分最突出,波幅一般不超过50 μV,少数可达 70～80 μV,波底较宽,为 200～300 毫秒,呈倒三角形或锯齿状,μ 散发或连续出现。λ 波主要位于枕区,一般双侧同步,可扩散到顶区和后颞区,在注视活动的物体或复杂的几何图形、眼球扫视运动或节律性闪光刺激时容易出现。在双导纵联(香蕉导联)时,枕区电极(O1 或 O2)只连接放大器的正相端(G2),此时 λ 波的波峰向上,应注意与异常枕区尖波鉴别。λ 波常见于 2～15 岁的儿童,甚至可见于婴儿期(图 1-5),且小儿 λ 波有时在头皮记录中呈现负相尖波且波幅更高。λ 波与枕区异常尖波的区别点在于 λ 波仅出现在清醒睁眼扫视时,如果处于暗环境下,或令被试者闭眼,或让被试者注视一张白纸,λ 波会消失,但这些情况对异常尖波通常没有影响。

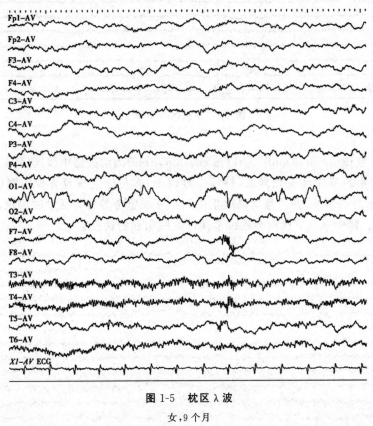

图 1-5　枕区 λ 波

女,9 个月

6.儿童后头部慢波

正常小儿后头部可有数量不等的慢波活动,以枕区最突出,称为儿童后头部慢波,属正常发育现象,进入青春期后消失。儿童后头部慢波有以下几种表现形式。

(1)枕区多位相慢波:为 2～4 Hz 中、高波幅多位相慢波,以正相波为主,反复出现在枕区α节律中。一般从 3 岁后增多,9～10 岁达高峰,13 岁后明显减少,在正常儿童中占 30% 左右。

(2)后头部慢波节律:间断出现在枕区 α 节律中,为 2.5～4.5 Hz 的中、高波幅慢波节律,持续 1～3 秒或更长时间,双侧出现或非恒定地出现于某一侧,通常以右侧为著,在过度换气时更明显。高峰年龄为 4～7 岁,可持续到 11 岁。

(3)后头部孤立性慢波:后头部孤立性慢波又称后头部插入性慢波,为在后头部 α 节律中插入的单个慢波,有时其前面的 α 波较为高而尖,容易被误认为棘慢复合波,应注意鉴别(图 1-6)。

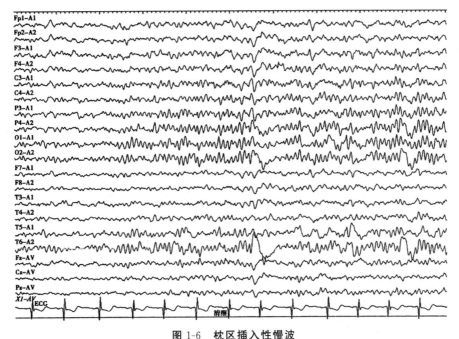

图 1-6　枕区插入性慢波

男,13 岁

在各种病因的脑损伤儿童也可出现后头部为主的慢波活动,如缺氧缺血性脑损伤后、颅脑闭合性外伤后、中枢神经系统感染等。有时上述情况下的异常后头部慢波与出现在正常儿童的与发育有关的后头部慢波难以区别。除有相应的疾病基础外,以下特征对鉴别正常和异常儿童后头慢波有帮助。①波形:正常后位慢波常为半节律性的类正弦形波,频率一般在 3.5～4 Hz 或更快,而异常慢波则以慢而不规则的多形性 δ 波为主,波形复杂多变。②波幅:正常后位慢波一般不超过同一段图中 α 节律波幅的 1.5 倍,而异常慢波常常波幅更高。③持续性:正常慢波仅出现在闭眼状态 α 节律出现时,睁眼时随 α 节律的阻滞而消失,但病理性的慢波活动在睁眼和闭眼状态下持续存在。④对称性:正常慢波双侧对称或非恒定性的不对称,而异常慢波如有不对称,常恒定在一侧不变。⑤慢波的数量:异常慢波常比正常慢波数量更多,但并没有明确的定量标准。⑥α 节律:在正常情况下,在慢波之间保留有发育良好的 α 节律,但异常慢波常伴有 α 节律明显减少,节律性差。

(二)正常睡眠期脑电图表现

认识睡眠期脑电图的特点主要是为了判断睡眠周期,鉴别正常睡眠波和异常阵发性病理波,诊断与睡眠有关的各种疾病等。

1.思睡期慢波活动

思睡期慢波活动出现在思睡期向浅睡眠期过渡时,成人为 5～7 Hz 的低、中波幅 θ 活动,以中央、顶区为著,可扩散到全头部,每次持续 0.5～2 秒,也可散发出现。在进行清醒脑电图记录中应注意因患者思睡而出现的这种慢波,并及时唤醒患者,避免将其判断为异常慢波活动。

儿童思睡期可见4～5 Hz中、高波幅θ活动,婴儿期则可为3～4 Hz慢波活动。小儿思睡期的慢波活动可表现为两种形式

(1)持续性超同步化慢波:表现为思睡期3～5 Hz的广泛而持续的慢波活动,后头部突出(图1-7),在健康小儿的出现率为30%。最早出现于3个月左右,1岁前表现最明显,可持续到10岁以后。

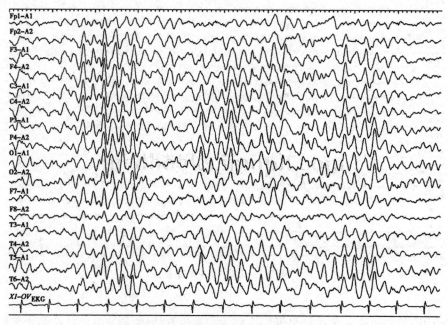

图 1-7　婴幼儿思睡期持续超同步化慢波
女,3岁8个月

(2)阵发性超同步化慢波:为短阵出现的3～5 Hz高波幅慢波,中央、顶、枕区波幅最高,持续1～2秒,在4～9岁最明显。当某些背景快活动插入在超同步化的θ节律中时,易被误认为是棘慢复合波,区别点为此种慢活动仅出现在思睡期,类棘(尖)波成分波幅很低(图1-8)。

2.顶尖波

顶尖波又称驼峰波,是浅睡期(NREM睡眠Ⅰ期)的一个标志,并可延续到睡眠纺锤期即NREM睡眠Ⅱ期的早期。顶尖波最大波幅出现在颅顶区(Cz),在缺少中线记录时以双侧中央、顶区最明显,可扩展至额、颞区。在参考导联记录时,波形为以负相成分为主的尖波,多数波峰较钝如驼峰状,少数很尖。波宽125～300毫秒(3～8 Hz),其前后可有小的正相成分。波幅100～300 μV。顶尖波可单个出现,或成对出现,亦可以1 Hz左右的间隔连续数个假节律性出现。典型的顶尖波双侧对称同步。小儿的顶尖波可以非常高或非常尖,酷似异常尖波,应注意鉴别。顶尖波也可波及更大的范围或左右不同步、不对称地出现(图1-9)。30岁以后随着年龄增加,波幅逐渐降低。少数正常成人的顶尖波很小,不易辨认。在有些病理情况下,可出现一侧顶尖波被抑制。

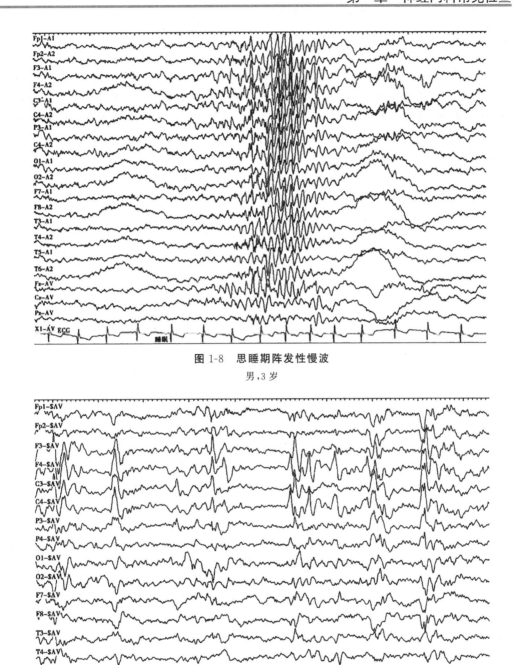

图 1-8 思睡期阵发性慢波

男,3 岁

图 1-9 顶尖波

男,7 岁,双侧中央、顶区的顶尖波,有时左右不对称或不同步

3.睡眠纺锤

睡眠纺锤又称 σ 节律,是进入 NREM 睡眠 Ⅱ 期的标志,并可延续到 NREM 睡眠 Ⅲ 期。睡眠纺锤的出现部位在颅顶区最大,并可波及两侧的额、中央、顶区,有时可扩展至颞区。波形为

9

12～14 Hz的梭形节律。成年人一般在 50～75 μV,老年人常更低。每串纺锤的长度一般在 0.5～2 秒,睡眠纺锤可左右不同步或不对称出现,但只要不是恒定地在一侧消失,即应视为正常 (图 1-10)。小儿睡眠纺锤的波幅可高达 100～150 μV,有些小儿甚至超过 200 μV,串长可超过 5 秒,称为极度纺锤或巨大纺锤,常见于癫痫或智力低下儿童,但也可见于正常儿童。婴儿期的 睡眠纺锤波幅较低,多为 30～50 μV,串长可达 6～8 秒,甚至达 20 秒。小儿睡眠纺锤有时波形 很尖,应注意与异常波区分。巴比妥及安定类镇静药在增加 β 频带快活动的同时,也使睡眠纺锤 数量增多,分布更广泛甚至波形更尖。

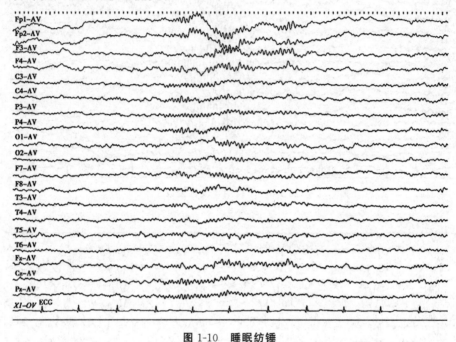

图 1-10　睡眠纺锤

男,16 岁

4.K-综合波

K-综合波出现于 NREM 睡眠 Ⅱ 期并可延续到 Ⅲ 期,主要分布在顶区或额区,但常扩展至脑 电图的各个导联。K-综合波常由声音、触觉等外界刺激诱发,即使看似是自发出现,也是由某种 形式的传入刺激所致,属于最轻微的脑电觉醒反应,但不伴有行为的觉醒。一个完整的 K-综合 波由两个部分组成,首先是一个高波幅复合双相或多相慢波,类似顶尖波,但常比顶尖波更宽,慢 波上升支上的切迹常常形成一个比较尖的成分,看起来类似尖慢复合波,慢波上可复合少量快 波;慢波之后多有一个比较深的正相偏转,其后跟随一串 12～14 Hz 的纺锤波(图 1-11)。K-综 合波可单个出现,亦可以 1 秒左右的间隔连续重复出现。

5.睡眠期枕区一过性正相尖波

睡眠期枕区一过性正相尖波为睡眠中出现于枕区的 4～5 Hz 正相尖波,波幅 20～80 μV,可 双侧不对称或不同步,在枕中(Oz)波幅最高。单极导联时最明显,呈散发或非节律性连续出现 (图 1-12)。见于 NREM 睡眠各期,Ⅱ、Ⅲ 期多于 Ⅰ、Ⅳ 期,REM 期偶见或消失。POSTS 最多见 于青少年及成年人(15～35 岁),常伴有成人脑电图的图形。健康成年人的睡眠脑电图 50%～ 80%可记录到 POSTS,但亦可早至 4 岁即出现。

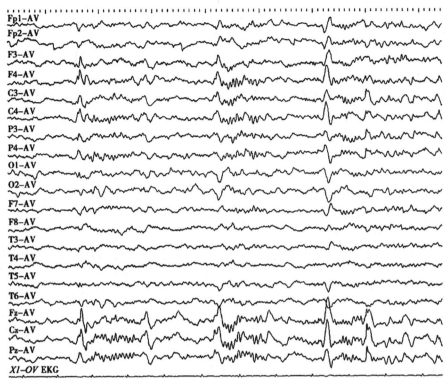

图 1-11　K-综合波

女,16 岁

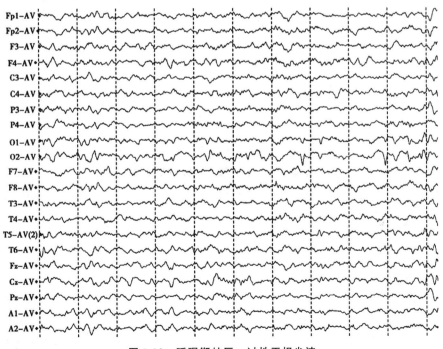

图 1-12　睡眠期枕区一过性正相尖波

女,3 岁

由于 POSTS 有时波形较尖,不对称,易在睡眠期重复出现,可能被误认为是癫痫样放电。区别特征为 POSTS 为正相,波幅低,波形单一,仅出现在 NREM 睡眠期;而癫痫样放电正相波较少见,且各期均可出现。在双极纵联时枕区的正相尖波波峰向上,有时容易被误判为异常尖波。

6.觉醒反应

青少年和成年人从睡眠到觉醒的过程非常迅速,常常是在一个或连续几个顶尖波或 K-综合波后出现节律良好的后头部 α 节律。小儿在觉醒过程中脑电图会出现明显的觉醒反应,又称觉醒过度同步化。在从 NREM 睡眠 Ⅰ 期以外的任一睡眠期觉醒时,在额、中央区出现阵发性高波幅 θ 节律或 δ 节律,并迅速向后头部扩散,频率渐快,波幅渐低,持续 3～10 秒,常伴有较多肌电活动。觉醒反应之前常可见 K-综合波(图 1-13)。觉醒反应后可出现清醒期图形并伴行为觉醒,也可仅为脑电觉醒反应,然后再次进入 NREM 睡眠 Ⅰ～Ⅱ 期,或进入 REM 睡眠期。在从NREM 转入 REM 睡眠过程中常有短暂的觉醒反应图形。

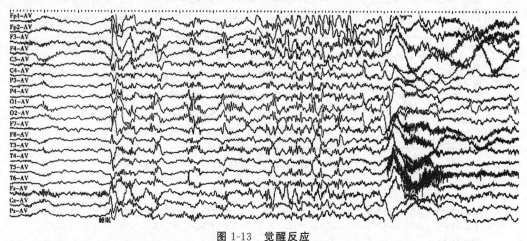

图 1-13 觉醒反应

女,6 岁,首先连续出现数个 K-综合波,然后额区为主慢波活动,并可将肌电和运动伪差

由于觉醒反应是在睡眠中突然出现的阵发性同步化慢波节律暴发,应注意与异常放电鉴别。正常觉醒反应的慢波活动中没有棘波、尖波成分。某些人的觉醒期慢波活动中可夹杂明显的棘波或尖波,或出现类似尖慢复合波节律的暴发图形,这种现象属于异常觉醒反应图形,常见于儿童癫痫患者,并在其他状态下有异常癫痫样放电。

(三)睡眠周期

正常睡眠周期分为两个主要时相,即非快速眼动睡眠(non-rapid eye movement sleep,NREM,又称慢波睡眠)和快速眼动睡眠(rapid eye movement sleep,REM,又称快波睡眠或反相睡眠)。NREM 期根据睡眠深度进一步分成 Ⅰ～Ⅳ 期(表 1-1)。整个睡眠过程周期性变化。

1.思睡期

思睡期即睡眠潜伏期。此时出现困意。脑电图表现为 α 节律变得不连续,逐渐变为散发 α 波,并被逐渐增多的散发低波幅 2～7 Hz 慢波活动取代,其间夹杂 15～25 Hz 更低波幅的快波活动,这种现象称为 α 解体。α 解体后的去同步化图形应与清醒睁眼或警觉状态下的去同步化区别,前一种状态慢波成分较多,后一种状态以 α 和 β 频段的快波为主。思睡状态时轻微刺激即可使 α 节律重新出现,通常波幅更高,有时分布更广。思睡期常伴有眼球的缓慢漂移,肌电活动减少和因皮肤电反应引起的脑电图基线缓慢漂移。

表 1-1　睡眠分期

国际分期	睡眠深度	脑电图	EOG	EMG
潜伏期	思睡期	α节律解体,散在α波,低波幅θ波,阵发θ节律	不规则	持续高波幅
NREM Ⅰ期	入睡期	阵发θ节律,顶尖波	慢,不规则	波幅下降
NREM Ⅱ期	浅睡期	睡眠纺锤,K-综合波,少量顶尖波	无眼球运动	波幅低平
NREM Ⅲ期	中睡期	2 Hz以下高波幅慢波占20%～50%,K-综合波,少量睡眠纺锤	无眼球运动	消失,平坦
NREM Ⅳ期	深睡期	2 Hz以下高波幅慢波占50%以上,少量K-综合波	无眼球运动	消失,平坦
REM 期	REM 睡眠	低、中波幅去同步化混合波	间歇性快速眼球运动	消失,平坦

思睡状态后期可出现阵发性中、高波幅 4～6 Hz 的 θ 节律发放,以额、中央、顶区为著,可波及更广泛的区域,在婴幼儿特别突出,被称为思睡期超同步化节律或"催眠节律"。

2.非常浅睡期

非常浅睡期也称入睡期,即 NREM 睡眠 Ⅰ 期。此期最重要的标志是在 α 解体的基础上出现顶尖波。顶尖波是一种诱发反应的复合电位,通常与环境中轻微的声音或触觉刺激有关,也可自发出现,最大波幅位于颅顶 Cz-Pz 的位置,相当于额中线后部辅助运动区的后部,可波及更大的范围,双侧对称或交替一侧突出,可单独出现,也可以 1 秒左右的间隔连续出现。

思睡期出现的另一种生理性睡眠波形为睡眠中一过性枕区正相尖波(POSTS),可持续到浅睡期甚至深睡期,多见于青少年至中年人,健康成年人的出现率为 50%～80%,70 岁以后减少。

3.浅睡期

浅睡期即 NREM 睡眠 Ⅱ 期。进入此期后顶尖波逐渐减少,仍有 POSTS 甚至增多。浅睡期的主要标志是出现 14 Hz 左右(12.5～15.5 Hz)的睡眠纺锤,最大位于颅顶区,在双侧额、中央、顶区都很明显,可波及前额和颞区。随着睡眠进程的加深,睡眠纺锤的频率有所减慢,空间分布也有变化,到浅睡期末,纺锤频率减至 12 Hz 左右(11～13.5 Hz),最大波幅位于额中线区。进入深睡期后进一步减慢到 10 Hz 左右,并转变为 6～10 Hz 的节律性活动,以前额区突出。浅睡期还可出现比较多的 K-综合波。K-综合波实际上是顶尖波和睡眠纺锤的组合,是一种轻微的脑电觉醒反应。

除睡眠纺锤和 K-综合波外,浅睡期的背景以低、中波幅 θ 频段的慢波活动为主,但随着睡眠的加深,中、高波幅 δ 波逐渐增多。婴幼儿浅睡期可见低波幅的 β 活动,儿童期后减少。

4.中睡期

中睡期即 NREM 睡眠 Ⅲ 期。由浅睡期逐渐过渡而来,没有明显的标志性波。随着睡眠深度增加,0.75～3 Hz 高波幅 δ 波逐渐增多,一般将 δ 数量占 25%～50% 作为 NREM 睡眠 Ⅲ 期。本期睡眠纺锤逐渐减少,频率稍慢(12 Hz 左右),且以额区最显著。额区可见 6～10 Hz 节律性活动。外界刺激仍可引起 K-综合波。此期仍可见 POSTS。

少数健康成年人表现为 α 睡眠图形,特征为节律性 7～11 Hz 活动,夹杂 δ 频段的慢波活动,额区最突出,在 NREM 睡眠 Ⅲ 期最明显,有时表现为一定的周期性。

5.深睡期

深睡期即 NREM 睡眠 Ⅳ 期。睡眠进一步加深,以高波幅 δ 波为主,数量超过 50%。睡眠纺锤逐渐消失。较强刺激时偶有 K-综合波。深睡期肌张力降低,不易唤醒,各项生理指标多在稳定的低水平活动。儿童从深睡期觉醒常伴有觉醒障碍如夜惊、梦游等,遗尿也常出现在这一期。

6.REM 睡眠期

全夜睡眠显示第一个 REM 睡眠一般在入睡后 60～90 分钟出现,以后几个睡眠周期的 REM 睡眠可从 NREM 睡眠的Ⅱ、Ⅲ期或Ⅳ期突然转变而来,中间常有短暂的脑电觉醒反应伴翻身等躯体运动。每一段 REM 睡眠期持续 20～30 分钟。REM 期的突出标志是快速眼球运动,可通过眼动图(EOG)记录,有时也可在双侧前颞(F7、F8)导联发现 EOG 电位。

REM 睡眠期脑电图为持续中等波幅的混合波,主要为 θ 波和低波幅 δ 波,类似 NREM 睡眠Ⅰ期或Ⅱ期,但没有顶尖波、睡眠纺锤或 K-综合波,波幅比较平稳。间断出现暴发或孤立的快速眼动,有时快速眼动之前额区可见 2～6 Hz 锯齿状波。在没有 EOG 和其他生理指标记录时,有经验的技术人员可根据睡眠脑电图特征判断进入 REM 睡眠期,但准确的分析应有 EOG 做参考。

REM 睡眠期肌张力消失,不易唤醒,但各项生理指标活跃而不稳定,常有面部或肢体肌肉小的抽动,呼吸和心律不平稳。如从这一期主动或被动唤醒,常能回忆在做梦。

REM 睡眠经过一段时间后,一般逐渐转变为 NREM 睡眠Ⅱ期,表现为在类似 REM 睡眠的背景上出现越来越明显的睡眠纺锤和逐渐增多的慢波活动。

7.觉醒期

觉醒期是指从睡眠到清醒的一个动态转换过程。正常人可从睡眠周期的任何一个阶段觉醒,在没有外来刺激的情况下,通常从 NREM 睡眠Ⅰ期或Ⅱ期觉醒。也可从 NREM 睡眠Ⅲ期、Ⅳ期或 REM 睡眠期被唤醒,但觉醒阈值较高。

觉醒过程中脑电图表现为突然出现中、高波幅的 θ 节律,从额区开始并迅速向后头部扩散,持续 5～10 秒,其中常混有运动引起的肌电活动,其前常有 K-综合波或顶尖波。觉醒时的这种脑电图现象在小儿表现尤为突出,成人可能不明显。根据觉醒的程度可分为脑电觉醒和行为觉醒:脑电觉醒时仅有脑电图的觉醒反应,但受检者并未真正醒来,在一个轻微的躯体运动(翻身等)后继续入睡,可能进入 REM 睡眠期,也可能重新回到浅睡期。行为觉醒时受检者在脑电觉醒反应的同时真正从睡眠中醒来,脑电图出现 α 节律或睁眼时的去同步化快波。

正常人上述睡眠各阶段周期性重复出现。入睡时首先进入 NREM 睡眠,从Ⅰ期到Ⅳ期逐渐进展,但时常有反复,然后从Ⅰ期以外的任何一期进入 RE 睡眠期。NREM 睡眠和 REM 睡眠交替出现一次为一个睡眠周期。正常成年人全夜有 4～6 个睡眠周期。前半夜,特别是第一个睡眠周期,NREM 睡眠期持续时间较长,为 60～90 分钟,主要是Ⅲ～Ⅳ期持续时间比较长。以后 NREM 睡眠逐渐缩短、REM 睡眠时间逐渐延长,至全夜睡眠的后 1/3 到后 1/4 时间段,以 REM 睡眠为主,NREM 睡眠则多在Ⅱ期水平。由于早晨醒前多处于 REM 睡眠期,所以人们醒后常常感觉"整夜都在做梦",其实只是睡醒前的一段时间在做梦。

(四)影响脑电图的因素

脑电活动始终处于动态变化之中,并容易受到多种因素的影响。了解可能对脑电图产生影响的各种因素,有助于对脑电图检查结果作出合理的评价。

1.遗传因素

遗传因素对脑电活动产生重要影响。这些影响可通过由基因所决定的皮质发育过程显现出来,包括神经元的移行、突触的建立、脑内神经纤维的连接方式等;也包括某些病理特性的遗传,如离子通道、神经递质和受体及遗传性的发育异常等。遗传因素决定了脑电活动特征在个体间的差异及在家族成员中表现出不同程度的一致性。

脑电图可作为研究人类复杂行为和心理的遗传基础标志。双胎研究和家族研究可确定遗传对脑电图个体之间差异的作用。据调查单卵双胎正常脑电图的一致率为87%，异常脑电图的一致率为40%～90%，双卵双胎的一致率仅为5%～20%。目前认为脑电背景活动以多基因遗传为主。癫痫性异常可为多基因或单基因遗传，外显率随年龄发育而改变，4～16岁的外显率最高。

2.年龄和发育

年龄是评价脑电图最重要和最基本的尺度之一，正常小儿不同年龄的脑电图特征有着很大的差别。年龄和发育因素不仅影响正常小儿脑电图的特征，也决定了某些异常脑电图现象的出现和消失时间，特别是某些年龄依赖性的小儿癫痫综合征。在分析小儿脑电图时要随时考虑到发育因素的影响，不同年龄的正常脑电图有不同的判断标准，不能简单套用成人脑电图的判断标准。进入老年期后，脑电图出现一些退行性改变，产生这些变化的主要因素是各种神经系统或全身性疾病对脑功能的影响，属于病理性改变而不是正常现象。

3.觉醒水平和精神活动

意识状态和警觉水平的改变会对脑电图产生明显的影响。精神活动如思维、计算或警觉水平增高如紧张、高度注意可使枕区 α 节律抑制、β 活动及 θ 活动增多。清醒脑电图记录时轻度的思睡即可使图形发生明显变化。另外，警觉水平增高常会抑制异常放电，而警觉水平下降可使异常放电增加，睡眠常可激活或增加癫痫样发放。因此在脑电图记录时应随时判断被试者的意识状态和警觉水平。

4.外界和内在刺激

突然的外界刺激，包括声、光、触觉刺激等都可影响脑电图改变。清醒时可引起 α 阻滞，出现低波幅去同步化快波；睡眠期可引起顶尖波、K-综合波或觉醒反应。

活跃的心理活动如思维活动（计算、思考问题）、焦虑、激动、恐惧等情绪反应也可对脑电图产生明显影响，通常表现为后头部节律阻滞，出现广泛性低波幅去同步化快波，有时在额区 θ 活动增多。

5.体温变化

(1)体温增高：发热可由机体的感染或炎症反应所致，也可因环境温度过高而引起体温异常升高。低热状态下脑电图可正常或轻度非特异性异常，如 α 节律偏慢，快波活动增多，调节不良，散发低、中波幅 θ 增多等。持续高热可导致脑组织充血和水肿，造成中枢神经系统功能障碍，如头痛、昏迷、惊厥等，严重时伴有全身多系统功能障碍。高热伴昏迷等脑功能障碍时多为持续弥漫性高波幅 δ 和 θ 慢波活动，严重时可见暴发-抑制或周期性波。可有各种癫痫样放电，伴或不伴临床惊厥发作。当体温升高到 42 ℃时可出现低波幅慢波活动。

学龄前儿童在非神经系统感染的发热时伴有惊厥发作称为热性惊厥。由于发热对脑电图背景活动的影响可持续到退热之后数天。因此对热性惊厥患儿的脑电图检查应在退热 7～10 天后进行，以准确评价基础状态下的背景活动。

(2)体温降低：当长时间处于冰水或严寒中导致体温过低时，脑的代谢活动明显降低甚至接近停止，患者可出现意识混浊或深昏迷。当体温降至 20～22 ℃时脑电图出现暴发-抑制，体温低于 18 ℃表现为电静息。但如能采取适当的复温和脑保护措施，脑电图仍有恢复的可能。在心脏直视外科手术中的深低温状态下,也可出现暴发-抑制或电静息,并可见散发的棘波或周期性图形,特别是在体温低于 32 ℃时。在这些情况下脑电图的改变除受到低温的影响外,还有脑血流量减低、麻醉等因素的影响。

近年来,亚低温作为一种脑保护措施用于脑外科及新生儿缺氧缺血性脑损伤等疾病的治疗。临床一般将体温低于 28 ℃称为深低温,28～35 ℃为亚低温。亚低温治疗是将脑温下降 2～3 ℃,持续 1～3 天,以达到降低脑代谢,增加脑细胞对缺氧耐受性的作用。但由于接受亚低温治疗的患者均有严重脑损伤和中、重度脑电图异常,因此很难单独评价亚低温本身对脑电活动的影响。

6.药物的影响

很多中枢兴奋剂、抑制剂、抗精神病药物等具有中枢活性的药物都对脑电活动有影响。对背景活动的影响可表现为慢波增多或快波增多,也有些可引起某些阵发性异常电活动。脑电图记录前应详细了解患者的服药情况,以评价脑电图改变与药物影响的关系。

了解药物对脑电图的影响具有两方面的意义。

(1)判断药物引起的脑电图改变并与基本脑病变引起的脑电图改变相区别,避免将正常治疗剂量下出现的药物性快波或慢波误认为异常脑电图。

(2)作为评价药物对中枢神经系统作用的一个方法或指标,研究药物的时-效及量-效关系。近年来发展的药物定量脑电图已对多种抗癫痫药物对脑电图的影响做了深入的研究。

五、异常脑电图

(一)背景活动异常

背景活动指的是在一份脑电图记录中持续存在或占优势的脑电活动。背景活动异常包括正常脑波活动减少或消失、脑电活动频率的改变(慢波增多或快波增多)、节律的改变(正常节律消失或出现异常节律性活动)、波幅的改变(明显增高或降低)、波形明显改变(如多形性慢波)等,也包括脑电活动空间分布和时间分布的异常。一般情况下,应在清醒放松闭目状态下判断背景活动,但对于意识障碍的患者和不能记录到清醒期图形的新生儿或小婴儿,昏迷状态或睡眠状态的图形也可作为判断基本背景活动的依据,此时应结合患者的临床情况和具体状态分析。

1.正常节律的改变

局部脑损伤(特别是后头部损伤)及广泛性脑损伤可改变正常 α 节律。局部性改变包括一侧频率减慢(两侧 α 节律的频率差≥1 Hz)、α 节律的反应性消失、调节性消失、波幅衰减、一侧 α 节律消失等(图 1-14)。双侧 α 节律改变时常伴有其他广泛性异常背景。

2.慢波性异常

慢波是最常见的非特异性异常脑波。慢波的波形可以是类正弦样波形,也可表现为多形性慢波或重叠有快波成分的复合性慢波,一般波幅较高。根据慢波的出现部位和方式又分为以下几种。

(1)基本脑波节律慢化:指基本背景活动,特别是枕区节律相对患者的年龄而言频率偏慢,如 30～50 岁的成年人枕区节律正常应在 10～11 Hz,如降低至 8～9 Hz 范围为异常;或 6 岁小儿枕区节律正常应有 8 Hz 以上的 α 节律,如以 4～5 Hz 的 θ 活动为主为异常(图 1-15)。基本脑波节律的慢化常伴有调节、调幅不良,是一种非特异性的轻度异常表现,见于各种轻、中度脑部病变。背景节律慢化的程度反映了脑功能异常的程度。背景活动慢化常伴有其他形式的脑电图异常。

单纯的基本节律慢化在小儿有些属于发育性异常；成年人，特别是中、老年人则多属于脑电活动的退行性改变。

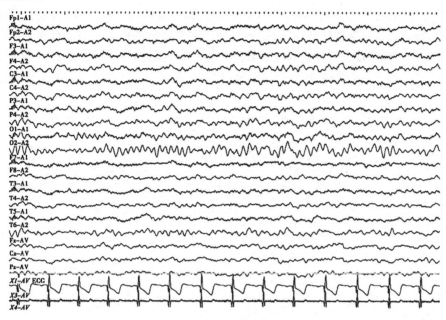

图 1-14　枕区 α 节律不对称

男，10 岁，左侧枕区波幅低，节律差

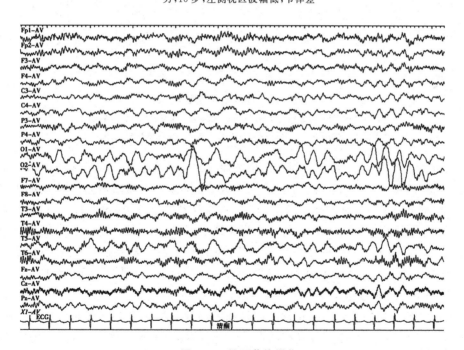

图 1-15　枕区节律慢化

男，6 岁，清醒闭眼时枕区以 4～5 Hz 中、高波幅 θ 节律为主，但睁眼可抑制，提示枕区
节律较其实际年龄偏慢。图中大量低波幅 β 活动是受药物（苯巴比妥）影响所致

（2）持续弥漫性慢波活动：表现为广泛而持续的中、高波幅慢波活动。在描述时应指明慢波是以 θ 频带为主还是以 δ 频带为主。慢波可为单一节律或波形不规则的多形性慢波，也可在慢波上复合一些快波活动（复合性慢波），有时可夹杂数量不等的棘波或尖波，对外界刺激没有反应。这种背景特征提示有弥漫性脑损伤，见于各种化脓性或病毒性脑炎的急性期、严重缺氧、外伤、脑水肿等各种原因脑损伤所致的昏迷患者及严重进行性脑病等。慢波的程度和数量反映了弥漫性脑病的严重程度。δ 频带为主的持续高波幅慢波提示损伤更严重，并常伴有意识障碍（图 1-16）。

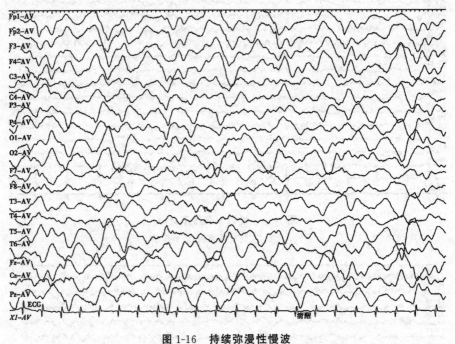

图 1-16 持续弥漫性慢波

女，3 岁 10 个月，持续精神萎靡、嗜睡 1 周，间有短暂全身抽搐，病因
待查。图示醒觉状态下持续弥漫性 δ 为主高波幅不规则慢波活动

（3）广泛间断性慢波活动：特点为间断出现节律性的 δ 活动（inter mittent rhythmic delta activity，IRDA），频率在 2.5～3 Hz，波形呈正弦样或锯齿状，波幅逐渐增高然后逐渐下降，持续 1 秒至数秒，在整个记录中反复间断出现。IRDA 常为双侧广泛分布（图 1-17），有时表现为游走性不对称。根据其主要分布部位的不同，又分为额区 IRDA（图 1-18）、枕区 IRDA（图 1-19）及颞区 IRDA（图 1-20）。IRDA 的出现多与状态有关，警觉或睁眼时数量减少或波幅降低，闭眼、过度换气或瞌睡时增多，进入 NREM 睡眠 Ⅱ 期后消失，但在 REM 睡眠期可再次出现。

IRDA 是一种广泛起源的非特异性异常波形，多数无病因特异性，可见于多种中枢神经系统病变或全身性病变，其突出部位不论在额区还是枕区均没有明确的定位及定侧意义。在有局部病灶时，定位和定侧应主要根据持续存在的局灶性异常活动，而不是 IRDA 或类似的广泛性间断性慢波活动。但 IRDA 和癫痫有密切关系。

（4）广泛性非同步性慢波：也称为散发性或弥漫性慢波活动，慢波出现于两侧半球的不同区域，双侧不同步，频率亦不尽相同，且不成节律（图 1-21）。通常在睁眼及警觉时减少，放松及过度换气时增多。可能在某些区域如枕区、额区或颞区更突出。波幅多为中、高波幅，少数为低波幅的慢波。广泛性非同步性慢波是最常见但最缺乏特异性的异常,可见于各种病因引起的双侧半球弥漫性病变,可能是功能性病变,也可见于各种严重的、进行性的病变。慢波的数量可反映脑功能损伤的程度。

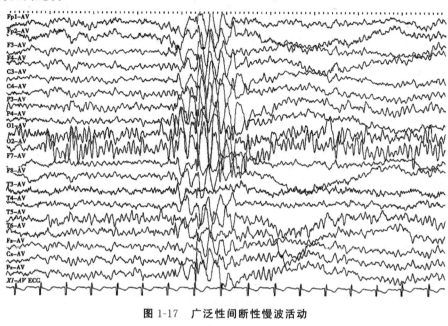

图 1-17　广泛性间断性慢波活动

女,7 岁,癫痫,部分性发作

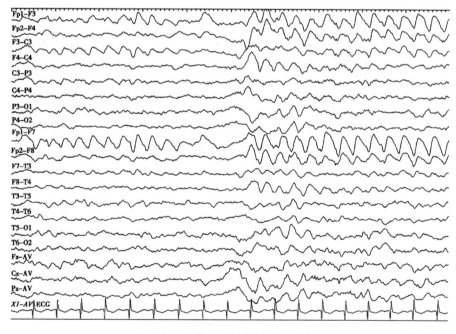

图 1-18　额区间断节律性 δ 活动

女,9 岁,癫痫

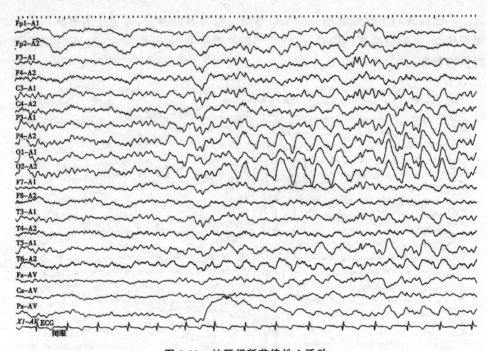

图 1-19　枕区间断节律性 δ 活动

女,11 岁,癫痫,间期癫痫样放电位于双侧额区

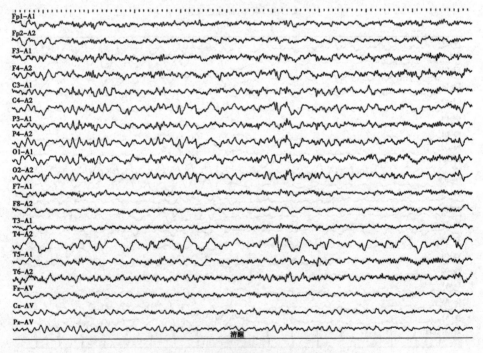

图 1-20　颞区间断节律性 δ 活动

男,5 岁,癫痫,部分性发作,间期癫痫样放电位于右颞间断慢波区

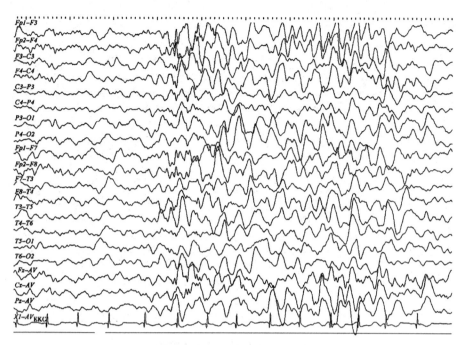

图 1-21 广泛性非同步性慢波

男,5岁,遗传代谢病,清醒期记录

(5)局灶性或一侧性持续性慢波:为局部或一侧半球出现的δ或θ频段的慢波,可呈散发或节律性发放。波形可类似正弦样波,但常常为高波幅的多形性慢波。持续的局灶性多形性δ活动在成人一般为 $100\sim150\ \mu V$,儿童可高达 $500\ \mu V$。多形性δ活动多提示在大脑皮质、皮质下或丘脑核团有局部结构性脑损伤,如肿瘤、卒中、脓肿、脑实质内血肿或脑挫裂伤等,局灶性多形性δ活动多数在脑损伤部位最明显。但在大范围皮质和白质损伤时,损伤部位的δ活动波幅可降低甚至无活动,而在损伤周边区域波幅较高。病变比较表浅时(如皮质或皮质下白质),可能与慢波部位一致,深部病变则慢波范围可有不同程度的偏离,甚至引起一侧或双侧半球的广泛性慢波。一侧前额区病变引起的慢波常扩散至对侧额区,导致双侧性慢波异常(图1-22)。

局灶性多形性δ活动也可见于无局部结构性脑损伤时。在这种情况下,δ活动常为间断出现,在睁眼或其他状态变化时可衰减,或在睡眠期消失,且混有较多θ频段的慢波活动。此时脑功能异常有可能是可逆的。

3.快波性异常

β频段的快波活动在正常情况下以低波幅去同步化的形式散在或间断出现在背景活动中。少数正常人的基本背景活动以低波幅快波活动为主。在使用巴比妥类、安定类、水合氯醛等镇静催眠剂、某些抗癫痫药物如大剂量丙戊酸或使用中枢兴奋剂时,可出现快波活动增多。以上情况下的快波活动均不属于异常现象。快波性异常主要有非药物影响的快波异常增多和药物作用下的正常快波反应消失两类。

(1)非药物性快波异常:在确定近期未用任何影响中枢神经系统的药物的情况下,清醒放松状态下出现大量明显的β节律发放,应属异常现象,但多数缺乏特异性,可见于中枢神经系统功能性病变、全身性疾病(如甲亢、垂体功能异常)、发热患者及昏迷患者等。在脑结构性异常,如巨脑回、多小脑回畸形等皮质发育异常时,常出现局部性或广泛性中、高波幅β活动(图1-23)。

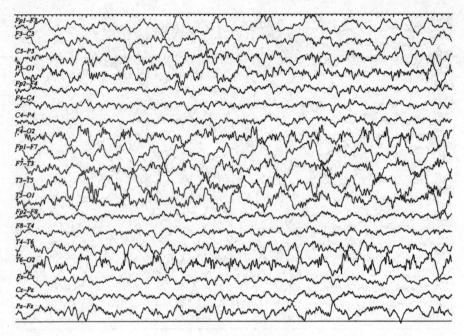

图 1-22　持续一侧性慢波活动

男,7岁,癫痫,病因待查,EEG示左侧半球持续高波幅不规则δ活动,双侧半球多量低波幅快波活动

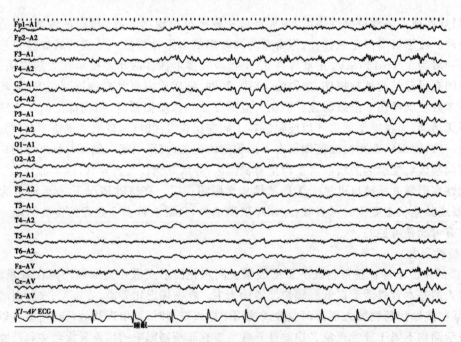

图 1-23　局灶性异常快波活动

男,16岁,左额癫痫灶切除术后,仍有发作,无颅骨缺损,可见 F3 为主间断低波幅 β 活动

　　(2)局部 β 活动衰减:见于多种情况,如脑脓肿、脑卒中、动静脉畸形、脑肿瘤等。此外,局部硬膜下、硬膜外或帽状腱膜下积液或血肿可选择性衰减高频活动,引起局部快波减少,慢波活动更突出。

（3）β昏迷和α昏迷：弥漫性β活动或α节律出现，并伴有明显的意识障碍。

（4）药物性快波反应异常减少或消失：巴比妥类、苯二氮䓬类（安定、氯硝西泮等）、水合氯醛等镇静催眠剂正常情况下引起脑电图的快波增加，以安定类药物的快波反应最明显。静脉注射安定或氯硝西泮后，脑电图很快出现广泛的快波反应，多呈梭形的20 Hz左右的β节律，特别是在前头部更突出，清醒安静及浅睡期显著，深睡期可能减少或消失。缺乏这种药物性快波反应为异常现象。在局灶性癫痫或其他脑内局灶性病变时，应用安定类药物后病灶区常常不出现快波活动。

4.局部电压衰减

局部电压衰减指由于局部病理过程的影响，正常应该出现的一些脑波活动（如α节律、β活动、睡眠纺锤、顶尖波、K-综合波等）明显减弱或没有出现。电压衰减产生的基础常为较大范围的结构性脑损伤，如各种病因引起的脑软化、脑萎缩、脑穿通畸形、Sturge-Weber综合征、脑占位性病变等。病变部位的中心通常为坏死区或没有正常神经元的活动，周围组织的结构和电活动亦不正常，因而出现脑电活动波幅降低，正常节律消失，常伴有局部多形性慢波等异常图形（图1-24）。此外，硬膜下、硬膜外或帽状腱膜下积液也可引起局部电压衰减，特别是快波频率的衰减。

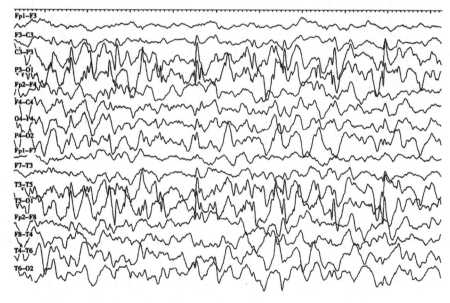

图1-24　局灶电压衰减

男，6岁，颅内出血后，部分性癫痫，MRI显示左额区软化灶，
EEG显示左侧前头部电压衰减，左侧后头部频发癫痫样放电

局部电压衰减对定位诊断并不敏感，但对定侧诊断有一定价值。只有某种生理性脑波在一次较长时间的记录中恒定减弱或消失时才能确定有衰减现象。睡眠纺锤或顶尖波在双侧半球不同步出现不属于衰减现象。由于衰减是一种比较泛指的概念，所以现在较少使用，在分析脑电图时多使用更具体的描述，如一侧α节律消失、一侧睡眠纺锤消失或局部低波幅多形性慢波等。

5.暴发-抑制

暴发-抑制是一种严重的异常脑电图现象，表现为高波幅的暴发性活动与低电压或电抑制状态交替出现，或在持续低电压背景上间断出现暴发性电活动。暴发成分主要为高波幅的θ波或

δ波,有时复合棘波、尖波及快波,持续 0.5～1 秒。暴发之间为持续 5～20 秒的低电压或电抑制期,波幅低于 10 μV。暴发-抑制是大脑皮质和皮质下广泛损伤或抑制的表现,主要见于以下几种情况。

(1)严重缺氧缺血性脑损伤:如溺水、一氧化碳中毒、呼吸循环骤停等,或新生儿重度缺氧缺血性脑病,提示预后不好。严重者可进一步发展为电静息和脑死亡。存活者多遗留不同程度的神经系统后遗症。

(2)婴儿癫痫性脑病:如早期婴儿癫痫性脑病(大田原综合征)、早期肌阵挛性脑病等。常发展为难治性癫痫,伴明显的精神运动发育落后。严重的可在婴幼儿期死于原发病或惊厥持续状态(图 1-25)。

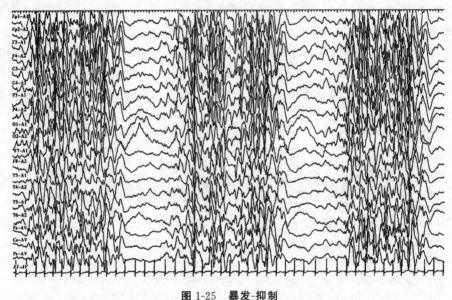

图 1-25 暴发-抑制

男,5 岁,癫痫性脑病,频繁失张力发作和痉挛发作

(3)麻醉状态:在某些麻醉剂引起的麻醉状态时脑电图可出现暴发-抑制图形,一般出现在麻醉深度的第 2 期,提示大脑皮质和皮质下被广泛抑制,但随麻醉剂撤除可以恢复。临床可根据抑制时间的长短判断麻醉深度,麻醉越深,抑制时间越长。在少数严重的,各种抗癫痫药物难以控制的惊厥持续状态时,需要使用麻醉剂并使脑电图出现暴发-抑制图形方可控制发作。

(4)大量中枢抑制性药物:如巴比妥类、安定类药物中毒,可引起皮质和皮质下高度抑制状态,脑电图出现暴发-抑制,严重时甚至可发展为电静息,但有时仍有可能逆转。

(5)临终状态:各种病因在临终时多并发呼吸和循环衰竭,累及中枢神经系统,脑电图可表现为暴发-抑制,随着病情发展,抑制期越来越长,暴发波越来越少且波幅逐渐降低,波形渐趋简单,最终发展为持续电静息状态。

6.低电压和电静息

低电压和电静息都是严重异常的脑电图表现,提示脑功能严重抑制或基本丧失。在判断时应注意电极间的距离不应低于 10 cm,因电极间距过近也可使电压降低。在波幅偏低时,可将灵敏度调至 1 mm＝7 μV 或 1 mm＝5 μV,以便准确测量,但在增加灵敏度后,应避免将非脑电活动的背景噪声误认为脑电活动。

（1）低电压：电压持续低于 5 μV，且不受状态变化的影响，对外界刺激很少有反应（图 1-26）。低电压一般表明大脑皮质及皮质下活动被明显抑制，见于各种病因所致严重的弥漫性脑功能损伤，预后不良。一过性低电压或背景抑制亦可见于麻醉状态、镇静药中毒或全面性惊厥性癫痫发作后。

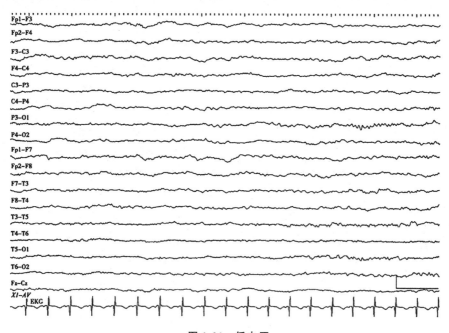

图 1-26　低电压

女，CA＝41＋4 W，新生儿窒息、新生儿感染（标尺 1 秒，50 V）

（2）电静息：脑电活动持续低于 2 μV 或呈等电位线为电静息，对外界刺激无反应。见于大脑严重损伤、深昏迷及脑死亡患者。在脑死亡时，脑电图的电静息反映大脑半球功能丧失，而脑干听觉诱发电位中 Ⅱ～Ⅴ 波消失或短潜伏期体感诱发电位 N_{20} 和 N_{18} 消失则表明脑干功能亦丧失。

（二）阵发性异常

临床上常将棘波、尖波、棘慢复合波、尖慢复合波、多棘慢复合波等阵发性异常称为癫痫样放电。棘波或尖波由兴奋性突触后电位形成，是由一组神经元快速超同步去极化引起，反映了神经元的兴奋性异常增高。其后的慢波成分则由抑制性突触后电位形成。癫痫样放电是癫痫发作的病理生理学基础，但并不是所有的癫痫样放电都伴有癫痫发作，任何器质性或功能性脑病变导致神经元膜电位不稳定的情况都可能出现癫痫样放电，有些神经发育性异常也可产生年龄相关的癫痫样放电。另外，"癫痫是阵发性超同步化放电"这一概念在神经元水平可能是正确的，但在宏观的脑电图层面则不尽然，某些癫痫发作在头皮脑电图上可能表现为低波幅去同步化现象。

局部癫痫样放电对癫痫有定位意义，但由于癫痫样放电可能形成较大范围的电场，并有快速传导的特点，因而头皮脑电图记录到的癫痫样放电很难精确定位，特别是对深部结构传导而来的电活动。

1.棘波

棘波时限为 20～70 毫秒（14.5～50 Hz），多数波幅＞100 μV，波形锐利，突出于背景活动。

棘波的主要成分多为负相;也可为正-负或负-正双相,但正相成分很低;少数为正相,但头皮脑电图记录到的正相棘波通常不是肯定的病理性脑波。负相棘波的上升支陡峭,下降支可稍缓,降至基线以下后逐步回到基线水平,有时在上升支之前有一小的正相成分(图1-27)。混藏在20 Hz左右药物性快波中的棘波可能引起识别上的困难,此时可增加纸速,将波形展宽,分析波形及位相特点,通常棘波波形更尖,负相成分更突出。

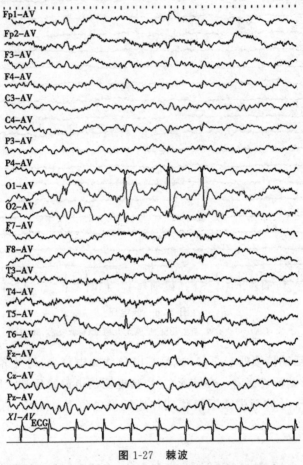

图1-27　棘波

男,5岁,视力下降原因待查,EEG显示左侧枕区频发棘波

棘波是最基本的阵发性脑电活动,其病理生理学基础是一组神经元的快速超同步化放电,但并不是所有的棘波都意味着癫痫性事件。在分析解释时应注意年龄、棘波出现的时间、部位和极性。正相棘波多没有明确的临床意义。儿童期 Rolandic 区棘波的90%或枕区棘波的半数以上不伴有癫痫发作。

2.多棘波

多棘波为连续出现2个或2个以上的双相或多相棘波,一般为中、高波幅,持续时间不足1秒,多为双侧广泛同步分布,通常在额区的波幅最高(图1-28),但高度失律图形时则表现为枕区突出。广泛性多棘波可伴有短暂的肌阵挛发作,见于 Lennox-Gastaut 综合征等小儿癫痫性脑病,也可见于光敏性癫痫的肌阵挛发作。

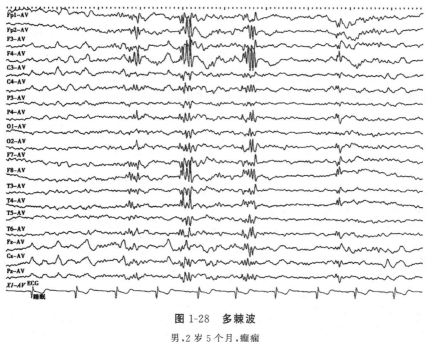

图 1-28　多棘波

男,2 岁 5 个月,癫痫

3.棘节律

棘节律又称快节律或快活动,是指广泛性的 $10\sim25$ Hz 棘波节律性暴发,波幅在 $100\sim200$ μV,额区电压最高,持续 1 秒以上,波幅常逐渐增高(募集反应),没有抑制性慢波的插入(图 1-29)。持续 5 秒以上的棘节律常伴有强直发作。棘节律是 Lennox-Gastaut 综合征的典型脑电图表现,较少见于其他类型的癫痫。部分性癫痫发作时可记录到局灶性棘节律或快活动。

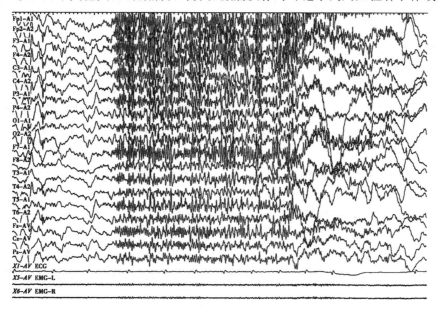

图 1-29　棘波节律

男,3 岁,癫痫性脑病

4.尖波

尖波时限为 70～200 毫秒(5～14 Hz),波形与棘波相似。尖波与棘波的形成机制相同,棘波或尖波的区别主要反映神经元群放电时同步化程度的差别,时限只是一个人为的划分。少数有局部或广泛脑结构异常的儿童及成年人,也可出现时限超过 200 毫秒的畸变尖波(图 1-30)。在判断病理性尖波时应注意与生理性尖波,如浅睡期顶尖波区分。

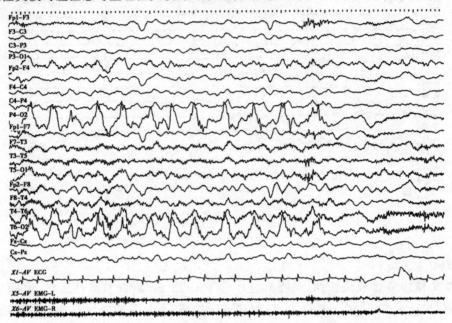

图 1-30　尖波

女,11 个月,癫痫,部分性发作。图示发作期右侧枕、后颞区连续不规则
尖波发放,其间复合低波幅快波,伴临床发作(头眼持续向一侧偏转)

5.棘慢复合波

棘慢复合波简称棘慢波,为一个棘波后紧跟着一个慢波。有时棘波成分落在其后慢波成分的升支或前一个慢波的降支上,但从棘慢复合波产生的机制来看,总是棘波和跟随其后(而不是其前)的慢波形成一个复合波,其中棘波成分由兴奋性突触后电位构成,而慢波成分则为抑制性突触后电位的总和。尖慢复合波或称尖慢波,为一个尖波之后紧跟着一个慢波,意义与棘慢复合波相似。

广泛性棘慢复合波的频率对确定癫痫分型有很大帮助。在双侧同步 3 Hz 棘慢复合波节律暴发常伴有失神发作;1.5～2.5 Hz 的慢棘慢复合波多见于不典型失神,棘慢复合波发放常不甚规则。3.5～5 Hz 的广泛性快棘慢复合波则多见于青少年特发性全面性癫痫。

局限性棘慢复合波或尖慢复合波多数为散发出现,偶可见短程的节律性发放,在不扩散的情况下,通常为发作间期放电,一般不引起临床发作(图 1-31)。局灶性的癫痫性负性肌阵挛是一个少见的例外,此时一侧中央区的单个或短阵棘慢复合波发放即可引起对侧肢体,特别是上肢的瞬间肌张力丧失。

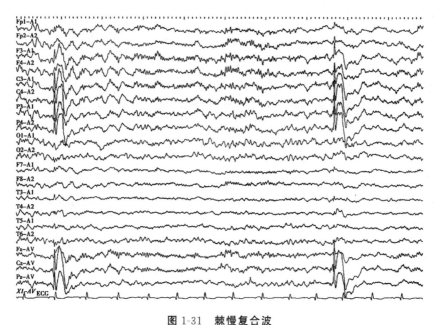

图 1-31 棘慢复合波

女,9岁,儿童良性癫痫伴中央颞区棘波

6.多棘慢复合波

多棘慢复合波是在连续一个以上棘波之后跟随一个慢波,慢波之前可连续出现 2～10 个棘波,常见于肌阵挛性癫痫,肌阵挛抽动的幅度和强度常与棘波的数量和波幅有关。多棘慢波也可出现于其他类型的癫痫。在测量多棘慢复合波的频率时,应以最后一个棘波与慢波的时限为准;在有多个棘波连续出现时,应同时单独测量棘波的频率(图 1-32)。

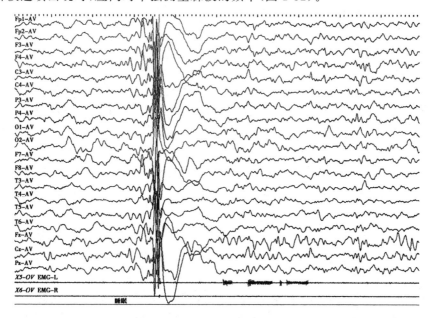

图 1-32 广泛性多棘慢复合波

男,5岁,癫痫

7.高度节律失调

高度节律失调又称高度节律紊乱,简称高度失律,表现为在持续弥漫性不规则高波幅慢波中夹杂各种不同步、不对称的棘波、尖波及多棘波。高度失律主要见于婴儿期癫痫性脑病,如婴儿痉挛、早期肌阵挛性脑病等(图1-33)。高度失律可在清醒和睡眠期持续存在,也可仅在睡眠期持续或间断出现。临床可见有些不典型的高度失律图形,常伴有相应的脑结构性病变和/或不典型的临床发作形式。

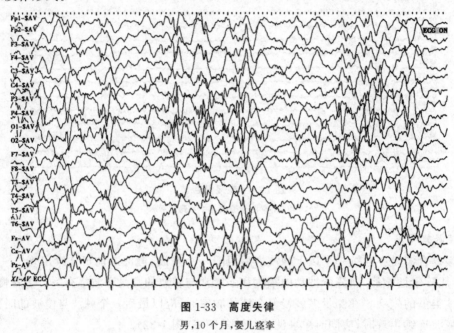

图1-33　高度失律

男,10个月,婴儿痉挛

8.节律性暴发

节律性暴发指某一频率的节律突然出现,突然终止,明显突出于背景活动并持续一段时间。暴发波的频率可以是δ或θ频段的慢节律,也可以是α或β频段的快节律,或表现为尖波、棘波节律暴发。其波幅通常明显高于背景活动,但也可以表现为波幅突然降低,或仅有频率的突然改变而波幅的变化不明显。节律性暴发的分布可以是局部性的,多灶或游走性的,也可为广泛性暴发。

慢波节律暴发一般为非特异性异常电活动,可见于癫痫患者,亦可见于其他病因引起的一过性脑功能障碍,如偏头痛等。快波频率的单一节律暴发或棘波、尖波节律暴发多数为癫痫发作期的波形,也可没有临床发作。在持续时间较长的节律性暴发时,频率、波幅和部位可逐渐变化(图1-34)。

异常节律性暴发应注意与某些正常生理性脑电活动鉴别。如思睡期阵发性θ节律、觉醒反应时的慢波发放、儿童过度换气时的高波幅慢波节律暴发或思维活动时出现在额区的θ活动均为正常生理性反应,不应判断为异常暴发。

各型癫痫样放电常见的临床情况见表1-2。但除典型失神发作伴有广泛性3 Hz棘慢复合波节律等少数情况外,癫痫样放电的波形与癫痫发作类型多数没有严格的对应关系。

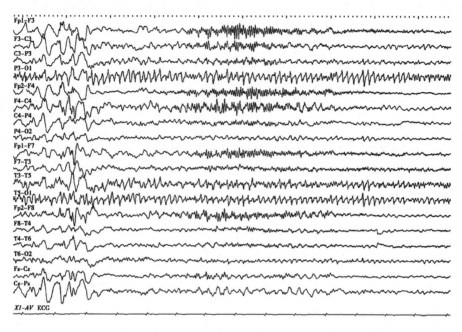

图 1-34 单一节律发放

男,17 岁,Lennox-Gastaut 综合征,兼有全面性和部分性发作。图示在广泛性慢波、棘慢波之中,左侧枕区出现低、中波幅 8～10 Hz 节律持续发放,同时背景为低波幅快波,合并临床发作(双眼间断向右侧偏转伴眼球震颤)

表 1-2 各型癫痫样放电常见的临床情况

癫痫样放电类型及部位	常见临床情况
局灶性癫痫样放电	
额区	额叶癫痫
	内侧额叶癫痫(传导性)
枕区	枕叶癫痫
	无癫痫发作(临床下放电)
	基底动脉性偏头痛(少见)
顶区	顶叶癫痫
前颞区	内侧颞叶癫痫
	额叶癫痫(传导性)
Rolandic 区	儿童良性 Rolandic 癫痫
	儿童癫痫性失语(有或没有癫痫发作)
	小儿脑瘫(有或没有癫痫发作)
	Rett 综合征(有或没有癫痫发作)
	儿童孤独症(有或没有癫痫发作)
	无症状儿童(临床下放电)
中线棘波	局部运动性或感觉性发作
多灶性棘(尖)波	广泛性或弥漫性脑损伤合并部分性癫痫
一侧性癫痫样放电	HH 或 HHE 综合征

续表

癫痫样放电类型及部位	常见临床情况
	Rasmussen 综合征
	Kojewnikow 持续性部分性发作
	一侧半球广泛性病变
双侧广泛同步癫痫样放电	
2.5～3Hz 棘慢复合波节律	典型失神发作(儿童或少年失神癫痫)
1.5～2.5Hz 慢棘慢复合波	不典型失神发作(Lennox-Gastaut 综合征、Doose 综合征等)
3.5～5Hz 快棘慢复合波	特发性全身性癫痫(少年肌阵挛癫痫,觉醒大发作等)
多棘慢复合波	肌阵挛发作(多种癫痫综合征)或肌阵挛-失张力发作(Doose 综合征)
棘波节律	强直发作(Lennox-Gastaut 综合征)
高度失律	婴儿痉挛、早期肌阵挛脑病
暴发-抑制	大田原综合征、早期肌阵挛脑病

(三)其他异常波形

有些阵发性异常波形与癫痫没有密切关系,如三相波;或介乎于背景波与阵发性放电之间,如周期性波。这些异常波常常对临床诊断有重要意义,介绍如下。

1.三相波

三相波为频率 1.5～2.5 Hz 的中、高波幅慢波,通常在双极导联时显示更清楚,多出现在弥漫性低波幅慢波背景上。其第一相为波幅较低的负相波,第二相为一个突出的正相波,第三相为时限长于第二相的负相慢波。三相波的波形变异很大,某些复合波的成分特别尖,第一个成分类似棘波,而其他成分是单相、双相或四相,但正相部分显得更"深"且时限更宽。

三相波多数双侧同步广泛出现,60%在额区最突出;40%后头部为主或弥漫性分布;9%的患者位于一侧,多数位于损伤一侧半球;也可出现局部性三相波,以额、中央区最明显,有时可见于颞区。在广泛性三相波时,主要正相成分在额-枕区可有 25～140 毫秒的位相差(图 1-35)。

三相波可见于多种代谢性脑病(肝性脑病、尿毒症、低钠血症、高钙血症、非酮症高渗性昏迷、低血糖、甲亢等)及克罗伊茨费尔特-雅各布病、一氧化碳中毒、缺氧性脑病、中毒性脑病等。在少数情况下,三相波也可见于非代谢性脑病,如脑卒中、颅咽管瘤、丘脑水平的胶质细胞瘤、皮质和皮质下的转移瘤、Binseanger 皮质下脑病等。出现三相波时患者常处于嗜睡状态或有不同程度的意识障碍,随着昏迷程度的加深,三相波可被广泛性慢波活动取代。

2.周期性波

周期性波为某种突出于背景的脑波或波群以相似的间隔反复出现。周期性波的波形重复而刻板,可为尖波、棘波、慢波或三相波等。周期性波的持续时间及间隔时间在不同的疾病或病程的不同阶段有不同的特征。周期性发放可为广泛性,亦可为局限性或一侧。在有些情况下,周期性并没有严格的规律性,成为类周期性或假周期性波(图 1-36)。周期性波是一种严重的异常脑电图波形,是脑功能严重受损的表现,常提示有急性或亚急性弥漫性脑病。周期性波的间隔期多表现为低波幅的慢波活动。不同病因脑病的周期性复合波的重复频率和波形具有一定的特征,各种病变出现周期性波的特点见表 1-3。

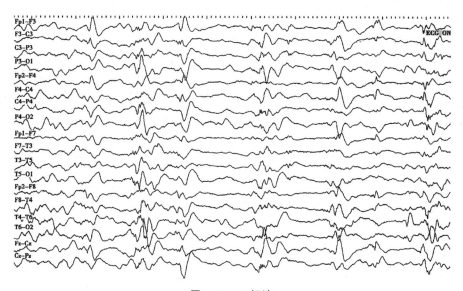

图 1-35　三相波

男,1岁,癫痫性脑病

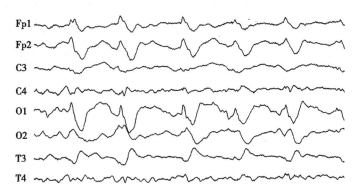

图 1-36　周期性波

女,3岁,病毒性脑炎

表 1-3　各种病变周期性波的特点

	波形	波形组成	持续时间(秒)	间隔时间(秒)	部位
亚急性硬化性全脑炎(SSPE)	周期性波	慢波、尖波	0.5～1	3～20	广泛性
克罗伊茨费尔特-雅各布病(CJD)	周期性波	双相或三相尖波	0.2～0.3	0.5～2	广泛性
单纯疱疹病毒性脑炎	周期性波	尖波、多棘波、慢波	0.5～1	1～5	一侧或双侧颞、额区
小儿癫痫性脑病	类周期性波	棘波、尖波、棘慢复合波、多棘慢复合波	1～2	2～8	广泛性或一侧性
代谢中毒性脑病	周期性波	双相或三相尖波	0.2～0.3	1～2	广泛性或局灶性
缺氧后脑病	类周期性波	慢波、尖波或三相波	不规则	不规则	广泛性

3.周期性一侧性癫痫样放电

周期性一侧性癫痫样放电(periodic lateralized epileptiform discharges,PLED)指癫痫样放电(棘波、棘慢复合波、尖波、多棘波等)每间隔1～2秒周期性反复出现在一侧半球或一侧局部(图1-37)。在双侧脑部病变时,可见双侧出现各自独立的PLED(双侧周期性一侧性癫痫样发放)。PLED是一种严重的异常脑电图现象,常提示有严重的急性脑损伤,多数预后不好。引起PLED最常见的病因是脑卒中,特别是急性出血性梗死,其他病因包括中枢神经系统感染(单纯疱疹病毒性脑炎等)、中枢神经系统慢感染(SSPE、CJD等)、缺氧缺血性脑病、脱髓鞘病、线粒体脑肌病、代谢中毒性脑病、脑肿瘤及癫痫等。PLED多为一过性的脑电图异常,随着临床病情的演变,通常在1周内消失,发展为其他形式的异常图形,仅少数持续数周以上。在出现PLED期间,70%有癫痫发作,包括肌阵挛发作或部分性发作,有时可出现部分性发作持续状态。

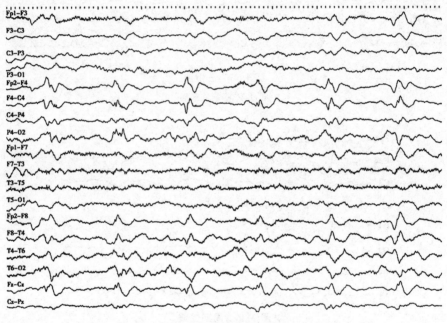

图 1-37　周期性一侧性癫痫样放电(PLED)

男,6个月,癫痫

六、脑电图在临床中的应用

(一)癫痫

脑电图是研究癫痫发作特征的重要工具,是确诊癫痫和确定发作类型的重要方法。

1.癫痫发作期的脑电图

(1)全面性发作:全面性发作的最初临床症状的特征是由于双侧半球同时受累,发作的运动症状是双侧的。发作期的脑电图最初有双侧半球广泛性放电。

强直阵挛发作:全面强直阵挛发作是临床最常见的全面性发作类型之一。发作间期脑电图背景活动正常或轻度异常。发作时的强直期以突然而广泛的低电压去同步化开始,持续1～3秒,而后出现广泛的10～20 Hz的低波幅快活动,逐渐波幅增高和频率减慢。但由于该期全身肌肉持续剧烈收缩,脑电活动中夹杂大量的肌电位差,甚至可完全掩盖脑电活动。部分患者在强直期之前有短暂的阵挛期,脑电图可见全导联多棘复合波暴发或棘慢复合波节律性发放。阵挛期棘波频率进一步减慢,并混有不规则的慢波,慢波逐渐增多,转为棘波或多棘波与慢波交替出现,棘波或多棘波对应于收缩相,而慢波对应于松弛相。随着发作的进展,周期性交替的电活动减慢至1~0.5 Hz或更慢时,阵挛期结束,进入发作后期。发作后期可出现数秒的低电压或等电位图形,并伴有强度不等的肌电活动。随后出现弥漫性0.5~1 Hz的低波幅不规则的慢波,波幅逐渐增高,频率逐渐增快,持续数十秒至数分钟,逐渐出现睡眠纺锤波,患者进入深度睡眠(图1-38)。

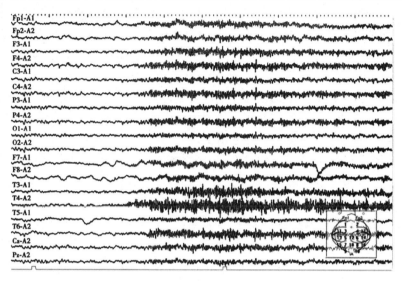

图 1-38 强直阵挛发作

典型失神发作:失神发作的机制可能与丘脑皮质环路的异常振荡节律有关。典型失神发作具有特征性的脑电图改变,即双侧同步3 Hz棘慢复合波节律性暴发,少数可有多棘慢复合波。暴发起止突然,持续数秒至数十秒不等,容易被过度换气诱发。棘慢复合波的最大波幅出现在额-中央区。发作间期清醒期可见少量散发或持续3秒以内的广泛性3 Hz棘慢复合波发放,偶可见局限在一侧或双侧额区的单发棘波或棘慢复合波(图1-39)。

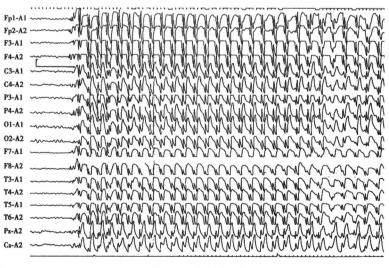

图 1-39 失神发作

不典型失神发作:发作期可见广泛性高波幅 1.5～2.5 Hz 慢棘慢复合波发放,也可为不规则的棘慢复合波、多棘慢复合波或弥漫性高波幅慢波,持续数秒到数十秒不等,可突然暴发出现,也可由较慢的背景活动逐渐演变而来。

强直发作:发作期脑电图为广泛性 10～25 Hz 棘波节律,或称快活动,波幅逐渐增高,额区最突出,持续数秒,很少超过 10 秒。

肌阵挛发作:肌阵挛的脑电图特征取决于肌阵挛的类型和癫痫综合征的类型。Lennox-Gastaut 综合征肌阵挛发作时脑电图为广泛同步的多棘慢复合波暴发,青少年肌阵挛癫痫则为广泛性 3.5～5 Hz 棘慢复合波、多棘慢复合波暴发,肌阵挛的强度与多棘波的数量和波幅有关。

(2)部分性发作:包括局灶性运动性发作和局灶性感觉性发作。

局灶性运动性发作:局灶性运动性发作是最常见的部分性发作。发作期脑电图最初为弥漫性低电压快活动,而后可出现一侧额及顶区的节律性放电或各种频率的广泛性节律性放电,其中可夹杂不同程度的肌电干扰,对侧半球可逐渐出现频率不等的慢波活动。

局灶性感觉性发作:①躯体感觉性发作,发作放电从对侧的顶、中央区起源,最初为低波幅的 10～20 Hz 快波活动,或不规则棘波、尖波及慢波活动,波幅逐渐增高,频率逐渐减慢,并向同侧的额、枕、颞区扩散,也可扩散到对侧顶、中央区。②视觉性发作,发作期放电从一侧枕或后颞区开始,为 10～20 Hz 的低、中波幅棘波节律,波幅渐高,频率渐慢,并向同侧顶、中颞区扩散,甚至扩散到整个同侧半球,但频率较快的棘波活动仍以后头部突出,前头部或对侧枕区则以高波幅慢波活动为主。③听觉性发作,发作放电起源于中、后颞区,可为棘波节律或其他节律性放电。④嗅幻觉和味幻觉,部分患者发作期为一侧或双侧颞区出现 5～6 Hz 的中波幅的 θ 节律发放或尖波节律发放。发作间期可见一侧或双侧蝶骨电极和前颞区散发的尖、棘波。

(3)癫痫持续状态(SE):是指异常癫痫样电活动持续发放,导致意识障碍、精神行为或认知功能异常,和/或各种形式的惊厥发作持续时间超过 5 分钟或者发作间期未恢复到基线水平。根据有无运动症状,SE 分为惊厥性癫痫持续状态(CSE)和非惊厥性癫痫持续状态(NCSE),前者包括全身强直-阵挛持续状态(GTSCE)和持续性部分性癫痫(EPC);后者包括 4 种主要临床类型:失神发作持续状态(ASE)、单纯部分性发作持续状态(SPSE)、复杂部分性发作持续状态(CPSE)和昏迷中的癫痫持续状态,其中昏迷中的癫痫持续状态还包括微小发作持续状态(SSE)。

GTCSE:发作期脑电图开始与自限性的全面强直-阵挛发作相似,之后表现为节律性或不规则棘波、尖波、棘慢复合波、多棘慢复合波发放,后期在弥漫性慢波或抑制背景上出现不规则或间断的棘慢复合波、多棘慢复合波暴发,继之广泛电压抑制或电静息,持续数十秒至十余分钟,并逐渐弥漫性 0.5～3 Hz 的高波幅慢波,波幅逐渐增高,持续数分钟到数十分钟,之后患者逐渐入睡,呈现睡眠期脑电图的改变。

CSE:脑电图背景从基本正常到明显异常。发作期脑电图可表现为不规则的多形性慢波活动,可不出现棘波、尖波发放,并且发作期脑电图很难判定放电的确切起源部位。发作间期脑电图可表现为弥漫性、以一侧为主的棘波、棘慢复合波、多形性慢波或多灶性放电,以额、颞区或额、中央区为著;也可在一侧前头区有持续性高波幅节律性慢活动、夹杂棘波。

NCSE:是指脑电图上持续的癫痫样放电,导致出现临床上的非惊厥性发作,其具体可表现为失语、遗忘、意识障碍或行为改变,包括意识模糊、昏迷、谵妄、躁狂等;有时也可出现自动症、眼球偏斜、眼球震颤样运动(常为水平性)或面部、口周、腹部及肢体轻微抽动。NCSE 的脑电图变化多样,且部分异常脑电图与临床表现并不完全一致,并且不同基础疾病所导致的 NCSE 的脑电图表现不同。

2.癫痫综合征的脑电图

(1)儿童和青少年失神癫痫。①儿童失神癫痫:经典脑电图表现是 3 Hz棘慢复合波。发作期脑电图为双侧对称同步的3 Hz棘慢复合波暴发。棘慢复合波的频率在发作开始时稍快,平均4.5 Hz;结束前稍慢,可到2.5～2.8 Hz。波幅以前头部最高。发作后背景活动无抑制或慢波现象。发作间期背景活动正常。半数以上患儿可见少量散发的局灶性棘慢复合波,以额区最显著,也可位于中央颞区或顶枕区。②青少年失神癫痫:发作时脑电图为双侧同步 3 Hz 棘慢复合波节律暴发,常有多棘慢复合波,频率可达 3.5～4 Hz。发作间期常有片段性 3.5～4.5 Hz 快棘慢复合波发放。

(2)伴有中央颞区棘波的儿童良性癫痫(BECT):又称为儿童良性 Rolandic 癫痫,是儿童期最常见的部分性癫痫,是一种特殊类型的部分性癫痫综合征。发病年龄为 3～13 岁。

发作间期脑电图表现为特征性的中央-中颞痫性放电,通常为刻板的双相或三相尖波或棘波,随后出现慢波,即棘慢复合波。尖波或棘波波幅为 $100～300~\mu V$。痫性放电经常在中央和颞区同时出现,但其中一个部位的波幅可能会更高。棘慢复合波经常在双侧半球的同源区域对称或独立出现,也可从一侧转移到对侧。尖波经常是孤立性放电。患者在兴奋或思考时棘慢复合波较少或消失,入睡后立刻明显增多,并趋于全脑或双侧性发放。BECT 患者中后颞区放电一般持续到青春期前后才逐渐消失。

发作期为一侧中央颞区起源的低电压快活动,波幅逐渐增高且频率逐渐减慢(强直期),逐渐演变为棘波和慢波交替(阵挛期),可扩散到同侧半球,有时进一步扩散到对侧半球(图 1-40)。

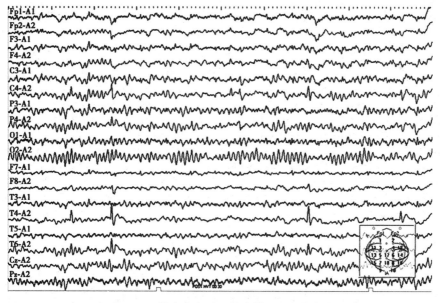

图 1-40　伴有中央颞区棘波的儿童良性癫痫

(3)儿童枕叶癫痫:儿童枕叶癫痫可分为两种,一种为早发变异型 Panayiotopoulos 综合征;另一种为晚发变异型,符合 Gastaut 最初描述的综合征。

发作间期的脑电图在两种儿童枕叶癫痫中没有明显的区别,通常表现为正常背景活动下枕叶形态刻板的痫性放电。特征性放电包括双相棘波或尖波,其特征为典型的高波幅负相尖波,随后出现低波幅正相波峰,跟随出现负相慢波。放电在枕区波幅最高,但有时可扩散到后颞区。发作期脑电图为最初位于一侧枕区的节律性棘波,继而演变为 θ 或 δ 频率的放电。发作时放电既在同侧向前扩散,又向对侧枕区扩散,但通常局限在枕区且枕区最明显、最确定。

(4)青少年肌阵挛发作(JME):发作间期脑电图在背景活动正常或接近正常的基础上可有自发的暴发性泛化的、双侧同步的痫性放电。JME 的癫痫样放电为暴发性泛化双侧同步对称的多个棘波(多棘波),以额区和中央区波幅最高,随后为高波幅不规则的 2～5 Hz 的慢波,混杂有棘波。痫性放电可以是孤立的多棘波暴发,也可以是持续 20 秒的长时间阵发性活动。

肌阵挛发作时常伴有多棘波和多棘慢波暴发,发作期多棘波的数量较发作间期多,波幅从第一个波到最后一个波逐渐升高。肌阵挛的发作强度与棘波的重复数量相关。多棘波为中、高波幅,在额区波幅最高,跟随有高波幅的慢波。由于发作本身十分短暂,典型的相应的脑电图放电一般持续 1～2 秒,也可长达 4 秒。

(5)West 综合征:也称为婴儿痉挛。婴儿痉挛发作间期的脑电图背景活动多数表现为高度失律。典型特征为在弥漫性不规则中、高波幅混合慢波上,夹杂大量杂乱多灶性棘波、尖波,左右不对称、不同步,完全失去正常脑电图节律。偶尔出现广泛性棘波、尖波发放,但不呈节律性重复出现。棘、尖波和慢波多数没有固定的组合关系,即不形成真正的棘(尖)慢复合波。棘、尖波发放常在后头部更突出。高度失律在清醒期和睡眠期持续存在,在睡眠期更明显(图 1-41)。

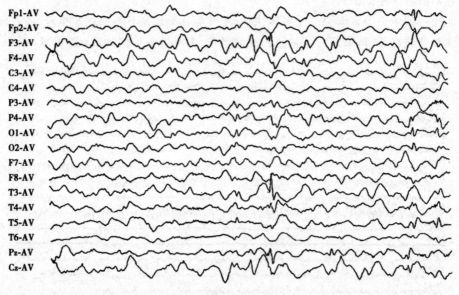

图 1-41　WEST 综合征

高度失律可存在 5 种变异型:①伴有半球间同步化增强的高度失律;②不对称的高度失律;③伴有持续的局部异常放电的高度失律;④伴有泛化局灶性或单侧性波幅降低的高度失律;⑤由最初的高电压、双侧不同步慢活动和相对少的痫性放电组成的高度失律。

发作期脑电图最常见的特征是额部为主的高波幅短暂的泛化性慢波,继而出现弥散性波幅减低(脑电抑制)。发作期放电的持续时间可从 0.5～100 秒。

(6)Lennox-Gastaut 综合征(LGS):脑电图清醒时背景节律变慢,典型的 LGS 波形是弥漫、两侧同步的 1.5～2.5 Hz 慢棘慢复合波,在额、颞区波幅最高。慢棘慢复合波可单独散在出现,更多见的是短程或长程暴发,甚至持续出现。有时波形不规则,两侧不对称,或有局限性棘慢波灶。过度换气和闪光刺激对波形的影响不明显。广泛性棘波节律和快节律暴发是 LGS 第二个最具特征性的脑电图改变,几乎在所有的患者睡眠中出现,为广泛性 10～20 Hz 的低、高波幅的快节律暴发,持续 0.5～10 秒,见图 1-42。

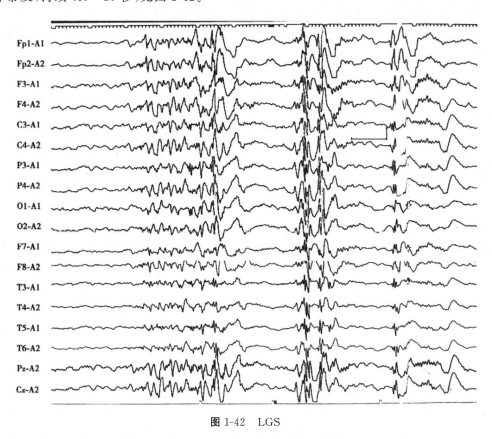

图 1-42　LGS

强直发作时脑电图出现两侧弥漫的中高幅快节律暴发,10～25 Hz,以额区为主。放电常先出现最高波幅,随后出现波动。几种发作期脑电图改变与非典型失神有关。最常见的是弥散性双侧对称的高波幅 1～2.5 Hz 棘慢复合波活动。失张力发作的发作期脑电图改变不恒定,最常见的是与肌阵挛发作相似的高波幅多棘波或多棘慢波。

(7)颞叶癫痫:ILAE 将颞叶癫痫分为颞叶内侧癫痫和新皮质颞叶癫痫。①颞叶内侧癫痫(MTLE):是成人中最常见的局灶性相关性癫痫。复杂部分性发作是最常见的发作形式。发作间期 MTLE 患者脑电图变化常一致,常见一侧或双侧前颞叶尖波、棘波或局灶性慢波活动,部分患者出现前额双侧独立发放的棘、尖波,有时伴有颞区间断慢波活动。与 MTLE 的复杂部分性发作有关的发作期脑电图改变为出现临床症状后或 30 秒内出现前颞区或下颞区单侧 5Hz(或更快)的颞叶放电。②新皮质颞叶癫痫(NTLE):NTLE 发作间期的脑电图特征的规则性和特异性较 MTLE 差。发作间期癫痫样放电主要位于颞区,但分布更广泛。发作期脑电图最常见的是广泛分布的放电,常累及整个大脑半球,一般频率变慢,频率和波幅的稳定性低,在发作中较后期出现。

(8)额叶癫痫:由于额叶的大部分区域,包括眶额皮质、半球间凹面和扣带回,以及脑沟区放电相对难被头皮电极记录到,大约1/3的患者不能通过头皮脑电图记录到癫痫放电,这最常见于额叶内侧面癫痫。高波幅尖样慢波广泛分布于额区,是眶额区病灶的特征。超过半数的额叶癫痫患者的发作期脑电图不能定位,头皮电极上常常看不到相关的脑电变化。

(二)中枢神经系统感染

1.中枢神经系统病毒性感染

脑电图对多数病毒性脑炎或脑膜炎不能提供诊断依据,主要是评价脑功能损伤的程度,仅对少数情况,如单纯疱疹病毒性脑炎具有高度的诊断提示意义。

(1)病毒性脑炎:在脑炎急性期脑电图总是异常,多表现为弥散性高波幅的慢波,节律或非节律性δ波。当白质受累时慢波活动更突出。慢波活动的加重常伴有意识障碍,表明损伤严重。部分患者有局灶性、多灶性癫痫样放电,并可合并癫痫发作。

(2)单纯疱疹病毒脑炎:单纯疱疹病毒脑炎常伴有特征性的脑电图改变,包括单侧或双侧周期性复合波。最早的脑电图改变包括局限性或单侧性出现的背景慢活动和不规则的慢活动,在受侵犯的颞区最显著。局限性或一侧性的尖波和/或慢波复合波常出现于颞区,并且快速进化到每1～3秒一次的周期性复合波。周期性一侧性或双侧性痫性放电常出现在神经系统症状出现后的第2～12天,偶可延长到24～30天出现;双侧大脑半球之间可呈锁时关系或者相互独立。随着病情的好转恢复,周期性复合波逐渐消失,代之以局灶性或一侧性慢波,或局灶坏死囊变区为低电压。致死性病例脑电图逐渐恶化,电压进行性降低,发展为在低电压背景上的低波幅周期性慢波,间隔时间逐渐延长和不规则,最终发展为电静息。

2.中枢神经系统慢病毒感染

(1)克罗伊茨费尔特-雅各布病(CJD):克罗伊茨费尔特-雅各布病主要在中年以上发病,临床特征为进行性痴呆、运动障碍和肌阵挛。脑电图特征性的周期性波形具有诊断意义。该病的早期脑电图可正常或仅表现为轻度非特异性变慢。随着疾病进展,出现双相或三相慢波,开始为散发间断出现,可不对称或在某一局部突出,以后逐渐变为双侧广泛同步的周期性时限200～400毫秒的三相波或尖波,以0.5～1秒的间隔出现。多数患者在起病后12周左右发展为这种具有特征性的周期性波形。出现周期波时常伴有肌阵挛,但两者并不完全同步。周期性三相波对CJD诊断的特异性为67%,敏感性为86%。如果多次描记脑电图,90%以上的患者可记录到周期性复合波。周期性复合波在终末期可能消失,肌阵挛也可同时消失(图1-43)。

(2)亚急性硬化性全脑炎(SSPE):是麻疹慢病毒引起的亚急性或慢性脑炎。病程早期背景活动解体,弥漫性、局灶性或一侧性慢波活动增多,可有不对称。以后发展为多形性δ波,间断出现额区为主的单一节律慢波活动。可见各种波形的局灶性或广泛性癫痫样放电。复合性周期波可出现在病程的任何阶段,多见于中期,典型的为300～1 500 μV的高波幅多形性慢波、尖慢复合波,持续0.5～2秒,间隔4～15秒周期发放。晚期背景活动逐渐衰弱,周期性放电消失(图1-44)。

(三)缺氧、代谢和中毒性脑病

1.缺氧性脑病

脑循环骤停时,7～13秒时出现慢波活动,波幅增高,频率减慢,进而出现平坦电位。电静息首先出现在大脑皮质,而脑干仍可有高波幅的电活动。如果脑循环中断时间超过5分钟,则出现不可逆的脑损伤。心肺复苏后早期的脑电图改变预后意义不大,24～48小时的脑电图更有预后意义。心肺复苏后的脑电图改变分为5级:Ⅰ级以α活动为主,伴或不伴散发θ活动;Ⅱ级以θ活动为主,伴少量 α 活动和间断弥漫性 δ 活动;Ⅲ级为弥漫性持续性慢波活动,伴少量快波活动,脑电图的自发性变化和对刺激的反应性存在;Ⅳ级为低波幅无反应的弥漫性持续 δ 活动;Ⅴ级为低电压、暴发-抑制或电静息。Ⅰ级预后良好,而Ⅳ～Ⅴ级常伴有持久性的植物状态或死亡。Ⅱ～Ⅲ级的预后不确定。此外,心肺复苏后昏迷的患者如出现下列脑电图波形常提示预后不良:类似三相波的广泛性周期性尖波或棘波、双侧不同步的周期性一侧性痫性放电和 α 昏迷图形。

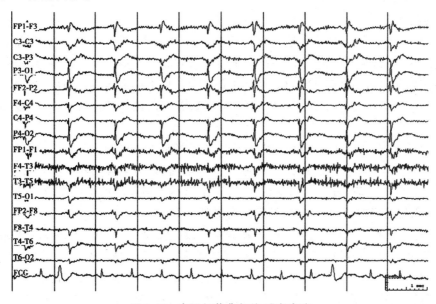

图 1-43 克罗伊茨费尔特-雅各布病

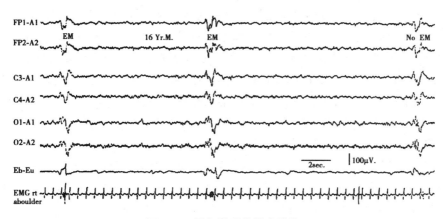

图 1-44 亚急性硬化性全脑炎

2.肝性脑病

肝性脑病的脑电图改变可以从轻微的异常,如背景变慢和弥漫性间断性节律性慢活动,到重度异常,如昏迷患者中常见的弥散性持续性慢活动。三相波常见于肝性脑病的中期,即嗜睡和轻度昏迷期。三相波形态上类似于棘慢复合波。三相波以前头部明显,散发或持续出现。

3.一氧化碳中毒

急性期脑电图呈现不同程度的慢波性异常,常为1～4 Hz高波幅慢波活动,额区或额颞区突出。惊厥发作时可伴有广泛性或局灶性棘波、尖波发放。持续低电压状态提示预后不良。急性一氧化碳中毒后的迟发性脑病初期,脑电图多表现为弥漫性δ波,间有数量不等的θ波;少数以弥漫性θ波为主;α波基本消失。

(四)昏迷和脑死亡的脑电图

1.昏迷的脑电图

(1)间断节律性δ活动:见于昏迷早期,为间断性出现的中、高波幅2～3 Hz节律性δ活动,可为一侧或双侧暴发,如为双侧出现,多数同步但可对称或不对称。成人的电压在额区最高,儿童则以枕区多见。双侧相对持续的间断节律性δ活动常见于以下病变:①幕上半球或中线结构损伤引起的第三脑室压力增高;②中毒性或代谢性脑病;③广泛的结构性脑损伤,以皮质和皮质下受累为主。

(2)持续非节律性δ活动:是各种病因所致昏迷的最常见脑电图,但缺乏病因特异性。损伤部位主要在皮质和皮质下白质。在昏迷早期,α节律逐渐消失,出现间断的θ频带节律,以后出现弥漫性非节律的δ活动,为1～3 Hz的高-极高波幅不规则δ活动持续发放。持续非节律性δ活动常见于急性病变的活动期,慢性稳定性病变时少见。

(3)假周期性波型。①暴发-抑制波型:在暴发阶段,高波幅的δ和θ慢波中可夹杂数量不定的棘、尖波,持续1～3秒,可双侧同步出现,也可局限于某一侧半球。两次暴发之间为低波幅的δ和θ频段的慢波或平坦图形,持续2～10秒或更长。暴发-抑制脑电图最常见于抑制中枢神经系统的急性药物中毒、严重缺氧性脑病、严重低温状态和各种药物诱导产生的麻醉状态。②假周期性全面性癫痫样放电:由棘波、多棘波或尖波组成,为全脑双侧同步放电,频率多为0.5～1 Hz,间歇期常表现为无活动或低电压慢活动。假周期性全面性癫痫样放电最常见于严重的急性脑缺氧及CJD所致的昏迷者,也见于代谢和中毒性脑病。缺氧后出现暴发-抑制或假周期性全面性癫痫样放电的昏迷患者多数死亡,少数存活者也多遗留神经残疾。如病情加重,暴发期将变得更短,波型更简单,且电压更低;而抑制期则逐渐延长直至脑电活动完全消失。相反,抑制期缩短,暴发期延长,并逐渐出现生理性节律则是临床恢复的表现。③周期性一侧癫痫样放电(PLED):有时出现于一侧半球的不同范围,偶有双侧半球各自独立出现。PLED可见于各种半球损伤的患者,如急性脑梗死、脑出血、肿瘤或感染等。

(4)三相波:三相波由高电压的正相电位和其前后的两个负相偏转组成。三相波的诊断特异性一直是学术界争论的焦点之一。多数学者认为典型和不典型的三相波均可见于各种中毒代谢性脑病,还见于阿尔茨海默病、脑血管病、肿瘤、感染或外伤性脑病等。

(5)纺锤型昏迷:如果患者在昏迷状态下脑电图以纺锤波图形为主,称为纺锤型昏迷,表现为中央-顶区为主的10～14 Hz纺锤型节律,常伴有尖波出现,对刺激无反应。纺锤型昏迷最常见于颅脑外伤或脑炎后昏迷的患者,也可见于其他病因引起的昏迷。

(6)α昏迷:昏迷患者的脑电图常呈现慢波性异常,亦可见到癫痫样放电、周期性脑波与电静息等。有的昏迷患者脑电图呈类似正常成人清醒状态的α频率范围内的活动,称为α昏迷。α昏迷患者的脑电图与正常成人清醒状态的脑电图比较,虽然频率与波形无明显差异,但是波幅一般较低,多在15～40 μV,分布在前部,或后部,或弥漫性为主,无调节变化;有时两侧电压不等或有少量慢波;对声、光、疼痛等刺激无反应性,个别患者出现与正常人不同的反应,对有害刺激、听刺激诱发短暂的波幅增高与频率变慢,甚至 α 活动阵发增强。一般认为,心跳呼吸骤停后的 α 昏迷,α 活动呈弥漫性,在前部占优势,尤其在中央区更明显。药物中毒引起的 α 昏迷,其脑电图改变大致与缺氧性脑病者相同,有的波幅较高,频率较快,或间有 β 活动,有的间有自发调节变化。虽然 α 昏迷并不意味着脑的不可逆性改变,但是除药物中毒所致者预后较好外,一般预后不良。

2.脑死亡的脑电图

脑死亡的基本定义是包括脑干在内的脑功能不可逆转的丧失。脑死亡需要通过全面的临床评估和特殊的实验室检查确定。作为脑死亡的确诊试验,脑电图、诱发电位和脑血流图可任选其一。

(1)电静息(ECS):又称无脑电活动(ECI),是指在头皮所有部位记录不到可确认的脑源性的自发或诱发性电活动。无脑电活动表明大脑皮质功能丧失,80%的临床脑死亡患者脑电图显示为持续电静息。

(2)对电静息的解释:在临床诊断为脑死亡的患者,脑电图出现电静息表明大脑皮质功能丧失。但这并不意味着伴有电静息的脑损伤都是持续不可逆的。在某些情况下,电静息在一段时间内仍有恢复的可能:大剂量中枢镇静药物中毒常引起脑电图的暴发-抑制图形,严重时抑制间隔可持续数分钟,但仍有恢复的可能,如电静息状态持续数小时则恢复的可能性很小。体温低于 32.3～24 ℃ 可出现电静息状态,但如没有其他并发症,在一定时间内仍有逆转的可能。休克时脑灌注压降低可引起电静息,随着血压恢复到 10.7 kPa(80 mmHg)以上,脑电活动可逐渐恢复。严重代谢和内分泌病变也可引起或加重电静息,包括电解质紊乱、酸碱平衡失调、血气异常和肝、肾、胰腺等器官因严重低灌注而导致的功能衰竭。

在符合临床脑死亡标准并排除各种可逆性情况的患者中,约 20% 的脑电图没有电静息,而是显示某种其他异常电活动,常为很低波幅和/或很慢频率的多灶性暴发电位。这种微弱的脑电活动在临床诊断脑死亡后可持续数小时至数天,最终发展为电静息。

(五)睡眠障碍

1.发作性睡病

发作性睡病患者的多导睡眠脑电图有以下特征:①日间睡眠次数增多(≥3 次),常以 90～140 分钟的周期反复出现,每次睡眠持续时间在 5～120 分钟,午睡时间特别长;②睡眠潜伏期缩短(≤8 分钟),并常有持续数秒至 1～2 分钟的"微睡眠";③REM 潜伏期缩短,至少有 2 次或更多地以 REM 期开始的睡眠;④夜间睡眠 REM 潜伏期缩短或以 REM 期开始的睡眠,REM 期呈小片段,周期性不规则,REM 期睡眠时间占总睡眠时间的 30% 以上。

2.睡眠中周期性肢体运动

睡眠中周期性肢体运动多见于成人,表现为睡眠期脚趾及足背屈,甚至整条腿屈曲运动,间隔 20～80 秒重复假节律性出现。肢体运动时脑电图无明显变化,或出现顶尖波或 K 复合波;有时伴有脑电觉醒反应,从而使睡眠趋于片段化。

（吕以静）

第二节 肌电图检查

广义的肌电图(EMG)包括神经传导、神经重复电刺激、各种反射、单纤维肌电图、巨肌电图等;狭义的肌电图是指针电极肌电图。

一、肌电图检查的临床意义

肌电图是神经系统检查的一种延伸,它依据一般的神经系统解剖学原则来对周围运动和感觉神经障碍进行定位,它为临床检查的进一步深入提供详细的客观依据。不仅能协助临床疾病的诊断,还能对神经损伤程度、范围进行判断,从而为临床及康复治疗、预后判断提供参考依据。肌电图有助于鉴别周围性损害和中枢性损害;肌电图有助于周围神经肌肉病变的定位,即病变的部位是周围神经、神经肌肉接头或者肌肉。肌电图能够准确判断是否存在神经损害及损害范围,并能早期发现无症状的失神经支配;肌电图可明确判断神经损害程度是完全性损伤还是部分性损伤、损伤类型是运动纤维受累还是运动纤维和感觉纤维均受累;通过神经传导检查和针剂肌电图能明确神经损伤的病理特征,是脱髓鞘或轴突变性或两者均有,从而指导临床诊断和治疗。

二、神经传导检查

(一)运动神经传导

运动神经传导研究的是运动单位的功能和整合性。通过对运动传导的研究可以评估运动神经轴索、神经-肌肉接头及肌肉的功能状态,并为进一步针电极肌电图检查提供准确的信息。

1.复合肌肉动作电位指标

(1)潜伏期:是指从刺激伪迹开始到肌肉动作电位负相波(向上的波)偏离基线起点之间的时间。潜伏期通常用毫秒来表示,它反映了神经轴索中快传导纤维到达肌肉的时间。通常把远端刺激点到引起混合肌肉动作电位之间的时间称为末端潜伏期,这在临床上对于脱髓鞘疾病的判断非常重要。

(2)波幅:是指从基线到负相波波幅间的距离。波幅一般用毫伏来表示,它反映了参与混合神经肌肉动作电位的肌纤维的数量。当肌肉萎缩明显时或轴索丢失时会出现波幅减低,但有些低波幅也和脱髓鞘引起的传导阻滞及神经-肌肉接头病变、肌源性损害有关。当远近端刺激肌肉动作电位波幅下降超过50%时,说明此两点之间有神经传导阻滞。

(3)面积:是指从基线开始到负相波区域的面积,它同样反映了参与肌肉动作电位肌纤维的数量。

(4)时程:通常是指从肌肉动作电位偏离基线开始到再次回到基线的时间,它反映了每个单个肌纤维能否在同一时间内几乎同时放电。脱髓鞘疾病时,由于神经干内每个神经纤维传导速度不一样,导致每个肌纤维不能在同一时间内被兴奋,会出现时程延长。

(5)传导速度:传导速度反映的是神经干中快和粗的神经纤维的生理状态,而参与混合肌肉动作电位的面积和波幅的慢传导纤维并没有反映在传导速度和潜伏期里。采用近端潜伏期减去远端潜伏期,再测量出两个刺激点之间的距离,就可以计算出神经传导速度,应注意两个刺激点之间的距离最好不要低于 10 cm。计算公式为近、远端刺激点距离/近、远端潜伏期时差,用 m/s 来表示。

2.临床应用

运动神经传导是通过研究混合肌肉动作电位来评价周围神经的功能状态,由于神经传导速度反映的是神经干中快和粗的神经纤维的功能状态,对于周围神经的临床诊断和损伤程度的评价非常重要。对有些神经病变在其临床表现尚未明显之前即可以发现其亚临床改变,如遗传性周围神经病、糖尿病早期神经病变。对于缺血、嵌压引起的周围神经局部损害,可以通过运动神经传导检查寻找局部节段性脱髓鞘来明确损害部位。此外,运动神经传导检查可以鉴别周围神经病变、神经-肌肉接头病变和肌肉病变。

通常情况下,神经脱髓鞘和轴索损伤经常是重叠的,在神经传导速度测定的结果上,主要有以下 3 种情况:①波幅明显下降而潜伏期正常或接近正常;②波幅正常而有明显的潜伏期延长;③无反应。

(1)脱髓鞘病变:髓鞘是神经传导的基本物质,髓鞘脱失,就会出现神经传导减慢、波形离散或传导阻滞。脱髓鞘病变的典型运动神经传导改变为末端潜伏期延长、神经传导阻滞和神经传导速度减慢,尤其是当神经传导速度减慢非常明显时,如上肢传导速度低于 35 m/s,下肢传导速度低于 30 m/s,提示可能存在遗传性周围神经病。事实上,如果波幅保持正常的一半以上,而传导速度下降到不足正常均值的 50%～60%,提示是脱髓鞘病变。运动传导的减慢也可因脊髓前角细胞受损所致,运动传导速度下降到正常平均值的 70%,而波幅则下降到不足正常值的 10%。然而,不管波幅如何,如果传导速度下降到不足正常平均值的 60%,就提示存在周围神经病变。

(2)轴索病变:在神经传导检查中最常见。轴索病变的典型运动神经传导的改变则表现为肌肉动作电位波幅明显降低,传导速度和末端潜伏期正常或稍微延长。当损伤很严重时,才会出现传导速度的下降,但不低于正常值下限的 75%;末端潜伏期可以轻度延长,但不高于正常值上限的 130%。如果波幅下降到正常值的一半以上,即使传导速度下降到正常值的 70%～80%,也可以没有脱髓鞘。

(3)传导阻滞:运动神经传导检查时,如果近端刺激的复合肌肉动作电位的波幅和面积较远端刺激下降超过 50%,并且远端刺激复合肌肉动作电位的波幅大于正常值下限的 20% 和 1 mV,同时近端刺激较远端刺激的复合肌肉动作电位的时程延长不超过 30%,这种现象被称为神经传导阻滞。传导阻滞的存在提示近端刺激点和远端刺激点之间存在脱髓鞘病变。

(4)无反应:如果绝大多数神经纤维都不能通过病灶进行传导,就没有反应。这时应小心鉴别究竟是神经失用还是神经完全断伤,这对于处理和判断预后均十分重要。在受伤后的第 4～7 天,有可能两者远端的传导都还是正常的,但在受损第 2 周就不相同了。神经完全断伤的远端再也不能引起神经传导兴奋,这是顺向变性的结果,在神经失用时,连续追踪测定可以看到肌肉动作电位波幅的逐渐提高,这是日益修复的结果。

(二)感觉神经传导

感觉神经传导反映了冲动在神经干上的传导过程,它研究的是后根神经节和其后周围神经的功能状态。

1.感觉神经电位指标

(1)潜伏期:起始潜伏期是指从刺激伪迹处开始到电位偏离基线之间的时间,它代表了神经传导从刺激点到记录电极之间的传导时间。

(2)波幅:是指从基线到负相波波峰之间的距离,反映的是去极化感觉纤维的数量。感觉神经电位波幅通常很小,多为 $5\sim50\ \mu V$。

(3)传导速度:同运动神经传导速度不同,由于没有神经-肌肉接头的影响,所以感觉神经速度可以直接由刺激点到记录点之间的距离和潜伏期来计算,故感觉神经传导速度的测定只需要一个刺激点,即刺激点到记录点之间的距离除以潜伏期。感觉神经传导速度反映了快传导,有髓鞘感觉神经纤维传导速度比运动神经纤维传导速度快,并且其变化范围也比运动神经传导要大。

2.临床应用

(1)后根神经节病变:周围感觉神经来源于后根神经节,节内含双极细胞,其中枢支形成了感觉神经根,周围支形成了周围感觉神经。感觉神经根损害即使很严重,由于它位于后根神经节近端,所以仅影响中枢支,而后根神经节和周围感觉支则完好无损,感觉电位仍然正常。所以后根神经节近端任何部位损害均不影响感觉神经电位,而后根神经节以下及其远端周围神经任何部位损害均会产生异常感觉神经电位。因此,感觉神经电位对于鉴别后根神经节前和节后病变非常重要。

(2)发现早期的周围神经病变:对于早期比较轻微的远端轴索损害或轻度混合神经损害,感觉神经电位异常可能是神经电生理检查的唯一发现,如早期的腕管综合征。

(3)由于感觉神经纤维没有参与运动单位,所以可以用来鉴别周围神经病变、神经-肌肉接头病变及肌肉本身的病变。

(三)神经传导速度的影响因素

1.温度

感觉和运动神经传导速度均明显地受体温的影响。在 $29\sim38\ ℃$,每上升 $1\ ℃$,感觉传导速度可以增加 $2.4\ m/s$,周围神经的潜伏期也会相应地缩短。因此传导速度的测定必须在温暖的实验室中进行,室温保持在 $29\sim30\ ℃$。

2.不同神经和不同节段

不论感觉神经还是运动神经传导速度,下肢比上肢慢 $7\sim10\ m/s$,远端比近端传导也慢。

3.年龄

到 $3\sim5$ 岁时,神经传导速度就完全发育到成人水平。到了 60 岁时,传导速度下降 10%。

三、重复神经刺激

重复神经刺激(RNS)是目前用来评价神经和肌肉接头之间功能状态的一项较有价值的神经电生理检查。

(一)结果分析

主要观察第 1 个波和第 4 个波的波幅或面积比,观察其增减变化趋势。

1.低频重复电刺激

在检查神经和肌肉接头病变时最常用,主要是对怀疑突触后膜病变(如重症肌无力)的患者,刺激频率 $1\sim5\ Hz$,连续刺激 7 次。在观察波形时,主要看基线是否稳定、波形是否一致和具有重复性。重症肌无力患者通常第 3 个或第 4 个波的波幅最低,波幅降低超过 15%,到第 5 个和第 6 个波时波幅降低减慢,形成 V 字形改变。正常肌肉在低频刺激时可出现波幅递减,但一般不超过 $5\%\sim8\%$。波幅降低在 $10\%\sim15\%$ 时,存在可疑的突触后膜病变。低频刺激不仅在重症肌无力产生递减反应,而且在许多其他疾病也存在,如肌无力综合征、多发性硬化、肉毒中毒、运动神经元病及再生的神经。

2.高频重复电刺激

高频刺激对 Lambert-Eaton 综合征的诊断非常重要,可以说是目前唯一的诊断性检查手段;在鉴别突触后膜和突触前膜异常时,起着决定性作用。刺激频率为 20～50 Hz,当刺激 20～50 次后,动作电位波幅明显增高,异常者可增高达基线的 200%。由于高频刺激的刺激频率很高,多数患者不能耐受,多选用远端肌肉,如小指展肌。高频递增反应是 Lambert-Eaton 综合征和肉毒毒素中毒的特征性电生理表现。

(二)检查注意事项

1.药物的影响

胆碱酯酶抑制剂可以影响 RNS 的结果,故在检查前 8 小时(最好 24 小时)停用胆碱酯酶药物。

2.温度

温度对神经-肌肉传递阻滞有重要作用。在皮肤温度较低时,低频刺激可能出现假阴性。因此,在做 RNS 检查时,最好将皮肤温度控制在 33 ℃左右。

3.波形

选择基线稳定、波形一致并且重复性好的波来判断结果,这样的结果比较可靠。

4.肌肉

尽量选择功能正常的神经所支配的肌肉。

四、F 波、H 反射和瞬目反射

(一)F 波

传统的神经传导技术应用于远端神经的研究,而 F 波则有助于对近端节段神经的运动传导进行评价。

1.F 波的来源

周围神经接受超强刺激后,引出一个大的顺行传导的复合肌肉动作电位,称为 M 波。随后又出现一个小的肌肉反应电位,称为 F 波。F 波的电兴奋是先离开肌肉记录电极而朝向脊髓,然后由脊髓前角细胞返回到远端记录肌肉上来。F 波实际上是一个小的肌肉动作电位,它的环路不论是传入还是传出都是纯运动的。

2.临床应用

对大多数周围神经病来说,F 波潜伏期可能正常或轻度延长。但在以神经根损害为主的病变时,F 波潜伏期明显延长。如 Guillain-Barré 综合征的早期,但常规神经传导检查完全正常时,就会出现 F 波潜伏期延长或 F 波消失。如果神经根病变以感觉根损害为主,F 波不会出现异常。F 波正常不能除外神经根性或神经丛性损害的存在。但是,一旦出现远端运动传导正常而 F 波有肯定的延长,则表明有近端损害,单侧病变者左右对比更为可靠。

(二)H 反射

1.H 反射的来源

H 反射是在 1918 年由 Hoffiman 首先发现,是一个真正的反射。和 F 波一样,它反映了周围神经近端的功能状态,但两者的传导通路完全不同。电生理方法刺激胫神经后,由Ⅰa 类感觉神经传入,经过突触,再由胫神经运动纤维传出。H 反射是脊髓的单突触反射。

2.H 反射的正常值

腓肠肌 H 反射潜伏期的正常值上限为 30～35 毫秒,潜伏期侧间差异一般在 1.5 毫秒以内。如果 H 反射的潜伏期延长大于平均值＋2.58 SD、侧间差异大于平均值＋2.58 SD 或者 H 反射未引出均为异常。

3.临床应用

在近端胫神经、坐骨神经、腰骶神经丛病和 S_1 神经根病变时,都可以出现 H 反射潜伏期延长。在糖尿病及酒精性、尿毒症性和其他各种原因导致的多发性神经病中,H 反射表现为潜伏期延长。H 反射异常可能是 Guillain-Barré 综合征早期的唯一所见。

(三)瞬目反射

瞬目反射(BR)又称眼轮匝肌反射,是由轻叩或轻触面部、角膜受声、光等多种刺激而引起眼睛闭合的防御反射,起着保护眼球的作用。从 1969 年 Bender 等研究以来,瞬目反射对三叉神经、面神经和脑干病变的早期诊断具有重要的临床价值。

1.正常值

主要是判定反应的振幅和潜伏期。由于个体差异和检查误差,要反复检查并比较左右侧反应,最后取最高值。潜伏期正常值 R1 是 13 毫秒以内,两侧相差 1.2～1.8 毫秒;R2 是 40 毫秒以内,两侧相差不超过 5 毫秒。振幅的左右差也很重要,但其绝对值对诊断的意义不大。R2 反射的改变犹如瞳孔对光反射的改变。若一侧刺激时 R2' 异常,表示传出路病变。一侧刺激时 R2、R2' 异常,表示传入路病变。瞬目反射改变不符合传入或传出型时表示三叉神经及面神经都有损害或脑干有范围较广泛的病变。

2.临床应用

瞬目反射主要用于两个方面:①评估各种神经系统疾病的脑干功能障碍;②作为三叉神经、面神经功能障碍的检查方法。

三叉神经是瞬目反射弧的传入通路,当一侧三叉神经完全损害时,刺激健侧反射正常,当刺激患侧时,R1,R2 和 R2' 均消失。当三叉神经损失不完全时,则患侧 R1、R2 和 R2' 潜伏期均延长,伴有波幅降低。只要是影响脑干的病变,理论上均可以影响瞬目反射。当然,瞬目反射改变可因脑干病变的部位、范围不同而有很大差异。通过分析瞬目反射的改变,可为临床提供脑干损害范围的佐证,对定位诊断有重要意义。瞬目反射可以反映面神经的全长,所以在面神经受损时,无论刺激患侧还是健侧,均出现患侧瞬目反射障碍。受损严重时,因缺乏神经支配,反应电位可以完全消失。轻度受损和处于恢复过程中者,可见到潜伏期延长和振幅减小。

五、针电极肌电图

狭义的肌电图(EMG)是指用同心圆针插入肌肉中,收集针电极附近一组肌纤维的动作电位,以及在插入过程中、肌肉处于静息状态下,肌肉做不同程度随意收缩时的电活动。针电极肌电图(简称肌电图)和神经传导速度检查相结合,是对周围神经和肌肉病变的最主要的检查手段。神经传导速度研究的是运动和感觉神经的兴奋性,而肌电图研究的是运动单位的整合性,即检查整个运动系统,主要是下运动神经元,即周围神经、神经-肌肉接头和肌肉本身的功能状态。

(一)肌电图检查的适应证和禁忌证

1.适应证

脊髓前角细胞及前角细胞以下的病变均为 EMG 检测的适应证,即下运动神经元病变。

2.禁忌证

(1)有出血倾向者,如患血友病或血小板明显低下或出凝血时间不正常者等。

(2)对一过性菌血症患者进行 EMG 测定有可能在心脏瓣膜患者中造成细菌性心内膜炎。

(3)如果乙肝表面抗体原阳性和人免疫缺陷病毒感染者,应使用一次性同心圆针极。

(4)晕针者。

(5)安装心脏起搏器者。

(二)观察指标的正常值及异常的临床意义

1.插入电位

当针插入电位时,正常会引起一阵短暂的电位发放,多在针停止移动后持续时间不超过 300 毫秒。当插入电活动持续时间超过 300 毫秒时,则为插入电位延长,可见于神经源性和肌源性损害。在有些情况下,插入电位减少,多见于严重的肌肉萎缩或肌肉纤维化而导致肌纤维数量明显减少,也可见于周期性瘫痪发作期。

2.自发电位

肌肉在放松时所出现的自发电活动,称为自发电位。检查者在观察自发电位时要重点观察它的形状、稳定性、发放频率,并且一定要注意听其特有的声音。

(1)正常自发电位:来自终板区的电位属于正常的自发电位,又叫终板电位。终板区通常在肌肉肌腹部位,如果在终板区针尖刺激到肌肉内的神经末梢时,将会出现低波幅终板噪声和高波幅终板棘波,两者可同时出现,也可单独出现。

(2)异常自发电位:在肌电图检查时,除外发生在终板区的自发电位,几乎所有的自发电位都属于异常电位。这些自发电活动可以出现于针插入肌肉时或针移动时,在肌肉非终板区找到两个以上的自发电位是肌电图检查最有价值的发现,一般见于失神经支配大约 2 周后的肌肉或肌源性损害。常见的肌纤维自发电位包括纤颤电位、正锐波、肌强直电位、复合重复发放、肌纤维颤搐。

3.运动单位电位

当观察肌肉放松时自发电位后,就需要让肌肉做轻收缩来观察肌肉轻收缩时运动单位电位的变化。分析运动单位变化时常用的参数有时程、波幅、上升时间、位相、转折、卫星电位及运动单位电位募集和发放类型。

(三)临床应用

1.宽时限、高波幅 MUAPs

一般于轴索损伤后数月才可以出现,与神经纤维对失神经支配的肌纤维进行再生支配,导致单个运动单位的范围增大有关,是神经源性损害的典型表现。募集相往往较差,可出现单纯相。

2.短时限、低波幅 MUAPs

短时限、低波幅 MUAPs 是肌源性损害的典型表现。其时限短、波幅低的原因与肌纤维坏死后运动单位内有功能的肌纤维减少,运动单位变小有关。此时募集时出现早期募集现象,表现为病理干扰相。

(吕以静)

第三节 诱发电位检查

一、诱发电位的基本原理

(一)诱发电位的产生和提取

诱发电位(EP)是指中枢神经系统在感受内在或外在刺激过程中产生的生物电活动,是评价神经功能电生理变化的一个重要手段。各种刺激(包括痛、机械、温度、声、光等)作用于机体各种感受器或感觉器官,经过换能作用,转变成传入神经纤维的神经冲动进入中枢神经系统,结果是可以在各级特定的中枢、包括大脑皮质的一定部位,记录到这种传入神经冲动在时间上和空间上综合的电位变化——诱发电位,对其进行分析可以反映出不同部位的神经功能状态。受刺激的部位除感受器或感觉器官外,亦可以是感觉神经或感觉传入通路上的任何一点。

诱发电位应具备以下特征:在特定的部位才能检测出来;有特定的波形和电位分布;诱发电位的潜伏期与刺激之间有较严格的锁时关系,在给予刺激后几乎立即或在一定时间内瞬时出现。诱发电位的幅度很低,通常掩埋在自发脑电波之中。因此,诱发电位是在自发脑电波的背景之上出现的;利用其刺激有锁时关系的特性,借助叠加平均技术,将其放大,并从淹没于肌电、脑电的背景中提取出来,才能加以描记。

(二)诱发电位的测量

诱发电位主要是对波形、主波的潜伏期、波峰间期和波幅等进行分析,为临床诊断提供参考。P 表示正方向(波形方向向下),N 表示负方向(波形方向向上),时间标在波的下面,如 P100 为出现在 100 毫秒处的正波。

二、诱发电位的应用

目前临床常用的有视觉诱发电位、脑干听觉诱发电位、体感诱发电位、运动诱发电位和事件相关电位等,可反映视觉通路、内耳、听神经、脑干、外周神经、脊髓后索、感觉皮质及上下运动神经元的各种病变,事件相关电位则用以判断患者的注意力和反应能力等。

(一)视觉诱发电位

视觉诱发电位(VEP)是施以闪光或图形反复视觉刺激,由视网膜接收后经视觉通路传到大脑的枕叶皮质记录到的电活动。临床上最常用黑白棋盘格翻转刺激和闪光刺激。图形翻转刺激视觉诱发电位(PRVEP)正常呈"V"字形的 NPN 三相复合波,分别按各自的平均潜伏期命名为 N75、P100 和 N145。其中,又因为 P100 能在几乎所有健康人身上记录到,其正常变异小,稳定可靠,峰潜伏期受注意力水平及视敏度等参数的影响较小,所以,临床上把 P100 作为分析 PRVEP 的唯一可靠波成分,最具临床意义。根据其潜伏期、振幅及波形的改变可用以诊断及定位视神经径路的病变,如视神经炎、球后神经炎、多发性硬化症等。

视觉诱发电位主要临床应用是视通路病变,特别是为多发性硬化提供早期视神经损害的客观依据。

(二)脑干听觉诱发电位

脑干听觉诱发电位(BAEP)是用声音刺激诱发听神经反应,经过脑干听觉通路传到大脑听觉皮质记录到的电活动。临床上最常用短声刺激。正常的 BAEP 通常有七个波,分别代表听神经到大脑颞叶的听觉通路。一般认为 Ⅰ 波起源于听神经;Ⅱ 波起源于听神经颅内段和耳蜗核;Ⅲ 波起源于上橄榄核;Ⅳ 波起源于外侧丘系;Ⅴ 波起源于下丘的中央核团区;Ⅵ 波起源于内侧膝状体;Ⅶ 波起源于丘脑听放射。其中,又以第 Ⅰ、Ⅲ、Ⅴ 波的潜伏期和波幅最具临床应用价值。Ⅵ~Ⅶ 波因个体变异较大,临床常规不用。

BAEP 的几个正常值如下。

1.波形完整性

确定第 Ⅰ、Ⅲ、Ⅴ 波完好存在。

2.各波潜伏期

Ⅰ 波潜伏期约为 2 毫秒,其余每波均相隔 1 毫秒。

3.波峰间潜伏期

多采用 Ⅰ~Ⅲ 波、Ⅲ~Ⅴ 波和 Ⅰ~Ⅴ 波的测量;以 Ⅰ~Ⅴ 波最常用,一般为 4 毫秒,它代表从听神经近端经脑桥直至中脑的神经传导功能。

4.波幅 Ⅴ/Ⅰ 波比值

Ⅴ/Ⅰ 值小于 50% 视为异常。

BAEP 可用于听神经及脑干病变的定位检查,可提高多发性硬化症的诊断率;客观评价听力和耳聋的定位诊断;桥小脑脚肿瘤手术时监护听神经及脑干功能;评估昏迷患者的脑干损伤情况和预后(脑外伤昏迷患者一旦出现 Ⅳ/Ⅴ 波异常或者缺如,表示预后不佳);脑干发育成熟度监测(如早产儿发育监测)等。

(三)体感诱发电位

体感诱发电位(SEP)是刺激肢体感觉神经引发反应,沿着躯体感觉传导通路,经脊髓、脑干、丘脑传到大脑感觉皮质记录到的电活动。短潜伏期体感诱发电位(SLSEP)较具临床应用价值。临床上常用正中神经 SEP、胫后神经 SEP、节段性 SEP 和三叉神经 SEP 等。临床上多采用方波脉冲分别刺激手腕、内踝、皮节或皮神经、三叉神经的一个分支等;记录电极上肢多置于 Erb 点(记录臂丛神经电位)、C_5 或 C_7 颈椎棘突及头部相应感觉区;下肢多置于窝(记录胫后神经电位)、腰骶部(记录马尾神经电位)、T_{12} 及头部相应感觉区。

正中神经 SEP:以方波脉冲刺激手腕部正中神经,刺激量以引起大拇指轻微动为宜,刺激频率 1~5 Hz。记录电极分别置于 Erb 点、C_7 颈椎棘突及对侧感觉皮质区。由此可记录到三个负波,分别发生于 9 毫秒(N9)、13 毫秒(N13)、20 毫秒(N20)及一个正波(P25)。一般认为,N9 是臂丛神经动作电位;N13 可能为颈髓后角突触后电位;N20-P25 复合波可能是感觉传入冲动到达大脑一级感觉皮质后的最早原发反应(S1PR)。

胫后神经 SEP:记录电极置于窝、腰骶部、T_{12} 及头部相应感觉区。在头部感觉区可以记录到呈"W"字形的复合波,其中多选择 P40 作为检测目标。P40 的也可能是大脑一级感觉皮质的原发反应。

根据这些波的潜伏期、波幅及波峰间潜伏期,以及两侧对比即可判断病变位置。其中,波峰间潜伏期比各波潜伏期更有诊断价值,因其较少受身高、肢长等周围因素的影响。潜伏期和波峰间潜伏期延长,以及波幅明显降低反映相应体感传导通路的功能异常。

SEP 可用于周围神经、脊髓、脑干、丘脑或感觉皮质的感觉传导通路的病变,可提高多发性硬化症的诊断率;脊柱、脊髓及颅后窝手术时监护以减少手术后遗症;昏迷患者预后判断和脑死亡诊断等(SEP 对脑缺血相当敏感,在患者发生缺氧昏迷后超过 24 小时 SEP 双侧缺失)。

(四)运动诱发电位

运动诱发电位(MEP)是运用高强度磁场短时限刺激中枢神经组织,引起相应部位肌肉的动作电位所记录到的电信号。检测方法:将磁刺激器置于上肢或下肢对应的大脑运动皮质区,记录电极多置于靶肌肌腹表面记录诱发电位。通过测定中枢和周围运动神经通路的波形、传导速度、潜伏期、波幅及中枢运动传导时间(即皮质刺激与周围神经根刺激时的 MEP 潜伏期的差值),以判断运动通路的功能状态。潜伏期和中枢运动传导时间延长、波幅异常、MEP 波消失或不能引出者视为异常。

MEP 可用以评估由大脑运动皮质经下行传导束至运动神经元再到外周肌肉的整个运动通路的病变,如脊髓病变、脊髓外伤、多发性硬化症、运动神经元病变等,还可以用于评估泌尿生殖系统运动功能(磁刺激皮质及 T_{12}、L_1,在尿道、肛门、骨盆底肌肉可记录其诱发电位的潜伏期和波幅,对于判断膀胱、直肠及性功能障碍有一定实用价值)。

对于有癫痫病史、装有心脏起搏器及接受神外手术颅内有金属物(如血管瘤夹等)的患者,此检查应列为禁忌,以免磁场干扰造成危险。

(五)事件相关电位(ERP)

近年来,随着认知神经科学研究的突飞猛进,ERP 受到脑科学界更为广泛的关注。因为 ERP 与认知过程有密切关系,故被认为是"窥视"心理活动的"窗口"。ERP 是与实际刺激或预期刺激(声、光、电)有固定时间关系的脑反应所形成的一系列脑电波。它十分微弱,一般只有 2~10 μV,通常掩埋在脑的自发电位中。但利用其潜伏期恒定和波形恒定的特点、诱发电位固定的锁时关系,结合平均叠加技术,就可以从脑电中提取出 ERP 成分。

ERP 的优势在于具有很高的时间分辨率(毫秒),还便于与传统的心理测量指标——反应时有机地结合,进行认知过程研究。临床上应用最多的是 P300,另外,CNV、MMN 和 N400 也与心理学研究密切相关。

P300 检测通常使用称为"oddball"的经典实验范式:对同一感觉通道施加两种刺激,一种刺激出现概率很大(如 85%),另一种刺激出现概率很小(如 15%)。两种刺激随机出现,要求被试只要小概率刺激一出现就尽快做出反应;刺激的形式有视觉(闪光、图形、文字)、听觉(纯音、短音、白噪声、语音)及躯体感觉等。除经典的"oddball"实验范式外,还有"Go-Nogo"(标准刺激与偏差刺激等概率出现,各占 50%,需要被试反应的为 Go 刺激,即靶刺激,不需要被试反应的为 Nogo 刺激,即非靶刺激;与 oddball 相比,节省时间,但丢掉了概率产生的 ERP 波形)、视觉空间注意和记忆经典范式等。影响 P300 的因素有物理因素(刺激通道、刺激概率、刺激间隔、刺激强度)、心理效应(被试者越注意识别,P300 波峰越大;难度增加,P300 潜伏期延长,波幅下降)、生理因素(年龄、性别)等。P300 在临床上主要用于各种大脑疾病引起的认知功能障碍的评价。另外,许多学者将其用于脑高级功能(如注意、记忆等)及测谎等研究。

伴随性负变化(CNV)被认为主要是与期待、意动、朝向反应、觉醒、注意、动机等心理因素有关。失匹配负波(MMN)反映的是人脑对刺激差异的无意识加工,反映了脑对信息的自动加工过程。目前一般认为 N400 与长时记忆的语义信息的提取有关。

(吕以静)

第二章

神经内科疾病诊治

第一节 短暂性脑缺血发作

短暂性脑缺血发作(transient ischemic attack,TIA)是指因脑血管病变引起的短暂性、局限性脑功能缺失或视网膜功能障碍。临床症状一般持续 10~20 分钟,多在 1 小时内缓解,最长不超过 24 小时,不遗留神经功能缺失症状,结构性影像学(CT、MRI)检查无责任病灶。凡临床症状持续超过 1 小时且神经影像学检查有明确病灶者不宜称为 TIA。

1975 年,曾将 TIA 定义限定为 24 小时,这是基于时间的定义。2002 年,美国 TIA 工作组提出了新的定义,即由于局部脑或视网膜缺血引起的短暂性神经功能缺损发作,典型临床症状持续不超过 1 小时,且无急性脑梗死的证据。TIA 新的基于组织学的定义以脑组织有无损伤为基础,更有利于临床医师及时进行评价,使急性脑缺血能得到迅速干预。

流行病学统计表明,15% 的脑卒中患者曾发生过 TIA。不包括未就诊的患者,美国每年 TIA 发作人数估计为 20 万~50 万人。TIA 发生脑卒中率明显高于一般人群,TIA 后第 1 个月内发生脑梗死者占 4%~8%;1 年内 12%~13%;5 年内增至 24%~29%。TIA 患者发生脑卒中在第 1 年内较一般人群高 13~16 倍,是最严重的"卒中预警"事件,也是治疗干预的最佳时机,频发 TIA 更应以急诊处理。

一、病因与发病机制

(一)病因

TIA 病因各有不同,主要是动脉粥样硬化和心源性栓子。多数学者认为微栓塞或血流动力学障碍是 TIA 发病的主要原因,90% 左右的微栓子来源于心脏和动脉系统,动脉粥样硬化是 50 岁以上患者 TIA 的最常见原因。

(二)发病机制

TIA 的真正发病机制至今尚未完全阐明。主要有血流动力学改变学说和微栓子学说

1.血流动力学改变学说

TIA 的主要原因是血管本身病变。动脉粥样硬化造成大血管的严重狭窄,由于病变血管自身调节能力下降,当一些因素引起灌注压降低时,病变血管支配区域的血流就会显著下降,同时

又可能存在全血黏度增高、红细胞变形能力下降和血小板功能亢进等血液流变学改变,促进了微循环障碍的发生,而使局部血管无法保持血流量的恒定,导致相应供血区域 TIA 的发生。血流动力学型 TIA 在大动脉严重狭窄基础上合并血压下降,导致远端一过性脑供血不足症状,当血压回升时症状可缓解。

2.微栓子学说

大动脉的不稳定粥样硬化斑块破裂,脱落的栓子随血流移动,阻塞远端动脉,随后栓子很快发生自溶,临床表现为一过性缺血发作。动脉的微栓子来源最常见的部位是颈内动脉系统。心源性栓子为微栓子的另一来源,多见于心房颤动、心瓣膜疾病及左心室血栓形成。

3.其他学说

脑动脉痉挛、受压学说,如脑血管受到各种刺激造成的痉挛或由于颈椎骨质增生压迫椎动脉造成缺血;颅外血管盗血学说,如锁骨下动脉严重狭窄,椎动脉脑血流逆行,导致颅内灌注不足等。

TIA 常见的危险因素包括高龄、高血压、抽烟、心脏病(冠心病、心律失常、充血性心力衰竭、心脏瓣膜病)、高血脂、糖尿病和糖耐量异常、肥胖、不健康饮食、体力活动过少、过度饮酒、口服避孕药或绝经后雌激素的应用、高同型半胱氨酸血症、抗心磷脂抗体综合征、蛋白 C/蛋白 S 缺乏症等。

二、病理

发生缺血部位的脑组织常无病理改变,但部分患者可见脑深部小动脉发生闭塞而形成的微小梗死灶,其直径常小于 1.5 mm。主动脉弓发出的大动脉、颈动脉可见动脉粥样硬化性改变、狭窄或闭塞。颅内动脉也可有动脉粥样硬化性改变,或可见动脉炎性浸润。另外可有颈动脉或椎动脉过长或扭曲。

三、临床表现

TIA 多发于老年人,男性多于女性。发病突然,恢复完全,不遗留神经功能缺损的症状和体征,多有反复发作的病史。持续时间短暂,一般为 10~15 分钟,颈内动脉系统平均为 14 分钟,椎-基底动脉系统平均为 8 分钟,每天可有数次发作,发作间期无神经系统症状及阳性体征。颈内动脉系统 TIA 与椎-基底动脉系统 TIA 相比,发作频率较少,但更容易进展为脑梗死。

TIA 神经功能缺损的临床表现依据受累的血管供血范围而不同,临床常见的神经功能缺损有以下两种。

(一)颈动脉系统 TIA

最常见的症状为对侧面部或肢体的一过性无力和感觉障碍、偏盲,偏侧肢体或单肢的发作性轻瘫最常见,通常以上肢和面部较重,优势半球受累可出现语言障碍。单眼视力障碍为颈内动脉系统 TIA 所特有,短暂的单眼黑蒙是颈内动脉分支——眼动脉缺血的特征性症状,表现为短暂性视物模糊、眼前灰暗感或云雾状。

(二)椎-基底动脉系统 TIA

常见症状为眩晕、头晕、平衡障碍、复视、构音障碍、吞咽困难、皮质性盲和视野缺损、共济失调、交叉性肢体瘫痪或感觉障碍。脑干网状结构缺血可能由于双下肢突然失张力,造成跌倒发作。颞叶、海马、边缘系统等部位缺血可能出现短暂性全面性遗忘症,表现为突发的一过性记忆丧失,时间、空间定向力障碍,患者有自知力,无意识障碍,对话、书写、计算能力保留,症状可持续数分钟至数小时。

血流动力学型 TIA 与微栓塞型 TIA 在临床表现上也有所区别(表 2-1)。

表 2-1 血流动力学型 TIA 与微栓塞型 TIA 的临床鉴别要点

临床表现	血流动力学型	微栓塞型
发作频率	密集	稀疏
持续时间	短暂	较长
临床特点	刻板	多变

四、辅助检查

治疗的结果与确定病因直接相关,辅助检查的目的就在于确定病因及危险因素。

(一)TIA 的神经影像学表现

普通 CT 和 MRI 扫描正常。MRI 灌注成像(PWI)表现可有局部脑血流减低,但不出现 DWI 的影像异常。TIA 作为临床常见的脑缺血急症,要进行快速的综合评估,尤其是 MRI 检查(包括 DWI 和 PWI),以便鉴别脑卒中、确定半暗带、制订治疗方案和判断预后。CT 检查可以排除脑出血、硬膜下血肿、脑肿瘤、动静脉畸形和动脉瘤等临床表现与 TIA 相似的疾病,必要时需行腰椎穿刺以排除蛛网膜下腔出血。CT 血管成像(CTA)、磁共振血管成像(MRA)有助于了解血管情况。梗死型 TIA 的概念是指临床表现为 TIA,但影像学上有脑梗死的证据,早期的 MRI 弥散成像(DWI)检查发现,20%～40%临床上表现为 TIA 的患者存在梗死灶。但实际上根据 TIA 的新概念,只要出现了梗死灶就不能诊断为 TIA。

(二)血浆同型半胱氨酸检查

血浆同型半胱氨酸浓度与动脉粥样硬化程度密切相关,血浆同型半胱氨酸水平升高是全身性动脉硬化的独立危险因素。

(三)其他检查

TCD 检查可发现颅内动脉狭窄,并且可进行血流状况评估和微栓子检测。血常规和生化检查也是必要的,神经心理学检查可能发现轻微的脑功能损害。双侧肱动脉压、桡动脉搏动、双侧颈动脉及心脏有无杂音、全血和血小板检查、血脂、空腹血糖及糖耐量、纤维蛋白原、凝血功能、抗心磷脂抗体、心电图、心脏及颈动脉超声、TCD、DSA 等,有助于发现 TIA 的病因和危险因素、评判动脉狭窄程度、评估侧支循环建立程度和进行微栓子的检测;有条件时应考虑经食管超声心动图检查,可能发现卵圆孔未闭等心源性栓子的来源。

五、诊断与鉴别诊断

(一)诊断

诊断只能依靠病史,根据血管分布区内急性短暂神经功能障碍与可逆性发作特点,结合 CT 排除出血性疾病可考虑 TIA。确立 TIA 诊断后应进一步进行病因、发病机制的诊断和危险因素分析。TIA 和脑梗死之间并没有截然的区别,两者应被视为一个疾病动态演变过程的不同阶段,应尽可能采用"组织学损害"的标准界定两者。

(二)鉴别诊断

鉴别需要考虑其他可以导致短暂性神经功能障碍发作的疾病。

1.局灶性癫痫后出现的 Todd 麻痹

局限性运动性发作后可能遗留短暂的肢体无力或轻偏瘫,持续 0.5～36 小时后可消除。患者有明确的癫痫病史,EEG 可见局限性异常,CT 或 MRI 可能发现脑内病灶。

2.偏瘫型偏头痛

多于青年期发病,女性多见,可有家族史,头痛发作的同时或过后出现同侧或对侧肢体不同程度瘫痪,并可在头痛消退后持续一段时间。

3.晕厥

为短暂性弥漫性脑缺血、缺氧所致,表现为短暂性意识丧失,常伴有面色苍白、大汗、血压下降,EEG 多数正常。

4.梅尼埃病

发病年龄较轻,发作性眩晕、恶心、呕吐可与椎-基底动脉系统 TIA 相似,反复发作常合并耳鸣及听力减退,症状可持续数小时至数天,但缺乏中枢神经系统定位体征。

5.其他

血糖异常、血压异常、颅内结构性损伤(如肿瘤、血管畸形、硬膜下血肿、动脉瘤等)、多发性硬化等,也可能出现类似 TIA 的临床症状。临床上可以依靠影像学资料和实验室检查进行鉴别诊断。

六、治疗

TIA 是缺血性血管病变的重要部分。TIA 既是急症,也是预防缺血性血管病变的最佳和最重要时机。TIA 的治疗与二级预防密切结合,可减少脑卒中及其他缺血性血管事件发生。TIA 症状持续 1 小时以上,应按照急性脑卒中流程进行处理。根据 TIA 病因和发病机制的不同,应采取不同的治疗策略。

(一)控制危险因素

TIA 需要严格控制危险因素,包括调整血压、血糖、血脂、同型半胱氨酸,以及戒烟、治疗心脏疾病、避免大量饮酒、有规律的体育锻炼、控制体重等。已经发生 TIA 的患者或高危人群可长期服用抗血小板药物。肠溶阿司匹林为目前最主要的预防性用药之一。

(二)药物治疗

1.抗血小板聚集药物

阻止血小板活化、黏附和聚集,防止血栓形成,减少动脉-动脉微栓子。常用药物如下。

(1)阿司匹林肠溶片:通过抑制环氧化酶减少血小板内花生四烯酸转化为血栓烷 A_2(TXA$_2$)防止血小板聚集,各国指南推荐的标准剂量不同,我国指南的推荐剂量为 75～150 mg/d。

(2)氯吡格雷(75 mg/d):也是被广泛采用的抗血小板药,通过抑制血小板表面的二磷酸腺苷(ADP)受体阻止血小板积聚。

(3)双嘧达莫:为血小板磷酸二酯酶抑制剂,缓释剂可与阿司匹林联合使用,效果优于单用阿司匹林。

2.抗凝治疗

考虑存在心源性栓子的患者应予抗凝治疗。抗凝剂种类很多,肝素、低分子量肝素、口服抗凝剂(如华法林、香豆素)等均可选用,但除低分子量肝素外,其他抗凝剂如肝素、华法林等应用过程中应注意检测凝血功能,以避免发生出血不良反应。低分子量肝素,每次 4 000～5 000 U,腹部皮下注射,每天2次,连用7~10天,与普通肝素比较,生物利用度好,使用安全。口服华法林6~12 mg/d,3~5天后改为2~6 mg/d维持,目标国际标准化比值(INR)范围为2.0~3.0。

3.降压治疗

血流动力学型TIA的治疗以改善脑供血为主,慎用血管扩张药物,除抗血小板聚集、降脂治疗外,需慎重管理血压,避免降压过度,必要时可给予扩容治疗。在大动脉狭窄解除后,可考虑将血压控制在目标值以下。

4.生化治疗

防治动脉硬化及其引起的动脉狭窄和痉挛,以及斑块脱落的微栓子栓塞造成TIA。主要用药:维生素 B_1,每次10 mg,3次/天;维生素 B_2,每次5 mg,3次/天;维生素 B_6,每次10 mg,3次/天;复合维生素 B,每次10 mg,3次/天;维生素 C,每次100 mg,3次/天;叶酸片,每次5 mg,3次/天。

(三)手术治疗

颈动脉剥脱术(CEA)和颈动脉支架治疗(CAS)适用于症状性颈动脉狭窄70%以上的患者,实际操作上应从严掌握适应证。仅为预防脑卒中而让无症状的颈动脉狭窄患者冒险手术不是正确的选择。

七、预后与预防

(一)预后

TIA可使发生缺血性脑卒中的危险性增加。传统观点认为,未经治疗的TIA患者约1/3发展成脑梗死,1/3可反复发作,另1/3可自行缓解。但如果经过认真细致的中西医结合治疗应会减少脑梗死的发生比例。一般第一次TIA后,10%~20%的患者在其后90天出现缺血性脑卒中,其中50%发生在第1次TIA发作后24~28小时。预示脑卒中发生率增高的危险因素包括高龄、糖尿病、发作时间超过10分钟、颈内动脉系统TIA症状(如无力和语言障碍);椎-基底动脉系统TIA发生脑梗死的比例较少。

(二)预防

近年来以中西医结合治疗本病的临床研究证明,在注重整体调节的前提下,病证结合,中医学辨证论治能有效减少TIA发作的频率及程度并降低形成脑梗死的危险因素,从而起到预防脑血管病事件发生的作用。

(张跃其)

第二节　蛛网膜下腔出血

蛛网膜下腔出血(subarachnoid hemorrhage,SAH)是指脑表面或脑底部的血管自发破裂,血液流入蛛网膜下腔,伴或不伴颅内其他部位出血的一种急性脑血管疾病。本病可分为原发性、继发性和外伤性。原发性SAH是指脑表面或脑底部的血管破裂出血,血液直接或基本直接流入蛛网膜下腔所致,称特发性蛛网膜下腔出血或自发性蛛网膜下腔出血(idiopathic subarachnoid hemorrhage,ISAH),占急性脑血管疾病的15%左右,是神经科常见急症之一;继发性 SAH 则为脑实质内、脑室、硬脑膜外或硬脑膜下的血管破裂出血,血液穿破脑组织进入脑室或蛛网膜下腔者;外伤引起的概称外伤性 SAH,常伴发于脑挫裂伤。SAH 临床表现为急骤起病的剧烈头痛、呕吐、精神或意识障碍、脑膜刺激征和血性脑脊液。SAH 的年发病率世界各国各不相同,中国约为 5/10 万,美国为(6~16)/10 万,德国约为 10/10 万,芬兰约为 25/10 万,日本约为25/10 万。

一、病因与发病机制

(一)病因

SAH 的病因很多,以动脉瘤为最常见,包括先天性动脉瘤、高血压动脉硬化性动脉瘤、夹层动脉瘤和感染性动脉瘤等,其他如脑血管畸形、脑底异常血管网、结缔组织病、脑血管炎等。75%~85% 的非外伤性 SAH 患者为颅内动脉瘤破裂出血,其中,先天性动脉瘤发病多见于中青年;高血压动脉硬化性动脉瘤为梭形动脉瘤,约占 13%,多见于老年人。脑血管畸形占第 2 位,以动静脉畸形最常见,约占 15%,常见于青壮年。其他如烟雾病、感染性动脉瘤、颅内肿瘤、结缔组织病、垂体卒中、脑血管炎、血液病及凝血障碍性疾病、妊娠并发症等均可引起 SAH。近年发现约 15% 的 ISAH 患者病因不清,即使 DSA 检查也未能发现 SAH 的病因。

1.动脉瘤

近年来,对先天性动脉瘤与分子遗传学的多个研究支持 I 型胶原蛋白 α_2 链基因(COLIA$_2$)和弹力蛋白基因(FLN)是先天性动脉瘤最大的候补基因。颅内动脉瘤好发于 Willis 环及其主要分支的血管分叉处,其中位于前循环颈内动脉系统者约占 85%,位于后循环基底动脉系统者约占 15%。对此类动脉瘤的研究证实,血管壁的最大压力来自沿血流方向上的血管分叉处的尖部。随着年龄增长,在血压增高、动脉瘤增大,更由于血流涡流冲击和各种危险因素的综合因素作用下,出血的可能性也随之增大。颅内动脉瘤体积的大小与有无蛛网膜下腔出血相关,直径 <3 mm 的动脉瘤,SAH 的风险小;直径 >5 mm 的动脉瘤,SAH 的风险高。对于未破裂的动脉瘤,每年发生动脉瘤破裂出血的危险性介于 1%~2%。曾经破裂过的动脉瘤有更高的再出血率。

2.脑血管畸形

以动静脉畸形最常见,且 90% 以上位于小脑幕上。脑血管畸形是胚胎发育异常形成的畸形血管团,血管壁薄,在有危险因素的条件下易诱发出血。

3.高血压动脉硬化性动脉瘤

长期高血压动脉粥样硬化导致脑血管弯曲多,侧支循环多,管径粗细不均,且脑内动脉缺乏外弹力层,在血压增高、血流涡流冲击等因素影响下,管壁薄弱的部分逐渐向外膨胀形成囊状动脉瘤,极易破裂出血。

4.其他病因

动脉炎或颅内炎症可引起血管破裂出血,肿瘤可直接侵袭血管导致出血。脑底异常血管网形成后可并发动脉瘤,一旦破裂出血可导致反复发生的脑实质内出血或 SAH。

(二)发病机制

蛛网膜下腔出血后,血液流入蛛网膜下腔淤积在血管破裂相应的脑沟和脑池中,并可下流至脊髓蛛网膜下腔,甚至逆流至第四脑室和侧脑室,引起一系列变化,主要包括:①颅内容积增加。血液流入蛛网膜下腔使颅内容积增加,引起颅内压增高,血液流入量大者可诱发脑疝。②化学性脑膜炎。血液流入蛛网膜下腔后直接刺激血管,使白细胞崩解释放各种炎症介质。③血管活性物质释放。血液流入蛛网膜下腔后,血细胞破坏产生各种血管活性物质(氧合血红蛋白、5-羟色胺、血栓烷 A_2、肾上腺素、去甲肾上腺素)刺激血管和脑膜,使脑血管发生痉挛和蛛网膜颗粒粘连。④脑积水。血液流入蛛网膜下腔在颅底或逆流入脑室发生凝固,造成脑脊液回流受阻引起急性阻塞性脑积水和颅内压增高;部分红细胞随脑脊液流入蛛网膜颗粒并溶解,使其阻塞,引起脑脊液吸收减慢,最后产生交通性脑积水。⑤下丘脑功能紊乱。血液及其代谢产物直接刺激下丘脑引起神经内分泌紊乱,引起发热、血糖含量增高、应激性溃疡、肺水肿等。⑥脑-心综合征。急性高颅压或血液直接刺激下丘脑、脑干,导致自主神经功能亢进,引起急性心肌缺血、心律失常等。

二、病理

肉眼可见脑表面呈紫红色,覆盖有薄层血凝块;脑底部的脑池、脑桥小脑三角及小脑延髓池等处可见更明显的血块沉积,甚至可将颅底的血管、神经埋没。血液可穿破脑底面进入第三脑室和侧脑室。脑底大量积血或脑室内积血可影响脑脊液循环出现脑积水,约 5% 的患者,由于部分红细胞随脑脊液流入蛛网膜颗粒并使其堵塞,引起脑脊液吸收减慢而产生交通性脑积水。蛛网膜及软膜增厚、色素沉着,脑与神经、血管间发生粘连。脑脊液呈血性。血液在蛛网膜下腔的分布,以出血量和范围分为弥散型和局限型。前者出血量较多,穹隆面与基底面蛛网膜下腔均有血液沉积;后者血液则仅存于脑底池。40%~60% 的脑标本并发脑内出血。出血的次数越多,并发脑内出血的比例越大。并发脑内出血的发生率第 1 次约 39.6%,第 2 次约 55%,第 3 次达100%。出血部位随动脉瘤的部位而定。动脉瘤好发于 Willis 环的血管上,尤其是动脉分叉处,可单发或多发。

三、临床表现

SAH 发生于任何年龄,发病高峰多在 30~60 岁;50 岁后,ISAH 的危险性有随年龄的增加而升高的趋势。男女在不同的年龄段发病不同,10 岁前男性的发病率较高,男女比为 4∶1;40~50 岁时,男女发病相等;70~80 岁时,男女发病率之比高达 1∶10。临床主要表现为剧烈头痛、脑膜刺激征阳性、血性脑脊液。在严重病例中,患者可出现意识障碍,从嗜睡至昏迷不等。

(一)症状与体征

1.先兆及诱因

先兆通常是不典型头痛或颈部僵硬,部分患者有病侧眼眶痛、轻微头痛、动眼神经麻痹等表现,主要由少量出血造成;70% 的患者存在上述症状数天或数周后出现严重出血,但绝大部分患者起病急骤,无明显先兆。常见诱因有过量饮酒、情绪激动、精神紧张、剧烈活动、用力状态等,这些诱因均能增加 ISAH 的风险性。

2.一般表现

出血量大者,当日体温即可升高,可能与下丘脑受影响有关;多数患者于 2~3 天后体温升高,多属于吸收热;SAH 后患者血压增高,1~2 周病情趋于稳定后逐渐恢复病前血压。

3.神经系统表现

绝大部分患者有突发持续性剧烈头痛。头痛位于前额、枕部或全头,可扩散至颈部、腰背部;常伴有恶心、呕吐。呕吐可反复出现,是由颅内压急骤升高和血液直接刺激呕吐中枢所致。如呕吐物为咖啡色样胃内容物则提示上消化道出血,预后不良。头痛部位各异,轻重不等,部分患者类似眼肌麻痹型偏头痛。有48%～81%的患者可出现不同程度的意识障碍,轻者嗜睡,重者昏迷,多逐渐加深。意识障碍的程度、持续时间及意识恢复的可能性均与出血量、出血部位及有无再出血有关。

部分患者以精神症状为首发或主要的临床症状,常表现为兴奋、躁动不安、定向障碍,甚至谵妄和错乱;少数可出现迟钝、淡漠、抗拒等。精神症状可由大脑前动脉或前交通动脉附近的动脉瘤破裂引起,大多在病后1～5天出现,但多数在数周内自行恢复。癫痫发作较少见,多发生在出血时或出血后的急性期,国外发生率为6%～26.1%,国内资料为10%～18.3%。在一项SAH的大宗病例报道中,大约有15%的动脉瘤性SAH表现为癫痫。癫痫可为局限性抽搐或全身强直-阵挛性发作,多见于脑血管畸形引起者,出血部位多在天幕上,多由于血液刺激大脑皮质所致,患者有反复发作倾向。部分患者由于血液流入脊髓蛛网膜下腔可出现神经根刺激症状,如腰背痛。

4.神经系统体征

(1)脑膜刺激征:为SAH的特征性体征,包括头痛、颈强直、Kernig征和Brudzinski征阳性。常于起病后数小时至6天内出现,持续3～4周。颈强直发生率最高(6%～100%)。另外,应当注意临床上有少数患者可无脑膜刺激征,如老年患者,可能因蛛网膜下腔扩大等老年性改变和痛觉不敏感等因素,往往使脑膜刺激征不明显,但意识障碍仍可较明显,老年人的意识障碍可达90%。

(2)脑神经损害:以第Ⅱ、Ⅲ对脑神经最常见,其次为第Ⅴ、Ⅵ、Ⅶ、Ⅷ对脑神经,主要由于未破裂的动脉瘤压迫或破裂后的渗血、颅内压增高等直接或间接损害引起。少数患者有一过性肢体单瘫、偏瘫、失语,早期出现者多因出血破入脑实质和脑水肿所致;晚期多由于迟发性脑血管痉挛引起。

(3)眼症状:SAH的患者中,17%有玻璃体膜下出血,7%～35%有视盘水肿。视网膜下出血及玻璃体下出血是诊断SAH有特征性的体征。

(4)局灶性神经功能缺失:如有局灶性神经功能缺失有助于判断病变部位,如突发头痛伴眼睑下垂者,应考虑载瘤动脉可能是后交通动脉或小脑上动脉。

(二)SAH 并发症

1.再出血

在脑血管疾病中,最易发生再出血的疾病是SAH,国内文献报道再出血率为24%左右。再出血临床表现严重,病死率远远高于第1次出血,一般发生在第1次出血后10～14天,2周内再发生率占再发病例的54%～80%。近期再出血病死率为41%～46%,甚至更高。再发出血多因动脉瘤破裂所致,通常在病情稳定的情况下,突然头痛加剧、呕吐、癫痫发作,并迅速陷入深昏迷,瞳孔散大,对光反射消失,呼吸困难甚至停止。神经定位体征加重或脑膜刺激征明显加重。

2.脑血管痉挛

脑血管痉挛(CVS)是SAH发生后出现的迟发性大、小动脉的痉挛狭窄,以后者更多见。典型的血管痉挛发生在出血后3～5天,于5～10天达高峰,2～3周逐渐缓解。在大多数研究中,血管痉挛发生率在25%～30%。早期可逆性CVS多在蛛网膜下腔出血后30分钟内发生,表现为短暂的意识障碍和神经功能缺失。70%的CVS在蛛网膜下腔出血后1～2周内发生,尽管及时干预治疗,但仍有约50%有症状的CVS患者将会进一步发展为脑梗死。因此,CVS的治疗关键在预防。血管痉挛发作的临床表现通常是头痛加重或意识状态下降,除发热和脑膜刺激征外,也可表现局灶性的神经功能损害体征,但不常见。尽管导致血管痉挛的许多潜在危险因素已经确定,但 CT 扫描所见的蛛网膜下腔出血的数量和部位是最主要的危险因素。基底池内有厚层血块的患者比仅有少量出血的患者更容易发展为血管痉挛。虽然国内外均有大量的临床观察和实验数据,但是 CVS 的机制仍不确定。蛛网膜下腔出血本身或其降解产物中的一种或多种成分可能是导致 CVS 的原因。

CVS 的检查常选择经颅多普勒超声(TCD)和数字减影血管造影(DSA)检查。TCD 有助于血管痉挛的诊断。TCD 血液流速峰值大于 200 cm/s 和/或平均流速大于 120 cm/s 时能很好地与血管造影显示的严重血管痉挛相符。值得提出的是,TCD 只能测定颅内血管系统中特定深度的血管段。测得数值的准确性在一定程度上依赖于超声检查者的经验。动脉插管血管造影诊断CVS 较 TCD 更为敏感。CVS 患者行血管造影的价值不仅用于诊断,更重要的目的是血管内治疗。动脉插管血管造影为有创检查,价格较高。

3.脑积水

大约 25% 的动脉瘤性蛛网膜下腔出血患者由于出血量大、速度快,血液大量涌入第三脑室、第四脑室并凝固,使第四脑室的外侧孔和正中孔受阻,可引起急性梗阻性脑积水,导致颅内压急剧升高,甚至出现脑疝而死亡。急性脑积水常发生于起病数小时至 2 周内,多数患者在 1~2 天内意识障碍呈进行性加重,神经症状迅速恶化,生命体征不稳定,瞳孔散大。颅脑 CT 检查可发现阻塞上方的脑室明显扩大等脑室系统有梗阻表现,此类患者应迅速进行脑室引流术。慢性脑积水是 SAH 后 3 周至 1 年内发生的脑积水,原因可能为蛛网膜下腔出血刺激脑膜,引起无菌性炎症反应形成粘连,阻塞蛛网膜下腔及蛛网膜绒毛而影响脑脊液的吸收与回流,以脑脊液吸收障碍为主,病理切片可见蛛网膜增厚纤维变性,室管膜破坏及脑室周围脱髓鞘改变。Johnston 认为脑脊液的吸收与蛛网膜下腔和上矢状窦的压力差,以及蛛网膜绒毛颗粒的阻力有关。当脑外伤后颅内压增高时,上矢状窦的压力随之升高,使蛛网膜下腔和上矢状窦的压力差变小,从而使蛛网膜绒毛微小管系统受压甚至关闭,直接影响脑脊液的吸收。由于脑脊液的积蓄造成脑室内静水压升高,致使脑室进行性扩大。因此,慢性脑积水的初期,患者的颅内压是高于正常的,及至脑室扩大到一定程度之后,由于加大了吸收面,才渐使颅内压下降至正常范围,故临床上称为正常颅压脑积水。但由于脑脊液的静水压已超过脑室壁所能承受的压力,使脑室不断继续扩大、脑萎缩加重而致进行性痴呆。

4.自主神经及内脏功能障碍

常因下丘脑受出血、脑血管痉挛和颅内压增高的损伤所致,临床可并发心肌缺血或心肌梗死、急性肺水肿、应激性溃疡。这些并发症被认为是由于交感神经过度活跃或迷走神经张力过高所致。

5.低钠血症

尤其是重症 SAH 常影响下丘脑功能,而导致有关水盐代谢激素的分泌异常。目前,关于低钠血症发生的病因有两种机制,即血管升压素分泌异常综合征(syndrome of inappropriate anti-diuretic hormone,SIADH)和脑性耗盐综合征(cerebral salt-wasting syndrome,CSWS)。

SIADH 理论是 1957 年由 Bartter 等提出的,该理论认为,低钠血症产生的原因是由于各种创伤性刺激作用于下丘脑,引起血管升压素(ADH)分泌过多,或血管升压素渗透性调节异常,丧失了低渗对 ADH 分泌的抑制作用,而出现持续性 ADH 分泌。肾脏远曲小管和集合管重吸收水分的作用增强,引起水潴留、血钠被稀释及细胞外液增加等一系列病理生理变化。同时,促肾上腺皮质激素(ACTH)相对分泌不足,血浆 ACTH 降低,醛固酮分泌减少,肾小管排钾保钠功能下降,尿钠排出增多。细胞外液增加和尿、钠丢失的后果是血浆渗透压下降和稀释性低血钠,尿渗透压高于血渗透压,低钠而无脱水,中心静脉压增高的一种综合征。若进一步发展,将导致水分从细胞外向细胞内转移、细胞水肿及代谢功能异常。当血钠<120 mmol/L时,可出现恶心、呕吐、头痛;当血钠<110 mmol/L 时可发生嗜睡、躁动、谵语、肌张力低下、腱反射减弱或消失甚至昏迷。

但 20 世纪 70 年代末以来,越来越多的学者发现,发生低钠血症时,患者多伴有尿量增多和尿钠排泄量增多,而血中 ADH 并无明显增加。这使得脑性耗盐综合征的概念逐渐被接受。SAH 时,CSWS 的发生可能与脑钠肽(BNP)的作用有关。下丘脑受损时可释放出 BNP,脑血管痉挛也可使 BNP 升高。BNP 的生物效应类似心房钠尿肽(ANP),有较强的利钠和利尿反应。CSWS 时可出现厌食、恶心、呕吐、无力、直立性低血压、皮肤无弹性、眼球内陷、心率增快等表现。诊断依据:细胞外液减少,负钠平衡,水摄入与排出率<1,肺毛细血管楔压<1.1 kPa(8 mmHg),中央静脉压<0.8 kPa(6 mmHg),体重减轻。Ogawasara 提出每天对 CSWS 患者定时测体重和中央静脉压是诊断 CSWS 和鉴别 SIADH 最简单和实用的方法。

四、辅助检查

(一)脑脊液检查

目前,脑脊液(CSF)检查尚不能被 CT 检查所完全取代。由于腰椎穿刺(LP)有诱发再出血和脑疝的风险,在无条件行 CT 检查和病情允许的情况下,或颅脑 CT 所见可疑时才可考虑谨慎施行 LP 检查。均匀一致的血性脑脊液是诊断 SAH 的金标准,脑脊液压力增高,蛋白含量增高,糖和氯化物水平正常。起初脑脊液中红、白细胞比例与外周血基本一致(700∶1),12 小时后脑脊液开始变黄,2～3 天后因出现无菌性炎症反应,白细胞计数可增加,初为中性粒细胞,后为单核细胞和淋巴细胞。LP 阳性结果与穿刺损伤出血的鉴别很重要。通常是通过连续观察试管内红细胞计数逐渐减少的三管试验来证实,但采用脑脊液离心检查上清液黄变及匿血反应是更灵敏的诊断方法。脑脊液细胞学检查可见巨噬细胞内吞噬红细胞及碎片,有助于鉴别。

(二)颅脑 CT 检查

CT 检查是诊断蛛网膜下腔出血的首选常规检查方法。急性期颅脑 CT 检查快速、敏感,不但可早期确诊,还可判定出血部位、出血量、血液分布范围及动态观察病情进展和有无再出血迹象。急性期 CT 表现为脑池、脑沟及蛛网膜下腔呈高密度改变,尤以脑池局部积血有定位价值,但确定出血动脉及病变性质仍需借助于数字减影血管造影(DSA)检查。发病距 CT 检查的时间越短,显示蛛网膜下腔出血病灶部位的积血越清楚。Adams 观察发病当日 CT 检查显示阳性率为 95%,1 天后降至 90%,5 天后降至 80%,7 天后降至 50%。CT 显示蛛网膜下腔高密度出血征象,多见于大脑外侧裂池、前纵裂池、后纵裂池、鞍上池、和环池等。CT 增强扫描可能显示大的动脉瘤和血管畸形。须注意 CT 阴性并不能绝对排除 SAH。

部分学者依据 CT 扫描并结合动脉瘤好发部位推测动脉瘤的发生部位,如蛛网膜下腔出血以鞍上池为中心呈不对称向外扩展,提示颈内动脉瘤;外侧裂池基底部积血提示大脑中动脉瘤;前纵裂池基底部积血提示前交通动脉瘤;出血以脚间池为中心向前纵裂池和后纵裂池基底部扩散,提示基底动脉瘤。CT 显示弥漫性出血或局限于前部的出血发生再出血的风险较大,应尽早行 DSA 检查确定动脉瘤部位并早期手术。MRA 作为初筛工具具有无创、无风险的特点,但敏感性不如 DSA 检查高。

(三)数字减影血管造影

确诊 SAH 后应尽早行数字减影血管造影(DSA)检查,以确定动脉瘤的部位、大小、形状、数量、侧支循环和脑血管痉挛等情况,并可协助除外其他病因如动静脉畸形、烟雾病和炎性血管瘤等。大且不规则、分成小腔(为责任动脉瘤典型的特点)的动脉瘤可能是出血的动脉瘤。如发病之初脑血管造影未发现病灶,应在发病 1 个月后复查脑血管造影,可能会有新发现。DSA 可显示 80% 的动脉瘤及几乎 100% 的血管畸形,而且对发现继发性脑血管痉挛有帮助。脑动脉瘤大多数在 2～3 周内再次破裂出血,尤以病后 6～8 天为高峰,因此对动脉瘤应早检查、早期手术治疗,如在发病后 2～3 天内,脑水肿尚未达到高峰时进行手术则手术并发症少。

(四)MRI 检查

MRI 对蛛网膜下腔出血的敏感性不及 CT。急性期 MRI 检查还可能诱发再出血。但 MRI 可检出脑干隐匿性血管畸形;对直径 3～5 mm 的动脉瘤检出率可达 84%～100%,而由于空间分辨率较差,不能清晰显示动脉瘤颈和载瘤动脉,仍需行 DSA 检查。

(五)其他检查

心电图可显示 T 波倒置、QT 间期延长、出现高大 U 波等异常;血常规、凝血功能和肝功能检查可排除凝血功能异常方面的出血原因。

五、诊断与鉴别诊断

(一)诊断

根据以下临床特点,诊断 SAH 一般并不困难,如突然起病,主要症状为剧烈头痛,伴呕吐;可有不同程度的意识障碍和精神症状,脑膜刺激征明显,少数伴有脑神经及轻偏瘫等局灶症状;辅助检查 LP 为血性脑脊液,脑 CT 所显示的出血部位有助于判断动脉瘤。

临床分级:一般采用 Hunt-Hess 分级法(表 2-2)或世界神经外科联盟(WFNS)分级。前者主要用于动脉瘤引起 SAH 的手术适应证及预后判断的参考,Ⅰ～Ⅲ级应尽早行 DSA,积极术前准备,争取尽早手术;对Ⅳ～Ⅴ级先行血块清除术,待症状改善后再行动脉瘤手术。后者根据格拉斯哥昏迷评分和有无运动障碍进行分级(表 2-3),即Ⅰ级的 SAH 患者很少发生局灶性神经功能缺损;GCS≤12 分(Ⅳ～Ⅴ级)的患者,不论是否存在局灶神经功能缺损,并不影响其预后判断;对于 GCS 13～14 分(Ⅱ～Ⅲ级)的患者,局灶神经功能缺损是判断预后的补充条件。

表 2-2　Hunt-Hess 分级法(1968 年)

分类	标准
0 级	未破裂动脉瘤
Ⅰ级	无症状或轻微头痛
Ⅱ级	中-重度头痛、脑膜刺激征、脑神经麻痹
Ⅲ级	嗜睡、意识混浊、轻度局灶性神经体征
Ⅳ级	昏迷、中或重度偏瘫,有早期去大脑强直或自主神经功能紊乱
Ⅴ级	深昏迷、去大脑强直、濒死状态

注:凡有高血压、糖尿病、高度动脉粥样硬化、慢性肺部疾病等全身性疾病,或 DSA 呈现高度脑血管痉挛的病例,则向恶化阶段提高 1 级。

表 2-3　WFNS 的 SAH 分级(1988 年)

分类	GCS	运动障碍
Ⅰ级	15	无
Ⅱ级	14～13	无
Ⅲ级	14～13	有局灶性体征
Ⅳ级	12～7	有或无
Ⅴ级	6～3	有或无

注:GCS(Glasgow Coma Scale)格拉斯哥昏迷评分。

(二)鉴别诊断

1.脑出血

脑出血深昏迷时与 SAH 不易鉴别,但脑出血多有局灶性神经功能缺失体征,如偏瘫、失语等,患者多有高血压病史。仔细的神经系统检查及脑 CT 检查有助于鉴别诊断。

2.颅内感染

发病较 SAH 缓慢。各类脑膜炎起病初均先有高热,脑脊液呈炎性改变而有别于 SAH。进一步脑影像学检查,脑沟、脑池无高密度增高影改变。脑炎临床表现为发热、精神症状、抽搐和意识障碍,且脑脊液多正常或只有轻度白细胞数增高,只有脑膜出血时才表现为血性脑脊液;脑 CT 检查有助于鉴别诊断。

3.瘤卒中

依靠详细病史(如有慢性头痛、恶心、呕吐等)、体征和脑 CT 检查可以鉴别。

六、治疗

主要治疗原则:①控制继续出血,预防及解除血管痉挛,去除病因,防治再出血,尽早采取措施预防、控制各种并发症。②掌握时机尽早行 DSA 检查,如发现动脉瘤及动静脉畸形,应尽早行血管介入、手术治疗。

(一)一般处理

绝对卧床护理 4～6 周,避免情绪激动和用力排便,防治剧烈咳嗽,烦躁不安时适当应用止咳剂、镇静药;稳定血压,控制癫痫发作。对于血性脑脊液伴脑室扩大者,必要时可行脑室穿刺和体外引流,但应掌握引流速度要缓慢。发病后应密切观察 GCS 评分,注意心电图变化,动态观察局灶性神经体征变化和进行脑功能监测。

(二)防止再出血

二次出血是本病的常见现象,故积极进行药物干预对防治再出血十分必要。蛛网膜下腔出血急性期脑脊液纤维素溶解系统活性增高,第 2 周开始下降,第 3 周后恢复正常。因此,选用抗纤维蛋白溶解药物抑制纤溶酶原的形成,具有防治再出血的作用。

1.6-氨基己酸

6-氨基己酸为纤维蛋白溶解抑制剂,可阻止动脉瘤破裂处凝血块的溶解,又可预防再破裂和缓解脑血管痉挛。每次 8～12 g 加入 10% 葡萄糖盐水 500 mL 中静脉滴注,每天 2 次。

2.氨甲苯酸

氨甲苯酸又称抗血纤溶芳酸,能抑制纤溶酶原的激活因子,每次200～400 mg,溶于葡萄糖注射液或 0.9%氯化钠注射液 20 mL 中缓慢静脉注射,每天 2 次。

3.氨甲环酸

氨甲环酸为氨甲苯酸的衍化物,抗血纤维蛋白溶酶的效价强于前两种药物,每次 250～500 mg加入 5%葡萄糖注射液 250～500 mL 中静脉滴注,每天 1～2 次。

但近年的一些研究显示抗纤溶药虽有一定的防止再出血作用,但同时增加了缺血事件的发生,因此不推荐常规使用此类药物,除非凝血障碍所致出血时可考虑应用。

(三)降颅压治疗

蛛网膜下腔出血可引起颅内压升高、脑水肿,严重者可出现脑疝,应积极进行脱水降颅压治疗,主要选用 20%甘露醇静脉滴注,每次 125～250 mL,2～4 次/天;呋塞米入小壶,每次 20～80 mg,2～4 次/天;清蛋白 10～20 g/d,静脉滴注。药物治疗效果不佳或疑有早期脑疝时,可考虑脑室引流或颞肌下减压术。

(四)防治脑血管痉挛及迟发性缺血性神经功能缺损

目前认为脑血管痉挛引起迟发性缺血性神经功能缺损(delayed ischemic neurologic deficit,DIND)是动脉瘤性 SAH 最常见的死亡和致残原因。钙通道阻滞剂可选择性作用于脑血管平滑肌,减轻脑血管痉挛和 DIND。常用尼莫地平,每天 10 mg(50 mL),以每小时 2.5～5.0 mL 速度泵入或缓慢静脉滴注,5～14 天为 1 个疗程;也可选择尼莫地平,每次 40 mg,每天 3 次,口服。国外报道高血压-高血容量-血液稀释(hypertension-hypervolemia-hemodilution,3H)疗法可使大约 70%的患者临床症状得到改善。有数个报道认为与以往相比,"3H"疗法能够明显改善患者预后。增加循环血容量,提高平均动脉压(MAP),降低血细胞比容(HCT)至 30%～50%,被认为能够使脑灌注达到最优化。3H 疗法必须排除已存在脑梗死、高颅压,并已夹闭动脉瘤后才能应用。

(五)防治急性脑积水

急性脑积水常发生于病后 1 周内,发生率为 9%～27%。急性阻塞性脑积水患者脑 CT 显示脑室急速进行性扩大,意识障碍加重,有效的疗法是行脑室穿刺引流和冲洗。但应注意防止脑脊液引流过度,维持颅内压在 2.0～4.0 kPa(15～30 mmHg),因过度引流会突然发生再出血。长期脑室引流要注意继发感染(脑炎、脑膜炎),感染率为 5%～10%。同时常规应用抗生素防治感染。

(六)低钠血症的治疗

SIADH 的治疗原则主要是纠正低血钠和防止体液容量过多。可限制液体摄入量,1 天 <1 000 mL,使体内水分处于负平衡以减少体液过多与尿钠丢失。注意应用利尿剂和高渗盐水,纠正低血钠与低渗血症。当血浆渗透压恢复,可给予 5%葡萄糖注射液维持,也可用抑制 ADH 药物,地美环素 1～2 g/d,口服。

CSWS 的治疗主要是维持正常水盐平衡,给予补液治疗。可静脉或口服等渗或高渗盐液,根据低钠血症的严重程度和患者耐受程度单独或联合应用。高渗盐液补液速度以每小时 0.7 mmol/L,24 小时<20 mmol/L为宜。如果纠正低钠血症速度过快可导致脑桥脱髓鞘病,应予特别注意。

(七)外科治疗

经造影证实有动脉瘤或动静脉畸形者,应争取手术或介入治疗,根除病因防止再出血。

1.显微外科

夹闭颅内破裂的动脉瘤是消除病变并防止再出血的最好方法,而且动脉瘤被夹闭,继发性血管痉挛就能得到积极有效的治疗。一般认为 Hunt-Hess 分级 Ⅰ～Ⅱ级的患者应在发病后48～72小时内早期手术。应用现代技术,早期手术已经不再难以克服。一些神经血管中心富有经验的医师已经建议给低评分的患者早期手术,只要患者的血流动力学稳定,颅内压得以控制即可。对于神经状况分级很差和/或伴有其他内科情况,手术应该延期。对于病情不太稳定、不能承受早期手术的患者,可选择血管内治疗。

2.血管内治疗

选择适合的患者行血管内放置 Guglielmi 可脱式弹簧圈(Guglielmi detachable coils,GDCs),已经被证实是一种安全的治疗手段。近年来,一般认为治疗指征为手术风险大或手术治疗困难的动脉瘤。

七、预后与预防

(一)预后

临床常采用 Hunt 和 Kosnik(1974)修改的 Botterell 的分级方案,对预后判断有帮助。Ⅰ～Ⅱ级患者预后佳,Ⅳ～Ⅴ级患者预后差,Ⅲ级患者介于两者之间。

首次蛛网膜下腔出血的病死率为10%～25%。病死率随着再出血递增。再出血和脑血管痉挛是导致死亡和致残的主要原因。蛛网膜下腔出血的预后与病因、年龄、动脉瘤的部位、瘤体大小、出血量、有无并发症、手术时机选择及处置是否及时、得当有关。

(二)预防

蛛网膜下腔出血病情常较危重,病死率较高,尽管不能从根本上达到预防目的,但对已知的病因应及早积极对因治疗,如控制血压、戒烟、限酒,以及尽量避免剧烈运动、情绪激动、过劳、用力排便、剧烈咳嗽等;对于长期便秘的个体应采取辨证论治思路长期用药(如麻仁润肠丸、芪蓉润肠口服液、香砂枳术丸、越鞠保和丸等);情志因素常为本病的诱发因素,对于已经存在脑动脉瘤、动脉血管夹层或烟雾病的患者,保持情绪稳定至关重要。

不少尸检材料证实,患者生前曾患动脉瘤但未曾破裂出血,说明存在危险因素并不一定完全会出血,预防动脉瘤破裂有着非常重要的意义。应当强调的是,蛛网膜下腔出血常在首次出血后2周再次发生出血且常常危及生命,故对已出血患者积极采取有效措施进行整体调节并及时给予恰当的对症治疗,对预防再次出血至关重要。

(张跃其)

第三节　腔隙性脑梗死

腔隙性脑梗死是指大脑半球深部白质和脑干等中线部位,由直径为100～400 μm 的穿支动脉血管闭塞导致的脑梗死。所引起的病灶为0.5～15.0 mm³ 的梗死灶。大多由大脑前动脉、大脑中动脉、前脉络膜动脉和基底动脉的穿支动脉闭塞所引起。脑深部穿动脉闭塞导致相应灌注区脑组织缺血、坏死、液化,由吞噬细胞将该处组织移走而形成小腔隙。好发于基底节、丘脑、内囊、脑桥的大脑皮质贯通动脉供血区。反复发生多个腔隙性脑梗死,称多发性腔隙性脑梗死。临床引起相应的综合征,常见的有纯运动性轻偏瘫、纯感觉性卒中、构音障碍-手笨拙综合征、共济失调性轻偏瘫和感觉运动性卒中。高血压和糖尿病是主要原因,特别是高血压尤为重要。腔隙性脑梗死占脑梗死的 $20\%\sim30\%$。

一、病因与发病机制

(一)病因
真正的病因和发病机制尚未完全清楚,但与下列因素有关。

1.高血压
长期高血压作用于小动脉及微小动脉壁,致脂质透明变性,管腔闭塞,产生腔隙性病变。舒张压增高是多发性腔隙性脑梗死的常见原因。

2.糖尿病
糖尿病时血浆低密度脂蛋白及极低密度脂蛋白的浓度增高,引起脂质代谢障碍,促进胆固醇合成,从而加速、加重动脉硬化的形成。

3.微栓了(无动脉病变)
各种类型小栓子阻塞小动脉导致腔隙性脑梗死,如胆固醇、红细胞增多症、纤维蛋白等。

4.血液成分异常
如红细胞增多症、血小板增多症和高凝状态,也可导致发病。

(二)发病机制
腔隙性脑梗死的发病机制还不完全清楚。微小动脉粥样硬化被认为是症状性腔隙性脑梗死常见的发病机制。在慢性高血压患者中,在粥样硬化斑为 $100\sim400~\mu m$ 的小动脉中,也能发现动脉狭窄和闭塞。颈动脉粥样斑块,尤其是多发性斑块,可能会导致腔隙性脑梗死;脑深部穿动脉闭塞,导致相应灌注区脑组织缺血、坏死,由吞噬细胞将该处脑组织移走,遗留小腔,因而导致该部位神经功能缺损。

二、病理

腔隙性脑梗死灶呈不规则圆形、卵圆形或狭长形。累及管径在 $100\sim400~\mu m$ 的穿动脉,梗死部位主要在基底节(特别是壳核和丘脑)、内囊和脑桥的白质。大多数腔隙性脑梗死位于豆纹动脉分支、大脑后动脉的丘脑深穿支、基底动脉的旁中央支供血区。阻塞常发生在深穿支的前半部分,因而梗死灶均较小,大多数直径为 $0.2\sim15~mm$。病变血管可见透明变性、玻璃样脂肪变、玻璃样小动脉坏死、血管壁坏死和小动脉硬化等。

三、临床表现

本病常见于 $40\sim60$ 岁的中老年人。腔隙性脑梗死患者中高血压的发病率约为 75%,糖尿病的发病率为 $25\%\sim35\%$,有 TIA 史者约有 20%。

(一)症状和体征
临床症状一般较轻,体征单一,一般无头痛、颅内高压症状和意识障碍。由于病灶小,又常位于脑的静区,故许多腔隙性脑梗死在临床上无症状。

(二)临床综合征

Fisher 根据病因、病理和临床表现,归纳为 21 种综合征,常见的有以下几种。

1.纯运动性轻偏瘫(pure motor hemiparesis,PMH)

最常见,约占 60%,有病灶对侧轻偏瘫,而不伴失语、感觉障碍和视野缺损,病灶多在内囊和脑干。

2.纯感觉性卒中(pure sensory stroke,PSS)

约占 10%,表现为病灶对侧偏身感觉障碍,也可伴有感觉异常,如麻木、烧灼和刺痛感。病灶在丘脑腹后外侧核或内囊后肢。

3.构音障碍-手笨拙综合征(dysarthric-clumsy hand syndrome,DCHS)

约占 20%,表现为构音障碍、吞咽困难,病灶对侧轻度中枢性面、舌瘫,手的精细运动欠灵活,指鼻试验欠稳。病灶在脑桥基底部或内囊前肢及膝部。

4.共济失调性轻偏瘫(ataxic-hemiparesis,AH)

病灶同侧共济失调和病灶对侧轻偏瘫,下肢重于上肢,伴有锥体束征。病灶多在放射冠汇集至内囊处,或脑桥基底部皮质脑桥束受损所致。

5.感觉运动性卒中(sensorimotor stroke,SMS)

少见,以偏身感觉障碍起病,再出现轻偏瘫,病灶位于丘脑腹后核及邻近内囊后肢。

6.腔隙状态

由 Marie 提出,由于多次腔隙性脑梗死后,有进行性加重的偏瘫、严重的精神障碍、痴呆、平衡障碍、二便失禁、假性延髓性麻痹、双侧锥体束征和类帕金森综合征等。近年由于有效控制血压及治疗的进步,现在已很少见。

四、辅助检查

(一)神经影像学检查

1.颅脑 CT

非增强 CT 扫描显示为基底节区或丘脑呈卵圆形低密度灶,边界清楚,直径为 10~15 mm。由于病灶小,占位效应轻微,一般仅为相邻脑室局部受压,多无中线移位,梗死密度随时间逐渐减低,4 周后接近脑脊液密度,并出现萎缩性改变。增强扫描于梗死后 3 天至 1 个月可能发生均一或斑块性强化,以 2~3 周明显,待达到脑脊液密度时,则不再强化。

2.颅脑 MRI

MRI 显示比 CT 优越,尤其是对脑桥的腔隙性脑梗死和新旧腔隙性脑梗死的鉴别有意义,增强后能提高阳性率。颅脑 MRI 检查在 T_2WI 像上显示高信号,是小动脉阻塞后新的或陈旧的病灶。T_1WI 和 T_2WI 分别表现为低信号和高信号斑点状或斑片状病灶,呈圆形、椭圆形或裂隙形,最大直径常为数毫米,一般不超过 1 cm。急性期 T_1WI 的低信号和 T_2WI 的高信号,常不及慢性期明显,由于水肿的存在,使病灶看起来常大于实际梗死灶。注射造影剂后,T_1WI 急性期、亚急性期和慢性期病灶显示增强,呈椭圆形、圆形,也可呈环形。

3.CT 血管成像(CTA)、磁共振血管成像(MRA)

了解颈内动脉有无狭窄及闭塞程度。

(二)超声检查

经颅多普勒超声(TCD)了解颈内动脉狭窄及闭塞程度。三维B超检查,了解颈内动脉粥样硬化斑块的大小和厚度。

(三)血液学检查

了解有无糖尿病和高脂血症等。

五、诊断与鉴别诊断

(一)诊断

(1)中老年人发病,多数患者有高血压病史,部分患者有糖尿病史或 TIA 史。

(2)急性或亚急性起病,症状比较轻,体征比较单一。

(3)临床表现符合 Fisher 描述的常见综合征之一。

(4)颅脑 CT 或 MRI 发现与临床神经功能缺损一致的病灶。

(5)预后较好,恢复较快,大多数患者不遗留后遗症状和体征。

(二)鉴别诊断

1.小量脑出血

均为中老年发病,有高血压和急起的偏瘫和偏身感觉障碍。但小量脑出血头颅 CT 显示高密度灶即叮鉴别。

2.脑囊虫病

CT 均表现为低信号病灶。但是,脑囊虫病 CT 呈多灶性、小灶性和混合灶性病灶,临床表现常有头痛和癫痫发作,血和脑脊液囊虫抗体阳性,可供鉴别。

六、治疗

(一)抗血小板聚集药物

抗血小板聚集药物是预防和治疗腔隙性脑梗死的有效药物。

1.肠溶阿司匹林(或拜阿司匹林)

每次 100 mg,每天 1 次,口服,可连用 6～12 个月。

2.氯吡格雷

每次 50～75 mg,每天 1 次,口服,可连用半年。

3.西洛他唑

每次 50～100 mg,每天 2 次,口服。

4.曲克芦丁

每次 200 mg,每天 3 次,口服;或每次 400～600 mg 加入 5％葡萄糖注射液或 0.9％氯化钠注射液500 mL中静脉滴注,每天 1 次,可连用 20 天。

(二)钙通道阻滞剂

1.氟桂利嗪

每次 5～10 mg,睡前口服。

2.尼莫地平

每次 20～30 mg,每天 3 次,口服。

3.尼卡地平

每次 20 mg,每天 3 次,口服。

(三)血管扩张药

1.丁苯酞

每次 200 mg,每天 3 次,口服。偶见恶心、腹部不适,有严重出血倾向者忌用。

2.丁咯地尔

每次 200 mg 加入 5％葡萄糖注射液或 0.9％氯化钠注射液 250 mL 中静脉滴注,每天 1 次,连用10~14 天;或每次 200 mg,每天 3 次,口服。可有头痛、头晕、恶心等不良反应。

3.倍他司汀

每次 6~12 mg,每天 3 次,口服。可有恶心、呕吐等不良反应。

(四)内科病的处理

有效控制高血压、糖尿病、高脂血症等,坚持药物治疗,定期检查血压、血糖、血脂、心电图和有关血液流变学指标。

七、预后与预防

(一)预后

Marie 和 Fisher 认为腔隙性脑梗死一般预后良好,下述几种情况影响本病的预后。

(1)梗死灶的部位和大小,如腔隙性脑梗死发生在脑的重要部位——脑桥和丘脑,以及大的和多发性腔隙性脑梗死者预后不良。

(2)有反复 TIA 发作,有高血压、糖尿病和严重心脏病(缺血性心脏病、心房颤动、心脏瓣膜病等),症状没有得到很好控制者预后不良。据报道,1 年内腔隙性脑梗死的复发率为10％~18％;腔隙性脑梗死,特别是多发性腔隙性脑梗死半年后约有 23％的患者发展为血管性痴呆。

(二)预防

控制高血压、防治糖尿病和 TIA 是预防腔隙性脑梗死发生和复发的关键。

(1)积极处理危险因素。①血压的调控:长期高血压是腔隙性脑梗死主要的危险因素之一。在降血压药物方面无统一规定应用的药物。选用降血压药物的原则是既要有效和持久的降低血压,又不至于影响重要器官的血流量。可选用钙通道阻滞剂,如硝苯地平缓释片,每次20 mg,每天 2 次,口服;或尼莫地平,每次 30 mg,每天 1 次,口服。也可选用血管紧张素转化酶抑制剂(ACEI),如卡托普利,每次12.5~25 mg,每天 3 次,口服;或贝拉普利,每次5~10 mg,每天 1 次,口服。②调控血糖:糖尿病也是腔隙性脑梗死主要的危险因素之一。要积极控制血糖,注意饮食与休息。③调控高血脂:可选用辛伐他汀,每次 10~20 mg,每天 1 次,口服;或洛伐他汀,每次20~40 mg,每天 1~2 次,口服。④积极防治心脏病:要减轻心脏负荷,避免或慎用增加心脏负荷的药物,注意补液速度及补液量;对有心肌缺血、心肌梗死者应在心血管内科医师的协助下进行药物治疗。

(2)可以较长时期应用抗血小板聚集药物,如阿司匹林、氯吡格雷和中药活血化瘀药物。

(3)生活规律,心情舒畅,饮食清淡,适宜的体育锻炼。

(张跃其)

第四节　血栓形成性脑梗死

血栓形成性脑梗死主要是脑动脉主干或皮质支动脉粥样硬化导致血管增厚、管腔狭窄闭塞和血栓形成;还可见于动脉血管内膜炎症、先天性血管畸形、真性红细胞增多症及血液高凝状态、血流动力学异常等,均可致血栓形成,引起脑局部血流减少或供血中断,脑组织缺血、缺氧导致软化坏死,出现局灶性神经系统症状和体征,如偏瘫、偏身感觉障碍和偏盲等。大面积脑梗死还有颅内高压症状,严重者可发生昏迷和脑疝。约90%的血栓形成性脑梗死是在动脉粥样硬化的基础上发生的,因此称动脉粥样硬化性血栓形成性脑梗死。

脑梗死的发病率约为110/10万,占全部脑卒中的60%～80%;其中血栓形成性脑梗死占脑梗死的60%～80%。

一、病因与发病机制

(一)病因

1.动脉壁病变

血栓形成性脑梗死最常见的病因为动脉粥样硬化,常伴高血压,与动脉粥样硬化互为因果。其次为各种原因引起的动脉炎、血管异常(如夹层动脉瘤、先天性动脉瘤)等。

2.血液成分异常

血液黏度增高,以及真性红细胞增多症、血小板增多症、高脂血症等,都可使血液黏度增高,血液淤滞,引起血栓形成。如果没有血管壁的病变为基础,不会发生血栓。

3.血流动力学异常

在动脉粥样硬化的基础上,当血压下降、血流缓慢、脱水、严重心律失常及心功能不全时,可导致灌注压下降,有利于血栓形成。

(二)发病机制

主要是动脉内膜深层的脂肪变性和胆固醇沉积,形成粥样硬化斑块及各种继发病变,使管腔狭窄甚至阻塞。病变逐渐发展,则内膜分裂,内膜下出血和形成内膜溃疡。内膜溃疡易发生血栓形成,使管腔进一步狭窄或闭塞。由于动脉粥样硬化好发于大动脉的分叉处及拐弯处,故脑血栓的好发部位为大脑中动脉、颈内动脉的虹吸部及起始部、椎动脉及基底动脉的中下段等。由于脑动脉有丰富的侧支循环,管腔狭窄需达到80%以上才会影响脑血流量。逐渐发生的动脉硬化斑块一般不会出现症状,当内膜损伤破裂形成溃疡后,血小板及纤维素等血中有形成分黏附、聚集、沉着形成血栓。当血压下降、血流缓慢、脱水等血液黏度增加,致供血减少或促进血栓形成的情况下,即出现急性缺血症状。

病理生理学研究发现,脑的耗氧量约为总耗氧量的20%,故脑组织缺血缺氧是以血栓形成性脑梗死为代表的缺血性脑血管疾病的核心发病机制。脑组织缺血缺氧将会引起神经细胞肿胀、变性、坏死、凋亡,以及胶质细胞肿胀、增生等一系列继发反应。脑血流阻断1分钟后神经元活动停止,缺血缺氧4分钟即可造成神经元死亡。脑缺血的程度不同而神经元损伤的程度也不同。脑神经元损伤导致局部脑组织及其功能的损害。缺血性脑血管疾病的发病是多方面而且相当复杂的过程,脑缺血损害也是一个渐进的过程,神经功能障碍随缺血时间的延长而加重。目前的研究发现氧自由基的形成、钙离子超载、一氧化氮(NO)和一氧化氮合成酶的作用、兴奋性氨基酸毒性作用、炎症细胞因子损害、凋亡调控基因的激活、缺血半暗带功能障碍等方面参与了其发生机制。这些机制作用于多种生理、病理过程的不同环节,对脑功能演变和细胞凋亡给予调节,同时也受到多种基因的调节和制约,构成一种复杂的相互调节与制约的网络关系。

1.氧自由基损伤

脑缺血时氧供应下降和 ATP 减少,导致过氧化氢、羟自由基及起主要作用的过氧化物等氧自由基的过度产生和超氧化物歧化酶等清除自由基的动态平衡状态遭到破坏,攻击膜结构和DNA,破坏内皮细胞膜,使离子转运、生物能的产生和细胞器的功能发生一系列病理生理改变,导致神经细胞、胶质细胞和血管内皮细胞损伤,增加血-脑屏障通透性。自由基损伤可加重脑缺血后的神经细胞损伤。

2.钙离子超载

研究认为,Ca^{2+} 超载及其一系列有害代谢反应是导致神经细胞死亡的最后共同通路。细胞内 Ca^{2+} 超载有多种原因:①在蛋白激酶 C 等的作用下,兴奋性氨基酸(EAA)、内皮素和 NO 等物质释放增加,导致受体依赖性钙离子通道开放使大量 Ca^{2+} 内流。②细胞内 Ca^{2+} 浓度升高可激活磷脂酶、三磷酸酯醇等物质,使细胞内储存的 Ca^{2+} 释放,导致 Ca^{2+} 超载。③ATP 合成减少,Na^+,K^+-ATP酶功能降低而不能维持正常的离子梯度,大量 Na^+ 内流和 K^+ 外流,细胞膜电位下降产生去极化,导致电压依赖性钙离子通道开放,大量 Ca^{2+} 内流。④自由基使细胞膜发生脂质过氧化反应,细胞膜通透性发生改变和离子运转,引起 Ca^{2+} 内流使神经细胞内 Ca^{2+} 浓度异常升高。⑤多巴胺、5-羟色胺和乙酰胆碱等水平升高,使 Ca^{2+} 内流和胞内 Ca^{2+} 释放。Ca^{2+} 内流进一步干扰了线粒体氧化磷酸化过程,且大量激活钙依赖性酶类,如磷脂酶、核酸酶及蛋白酶,以及自由基形成、能量耗竭等一系列生化反应,最终导致细胞死亡。

3.一氧化氮(NO)和一氧化氮合成酶的作用

有研究发现,NO 作为生物体内重要的信使分子和效应分子,具有神经毒性和脑保护双重作用,即低浓度 NO 通过激活鸟苷酸环化酶使环鸟苷酸(cGMP)水平升高,扩张血管,抑制血小板聚集、白细胞-内皮细胞的聚集和黏附,阻断 NMDA 受体,减弱其介导的神经毒性作用起保护作用;而高浓度 NO 与超氧自由基作用形成过氧亚硝酸盐或者氧化产生亚硝酸阴离子,加强脂质过氧化,使 ATP 酶活性降低,细胞蛋白质损伤,且能使各种含铁硫的酶失活,从而阻断 DNA 复制及靶细胞内的能量合成和能量衰竭,亦可通过抑制线粒体呼吸功能实现其毒性作用而加重缺血脑组织的损害。

4.兴奋性氨基酸毒性作用

兴奋性氨基酸(EAA)是广泛存在于哺乳动物中枢神经系统的正常兴奋性神经递质,参与传递兴奋性信息,同时又是一种神经毒素,以谷氨酸(Glu)和天冬氨酸(Asp)为代表。脑缺血使物质转化(尤其是氧和葡萄糖)发生障碍,使维持离子梯度所必需的能量衰竭和生成障碍。因为能量缺乏,膜电位消失,细胞外液中谷氨酸异常增高导致神经元、血管内皮细胞和神经胶质细胞持续去极化,并有谷氨酸从突触前神经末梢释放。胶质细胞和神经元对神经递质的再摄取一般均需耗能,神经末梢释放的谷氨酸发生转运和再摄取障碍,导致细胞间隙 EAA 异常堆积,产生神经毒性作用。EAA 毒性可以直接导致急性细胞死亡,也可通过其他途径导致细胞凋亡。

5.炎症细胞因子损害

脑缺血后炎症级联反应是一种缺血区内各种细胞相互作用的动态过程,是造成脑缺血后的第2次损伤。在脑缺血后,由于缺氧及自由基增加等因素均可通过诱导相关转录因子合成,淋巴细胞、内皮细胞、多形核白细胞和巨噬细胞、小胶质细胞及星形胶质细胞等一些具有免疫活性的细胞均能产生细胞因子,如肿瘤坏死因子(TNF-α)、血小板活化因子(PAF)、白细胞介素(IL)系列、转化生长因子(TGF)-β₁ 等,细胞因子对白细胞又有趋化作用,诱导内皮细胞表达细胞间黏附分子(ICAM-1)、P-选择素等黏附分子,白细胞通过其毒性产物、巨噬细胞作用和免疫反应加重缺血性损伤。

6.凋亡调控基因的激活

细胞凋亡是由体内外某种信号触发细胞内预存的死亡程序而导致的以细胞 DNA 早期降解为特征的主动性自杀过程。细胞凋亡在形态学和生化特征上表现为细胞皱缩,细胞核染色质浓缩,DNA 片段化,而细胞的膜结构和细胞器仍完整。脑缺血后,神经元生存的内外环境均发生变化,多种因素如过量的谷氨酸受体的激活、氧自由基释放和细胞内 Ca^{2+} 超载等,通过激活与调控凋亡相关基因、启动细胞死亡信号转导通路,最终导致细胞凋亡。缺血性脑损伤所致的细胞凋亡可分 3 个阶段:信号传递阶段、中央调控阶段和结构改变阶段。

7.缺血半暗带功能障碍

缺血半暗带(IP)是无灌注的中心(坏死区)和正常组织间的移行区。IP 是不完全梗死,其组织结构存在,但有选择性神经元损伤。围绕脑梗死中心的缺血性脑组织的电活动中止,但保持正常的离子平衡和结构上的完整。假如再适当增加局部脑血流量,至少在急性阶段突触传递能完全恢复,即 IP 内缺血性脑组织的功能是可以恢复的。缺血半暗带是兴奋性细胞毒性、梗死周围去极化、炎症反应、细胞凋亡起作用的地方,使该区迅速发展成梗死灶。缺血半暗带的最初损害表现为功能障碍,有独特的代谢紊乱。主要表现在葡萄糖代谢和脑氧代谢这两方面:①当血流速度下降时,蛋白质合成抑制,启动无氧糖酵解、神经递质释放和能量代谢紊乱。②急性脑缺血缺氧时,神经元和神经胶质细胞由于能量缺乏、K^+ 释放和谷氨酸在细胞外积聚而去极化,缺血中心区的细胞只去极化而不复极;而缺血半暗带的细胞以能量消耗为代价可复极,如果细胞外的 K^+和谷氨酸增加,这些细胞也只去极化,随着去极化细胞数量的增大,梗死灶范围也不断扩大。

尽管对缺血性脑血管疾病一直进行着研究,但对其病理生理机制尚不够深入,希望随着对缺血性脑损伤治疗的研究进展,其发病机制也随之更深入地阐明,从而更好地为临床和理论研究服务。

二、病理

动脉闭塞6小时以内脑组织改变尚不明显,属可逆性,8~48小时缺血最重的中心部位发生软化,并出现脑组织肿胀、变软,灰白质界限不清。如病变范围扩大、脑组织高度肿胀时,可向对侧移位,甚至形成脑疝。镜下见组织结构不清,神经细胞及胶质细胞坏死,毛细血管轻度扩张,周围可见液体和红细胞渗出,此期为坏死期。动脉阻塞2~3天后,特别是7~14天,脑组织开始液化,脑组织水肿明显,病变区明显变软,神经细胞消失,吞噬细胞大量出现,星形胶质细胞增生,此期为软化期。3~4周后液化的坏死组织被吞噬和移走,胶质增生,小病灶形成胶质瘢痕,大病灶形成中风囊,此期称恢复期,可持续数月至1~2年。上述病理改变称白色梗死。少数梗死区,由于血管丰富,于再灌流时可继发出血,呈现出血性梗死或称红色梗死。

三、临床表现

(一)症状与体征

多在 50 岁以后发病,常伴有高血压;多在睡眠中发病,醒来才发现肢体偏瘫。部分患者先有头昏、头痛、眩晕、肢体麻木、无力等短暂性脑缺血发作的前驱症状,多数经数小时甚至 1～2 天症状达高峰,通常意识清楚,但大面积脑梗死或基底动脉闭塞可有意识障碍,甚至发生脑疝等危重症状。神经系统定位体征视脑血管闭塞的部位及梗死的范围而定。

(二)临床分型

有的根据病情程度分型,如完全性缺血性中风,指起病 6 小时内病情即达高峰,一般较重,可有意识障碍。还有的根据病程进展分型,如进展型缺血性中风,则指局限性脑缺血逐渐进展,数天内呈阶梯式加重。

1.按病程和病情分型

(1)进展型:局限性脑缺血症状逐渐加重,呈阶梯式加重,可持续 6 小时至数天。

(2)缓慢进展型:在起病后 1～2 周症状仍逐渐加重,血栓逐渐发展,脑缺血和脑水肿的范围继续扩大,症状由轻变重,直到出现对侧偏瘫、意识障碍,甚至发生脑疝,类似颅内肿瘤,又称类脑瘤型。

(3)大块梗死型:如颈内动脉或大脑中动脉主干等较大动脉的急性脑血栓形成,往往症状出现快,伴有明显脑水肿、颅内压增高,患者头痛、呕吐、病灶对侧偏瘫,常伴意识障碍,很快进入昏迷,有时发生脑疝,类似脑出血,又称类脑出血型。

(4)可逆性缺血性神经功能缺损(reversible ischemic neurologic deficit,RIND):此型患者症状、体征持续超过 24 小时,但在 2～3 周内完全恢复,不留后遗症。病灶多数发生于大脑半球半卵圆中心,可能由于该区尤其是非优势半球侧侧支循环迅速而充分地代偿,缺血尚未导致不可逆的神经细胞损害,也可能是一种较轻的梗死。

2.OCSP 分型

即英国牛津郡社区脑卒中研究规划(Oxfordshire Community Stroke Project,OCSP)的分型。

(1)完全前循环梗死(TACI):表现为三联征,即完全大脑中动脉(MCA)综合征的表现。①大脑高级神经活动障碍(意识障碍、失语、失算、空间定向力障碍等);②同向偏盲;③对侧 3 个部位(面、上肢和下肢)较严重的运动和/或感觉障碍。多为 MCA 近端主干,少数为颈内动脉虹吸段闭塞引起的大面积脑梗死。

(2)部分前循环梗死(PACI):有以上三联征中的两个,或只有高级神经活动障碍,或感觉运动缺损较 TACI 局限。提示是 MCA 远端主干、各级分支或 ACA 及分支闭塞引起的中、小梗死。

(3)后循环梗死(POCI):表现为各种不同程度的椎-基底动脉综合征——可表现为同侧脑神经瘫痪及对侧感觉运动障碍;双侧感觉运动障碍;双眼协同活动及小脑功能障碍,无长束征或视野缺损等。为椎-基底动脉及分支闭塞引起的大小不等的脑干、小脑梗死。

(4)腔隙性梗死(LACI):表现为腔隙综合征,如纯运动性偏瘫、纯感觉性脑卒中、共济失调性轻偏瘫、手笨拙-构音不良综合征等。大多是基底节或脑桥小穿支病变引起的小腔隙灶。

OCSP 分型方法简便,更加符合临床实际的需要,临床医师不必依赖影像或病理结果即可对急性脑梗死迅速分出亚型,并作出有针对性的处理。

(三)临床综合征

1.颈内动脉闭塞综合征

指颈内动脉血栓形成,主干闭塞。病史中可有头痛、头晕、晕厥、半身感觉异常或轻偏瘫;病变对侧有偏瘫、偏身感觉障碍和偏盲;可有精神症状,严重时有意识障碍;病变侧有视力减退,有的还有视神经乳头萎缩;病灶侧有 Horner 综合征;病灶侧颈动脉搏动减弱或消失;优势半球受累可有失语,非优势半球受累可出现体象障碍。

2.大脑中动脉闭塞综合征

指大脑中动脉血栓形成,大脑中动脉主干闭塞,引起病灶对侧偏瘫、偏身感觉障碍和偏盲,优势半球受累还有失语。累及非优势半球可有失用、失认和体象障碍等顶叶症状。病灶广泛,可引起脑肿胀,甚至死亡。

(1)皮质支闭塞:引起病灶对侧偏瘫、偏身感觉障碍,面部及上肢重于下肢,优势半球病变有运动性失语,非优势半球病变有体象障碍。

(2)深穿支闭塞:出现对侧偏瘫和偏身感觉障碍,优势半球病变可出现运动性失语。

3.大脑前动脉闭塞综合征

指大脑前动脉血栓形成,大脑前动脉主干闭塞。在前交通动脉以前发生阻塞时,因为病损脑组织可通过对侧前交通动脉得到血供,故不出现临床症状;在前交通动脉分出之后阻塞时,可出现对侧中枢性偏瘫,以面瘫和下肢瘫为重,可伴轻微偏身感觉障碍;并可有排尿障碍(旁中央小叶受损);精神障碍(额极与胼胝体受损);强握及吸吮反射(额叶受损)等。

(1)皮质支闭塞:引起对侧下肢运动及感觉障碍;轻微共济运动障碍;排尿障碍和精神障碍。

(2)深穿支闭塞:引起对侧中枢性面、舌及上肢瘫。

4.大脑后动脉闭塞综合征

指大脑后动脉血栓形成。约70%的患者两条大脑后动脉来自基底动脉,并有后交通动脉与颈内动脉联系交通。有20%~25%的人一条大脑后动脉来自基底动脉,另一条来自颈内动脉;其余的人中,两条大脑后动脉均自颈内动脉。

大脑后动脉供应颞叶的后部和基底面、枕叶的内侧及基底面,并发出丘脑膝状体及丘脑穿动脉供应丘脑血液。

(1)主干闭塞:引起对侧同向性偏盲,上部视野受损较重,黄斑回避(黄斑视觉皮质代表区为大脑中、后动脉双重血液供应,故黄斑视力不受累)。

(2)中脑水平大脑后动脉起始处闭塞:可见垂直性凝视麻痹、动眼神经麻痹、眼球垂直性歪扭斜视。

(3)双侧大脑后动脉闭塞:有皮质盲、记忆障碍(累及颞叶)、不能识别熟悉面孔(面容失认症)、幻视和行为综合征。

(4)深穿支闭塞:丘脑穿动脉闭塞则引起红核丘脑综合征,病侧有小脑性共济失调,意向性震颤。舞蹈样不自主运动和对侧感觉障碍。丘脑膝状体动脉闭塞则引起丘脑综合征,病变对侧偏身感觉障碍(深感觉障碍较浅感觉障碍为重),病变对侧偏身自发性疼痛。轻偏瘫,共济失调和舞蹈-手足徐动症。

5.椎-基底动脉闭塞综合征

指椎-基底动脉血栓形成。椎-基底动脉实为一连续的脑血管干并有着共同的神经支配,无论是结构、功能还是临床病症的表现,两侧互为影响,实难予以完全分开,故常总称为"椎-基底动脉系疾病"。

（1）基底动脉主干闭塞综合征：指基底动脉主干血栓形成。发病虽然不如脑桥出血那么急，但病情常迅速恶化，出现眩晕、呕吐、四肢瘫痪、共济失调、昏迷和高热等。大多数在短期内死亡。

（2）双侧脑桥正中动脉闭塞综合征：指双侧脑桥正中动脉血栓形成，为典型的闭锁综合征，表现为四肢瘫痪、假性延髓性麻痹、双侧周围性面瘫、双眼球外展麻痹、两侧的侧视中枢麻痹。但患者意识清楚，视力、听力和眼球垂直运动正常，所以，患者通过听觉、视觉和眼球上下运动表示意识和交流。

（3）基底动脉尖综合征：基底动脉尖分出两对动脉——小脑上动脉和大脑后动脉，分支供应中脑、丘脑、小脑上部、颞叶内侧及枕叶。血栓性闭塞多发生于基底动脉中部，栓塞性病变通常发生在基底动脉尖。栓塞性病变导致眼球运动及瞳孔异常，表现为单侧或双侧动眼神经部分或完全麻痹、眼球上视不能（上丘受累）、光反射迟钝而调节反射存在（顶盖前区病损）、一过性或持续性意识障碍（中脑或丘脑网状激活系统受累）、对侧偏盲或皮质盲（枕叶受累）、严重记忆障碍（颞叶内侧受累）。如果是中老年人突发意识障碍又较快恢复，有瞳孔改变、动眼神经麻痹、垂直注视障碍、无明显肢体瘫痪和感觉障碍应想到该综合征的可能。如果还有皮质盲或偏盲、严重记忆障碍更支持本综合征的诊断，需做头部 CT 或 MRI 检查，若发现有双侧丘脑、枕叶、颞叶和中脑病灶则可确诊。

（4）中脑穿动脉综合征：指中脑穿动脉血栓形成，亦称 Weber 综合征，病变位于大脑脚底，损害锥体束及动眼神经，引起病灶侧动眼神经麻痹和对侧中枢性偏瘫。中脑穿动脉闭塞还可引起 Benedikt 综合征，累及动眼神经髓内纤维及黑质，引起病灶侧动眼神经麻痹及对侧锥体外系症状。

（5）脑桥支闭塞综合征：指脑桥支血栓形成引起的 Millard-Gubler 综合征，病变位于脑桥的腹外侧部，累及展神经核、面神经核及锥体束，引起病灶侧眼球外直肌麻痹、周围性面神经麻痹和对侧中枢性偏瘫。

（6）内听动脉闭塞综合征：指内听动脉血栓形成（内耳卒中）。内耳的内听动脉有两个分支，较大的耳蜗动脉供应耳蜗及前庭迷路下部；较小的耳蜗动脉供应前庭迷路上部，包括水平半规管及椭圆囊斑。由于口径较小的前庭动脉缺乏侧支循环，以致前庭迷路上部对缺血选择性敏感，故迷路缺血常出现严重眩晕、恶心呕吐。若耳蜗支同时受累则有耳鸣、耳聋。耳蜗支单独梗死则会突发耳聋。

（7）小脑后下动脉闭塞综合征：指小脑后下动脉血栓形成，也称 Wallenberg 综合征。表现为急性起病的头晕、眩晕、呕吐（前庭神经核受损）、交叉性感觉障碍，即病侧面部感觉减退、对侧肢体痛觉、温度觉障碍（病侧三叉神经脊束核及对侧交叉的脊髓丘脑束受损），同侧 Horner 综合征（下行交感神经纤维受损），同侧小脑性共济失调（绳状体或小脑受损），声音嘶哑、吞咽困难（疑核受损）。小脑后下动脉常有解剖变异，常见不典型临床表现。

四、辅助检查

（一）影像学检查

1.胸部 X 线检查

了解心脏情况及肺部有无感染和肿瘤等。

2.CT 检查

不仅可确定梗死的部位及范围,而且可明确是单发还是多发。在缺血性脑梗死发病 12～24 小时内,CT 常没有明显的阳性表现。梗死灶最初表现为不规则的稍低密度区,病变与血管分布区一致。常累及基底节区,如为多发灶,亦可连成一片。病灶大、水肿明显时可有占位效应。在发病后 2～5 天,病灶边界清晰,呈楔形或扇形等。1～2 周,水肿消失,边界更清,密度更低。发病第 2 周,可出现梗死灶边界不清楚,边缘出现等密度或稍低密度,即模糊效应;在增强扫描后往往呈脑回样增强,有助于诊断。4～5 周,部分小病灶可消失,而大片状梗死灶密度进一步降低和囊变,后者 CT 值接近脑脊液。

在基底节和内囊等处的小梗死灶(一般在 15 mm 以内)称为腔隙性脑梗死,病灶亦可发生在脑室旁深部白质、丘脑及脑干。

在 CT 排除脑出血并证实为脑梗死后,CT 血管成像(CTA)对探测颈动脉及其各主干分支的狭窄准确性较高。

3.MRI 检查

对病灶较 CT 敏感性、准确性更高的一种检测方法,其无辐射、无骨伪迹、更易早期发现小脑、脑干等部位的梗死灶,并于脑梗死后 6 小时左右便可检测到由于细胞毒性水肿造成 T_1 和 T_2 加权延长引起的 MRI 信号变化。近年除常规应用 SE 法的 T_1 和 T_2 加权以影像对比度原理诊断外,更需采用功能性磁共振成像,如弥散成像(DWI)和表观弥散系数(apparent diffusion coefficient,ADC)、液体衰减反转恢复序列(FLAIR)等进行水平位和冠状位检查,往往在脑缺血发生后 1～1.5 小时便可发现脑组织水含量增加引起的 MRI 信号变化,并随即可行磁共振血管成像(MRA)、CT 血管成像(CTA)或数字减影血管造影(DSA)以了解梗死血管部位,为超早期施行动脉内介入溶栓治疗创造条件,有时还可发现血管畸形等非动脉硬化性血管病变。

(1)超早期:脑梗死临床发病后 1 小时内,DWI 便可描出高信号梗死灶,ADC 序列显示暗区。实际上 DWI 显示的高信号灶仅是血流低下引起的缺血灶。随着缺血的进一步进展,DWI 从高信号渐转为等信号或低信号,病灶范围渐增大;PWI、FLAIR 及 T_2WI 均显示高信号病灶区。值得注意的是,DWI 对超早期脑干缺血性病灶,在水平位不易发现,而往往在冠状位可清楚显示。

(2)急性期:血-脑屏障尚未明显破坏,缺血区有大量水分子聚集,T_1WI 和 T_2WI 明显延长,T_1WI 呈低信号,T_2WI 呈高信号。

(3)亚急性期及慢性期:由于正血红铁蛋白游离,T_1WI 呈边界清楚的低信号,T_2WI 和 FLAIR 均呈高信号;迨至病灶区水肿消除,坏死组织逐渐产生,囊性区形成,乃至脑组织萎缩,FLAIR 呈低信号或低信号与高信号混杂区,中线结构移向病侧。

(二)脑脊液检查

脑梗死患者脑脊液检查一般正常,大块梗死型患者可有压力增高和蛋白含量增高;出血性梗死时可见红细胞。

(三)经颅多普勒超声

TCD 是诊断颅内动脉狭窄和闭塞的手段之一,对脑底动脉严重狭窄(>65%)的检测有肯定的价值。局部脑血流速度改变与频谱图形异常是脑血管狭窄最基本的 TCD 改变。三维 B 超检查可协助发现颈内动脉粥样硬化斑块的大小和厚度,有没有管腔狭窄及严重程度。

(四)心电图检查

进一步了解心脏情况。

(五)血液学检查

1.血常规、血沉、抗"O"和凝血功能检查

了解有无感染征象、活动风湿和凝血功能情况。

2.血糖

了解有无糖尿病。

3.血清脂质

主要包括总胆固醇和甘油三酯(甘油三酯)有无增高。

4.脂蛋白

低密度脂蛋白胆固醇(LDL-C)由极低密度脂蛋白胆固醇(VLDL-C)转化而来。通常情况下,LDL-C 从血浆中清除,其所含胆固醇酯由脂肪酸水解,当体内 LDL-C 显著升高时,LDL-C 附着到动脉的内皮细胞与 LDL 受体结合,而易被巨噬细胞摄取,沉积在动脉内膜上形成动脉硬化。有一组报道正常人组LDL-C(2.051 ± 0.853)mmol/L,脑梗死患者组为(3.432 ± 1.042)mol/L。

5.载脂蛋白 B

载脂蛋白 B(ApoB)是血浆低密度脂蛋白(LDL)和极低密度脂蛋白(VLDL)的主要载脂蛋白,其含量能精确反映出 LDL 的水平,与动脉粥样硬化(AS)的发生关系密切。在 AS 的硬化斑块中,胆固醇并不是孤立地沉积于动脉壁上,而是以 LDL 整个颗粒形成沉积物;ApoB 能促进沉积物与氨基多糖结合成复合物,沉积于动脉内膜上,从而加速 AS 形成。对总胆固醇(TC)、LDL-C均正常的脑血栓形成患者,ApoB 仍然表现出较好的差别性。

ApoA-I 的主要生物学作用是激活卵磷脂胆固醇转移酶,此酶在血浆胆固醇(Ch)酯化和 HDL 成熟(即 HDL→HDL$_2$→HDL$_3$)过程中起着极为重要的作用。ApoA-I 与 HDL$_2$ 可逆结合以完成 Ch 从外周组织转移到肝脏。因此,ApoA-I 显著下降时,可形成 AS。

6.血小板聚集功能

近些年来的研究提示血小板聚集功能亢进参与体内多种病理反应过程,尤其是对缺血性脑血管疾病的发生、发展和转归起重要作用。血小板最大聚集率(PMA)、解聚型出现率(PDC)和双相曲线型出现率(PBC),发现缺血型脑血管疾病 PMA 显著高于对照组,PDC 明显低于对照组。

7.血栓烷 A$_2$ 和前列环素

许多文献强调花生四烯酸(AA)的代谢产物在影响脑血液循环中起着重要作用,其中血栓烷 A$_2$(TXA$_2$)和前列环素(PGI$_2$)的平衡更引人注目。脑组织细胞和血小板等质膜有丰富的不饱和脂肪酸,脑缺氧时,磷脂酶 A$_2$ 被激活,分解膜磷脂使 AA 释放增加。后者在环氧化酶的作用下血小板和血管内皮细胞分别生成 TXA$_2$ 和 PGI$_2$。TXA$_2$ 和 PGI$_2$ 水平改变在缺血性脑血管疾病的发生上是原发还是继发的问题,目前还不清楚。TXA$_2$ 大量产生,PGI$_2$ 的生成受到抑制,使正常情况下 TXA$_2$ 与 PGI$_2$ 之间的动态平衡受到破坏。TXA$_2$ 强烈的缩血管和促进血小板聚集作用因失去对抗而占优势,对于缺血性低灌流的发生起着重要作用。

8.血液流变学

缺血性脑血管疾病全血黏度、血浆比黏度、血细胞比容升高,血小板电泳和红细胞电泳时间延长。通过对脑血管疾病进行 133 例脑血流(CBF)测定,并将黏度相关的几个变量因素与 CBF

做了统计学处理,发现全部患者的 CBF 均低于正常,证实了血液黏度因素与 CBF 的关系。有学者把血液流变学各项异常作为脑梗死的危险因素之一。

红细胞表面带有负电荷,其所带电荷越少,电泳速度就越慢。有一组报道显示脑梗死组红细胞电泳速度明显慢于正常对照组,说明急性脑梗死患者红细胞表面电荷减少,聚集性强,可能与动脉硬化性脑梗死的发病有关。

五、诊断与鉴别诊断

(一)诊断

(1)血栓形成性脑梗死为中年以后发病。

(2)常伴有高血压。

(3)部分患者发病前有 TIA 史。

(4)常在安静休息时发病,醒后发现症状。

(5)症状、体征可归为某一动脉供血区的脑功能受损,如病灶对侧偏瘫、偏身感觉障碍和偏盲,优势半球病变还有语言功能障碍。

(6)多无明显头痛、呕吐和意识障碍。

(7)大面积脑梗死有颅内高压症状,头痛、呕吐或昏迷,严重时发生脑疝。

(8)脑脊液检查多属正常。

(9)发病 12~48 小时后 CT 出现低密度灶。

(10)MRI 检查可更早发现梗死灶。

(二)鉴别诊断

1.脑出血

血栓形成性脑梗死和脑出血均为中老年人多见的急性起病的脑血管疾病,必须进行 CT/MRI 检查予以鉴别。

2.脑栓塞

血栓形成性脑梗死和脑栓塞同属脑梗死范畴,且均为急性起病,后者多有心脏病病史,或有其他肢体栓塞史,心电图检查可发现心房颤动等,以供鉴别诊断。

3.颅内占位性病变

少数颅内肿瘤、慢性硬膜下血肿和脑脓肿患者可以突然发病,表现局灶性神经功能缺失症状,而易与脑梗死相混淆。但颅内占位性病变常有颅内高压症状和逐渐加重的临床经过,颅脑 CT 对鉴别诊断有确切的价值。

4.脑寄生虫病

如脑囊虫病、脑型血吸虫病,也可在癫痫发作后,急性起病偏瘫。寄生虫的有关免疫学检查和神经影像学检查可帮助鉴别。

六、治疗

《欧洲脑卒中组织(ESO)缺血性脑卒中和短暂性脑缺血发作处理指南》[欧洲脑卒中促进会(EUSI),2008 年]推荐所有急性缺血性脑卒中患者都应在卒中单元内接受以下治疗。

(一)溶栓治疗

理想的治疗方法是在缺血组织出现坏死之前,尽早清除栓子,早期使闭塞脑血管再开通和缺血区的供血重建,以减轻神经组织的损害,正因为如此,溶栓治疗脑梗死一直引起人们的广泛关注。国外早在1958年即有溶栓治疗脑梗死的报道,由于有脑出血等并发症,益处不大,溶栓疗法一度停止使用。近年来,由于溶栓治疗急性心肌梗死的患者取得了很大的成功,大大减少了心肌梗死的范围,病死率下降20%～50%。溶栓治疗脑梗死又受到了很大的鼓舞。再者,CT扫描能及时排除颅内出血,可在早期或超早期进行溶栓治疗,因而提高了疗效和减少脑出血等并发症。

1.病例选择

(1)临床诊断符合急性脑梗死。

(2)头颅CT扫描排除颅内出血和大面积脑梗死。

(3)治疗前收缩压不宜＞24.0 kPa(180 mmHg),舒张压不宜＞14.7 kPa(110 mmHg)。

(4)无出血素质或出血性疾病。

(5)年龄＞18岁及＜80岁。

(6)溶栓最佳时机为发病后6小时内,特别是在3小时内。

(7)获得患者家属的书面知情同意。

2.禁忌证

(1)病史和体检符合蛛网膜下腔出血。

(2)CT扫描有颅内出血、肿瘤、动静脉畸形或动脉瘤。

(3)两次降压治疗后血压仍＞24.0/14.7 kPa(180/110 mmHg)。

(4)过去30天内有手术史或外伤史,3个月内有脑外伤史。

(5)病史有血液疾病、出血素质、凝血功能障碍或使用抗凝药物史,凝血酶原时间(PT)＞15秒,部分凝血活酶时间(APTT)＞40秒,国际标准化比值(INR)＞1.4,血小板计数＜100×10^9/L。

(6)脑卒中发病时有癫痫发作的患者。

3.治疗时间窗

前循环脑卒中的治疗时间窗一般认为在发病后6小时内(使用阿替普酶为3小时内),后循环闭塞时的治疗时间窗适当放宽到12小时。这一方面是因为脑干对缺血耐受性更强,另一方面是由于后循环闭塞后预后较差,更积极的治疗有可能挽救患者的生命。许多研究者尝试放宽治疗时限,有认为脑梗死12～24小时内早期溶栓治疗有可能对少部分患者有效。但美国脑卒中协会(ASA)和欧洲脑卒中促进会(EUSI)都赞同认真选择在缺血性脑卒中发作后3小时内早期恢复缺血脑的血流灌注,才可获得良好的转归。两个指南也讨论了超过治疗时间窗溶栓的效果,EUSI的结论是目前仅能作为临床试验的组成部分。对于不能可靠地确定脑卒中发病时间的患者,包括睡眠觉醒时发现脑卒中发病的病例,两个指南均不推荐进行静脉溶栓治疗。

4.溶栓药物

(1)尿激酶:是从健康人新鲜尿液中提取分离,然后再进行高度精制而得到的蛋白质,没有抗原性,不引起变态反应。其溶栓特点为不仅溶解血栓表面,而且深入栓子内部,但对陈旧性血栓则难起作用。尿激酶是非特异性溶栓药,与纤维蛋白的亲和力差,常易引起出血并发症。尿激酶的剂量和疗程目前尚无统一标准,剂量波动范围也大。

静脉滴注法:尿激酶每次100万～150万U溶于0.9%氯化钠注射液500～1 000 mL,静脉滴注,仅用1次。另外,还可每次尿激酶20万～50万U溶于0.9%氯化钠注射液500 mL中静脉滴注,每天1次,可连用7～10天。

动脉滴注法:选择性动脉给药有两种途径。一是超选择性脑动脉注射法,即经股动脉或肘动脉穿刺后,先进行脑血管造影,明确血栓所在的部位,再将导管插至颈动脉或椎-基底动脉的分支,直接将药物注入血栓所在的动脉或直接注入血栓处,达到较准确的选择性溶栓作用。在注入溶栓药后,还可立即再进行血管造影了解溶栓的效果。二是采用颈动脉注射法,常规颈动脉穿刺后,将溶栓药注入发生血栓的颈动脉,起到溶栓的效果。动脉溶栓尿激酶的剂量一般是 10 万～30 万 U,有学者报道药物剂量还可适当加大。但急性脑梗死取得疗效的关键是掌握最佳的治疗时间窗,才会取得更好的效果,治疗时间窗比给药途径更重要。

(2)阿替普酶(rt-PA):rt-PA 是第一种获得美国食品和药品监督管理局批准的溶栓药,特异性作用于纤溶酶原,激活血块上的纤溶酶原,而对血液循环中的纤溶酶原亲和力小。因纤溶酶赖氨酸结合部位已被纤维蛋白占据,血栓表面的 α_2-抗纤溶酶作用很弱,但血中的纤溶酶赖氨酸结合部位未被占据,故可被 α_2-抗纤溶酶很快灭活。因此,rt-PA 优点为局部溶栓,很少产生全身抗凝、纤溶状态,而且无抗原性。但 rt-PA 半衰期短(3～5 分钟),而且血液循环中纤维蛋白原激活抑制物的活性高于 rt-PA,会有一定的血管再闭塞,故临床溶栓必须用大剂量连续静脉滴注。rt-PA 治疗剂量是0.85～0.90 mg/kg,总剂量＜90 mg,10％的剂量先予静脉推注,其余 90％的剂量在 24 小时内静脉滴注。

美国(美国脑卒中学会、美国心脏病协会分会,2007)更新的《急性缺血性脑卒中早期治疗指南》指出,早期治疗的策略性选择,发病接诊的当时第一阶段医师能做的就是 3 件事:①评价患者。②诊断、判断缺血的亚型。③分诊、介入、外科或内科,0～3 小时的治疗只有一个就是静脉溶栓,而且推荐使用 rt-PA。

《中国脑血管病防治指南》(卫生健康委员会疾病控制司、中华医学会神经病学分会,2004 年)建议:①对经过严格选择的发病 3 小时内的急性缺血性脑卒中患者,应积极采用静脉溶栓治疗,首选阿替普酶(rt-PA),无条件采用 rt-PA 时,可用尿激酶替代。②发病 3～6 小时的急性缺血性脑卒中患者,可应用静脉尿激酶溶栓治疗,但选择患者应更严格。③对发病 6 小时以内的急性缺血性脑卒中患者,在有经验和有条件的单位,可以考虑进行动脉内溶栓治疗研究。④基底动脉血栓形成的溶栓治疗时间窗和适应证,可以适当放宽。⑤超过时间窗溶栓,不会提高治疗效果,且会增加再灌注损伤和出血并发症,不宜溶栓,恢复期患者应禁用溶栓治疗。

美国《急性缺血性脑卒中早期处理指南》(美国脑卒中学会、美国心脏病协会分会,2007)Ⅰ级建议:MCA 梗死小于 6 小时的严重脑卒中患者,动脉溶栓治疗是可以选择的,或可选择静脉内滴注rt-PA;治疗要求患者处于一个有经验、能够立刻进行脑血管造影,且提供合格的介入治疗的脑卒中中心。鼓励相关机构界定遴选能进行动脉溶栓的个人标准。Ⅱ级建议:对于具有使用静脉溶栓禁忌证,诸如近期手术的患者,动脉溶栓是合理的。Ⅲ级建议:动脉溶栓的可获得性不应该一般地排除静脉内给 rt-PA。

(二)降纤治疗

降纤治疗可以降解血栓蛋白质,增加纤溶系统的活性,抑制血栓形成或促进血栓溶解。此类药物亦应早期应用,最好是在发病后 6 小时内,但没有溶栓药物严格,特别适应于合并高纤维蛋白原血症者。目前,国内纤溶药物种类很多,现介绍下面几种。

1.巴曲酶

又名东菱克栓酶,能分解纤维蛋白原,抑制血栓形成,促进纤溶酶的生成,而纤溶酶是溶解血栓的重要物质。巴曲酶的剂量和用法:第 1 天 10 BU,第 3 天和第 5 天各为 5～10 BU 稀释于100～250 mL 0.9％氯化钠注射液中,静脉滴注 1 小时以上。对治疗前纤维蛋白原在 4 g/L 以上和突发性耳聋(内耳卒中)的患者,首次剂量为15～20 BU,以后隔天5 BU,疗程1周,必要时可增至3周。

2.精纯链激酶

又名注射用降纤酶,是以我国尖吻蝮蛇(又名五步蛇)的蛇毒为原料,经现代生物技术分离、纯化而精制的蛇毒制剂。本品为缬氨酸蛋白水解酶,能直接作用于血中的纤维蛋白 α-链释放出肽A。此时生成的肽A血纤维蛋白体的纤维系统,诱发t-PA的释放,增加t-PA的活性,促进纤溶酶的生成,使已形成的血栓得以迅速溶解。本品不含出血毒素,因此很少引起出血并发症。剂量和用法:首次10 U稀释于100 mL 0.9％氯化钠注射液中缓慢静脉滴注,第2天10 U,第3天5～10 U。必要时可适当延长疗程,1次5～10 U,隔天静脉滴注1次。

3.降纤酶

曾用名蝮蛇抗栓酶、精纯蝮蛇抗栓酶和去纤酶。取材于东北白眉蝮蛇蛇毒,是单一成分蛋白水解酶。剂量和用法:急性缺血性脑卒中,首次10 U加入0.9％氯化钠注射液100～250 mL中静脉滴注,以后每天或隔天1次,连用2周。

4.注射用纤溶酶

从蝮蛇蛇毒中提取纤溶酶并制成制剂,其原理是利用抗体最重要的生物学特性——抗体与抗原能特异性结合,即抗体分子只与其相应的抗原发生结合。纤溶酶单克隆抗体纯化技术,就是用纤溶酶抗体与纤溶酶进行特异性结合,从而达到分离纯化纤溶酶,同时去除蛇毒中的出血毒素和神经毒。剂量和用法:对急性脑梗死(发病后72小时内)第1～3天每次300 U加入5％葡萄糖注射液或0.9％氯化钠注射液250 mL中静脉滴注,第4～14天每次100～300 U。

5.安康乐得

安康乐得是马来西亚一种蝮蛇毒液的提纯物,是一种蛋白水解酶,能迅速有效地降低血纤维蛋白原,并可裂解纤维蛋白肽A,导致低纤维蛋白血症。剂量和用法:2～5 AU/kg,溶于250～500 mL 0.9％氯化钠注射液中,6～8小时静脉滴注完,每天1次,连用7天。

《中国脑血管病防治指南》建议:①脑梗死早期(特别是12小时以内)可选用降纤治疗,高纤维蛋白血症更应积极降纤治疗。②应严格掌握适应证和禁忌证。

(三)抗血小板聚集药

抗血小板聚集药又称血小板功能抑制剂。随着对血栓性疾病发生机制认识的加深,发现血小板在血栓形成中起着重要的作用。近年来,抗血小板聚集药在预防和治疗脑梗死方面越来越引起人们的重视。

抗血小板聚集药主要包括血栓烷 A_2 抑制剂(阿司匹林)、ADP受体拮抗剂(噻氯匹定、氯吡格雷)、磷酸二酯酶抑制剂(双嘧达莫)、糖蛋白(GP)Ⅱb/Ⅲa受体拮抗剂和其他抗血小板药物。

1.阿司匹林

阿司匹林是一种强效的血小板聚集抑制剂。阿司匹林抗栓作用的机制,主要是基于对环氧化酶的不可逆性抑制,使血小板内花生四烯酸转化为血栓烷 A_2 (TXA_2)受阻,因为 TXA_2 可使血小板聚集和血管平滑肌收缩。在脑梗死发生后,TXA_2 可增加脑血管阻力、促进脑水肿形成。小剂量阿司匹林,可以最大限度地抑制 TXA_2 和最低限度地影响前列环素(PGI_2),从而达到比较理想的效果。国际脑卒中实验协作组和CAST协作组两项非盲法随机干预研究表明,脑卒中发病后48小时内应用阿司匹林是安全有效的。

阿司匹林预防和治疗缺血性脑卒中效果的不恒定,可能与用药剂量有关。有些研究者认为每天给75～325 mg最为合适。有学者分别给患者口服阿司匹林每天50 mg、100 mg、325 mg和1 000 mg,进行比较,发现50 mg/d即可完全抑制TXA$_2$生成,出血时间从5.03分钟延长到6.96分钟,100 mg/d出血时间7.78分钟,但1 000 mg/d反而缩减至6.88分钟。也有人观察到口服阿司匹林45 mg/d,尿内TXA$_2$代谢产物能被抑制95%,而尿内PGI$_2$代谢产物基本不受影响;每天100 mg,则尿内TXA$_2$代谢产物完全被抑制,而尿内PGI$_2$代谢产物保持基线的25%～40%;若用1 000 mg/d,则上述两项代谢产物完全被抑制。根据以上试验结果和临床体会提示,阿司匹林每天100～150 mg最为合适,既能达到预防和治疗的目的,又能避免发生不良反应。

《中国脑血管病防治指南》建议:①多数无禁忌证的未溶栓患者,应在脑卒中后尽早(最好48小时内)开始使用阿司匹林。②溶栓患者应在溶栓24小时后,使用阿司匹林,或阿司匹林与双嘧达莫缓释剂的复合制剂。③阿司匹林的推荐剂量为150～300 mg/d,分2次服用,2～4周后改为预防剂量(50～150 mg/d)。

2.氯吡格雷

由于噻氯匹定有明显的不良反应,已基本被淘汰,被第2代ADP受体拮抗剂氯吡格雷所取代。氯吡格雷和噻氯匹定一样对ADP诱导的血小板聚集有较强的抑制作用,对花生四烯酸、胶原、凝血酶、肾上腺素和血小板活化因子诱导的血小板聚集也有一定的抑制作用。与阿司匹林不同的是,它们对ADP诱导的血小板第Ⅰ相和第Ⅱ相的聚集均有抑制作用,且有一定的解聚作用。它还可以与红细胞膜结合,降低红细胞在低渗溶液中的溶解倾向,改变红细胞的变形能力。

氯吡格雷和阿司匹林均可作为治疗缺血性脑卒中的一线药物,多项研究都说明氯吡格雷的效果优于阿司匹林。氯吡格雷与阿司匹林合用防治缺血性脑卒中,比单用效果更好。氯吡格雷可用于预防颈动脉粥样硬化高危患者急性缺血事件。有文献报道23例颈动脉狭窄患者,在颈动脉支架置入术前常规服用阿司匹林100 mg/d,介入治疗前晚给予负荷剂量氯吡格雷300 mg,术后服用氯吡格雷75 mg/d,3个月后经颈动脉彩超发现,新生血管内皮已完全覆盖支架,无血管闭塞和支架内再狭窄。

氯吡格雷的使用剂量为每次50～75 mg,每天1次。它的不良反应与阿司匹林比较,发生胃肠道出血的风险明显降低,发生腹泻和皮疹的风险略有增加,但明显低于噻氯匹定。主要不良反应有头昏、头胀、恶心、腹泻,偶有出血倾向。氯吡格雷禁用于对本品过敏者及近期有活动性出血者。

3.双嘧达莫

通过抑制磷酸二酯酶活性,阻止环腺苷酸(cAMP)的降解,提高血小板cAMP的水平,具有抗血小板黏附聚集的能力。双嘧达莫已作为预防和治疗冠心病、心绞痛的药物,而用于防治缺血性脑卒中的效果仍有争议。欧洲脑卒中预防研究(ESPS)大宗RCT研究认为双嘧达莫与阿司匹林联合防治缺血性脑卒中,疗效是单用阿司匹林或双嘧达莫的2倍,并不会导致更多的出血不良反应。

美国食品和药品监督管理局最近批准了阿司匹林和双嘧达莫复方制剂用于预防脑卒中。这一复方制剂每片含阿司匹林50 mg和缓释双嘧达莫400 mg。一项单中心大规模随机试验发现,与单用小剂量阿司匹林比较,这种复方制剂可使脑卒中发生率降低22%,但这项资料的价值仍有争论。

双嘧达莫的不良反应轻而短暂,长期服用可有头痛、头晕、呕吐、腹泻、面红、皮疹和皮肤瘙痒等。

4.血小板糖蛋白(glycoprotein,GP)Ⅱb/Ⅲa受体拮抗剂

GPⅡb/Ⅲa受体拮抗剂是一种新型抗血小板药,其通过阻断GPⅡb/Ⅲa受体与纤维蛋白原配体的特异性结合,有效抑制各种血小板激活剂诱导的血小板聚集,进而防止血栓形成。GPⅡb/Ⅲa受体是一种血小板膜蛋白,是血小板活化和聚集反应的最后通路。GPⅡb/Ⅲa受体拮抗剂能完全抑制血小板聚集反应,是作用最强的抗血小板药。

GPⅡb/Ⅲa受体拮抗剂分3类,即抗体类如阿昔单抗、肽类如依替巴肽和非肽类如替罗非班。这3种药物均获美国食品和药品监督管理局批准应用。

该药还能抑制动脉粥样硬化斑块的其他成分,对预防动脉粥样硬化和修复受损血管壁起重要作用。GPⅡb/Ⅲa受体拮抗剂在缺血性脑卒中二级预防中的剂量、给药途径、时间、监护措施及安全性等目前仍在探讨之中。

有报道对于阿替普酶(rt-PA)溶栓和球囊血管成形术机械溶栓无效的大血管闭塞和急性缺血性脑卒中患者,GPⅡb/Ⅲa受体拮抗剂能够提高治疗效果。阿昔单抗的抗原性虽已减低,但仍有部分患者可引起变态反应。

5.西洛他唑

西洛他唑又名培达,可抑制磷酸二酯酶(PDE),特别是PDEⅢ,提高cAMP水平,从而起到扩张血管和抗血小板聚集的作用,常用剂量为每次50～100 mg,每天2次。

为了检测西洛他唑对颅内动脉狭窄进展的影响,Kwan进行了一项多中心双盲随机与安慰剂对照研究,将135例大脑中动脉M1段或基底动脉狭窄有急性症状者随机分为两组,一组接受西洛他唑200 mg/d治疗,另一组给予安慰剂治疗,所有患者均口服阿司匹林100 mg/d,在进入试验和6个月后分别做MRA和TCD对颅内动脉狭窄程度进行评价。主要转归指标为MRA上有症状颅内动脉狭窄的进展,次要转归指标为临床事件和TCD的狭窄进展。西洛他唑组,45例有症状颅内动脉狭窄者中有3例(6.7%)进展、11例(24.4%)缓解;而安慰剂组15例(28.8%)进展、8例(15.4%)缓解,两组差异有显著性意义。

有症状颅内动脉狭窄是一个动态变化的过程,西洛他唑有可能防止颅内动脉狭窄的进展。西洛他唑的不良反应可有皮疹、头晕、头痛、心悸、恶心、呕吐,偶有消化道出血、尿路出血等。

6.三氟柳

三氟柳的抗血栓形成作用是通过干扰血小板聚集的多种途径实现的,如不可逆性抑制环氧化酶(CoX)和阻断血栓素A_2(TXA$_2$)的形成。三氟柳抑制内皮细胞CoX的作用极弱,不影响前列腺素合成。另外,三氟柳及其代谢产物2-羟基-4-三氟甲基苯甲酸可抑制磷酸二酯酶,增加血小板和内皮细胞内cAMP的浓度,增强血小板的抗聚集效应,该药应用于人体时不会延长出血时间。

有研究将2 113例TIA或脑卒中患者随机分组,进行三氟柳(600 mg/d)或阿司匹林(325 mg/d)治疗,平均随访30.1个月,主要转归指标为非致死性缺血性脑卒中、非致死性心肌梗死和血管性疾病死亡的联合终点,结果两组联合终点发生率、各个终点事件发生率和存活率均无明显差异,三氟柳组出血性事件发生率明显低于阿司匹林组。

7.沙格雷酯

沙格雷酯又名安步乐克,是5-HT$_2$受体阻滞剂,具有抑制由5-HT增强的血小板聚集作用和由5-HT引起的血管收缩的作用,增加被减少的侧支循环血流量,改善周围循环障碍等。口服沙格雷酯后1～5小时即有抑制血小板的聚集作用,可持续4～6小时。口服每次100 mg,每天

3次。不良反应较少,可有皮疹、恶心、呕吐和胃部灼热感等。

8.曲克芦丁

曲克芦丁能抑制血小板聚集,防止血栓形成,同时能对抗5-HT、缓激肽引起的血管损伤,增加毛细血管抵抗力,降低毛细血管通透性等。每次200 mg,每天3次,口服;或每次400～600 mg加入5％葡萄糖注射液或0.9％氯化钠注射液250～500 mL中静脉滴注,每天1次,可连用15～30天。不良反应较少,偶有恶心和便秘。

(四)扩血管治疗

扩张血管药目前仍然是广泛应用的药物,但脑梗死急性期不宜使用,因为脑梗死病灶后的血管处于血管麻痹状态,此时应用血管扩张药,能扩张正常血管,对病灶区的血管不但不能扩张,还要从病灶区盗血,称"偷漏现象"。因此,血管扩张药应在脑梗死发病2周后才应用。常用的扩张血管药有以下几种。

1.丁苯酞

每次200 mg,每天3次,口服。偶见恶心,腹部不适,有严重出血倾向者忌用。

2.倍他司汀

每次20 mg加入5％葡萄糖注射液500 mL中静脉滴注,每天1次,连用10～15天;或每次8 mg,每天3次,口服。有些患者会出现恶心、呕吐和皮疹等不良反应。

3.盐酸法舒地尔注射液

每次60 mg(2支)加入5％葡萄糖注射液或0.9％氯化钠注射液250 mL中静脉滴注,每天1次,连用10～14天。可有一过性颜面潮红、低血压和皮疹等不良反应。

4.丁咯地尔

每次200 mg加入5％葡萄糖注射液或0.9％氯化钠注射液250～500 mL中,缓慢静脉滴注,每天1次,连用10～14天。可有头痛、头晕、肠胃道不适等不良反应。

5.银杏达莫注射液

每次20 mL加入5％葡萄糖注射液或0.9％氯化钠注射液500 mL中静脉滴注,每天1次,可连用14天。偶有头痛、头晕、恶心等不良反应。

6.葛根素注射液

每次500 mg加入5％葡萄糖注射液或0.9％氯化钠注射液500 mL中静脉滴注,每天1次,连用14天。少数患者可出现皮肤瘙痒、头痛、头昏、皮疹等不良反应,停药后可自行消失。

7.灯盏花素注射液

每次20 mL(含灯盏花乙素50 g)加入5％葡萄糖注射液或0.9％氯化钠注射液250 mL中静脉滴注,每天1次,连用14天。偶有头痛、头昏等不良反应。

(五)钙通道阻滞剂

钙通道阻滞剂是继β受体阻滞剂之后,脑血管疾病治疗中最重要的进展之一。正常时细胞内钙离子浓度为10^{-9}mol/L,细胞外钙离子浓度比细胞内大10 000倍。在病理情况下,钙离子迅速内流到细胞内,使原有的细胞内外钙离子平衡破坏,结果造成:①由于血管平滑肌细胞内钙离子增多,导致血管痉挛,加重缺血、缺氧。②由于大量钙离子激活ATP酶,使ATP酶加速消耗,结果细胞内能量不足,多种代谢无法维持。③由于大量钙离子破坏了细胞膜的稳定性,使许多有害物质释放出来。④由于神经细胞内钙离子陡增,可加速已经衰竭的细胞死亡。使用钙通道阻滞剂的目的在于阻止钙离子内流到细胞内,阻断上述病理过程。

钙通道阻滞剂改善脑缺血和解除脑血管痉挛的机制可能是：①解除缺血灶中的血管痉挛。②抑制肾上腺素能受体介导的血管收缩,增加脑组织葡萄糖利用率,继而增加脑血流量。③有梗死的半球内血液重新分布,缺血区脑血流量增加,高血流区血流量减少,对临界区脑组织有保护作用。几种常用的钙通道阻滞剂。

1.尼莫地平

为选择性扩张脑血管作用最强的钙通道阻滞剂。口服,每次 40 mg,每天 3～4 次。注射液,每次24 mg,溶于 5%葡萄糖注射液 1 500 mL 中静脉滴注,开始注射时,1 mg/h,若患者能耐受,1 小时后增至 2 mg/h,每天 1 次,连续用药 10 天,以后改用口服。德国 Bayer 药厂生产的尼莫同,每次口服30～60 mg,每天 3 次,可连用 1 个月。注射液开始 2 小时可按照 0.5 mg/h 静脉滴注,如果耐受性良好,尤其血压无明显下降时,可增至 1 mg/h,连用 7～10 天后改为口服。该药规格为尼莫同注射液 50 mL 含尼莫地平 10 mg,一般每天静脉滴注 10 mg。不良反应比较轻微,口服时可有一过性消化道不适、头晕、嗜睡和皮肤瘙痒等。静脉给药可有血压下降(尤其是治疗前有高血压者)、头痛、头晕、皮肤潮红、多汗、心率减慢或心率加快等。

2.尼卡地平

对脑血管的扩张作用强于外周血管的作用。每次口服 20 mg,每天 3～4 次,连用 1～2 个月。可有胃肠道不适、皮肤潮红等不良反应。

3.氟桂利嗪

每次 5～10 mg,睡前服。有嗜睡、乏力等不良反应。

4.桂利嗪

每次口服 25 mg,每天 3 次。有嗜睡、乏力等不良反应。

(六)防治脑水肿

大面积脑梗死、出血性梗死的患者多有脑水肿,应给予降低颅压处理,如床头抬高 30°角,避免有害刺激、解除疼痛、适当吸氧和恢复正常体温等基本处理;有条件行颅内压测定者,脑灌注压应保持在 9.3 kPa(70 mmHg)以上;避免使用低渗和含糖溶液,如脑水肿明显者应快速给予降颅压处理。

1.甘露醇

甘露醇对缩小脑梗死面积与减轻病残有一定的作用。甘露醇除降低颅内压外,还可降低血液黏度、增加红细胞变形性、减少红细胞聚集、减少脑血管阻力、增加灌注压、提高灌注量、改善脑的微循环。同时,还可提高心排血量。每次 125～250 mL 静脉滴注,6 小时 1 次,连用 7～10 天。甘露醇治疗脑水肿疗效快、效果好。不良反应:降颅压有反跳现象,可能引起心力衰竭、肾功能损害、电解质紊乱等。

2.复方甘油注射液

能选择性脱出脑组织中的水分,可减轻脑水肿;在体内参加三羧酸循环代谢后转换成能量,供给脑组织,增加脑血流量,改善脑循环,因而有利于脑缺血病灶的恢复。每天 500 mL 静脉滴注,每天2 次,可连用 15～30 天。静脉滴注速度应控制在 2 mL/min,以免发生溶血反应。由于要控制静脉滴速,并不能用于急救。有大面积脑梗死的患者,有明显脑水肿甚至发生脑疝,一定要应用足量的甘露醇,或甘露醇与复方甘油同时或交替用药,这样可以维持恒定的降颅压作用和减少甘露醇的用量,从而减少甘露醇的不良反应。

3.七叶皂苷钠注射液

有抗渗出、消水肿、增加静脉张力、改善微循环和促进脑功能恢复的作用。每次 25 mg 加入 5%葡萄糖注射液或 0.9%氯化钠注射液 250～500 mL 中静脉滴注,每天 1 次,连用 10～14 天。

4.手术减压治疗

主要适用于恶性大脑中动脉(MCA)梗死和小脑梗死。

(七)提高血氧和辅助循环

高压氧是有价值的辅助疗法,在脑梗死的急性期和恢复期都有治疗作用。最近研究提示,脑广泛缺血后,纠正脑的乳酸中毒或脑代谢产物积聚,可恢复神经功能。高压氧向脑缺血区域弥散,可使这些区域的细胞在恢复正常灌注前得以生存,从而减轻缺血缺氧后引起的病理改变,保护受损的脑组织。

(八)神经细胞活化剂

据一些药物试验研究报道,这类药物有一定的营养神经细胞和促进神经细胞活化的作用,但确切的效果,尚待进一步大宗临床验证和评价。

1.胞磷胆碱

参与体内卵磷脂的合成,有改善脑细胞代谢的作用和促进意识的恢复。每次 750 mg 加入 5%葡萄糖注射液 250 mL 中静脉滴注,每天 1 次,连用 15～30 天。

2.三磷酸胞苷二钠

主要药效成分是三磷酸胞苷,该物质不仅能直接参与磷脂与核酸的合成,而且还间接参与磷脂与核酸合成过程中的能量代谢,有神经营养、调节物质代谢和抗血管硬化的作用。每次 60～120 mg 加入 5%葡萄糖注射液 250 mL 中静脉滴注,每天 1 次,可连用10～14 天。

3.小牛血去蛋白提取物

又名爱维治,是一种小分子肽、核苷酸和寡糖类物质,不含蛋白质和致热原。爱维治可促进细胞对氧和葡萄糖的摄取和利用,使葡萄糖的无氧代谢转向为有氧代谢,使能量物质生成增多,延长细胞生存时间,促进组织细胞代谢、功能恢复和组织修复。每次 1 200～1 600 mg加入5%葡萄糖注射液 500 mL 中静脉滴注,每天1 次,可连用 15～30 天。

4.依达拉奉

依达拉奉是一种自由基清除剂,有抑制脂自由基的生成、抑制细胞膜脂质过氧化连锁反应及抑制自由基介导的蛋白质、核酸不可逆的破坏作用,是一种脑保护药物。每次 30 mg 加入 5%葡萄糖注射液250 mL中静脉滴注,每天 2 次,连用 14 天。

(九)其他内科治疗

1.调节和稳定血压

急性脑梗死患者的血压检测和治疗是一个存在争议的领域。因为血压偏低会减少脑血流灌注,加重脑梗死。在急性期,患者会出现不同程度的血压升高。原因是多方面的,如脑卒中后的应激反应、膀胱充盈、疼痛及机体对脑缺氧和颅内压升高的代偿反应等,且其升高的程度与脑梗死病灶大小和部位、疾病前是否患高血压有关。脑梗死早期的高血压处理取决于血压升高的程度及患者的整体情况。美国脑卒中学会(ASA)和欧洲脑卒中促进会(EUSI)都赞同:收缩压超过 29.3 kPa(220 mmHg)或舒张压超过 16.0 kPa(120 mmHg)以上,则应给予谨慎缓慢降压治疗,并严密观察血压变化,防止血压降得过低。然而有一些脑血管治疗中心,主张只有在出现下列情况才考虑降压治疗,如合并夹层动脉瘤、肾衰竭、心脏衰竭及高血压脑病时。但在溶栓治疗时,需及时降压治疗,应避免收缩压＞24.7 kPa(185 mmHg),以防止继发性出血。降压推荐使用微输液泵静脉注射硝普钠,可迅速、平稳地降低血压至所需水平,也可用利喜定(压宁定)、卡维地洛等。血压过低对脑梗死不利,应适当提高血压。

2.控制血糖

糖尿病是脑卒中的危险因素之一,并可加重急性脑梗死和局灶性缺血再灌注损伤。欧洲脑卒中组织(ESO)《缺血性脑卒中和短暂性脑缺血发作处理指南》[欧洲脑卒中促进会(EUSI),2008 年]指出,已证实急性脑卒中后高血糖与大面积脑梗死、皮质受累及其功能转归不良有关,但积极降低血糖能否改善患者的临床转归,尚缺乏足够证据。如果过去没有糖尿病史,只是急性脑卒中后血糖应激性升高,则不必应用降糖措施,只需输液中尽量不用葡萄糖注射液似可降低血糖水平;有糖尿病史的患者必须同时应用降糖药适当控制高血糖;血糖超过 10 mmol/L (180 mg/dL)时需降糖处理。

3.心脏疾病的防治

对并发心脏疾病的患者要采取相应防治措施,如果要应用甘露醇脱水治疗,则必须加用呋塞米以减少心脏负荷。

4.防治感染

对有吞咽困难或意识障碍的脑梗死患者,常常容易合并肺部感染,应给予相应抗生素和止咳化痰药物,必要时行气管切开,有利吸痰。

5.保证营养和水、电解质的平衡

特别是对有吞咽困难和意识障碍的患者,应采用鼻饲,保证营养、水与电解质的补充。

6.体温管理

在实验室脑卒中模型中,发热与脑梗死体积增大和转归不良有关。体温升高可能是中枢性高热或继发感染的结果,均与临床转归不良有关。应积极迅速找出感染灶并予以适当治疗,并可使用乙酰氨基酚进行退热治疗。

(十)康复治疗

脑梗死患者只要生命体征稳定,应尽早开始康复治疗,主要目的是促进神经功能的恢复。早期进行瘫痪肢体的功能锻炼和语言训练,防止关节挛缩和足下垂,可采用针灸、按摩、理疗和被动运动等措施。

七、预后与预防

(一)预后

(1)如果得到及时的治疗,特别是能及时在卒中单元获得早期溶栓疗法等系统规范的中西医结合治疗,可提高疗效,减少致残率,30%～50%的患者能自理生活,甚至恢复工作能力。

(2)脑梗死国外病死率为 6.9%～20%,其中颈内动脉系统梗死为 17%,椎-基底动脉系统梗死为 18%。秦震等观察随访经 CT 证实的脑梗死 1～7 年的预后,发现:①累计生存率,6 个月为96.8%,12 个月为 91%,2 年为 81.7%,3 年为 81.7%,4 年为 76.5%,5 年为 76.5%,6 年为 71%,7 年为 71%。急性期病死率为22.3%,其中颈内动脉系统 22%,椎-基底动脉系统 25%。意识障碍、肢体瘫痪和继发肺部感染是影响预后的主要因素。②累计病死率在开始半年内迅速上升,一年半达高峰。说明发病后一年半不能恢复自理者,继续恢复的可能性较小。

（二）预防

1.一级预防

一级预防是指发病前的预防，即通过早期改变不健康的生活方式，积极主动地控制危险因素，从而达到使脑血管疾病不发生或发病年龄推迟的目的。从流行病学角度看，只有一级预防才能降低人群发病率，所以对于病死率及致残率很高的脑血管疾病来说，重视并加强开展一级预防的意义远远大于二级预防。

对血栓形成性脑梗死的危险因素及其干预管理有下述几方面：服用降血压药物，有效控制高血压，防治心脏病，冠心病患者应服用小剂量阿司匹林，定期监测血糖和血脂，合理饮食和应用降糖药物和降脂药物，不抽烟、不酗酒，对动脉狭窄患者及无症状颈内动脉狭窄患者一般不推荐手术治疗或血管内介入治疗，对重度颈动脉狭窄（≥70％）的患者在有条件的医院可以考虑行颈动脉内膜切除术或血管内介入治疗。

2.二级预防

脑卒中首次发病后应尽早开展二级预防工作，可预防或降低再次发生率。二级预防有下述几个方面：首先要对第1次发病机制正确评估，管理和控制血压、血糖、血脂和心脏病，应用抗血小板聚集药物，颈内动脉狭窄的干预同一级预防，有效降低同型半胱氨酸水平等。

（张跃其）

第三章

心内科疾病诊治

第一节　原发性高血压

高血压是一种以体循环动脉压升高为主要表现的临床综合征,是最常见的心血管疾病。可分为原发性及继发性两大类。在绝大多数患者中,高血压的病因不明,称为原发性高血压,又称高血压病,占总高血压患者的95%以上;在不足5%的患者中,血压升高是某些疾病的一种临床表现,本身有明确而独立的病因,称为继发性高血压。

我国高血压的发病率较高,1991年全国高血压的抽样普查显示,血压>18.7/12.0 kPa(140/90 mmHg)的人占13.49%,美国>18.7/12.0 kPa(140/90 mmHg)的人占24%。在我国高血压的致死率和致残率也较高。

我国高血压的知晓率、治疗率和控制率均较低。据2000年的资料,我国高血压的知晓率为26.3%;治疗率为21.2%,控制率为2.8%。

一、病因和发病机制

原发性高血压的病因尚未完全阐明,目前认为是在一定的遗传背景下由于多种后天环境因素作用使正常血压调节机制失代偿所致。

(一)遗传和基因因素

高血压病有明显的遗传倾向,据估计人群中至少20%～40%的血压变异是由遗传决定的。流行病学研究提示高血压发病有明显的家族聚集性。双亲无高血压、一方有高血压或双亲均有高血压,其子女高血压发生率分别为3%、28%和46%。单卵双生的同胞血压一致性较双卵双生同胞更为明显。

(二)环境因素

高血压可能是遗传易感性和环境因素相互影响的结果。体重超重、膳食中高盐和中度以上饮酒是国际上已确定且亦为我国的流行病学研究证实的与高血压发病密切相关的危险因素。

国人平均体重指数(BMI)中年男性和女性分别为21～24.5和21～25,近年来国人的BMI均值及超重率有增加的趋势。BMI与血压呈显著相关,前瞻性研究表明,基线BMI每增加1 kg/m^2,高血压的发生危险5年内增加9%。每天饮酒量与血压呈线性相关。

膳食中钠盐摄入量与人群血压水平和高血压病患病率呈显著相关性。每天为满足人体生理平衡仅需摄入 0.5 g 氯化钠。国人食盐量每天北方为 12～18 g,南方为 7～8 g,高于西方国家。每人每天食盐平均摄入量增加 2 g,收缩压和舒张压分别增高 0.3 kPa(2.0 mmHg)和 0.2 kPa(1.2 mmHg)。我国膳食钙摄入量低于中位数人群中,膳食钠/钾比值亦与血压呈显著相关。

(三)交感神经活性亢进

交感神经活性亢进是高血压发病机制中的重要环节。动物试验表明,条件反射可形成狗的神经精神源性高血压。长期处于应激状态如从事驾驶员、飞行员、外科医师、会计师、电脑等职业者高血压的患病率明显增加。原发性高血压患者中约 40% 循环中儿茶酚胺水平升高。长期的精神紧张、焦虑、压抑等所致的反复应激状态,以及对应激的反应性增强,使大脑皮质下神经中枢功能紊乱,交感神经和副交感神经之间的平衡失调,交感神经兴奋性增加,其末梢释放儿茶酚胺增多。

(四)肾素-血管紧张素-醛固酮系统(RAAS)

体内存在两种 RAAS,即循环 RAAS 和局部 RAAS。Ang Ⅱ 是循环 RAAS 的最重要成分,通过强有力的直接收缩小动脉或通过刺激肾上腺皮质球状带分泌醛固酮而扩大血容量,或通过促进肾上腺髓质和交感神经末梢释放儿茶酚胺,均可显著升高血压。此外,体内其他激素如糖皮质激素、生长激素、雌激素等升高血压的途径亦主要经 RAAS 而产生。近年来发现,很多组织,例如血管壁、心脏、中枢神经、肾脏肾上腺中均有 RAAS 各成分的 mRNA 表达,并有 Ang Ⅱ 受体和盐皮质激素受体存在。

引起 RAS 激活的主要因素有肾灌注减低,肾小管内液钠浓度减少,血容量降低,低钾血症,利尿剂及精神紧张,寒冷,直立运动等。

目前认为,醛固酮在 RAAS 中占有不可缺少的重要地位。它具有依赖于 Ang Ⅱ 的一面,又有不完全依赖于 Ang Ⅱ 的独立作用,特别是在心肌和血管重塑方面。它除了受 Ang Ⅱ 的调节外,还受低钾、ACTH 等的调节。

(五)血管重塑

血管重塑既是高血压所致的病理改变,也是高血压维持的结构基础。血管壁具有感受和整合急、慢性刺激并做出反应的能力,其结构处于持续的变化状态。高血压伴发的阻力血管重塑包括营养性重塑和肥厚性重塑两类。血压因素、血管活性物质、生长因子及遗传因素共同参与了高血压血管重塑的过程。

(六)内皮细胞功能受损

血管管腔的表面均覆盖着内皮组织,其细胞总数几乎和肝脏相当,可看作人体内最大的脏器之一。内皮细胞不仅是一种屏障结构,而且具有调节血管舒缩功能、血流稳定性和血管重塑的重要作用。血压升高使血管壁剪切力和应力增加,去甲肾上腺素等血管活性物质增多,可明显损害内皮及其功能。内皮功能障碍可能是高血压导致靶器官损害及其并发症的重要原因。

(七)胰岛素抵抗

高血压病患者中约有半数存在胰岛素抵抗现象。胰岛素抵抗指的是机体组织对胰岛素作用敏感性和/或反应性降低的一种病理生理反应,还使血管对体内升压物质反应增强,血中儿茶酚胺水平增加。高胰岛素血症可影响跨膜阳离子转运,使细胞内钙升高,加强缩血管作用。此外,还可影响糖、脂代谢及脂质代谢。上述这些改变均能促使血压升高,诱发动脉粥样硬化病变。

二、病理解剖

高血压的主要病理改变是动脉的病变和左心室的肥厚。随着病程的进展,心、脑、肾等重要脏器均可累及,其结构和功能因此发生不同程度的改变。

(一)心脏

高血压病引起的心脏改变主要包括左心室肥厚和冠状动脉粥样硬化。血压升高和其他代谢内分泌因素引起心肌细胞体积增大和间质增生,使左心室体积和重量增加,从而导致左心室肥厚。血压升高和冠状动脉粥样硬化有密切的关系。冠状动脉粥样硬化病变的特点为动脉壁上出现纤维素性和纤维脂肪性斑块,并有血栓附着。随斑块的扩大和管腔狭窄的加重,可产生心肌缺血;斑块的破裂、出血及继发性血栓形成等可堵塞管腔造成心肌梗死。

(二)脑

脑小动脉尤其颅底动脉环是高血压动脉粥样硬化的好发部位,可造成脑卒中,颈动脉的粥样硬化可导致同样的后果。近半数高血压病患者脑内小动脉有许多微小动脉瘤,这是导致脑出血的重要原因。

(三)肾

高血压持续 5～10 年,即可引起肾脏小动脉硬化(弓状动脉硬化及小叶间动脉内膜增厚,入球小动脉玻璃样变),管壁增厚,管腔变窄,进而继发肾实质缺血性损害(肾小球缺血性皱缩、硬化,肾小管萎缩,肾间质炎性细胞浸润及纤维化),造成良性小动脉性肾硬化症。良性小动脉性肾硬化症发生后,由于部分肾单位被破坏,残存肾单位为代偿排泄废物,肾小球即会出现高压、高灌注及高滤过("三高"),而此"三高"又有两面性,若持续存在又会促使残存肾小球本身硬化,加速肾损害的进展,最终引起肾衰竭。

三、临床特点

(一)血压变化

高血压病初期血压呈波动性,血压可暂时性升高,但仍可自行下降和恢复正常。血压升高与情绪激动、精神紧张、焦虑及体力活动有关,休息或去除诱因血压便下降。随病情迁延,尤其在并发靶器官损害或有并发症之后,血压逐渐呈稳定和持久升高,此时血压仍可波动,但多数时间血压处于正常水平以上,情绪和精神变化可使血压进一步升高,休息或去除诱因并不能使之满意下降和恢复正常。

(二)症状

大多数患者起病隐袭,症状缺如或不明显,仅在体检或因其他疾病就医时才被发现。有的患者可出现头痛、心悸、后颈部或颞部搏动感,还有表现为神经官能症状如失眠、健忘或记忆力减退、注意力不集中、耳鸣、情绪易波动或发怒及神经质等。病程后期心脑肾等靶器官受损或有并发症时,可出现相应的症状。

(三)并发症的表现

左心室肥厚的可靠体征为抬举性心尖冲动,表现为心尖冲动明显增强、搏动范围扩大及心尖冲动左移,提示左心室增大。主动脉瓣区第 2 心音可增加,带有金属音调。合并冠心病时可发生心绞痛,心肌梗死甚至猝死。晚期可发生心力衰竭。

脑血管并发症是我国高血压病最为常见的并发症,年发病率为 120/10 万～180/10 万,是急性心肌梗死的 4～6 倍。早期可有短暂性脑缺血发作(TIA),还可发生脑血栓形成、脑栓塞(包括腔隙性脑梗死)、高血压脑病及颅内出血等。长期持久血压升高可引起良性小动脉性肾硬化症,从而导致肾实质的损害,可出现蛋白尿、肾功能损害,严重者可出现肾衰竭。

眼底血管被累及可出现视力进行性减退,严重高血压可促使形成主动脉夹层并破裂,常可致命。

四、实验室和特殊检查

(一)血压的测量

测量血压是诊断高血压和评估其严重程度的主要依据。目前评价血压水平的方法有以下 3 种。

1.诊所偶测血压

诊所偶测血压(简称偶测血压)是由医护人员在标准条件下按统一的规范进行测量,是目前诊断高血压和分级的标准方法。应相隔 2 分钟重复测量,以 2 次读数平均值为准,如 2 次测量的收缩压或舒张压读数相差超过 0.7 kPa(5 mmHg),应再次测量,并取 3 次读数的平均值。

2.自测血压

采用无创半自动或全自动电子血压计在家中或其他环境中患者给自己或家属给患者测量血压,称为自测血压,它是偶测血压的重要补充,在诊断单纯性诊所高血压,评价降压治疗的效果,改善治疗的依从性等方面均极其有益。

3.动态血压监测

一般监测的时间为 24 小时,测压时间间隔白天为 30 分钟,夜间为 60 分钟。动态血压监测提供 24 小时,白天和夜间各时间段血压的平均值和离散度,可较为客观和敏感地反映患者的实际血压水平,且可了解血压的变异性和昼夜变化的节律性,估计靶器官损害与预后,比偶测血压更为准确。

动态血压监测的参考标准正常值:24 小时低于 17.3/10.7 kPa(130/80 mmHg),白天低于 18.0/11.3 kPa(135/85 mmHg),夜间低于 16.7/10.0 kPa(125/75 mmHg)。夜间血压均值一般较白天均值低10%～20%。正常血压波动曲线形状如长柄勺,夜间 2～3 时处于低谷,凌晨迅速上升,上午6～8 时和下午 4～6 时出现两个高峰,尔后缓慢下降。早期高血压患者的动态血压曲线波动幅度较大,晚期患者波动幅度较小。

(二)尿液检查

肉眼观察尿的透明度、颜色,有无血尿;测比重、pH、蛋白和糖含量,并做镜检。尿比重降低(<1.010)提示肾小管浓缩功能障碍。正常尿液 pH 在 5.0～7.0。某些肾脏疾病如慢性肾小球肾炎并发的高血压可在血糖正常的情况下出现糖尿,是由于近端肾小管重吸收障碍引起。尿微量蛋白可采用放射免疫分析法或酶联免疫法测定,其升高程度,与高血压病程及合并的肾功能损害有密切关系。尿转铁蛋白排泄率更为敏感。

(三)血液生化检查

测定血钾、血尿素氮、肌酐、尿酸、空腹血糖、血脂,还可检测一些选择性项目如 PRA、醛固酮。

(四)X 线胸片

早期高血压患者可无特殊异常,后期患者可见主动脉弓迂曲延长、左心室增大。X 线胸片对主动脉夹层、胸主动脉及腹主动脉缩窄有一定的帮助,但进一步确诊还需做相关检查。

(五)心电图

体表心电图对诊断高血压患者是否合并左心室肥厚、左心房负荷过重和心律失常有一定帮助。心电图诊断左心室肥厚的敏感性不如超声心动图,但对评估预后有帮助。

(六)超声心动图(UCG)

UCG能可靠地诊断左心室肥厚,其敏感性较心电图高7~10倍。左心室重量指数(LVMI)是一项反映左心肥厚及其程度的较为准确的指标,与病理解剖的符合率和相关性较高。UCG还可评价高血压患者的心脏功能,包括收缩功能、舒张功能。如疑有颈动脉、外周动脉和主动脉病变,应做血管超声检查;疑有肾脏疾病的患者,应做肾脏B超。

(七)眼底检查

可发现眼底的血管病变和视网膜病变。血管病变包括变细、扭曲、反光增强、交叉压迫及动静脉比例降低。视网膜病变包括出血、渗出、视乳突水肿等。高血压眼底改变可分为4级。

Ⅰ级:视网膜小动脉出现轻度狭窄、硬化、痉挛和变细。

Ⅱ级:小动脉呈中度硬化和狭窄,出现动脉交叉压迫综合征,视网膜静脉阻塞。

Ⅲ级:动脉中度以上狭窄伴局部收缩,视网膜有棉絮状渗出、出血和水肿。

Ⅳ级:视神经乳突水肿并有Ⅲ级眼底的各种表现。

高血压眼底改变与病情的严重程度和预后相关。Ⅲ和Ⅳ级眼底,是急进型和恶性高血压诊断的重要依据。

五、诊断和鉴别诊断

高血压患者应进行全面的临床评估。评估的方法是详细询问病史、做体格检查和实验室检查,必要时还要进行一些特殊的器械检查。

(一)诊断标准和分类

如表3-1所示,根据1999年世界卫生组织高血压专家委员会(WHO/ISH)确定的标准和中国高血压防治指南(1999年10月)的规定,18岁以上成年人高血压定义为在未服抗高血压药物的情况下收缩压≥18.7 kPa(140 mmHg)和/或舒张压≥12.0 kPa(90 mmHg)。患者既往有高血压史,目前正服用抗高血压药物,血压虽已低于18.7/12.0 kPa(140/90 mmHg),也应诊断为高血压;患者收缩压与舒张压属于不同的级别时,应按两者中较高的级别分类。

(二)高血压的危险分层

高血压是脑卒中和冠心病的独立危险因素。高血压病患者的预后和治疗决策不仅要考虑血压水平,还要考虑到心血管疾病的危险因素、靶器官损害和相关的临床状况,并可根据某几项因素合并存在时对心血管事件绝对危险的影响,作出危险分层的评估,即将心血管事件的绝对危险性分为4类:低危、中危、高危和极高危。在随后的10年中发生一种主要心血管事件的危险性低危组、中危组、高危组和极高危组分别为低于15%、15%~20%、20%~30%和高于30%(见表3-2)。

高血压危险分层的主要根据是弗明翰研究中心的平均年龄60岁(45~80岁)患者随访10年心血管疾病死亡、非致死性脑卒中和心肌梗死的资料。但西方国家高血压人群中并发的脑卒中发病率相对较低,而心力衰竭或肾脏疾病较常见,故这一危险性分层仅供我们参考(见表3-3)。

表 3-1　1999 年 WHO 血压水平的定义和分类

类别	收缩压(mmHg)	舒张压(mmHg)
理想血压	<120	<80
正常血压	<120	<85
正常高值	130~139	85~89
1 级高血压(轻度)	140~159	90~99
亚组:临界高血压	140~149	90~94
2 级高血压(中度)	160~179	100~109
3 级高血压(重度)	≥180	≥110
单纯收缩期高血压	≥140	<90
亚组:临界收缩期高血压	140~149	<90

注:1 mmHg＝0.133 kPa。

表 3-2　影响预后的因素

心血管疾病的危险因素	靶器官损害	合并的临床情况
用于危险性分层的危险因素 1.收缩压和舒张压的水平(1~3 级) 2.男性>55 岁 3.女性>65 岁 4.吸烟 5.胆固醇>5.72 mmol/L 　(2.2 mg/dL) 6.糖尿病 7.早发心血管疾病家族史(发病年龄<55 岁,女<65 岁) 加重预后的其他因素 1.高密度脂蛋白胆固醇降低 2.低密度脂蛋白胆固醇升高 3.糖尿病伴微量清蛋白尿 4.葡萄糖耐量降低 5.肥胖 6.以静息为主的生活方式 7.血浆纤维蛋白原增高	1.左心室肥厚(心电图、超声心动图或 X 线) 2.蛋白尿和/或血浆肌酐水平升高 106~177 μmol/L(1.2~2.0 mg/dL) 3.超声或 X 线证实有动脉粥样硬化斑块(颈、髂、股或主动脉) 4.视网膜普遍或灶性动脉狭窄	脑血管疾病 1.缺血性脑卒中 2.脑出血 3.短暂性脑缺血发作(TIA) 心脏疾病 1.心肌梗死 2.心绞痛 3.冠状动脉血运重建 4.充血性心力衰竭 肾脏疾病 1.糖尿病肾病 2.肾衰竭(血肌酐水平 >177 μmol/L 或 2.0 mg/dL) 血管疾病 1.夹层动脉瘤 2.症状性动脉疾病 重度高血压性视网膜病变 1.出血或渗出 2.视乳突水肿

(三)鉴别诊断

在确诊高血压病之前应排除各种类型的继发性高血压,因为有些继发性高血压的病因可消除,其原发疾病治愈后,血压即可恢复正常。常见的继发性高血压有下列几种类型。

表 3-3　高血压病的危险分层

危险因素和病史	血压(kPa)		
	1 级	2 级	3 级
Ⅰ　无其他危险因素	低危	中危	高危
Ⅱ　1~2 危险因素	中危	中危	极高危
Ⅲ　≥3 个危险因素或靶器官损害或糖尿病	高危	高危	极高危
Ⅳ　并存的临床情况	极高危	极高危	极高危

1.肾实质性疾病

慢性肾小球肾炎、慢性肾盂肾炎、多囊肾和糖尿病肾病等均可引起高血压。这些疾病早期均有明显的肾脏病变的临床表现,在病程的中后期出现高血压,至终末期肾病阶段高血压几乎都和肾功能不全相伴发。因此,根据病史、尿常规和尿沉渣细胞计数不难与原发性高血压的肾脏损害相鉴别。肾穿刺病理检查有助于诊断慢性肾小球肾炎;多次尿细菌培养和静脉肾盂造影对诊断慢性肾盂肾炎有价值。糖尿病肾病者均有多年糖尿病史。

2.肾血管性高血压

单侧或双侧肾动脉主干或分支病变可导致高血压。肾动脉病变可为先天性或后天性。先天性肾动脉狭窄主要为肾动脉肌纤维发育不良所致;后天性狭窄由大动脉炎、肾动脉粥样硬化、动脉内膜纤维组织增生等病变所致,此外,肾动脉周围粘连或肾蒂扭曲也可导致肾动脉狭窄。此病在成人高血压中不足 1%,但在骤发的重度高血压和临床上有可疑诊断线索的患者中则有较高的发病率。如有骤发的高血压并迅速进展至急进性高血压、中青年尤其是 30 岁以下的高血压且无其他原因、腹部或肋脊角闻及血管杂音,提示肾血管性高血压的可能。可疑病例可做肾动脉多普勒超声、口服卡托普利激发后做同位素肾图和肾素测定、肾动脉造影,数字减影血管造影术(DSA),有助于作出诊断。

3.嗜铬细胞瘤

嗜铬细胞瘤 90% 位于肾上腺髓质,右侧多于左侧。交感神经节和体内其他部位的嗜铬组织也可发生此病。肿瘤释放出大量儿茶酚胺,引起血压升高和代谢紊乱。高血压可为持续性,亦可呈阵发性。阵发性高血压发作的持续时间从十多分钟至数天,间歇期亦长短不等。发作频繁者 1 天可数次。发作时除血压骤然升高外,还有头痛、心悸、恶心、多汗、四肢冰冷和麻木感、视力减退、上腹或胸骨后疼痛等。典型的发作可由于情绪改变如兴奋、恐惧、发怒而诱发。年轻人难以控制的高血压,应注意与此病相鉴别。此病如表现为持续性高血压则难与原发性高血压相鉴别。血和尿儿茶酚胺及其代谢产物香草基杏仁酸(VMA)的测定、酚妥拉明试验、胰高血糖素激发试验、可乐定抑制试验、甲氧氯普胺试验有助于作出诊断。超声、放射性核素及电子计算机 X 线体层显像(CT)、磁共振显像可显示肿瘤的部位。

4.原发性醛固酮增多症

病因为肾上腺肿瘤或增生所致的醛固酮分泌过多,典型的症状和体征见以下三个方面。

(1)轻至中度高血压。

(2)多尿尤其夜尿增多、口渴、尿比重下降、碱性尿和蛋白尿。

(3)发作性肌无力或瘫痪、肌痛、抽搐或手足麻木感等。

凡高血压者合并上述 3 项临床表现,并有低钾血症、高血钠性碱中毒而无其他原因可解释的,应考虑此病。实验室检查可发现血和尿醛固酮升高,血浆肾素降低、尿醛固酮排泄增多等。

5.皮质醇增多症

皮质醇增多症为肾上腺皮质肿瘤或增生分泌糖皮质激素过多所致。除高血压外,有向心性肥胖、满月脸、水牛背、皮肤紫纹、毛发增多、血糖增高等特征,诊断一般并不困难。24 小时尿中 17-羟及 17-酮类固醇增多,地塞米松抑制试验及肾上腺皮质激素兴奋试验阳性有助于诊断。颅内蝶鞍 X 线检查、肾上腺 CT 扫描及放射性碘化胆固醇肾上腺扫描可用于病变定位。

6.主动脉缩窄

多数为先天性血管畸形,少数为多发性大动脉炎所引起。特点为上肢血压增高而下肢血压不高或降低,呈上肢血压高于下肢血压的反常现象。肩胛间区、胸骨旁、腋部可有侧支循环动脉的搏动和杂音或腹部听诊有血管杂音。胸部 X 线摄影可显示肋骨受侧支动脉侵蚀引起的切迹。主动脉造影可确定诊断。

六、治疗

(一)高血压患者的评估和监测程序

如图 3-1 所示,确诊高血压病的患者应根据其危险因素、靶器官损害及相关的临床情况作出危险分层。高危和极高危患者应立即开始用药物治疗。中危和低危患者则先监测血压和其他危险因素,而后再根据血压状况决定是否开始药物治疗。

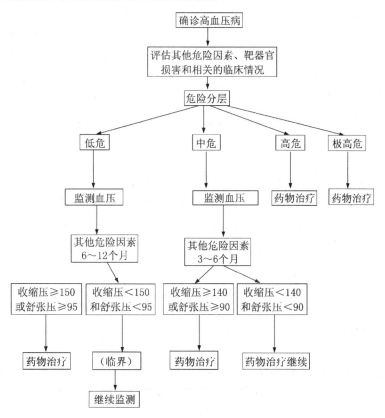

图 3-1　高血压病患者评估和处理程序(血压单位为 mmHg)

(二)降压的目标

根据新指南的精神,中青年高血压患者血压应降至 17.3/11.3 kPa(130/85 mmHg)以下。HOT 研究表明,舒张压达到较低目标血压组的糖尿病患者,其心血管病危险明显降低,故伴糖尿病者应把血压降至 17.3/10.7 kPa(130/80 mmHg)以下;高血压合并肾功能不全、尿蛋白超过 1 g/24 h,至少应将血压降至 17.3/10.7 kPa(130/80 mmHg),甚至 16.7/10.0 kPa(125/75 mmHg)以下;老年高血压患者的血压应控制在 18.7/12.0 kPa(140/90 mmHg)以下,且尤应重视降低收缩压。

(三)非药物治疗

高血压应采取综合措施治疗,任何治疗方案都应以非药物疗法为基础。积极有效的非药物治疗可通过多种途径干扰高血压的发病机制,起到一定的降压作用,并有助于减少靶器官损害的发生。非药物治疗的具体内容包括以下几项。

1.戒烟

吸烟所致的加压效应使高血压并发症如脑卒中、心肌梗死和猝死的危险性显著增加,并降低或抵消降压治疗的疗效,加重脂质代谢紊乱,降低胰岛素敏感性,减弱内皮细胞依赖性血管扩张效应和增加左心室肥厚的倾向。戒烟对心血管的良好益处,任何年龄组在戒烟 1 年后即可显示出来。

2.戒酒或限制饮酒

戒酒和减少饮酒可使血压显著降低。

3.减轻和控制体重

体重减轻 10%,收缩压可降低 0.8 kPa(6.6 mmHg)。超重 10% 以上的高血压患者体重减少 5 kg,血压便明显降低,且有助于改善伴发的危险因素如糖尿病、高脂血症、胰岛素抵抗和左心室肥厚。新指南中建议体重指数(kg/m^2)应控制在 24 以下。

4.合理膳食

按 WHO 的建议,钠摄入每天应少于 2.4 g(相当于氯化钠 6 g)。通过食用含钾丰富的水果(如香蕉、橘子)和蔬菜(如油菜、苋菜、香菇、大枣等),增加钾的摄入。要减少膳食中的脂肪,适量补充优质蛋白质。

5.增加体力活动

根据新指南提供的参考标准,常用运动强度指标可用运动时的最大心率达到 180 次/分或 170 次/分减去平时心率,如要求精确则采用最大心率的 60%～85% 作为运动适宜心率。运动频度一般要求每周 3～5 次,每次持续 20～60 分钟即可。中老年高血压患者可选择步行、慢跑、上楼梯、骑自行车等。

6.减轻精神压力,保持心理平衡

长期精神压力和情绪忧郁既是导致高血压,又是降压治疗效果欠佳的重要原因。应对患者进行耐心的劝导和心理疏导,鼓励其参加体育/文化和社交活动,鼓励高血压患者保持宽松、平和、乐观的健康心态。

(四)初始降压治疗药物的选择

高血压病的治疗应采取个体化的原则。应根据高血压危险因素、靶器官损害及合并疾病等情况选择初始降压药物。

(五)高血压病的药物治疗

1.药物治疗原则

(1)采用最小的有效剂量以获得可能有的疗效而使不良反应减至最小。

(2)为了有效防止靶器官损害,要求 24 小时内稳定降压,并能防止从夜间较低血压到清晨血压突然升高而导致猝死、脑卒中和心脏病发作。要达到此目的,最好使用每天 1 次给药而有持续降压作用的药物。

(3)单一药物疗效不佳时不宜过多增加单种药物的剂量,而应及早采用两种或两种以上药物联合治疗,这样有助于提高降压效果而不增加不良反应。

(4)判断某一种或几种降压药物是否有效及是否需要更改治疗方案时,应充分考虑该药物达到最大疗效所需的时间。在药物发挥最大效果前过于频繁地改变治疗方案是不合理的。

(5)高血压病是一种终身性疾病,一旦确诊后应坚持终身治疗。

2.降压药物的选择

目前临床常用的降压药物有许多种类。无论选用何种药物,其治疗目的均是将血压控制在理想范围,预防或减轻靶器官损害。新指南强调,降压药物的选用应根据治疗对象的个体情况、药物的作用、代谢、不良反应和药物的相互作用确定。

3.临床常用的降压药物

临床常用的药物主要有六大类:利尿剂、α 受体阻滞剂、钙通道阻滞剂、血管紧张素转化酶抑制剂(ACEI)、β 受体阻滞剂及血管紧张素 II 受体阻滞剂。降压药物的疗效和不良反应情况个体间差异很大,临床应用时要充分注意。具体选用哪一种或几种药物就参照前述的用药原则全面考虑。

(1)利尿剂。①作用机制:此类药物可减少细胞外液容量、降低心排血量,并通过利钠作用降低血压。降压作用较弱,起作用较缓慢,但与其他降压药物联合应用时常有相加或协同作用,常可作为高血压的基础治疗。螺内酯不仅可以降压,而且能抑制心肌及血管的纤维化。②种类和应用方法:有噻嗪类、保钾利尿剂和襻利尿剂三类。降压治疗中比较常用的利尿剂有下列几种:氢氯噻嗪 12.5~25 mg,每天 1 次;阿米洛利 5~10 mg,每天 1 次;吲达帕胺 1.25~2.5 mg,每天 1 次;氯噻酮 12.5~25 mg,每天 1 次;螺内酯 20 mg,每天 1 次;氨苯蝶啶 25~50 mg,每天 1 次。在少数情况下用呋塞米 20~40 mg,每天两次。③主要适应证:利尿剂可作为无并发症高血压患者的首选药物,主要适用于轻中度高血压,尤其是老年高血压包括老年单纯性收缩期高血压、肥胖及并发心力衰竭患者。襻利尿剂作用迅速,肾功能不全时应用较多。④注意事项:利尿剂应用可降低血钾,尤以噻嗪类和呋塞米为明显,长期应用者应适量补钾(每天1~3 g),并鼓励多吃水果和富含钾的绿色蔬菜。此外,噻嗪类药物可干扰糖、脂和尿酸代谢,故应慎用于糖尿病和血脂代谢失调者,禁用于痛风患者。保钾利尿剂因可升高血钾,应尽量避免与 ACEI 合用,禁用于肾功能不全者。利尿剂的不良反应与剂量密切相关,故宜采用小剂量。

(2)β 受体阻滞剂。①作用机制:通过减慢心率、减低心肌收缩力、降低心排血量、减低血浆肾素活性等多种机制发挥降压作用。其降压作用较弱,起效时间较长(1~2 周)。②主要适应证:主要适用于轻中度高血压,尤其在静息时心率较快(>80 次/分)的中青年患者,也适用于高肾素活性的高血压、伴心绞痛或心肌梗死后及伴室上性快速心律失常者。③种类和应用方法:常用于降压治疗的 β_1 受体阻滞剂有美托洛尔 25~50 mg,每天 1~2 次;阿替洛尔 25 mg,每天 1~2 次;比索洛尔 2.5~10 mg,每天 1 次。选择性 α_1 和非选择性 β 受体阻滞剂:拉贝洛尔每次

0.1 g,每天 3～4 次,以后按需增至 0.6～0.8 g,重症高血压可达每天1.2～2.4 g;卡维地洛6.25～12.5 mg,每天 2 次。拉贝洛尔和美托洛尔均有静脉制剂,可用于重症高血压或高血压危象而需要较迅速降压治疗的患者。④注意事项:常见的不良反应有疲乏和肢体冷感,可出现躁动不安、胃肠功能不良等。还可能影响糖代谢、脂代谢,因此伴有心脏传导阻滞、哮喘、慢性阻塞性肺部疾病及周围血管疾病患者应列为禁忌;因此类药可掩盖低血糖反应,因此应慎用于 1 型糖尿病患者。长期应用者突然停药可发生反跳现象,即原有的症状加重、恶化或出现新的表现,较常见有血压反跳性升高,伴头痛、焦虑、震颤、出汗等,称为撤药综合征。

(3)钙通道阻滞剂(CCB)。①作用机制:主要通过阻滞细胞质膜的钙离子通道、松弛周围动脉血管的平滑肌,使外周血管阻力下降而发挥降压作用。②主要适应证:可用于各种程度的高血压,尤其是老年高血压、伴冠心病心绞痛、周围血管病、糖尿病或糖耐量异常妊娠期高血压及合并有肾脏损害的患者。③种类和应用方法:应优先考虑使用长效制剂如非洛地平缓释片2.5～5 mg,每天 1 次;硝苯地平控释片 30 mg,每天 1 次;氨氯地平 5 mg,每天 1 次;拉西地平 4 mg,每天 1～2 次;维拉帕米缓释片120～240 mg,每天 1 次;地尔硫草缓释片 90～180 mg,每天 1 次。由于有诱发猝死之嫌,速效二氢吡啶类钙通道阻滞剂的临床使用正在逐渐减少,而提倡应用长效制剂。其价格一般较低廉,在经济条件落后的农村及边远地区速效制剂仍不失为一种可供选择的抗高血压药物,可使用硝苯地平或尼群地平普通片剂10 mg,每天 2～3 次。④注意事项:主要不良反应为血管扩张所致的头痛、颜面潮红和踝部水肿,发生率在 10% 以下,需要停药的只占极少数。踝部水肿是由于毛细血管前血管扩张而非水钠潴留所致。硝苯地平的不良反应较明显且可引起反射性心率加快,但若从小剂量开始逐渐加大剂量,可明显减轻或减少这些不良反应。非二氢吡啶类对传导功能及心肌收缩力有负性影响,因此禁用于心脏传导阻滞和心力衰竭时。

(4)血管紧张素转化酶抑制剂(ACEI)。①作用机制:通过抑制血管紧张素转换酶使血管紧张素Ⅱ生成减少,并抑制缓激肽,使缓激肽降解。这类药物可抑制循环和组织的 RAAS,减少神经末梢释放去甲肾上腺素和血管内皮形成内皮素;还可作用于缓激肽系统,抑制缓激肽降解,增加缓激肽和扩张血管的前列腺素的形成。这些作用不仅能有效降低血压,而且具有靶器官保护的功能。ACEI 对糖代谢和脂代谢无影响,血浆尿酸可能降低。即使合用利尿剂亦可维持血钾稳定,因 ACEI 可防止利尿剂所致的继发性高醛固酮血症。此外,ACEI 在产生降压作用时不会引起反射性心动过速。②种类和应用方法:常用的 ACEI 有卡托普利 25～50 mg,每天 2～3 次;依那普利 5～10 mg,每天 1～2 次;贝那普利 5～20 mg,雷米普利 2.5～5 mg,培哚普利 4～8 mg,福辛普利 10～20 mg,均每天 1 次。③主要适应证:ACEI 可用来治疗轻中度或严重高血压,尤其适用于伴左心室肥厚、左心室功能不全或心力衰竭、糖尿病并有微量蛋白尿、肾脏损害(血肌酐＜265 μmol/L)并有蛋白尿等患者。本药还可安全地使用于伴有慢性阻塞性肺部疾病或哮喘、周围血管疾病或雷诺现象、抑郁症及 1 型糖尿病患者。④注意事项:最常见不良反应为持续性干咳,发生率为 3%～22%。多见于用药早期(数天至几周),亦可出现于治疗的后期,其机制可能由于 ACEI 抑制了激肽酶Ⅱ,使缓激肽的作用增强和前列腺素形成。症状不重应坚持服药,半数可在 2～3 月内咳嗽消失。改用其他 ACEI,咳嗽可能不出现。福辛普利和西拉普利引起干咳少见。其他可能发生不良反应有低血压、高钾血症、血管神经性水肿(偶尔可致喉痉挛、喉或声带水肿)、皮疹及味觉障碍。

双侧肾动脉狭窄或单侧肾动脉严重狭窄、合并高钾血症或严重肾衰竭等患者 ACEI 应列为禁忌。因有致畸危险也不能用于合并妊娠的妇女。

（5）血管紧张素Ⅱ受体阻滞剂（ARB）。①作用机制：这类药物可选择性阻断 AngⅡ的Ⅰ型受体而起作用，具有 ACEI 相似的血流动力学效应。从理论上讲，其比 ACEI 存在如下优点：作用不受 ACE 基因多态性的影响；还能抑制非 ACE 催化产生的 AngⅡ的致病作用；促进 AngⅡ与 AT₂结合发挥"有益"效应。这三项优点结合起来将可能使 ARB 的降血压及对靶器官保护作用更有效，但需要大规模的临床试验进一步证实，目前尚无循证医学的证据表明 ARB 的疗效优于或等同于 ACEI。②种类和应用方法：目前在国内上市的 ARB 有三类：第一、二、三代分别为氯沙坦、缬沙坦、依贝沙坦。氯沙坦 50～100 mg，每天 1 次，氯沙坦和小剂量氢氯噻嗪（25 mg/d）合用，可明显增强降压效应；缬沙坦 80～160 mg，每天 1 次；依贝沙坦 150 mg，每天 1 次；替米沙坦 80 mg，每天 1 次；坎地沙坦 1 mg，每天 1 次。③主要适应证：适用对象与 ACEI 相同。目前主要用于 ACEI 治疗后发生干咳等不良反应且不能耐受的患者。氯沙坦有降低血尿酸作用，尤其适用于伴高尿酸血症或痛风的高血压患者。④注意事项：此类药物的不良反应轻微而短暂，因不良反应需中止治疗者极少。不良反应为头晕、与剂量有关的直立性低血压、皮疹、血管神经性水肿、腹泻、肝功能异常、肌痛和偏头痛等。禁用对象与 ACEI 相同。

（6）α₁受体阻滞剂。①作用机制：这类药可选择性阻滞血管平滑肌突触后膜 α₁受体，使小动脉和静脉扩张，外周阻力降低。长期应用对糖代谢并无不良影响，且可改善脂代谢，升高 HDL-C 水平，还能减轻前列腺增生患者的排尿困难，缓解症状。降压作用较可靠，但是否与利尿剂、受体阻滞剂一样具有降低病死率的效益，尚不清楚。②种类和应用方法：常用制剂有哌唑嗪 1 mg，每天 1 次；多沙唑嗪 1～6 mg，每天 1 次；特拉唑嗪 1～8 mg，每天 1 次；萘哌地尔 25～50 mg，每天 2 次。③适应证：目前一般用于轻中度高血压，尤其适用于伴高脂血症或前列腺肥大患者。④注意事项：主要不良反应为"首剂现象"，多见于首次给药后 30～90 分钟，表现为严重的直立性低血压、眩晕、晕厥、心悸等，是由于内脏交感神经的收缩血管作用被阻滞后，静脉舒张使回心血量减少。首剂现象以哌唑嗪较多见，特拉唑嗪较少见。合用 β 受体阻滞剂、低钠饮食或曾用过利尿剂者较易发生。防治方法是首剂量减半，临睡前服用，服用后平卧或半卧休息 60～90 分钟，并在给药前至少 1 天停用利尿剂。其他不良反应有头痛、嗜睡、口干、心悸、鼻塞、乏力、性功能障碍等，常可在连续用药过程中自行减轻或缓解。有研究表明哌唑嗪能增加高血压患者的死亡率，因此现在临床上已很少应用。

（六）降压药物的联合应用

降压药物的联合应用已公认为是较好和合理的治疗方案。

1.联合用药的意义

研究表明，单药治疗使高血压患者血压达标＜18.7/12.0 kPa（140/90 mmHg）比率仅为 40%～50%，而两种药物的合用可使 70%～80% 的患者血压达标。HOT 试验结果表明，达到预定血压目标水平的患者中，采用单一药物、两药合用或三药合用的患者分别占 30%～40%、40%～50% 和少于 10%，处于联合用药状态约占 68%。

联合用药可减少单一药物剂量，提高患者的耐受性和依从性。单药治疗如效果欠佳，只能加大剂量，这就增加不良反应发生的危险性，且有的药物随剂量增加，不良反应增大的危险性超过了降压作用增加的效益，亦即药物的危险/效益比转向不利的一面。联合用药可避免此种两难局面。

联合用药还可使不同的药物互相取长补短，有可能减轻或抵消某些不良反应。任何药物在长期治疗中均难以完全避免其不良反应,如β受体阻滞剂的减慢心率作用,CCB可引起踝部水肿和心率加快。这些不良反应如能选择适当的合并用药就有可能被矫正或消除。

2.利尿剂为基础的两种药物联合应用

大型临床试验表明,噻嗪类利尿剂可与其他降压药有效地合用,故在需要合并用药时利尿剂可作为基础药物。常采用下列合用方法。

(1)利尿剂加ACEI或血管紧张素Ⅱ受体阻滞剂:利尿剂的不良反应是激活RAAS,造成一系列不利于降低血压的负面作用。然而,这反而增强了ACEI或血管紧张素Ⅱ受体阻滞剂对RAAS的阻断作用,亦即这两种药物通过利尿剂对RAAS的激活,可产生更强有力的降压效果。此外,ACEI和血管紧张素Ⅱ受体阻滞剂由于可使血钾水平稍上升,从而能防止利尿剂长期应用所致的电解质紊乱,尤其是低血钾等不良反应。

(2)利尿剂加β受体阻滞剂或α₁受体阻滞剂:β受体阻滞剂可抵消利尿剂所致的交感神经兴奋和心率增快作用,而噻嗪类利尿剂又可消除β受体阻滞剂或α₁受体阻滞剂的促肾滞钠作用。此外,在对血管的舒缩作用上噻嗪类利尿剂可加强α₁受体阻滞剂的扩血管效应,而抵消β受体阻滞剂的缩血管作用。

3.CCB为基础的两药合用

我国临床上初治药物中仍以CCB最为常用。国人对此类药一般均有良好反应,CCB为基础的联合用药在我国有广泛的基础。

(1)CCB加ACEI:前者具有直接扩张动脉的作用,后者通过阻断RAAS和降低交感活性,既扩张动脉,又扩张静脉,故两药在扩张血管上有协同降压作用。二氢吡啶类CCB产生的踝部水肿可被ACEI消除。两药在心肾和血管保护上,在抗增殖和减少蛋白尿上亦均有协同作用。此外,ACEI可阻断CCB所致反射性交感神经张力增加和心率加快的不良反应。

(2)二氢吡啶类CCB加β受体阻滞剂:前者具有的扩张血管和轻度增加心排血量的作用,正好抵消β受体阻滞剂的缩血管及降低心排血量作用。两药对心率的相反作用可使患者心率不受影响。

4.其他的联合应用方法

如两药合用仍不能奏效,可考虑采用3种药物合用,例如噻嗪类利尿剂加ACEI加水溶性β受体阻滞剂(阿替洛尔),或噻嗪类利尿剂加ACEI加CCB,以及利尿剂加β受体阻滞剂加其他血管扩张药(肼屈嗪)。

七、高血压危象

(一)定义和分类

已经有许多不同的名词被用于血压重度急性升高的情况。但多数研究者将高血压急症定义为收缩压或舒张压急剧增高[如舒张压增高到16.0 kPa(120 mmHg)以上],同时伴有中枢神经系统、心脏或肾脏等靶器官损伤。高血压急症较少见,此类患者需要在严密监测下通过静脉给药的方法使血压立即降低。与高血压急症不同,如果患者的血压重度增高,但无急性靶器官损害的证据,则定义为高血压次急症。对此类患者,需在24~48小时内使血压逐渐下降。两者统称为高血压危象(见表3-4)。

表 3-4　高血压危象的分类

高血压急症	高血压次急症
高血压脑病	进急性恶性高血压
颅内出血	循环中儿茶酚胺水平过高
动脉硬化栓塞性脑梗死	降压药物的撤药综合征
急性肺水肿	服用拟交感神经药物
急性冠脉综合征	食物或药物与单胺氧化酶抑制剂相互作用
急性主动脉夹层	围术期高血压
急性肾衰竭	
肾上腺素能危象	
子痫	

(二)临床表现

高血压危象的症状和体征的轻重往往因人而异。一般症状可有出汗、潮红、苍白、眩晕、濒死感、耳鸣、鼻出血；心脏症状可有心悸、心律失常、胸痛、呼吸困难、肺水肿；脑部症状可有头痛、头晕、恶心、眩目、局部症状、痛性痉挛、昏迷等；肾脏症状有少尿、血尿、蛋白尿、电解质紊乱、氮质血症、尿毒症；眼部症状有闪光、点状视觉、视力模糊、视觉缺陷、复视、失明。

(三)高血压危象的治疗

1.治疗的一般原则

对高血压急症患者,需在 ICU 中严密监测(必要时进行动脉内血压监测),通过静脉给药迅速控制血压(但并非降至正常水平)。对高血压次急症患者,应在 24～48 小时内逐渐降低血压(通常给予口服降压药)。

静脉用药控制血压的即刻目标是在 30～60 分钟内将舒张压降低 10%～15%,或降到 14.7 kPa(110 mmHg)左右。对急性主动脉夹层患者,应 15～30 分钟内达到这一目标。以后用口服降压药维持。

2.高血压急症的治疗

导致高血压急症的疾病基础很多。目前有多种静脉用药可作降压之用(见表 3-5)。

表 3-5　高血压急症静脉用药的选择

	药物选择
急性肺水肿	硝普钠或乌拉地尔,与硝酸甘油和一种襻利尿剂合用
急性心肌缺血	拉贝洛尔或美托洛尔,与硝酸甘油合用。如血压控制不满意,可加用尼卡地平或非诺多泮
脑卒中	拉贝洛尔、尼卡地平或非诺多泮
急性主动脉夹层	拉贝洛尔、或硝普钠加美托洛尔
子痫	肼屈嗪,亦可选用拉贝洛尔或尼卡地平
急性肾衰竭/微血管性贫血	非诺多泮或尼卡地平
儿茶酚胺危象	尼卡地平、维拉帕米或非诺多泮

(1)高血压脑病:高血压脑病的首选治疗包括静脉注射硝普钠、拉贝洛尔、乌拉地尔或尼卡

地平。

(2)脑血管意外:对任何种类的急性脑卒中患者给予紧急降压治疗所能得到的益处目前还都是推测性的,还缺少充分的临床和实验研究证据。① 颅内出血:血压＜24.0/14.0 kPa(180/105 mmHg)无须降压。血压＞30.7/16.0 kPa(230/120 mmHg)可静脉给予拉贝洛尔、硝普钠、乌拉地尔。血压在 24.0～30.7/20.0～16.0 kPa(180～230/150～120 mmHg)可静脉给药,也可口服给药。②急性缺血性中风:参照颅内出血的治疗方案。

(3)急性主动脉夹层:一旦确定为主动脉夹层的诊断,即应力图在 15～30 分钟内使血压降至最低可以耐受的水平(即保持足够的器官灌注)。最初的治疗应包括联合使用静脉硝普钠和一种静脉给予的 β 受体阻滞剂,其中美托洛尔最为常用。尼卡地平或非诺多泮也可使用。拉贝洛尔兼有 α 和 β 受体阻滞作用,可作为硝普钠和 β 受体阻滞剂联合方案的替代。另外,地尔硫草静脉滴注也可用于主动脉夹层。

(4)急性左心室衰竭和肺水肿:严重高血压可诱发急性左心室衰竭。在这种情况下,可给予扩血管药如硝普钠直接减轻心脏后负荷。也可选用硝酸甘油。

(5)冠心病和急性心肌梗死:静脉给予硝酸甘油是这种高血压危象时的首选药物。次选药为拉贝洛尔,静脉给予。如血压控制不满意,可加用尼卡地平或非诺多泮。

(6)围术期高血压:降压药物的选用应根据患者的背景情况,在密切观察下可选用乌拉地尔、拉贝洛尔、硝普钠和硝酸甘油等。

(7)子痫:近年来,在舒张压超过 15.3 kPa(115 mmHg)或发生子痫时,传统上采用肼苯达嗪静脉注射,此药能有效降低血压而不减少胎盘血流。现今在有重症监护的条件下,静脉给予拉贝洛尔和尼卡地平被认为更安全有效。如惊厥出现或迫近,可注射硫酸镁。

3.高血压次急症的治疗

对高血压次急症患者,过快降压会影响心脏和脑的血流供应(尤其是老年人),引起严重的不良反应。如果血压暂时升高的原因是容易识别的,如疼痛或急性焦虑,则合适的治疗是止痛药或抗焦虑药。如果血压增高的原因不明,可给予各种口服降压药(见表3-6)。降压治疗的目的是使增高的血压在 24～48 小时内逐渐降低,这种治疗方法需要在发病后头几天对患者进行密切的随访。

表 3-6　治疗高血压次急症常用的口服药

药名	作用机制	剂量(mg)	说明
卡托普利	ACEI	25～50	口服或舌下给药。最大作用见于给药后 30～90 分钟内。在体液容量不足时,易有血压过度下降。肾动脉狭窄患者禁用
硝酸甘油	血管扩张药	1.25～2.5	舌下给药,最大作用见于 15～30 分钟内。推荐用于冠心病患者
尼卡地平	钙通道阻滞剂	30	口服或舌下给药。仅有少量心率增快。比硝苯地平起效慢而降压时间更长。可致低血压的潮红
拉贝洛尔	α 和 β 受体阻滞剂	200～1 200	口服给药。禁用于慢性阻塞性肺病、充血性心力衰竭恶化、心动过缓的患者。可引起低血压、眩晕、头痛、呕吐、潮红
可乐定	α 受体激动剂	0.1,每 20 分钟 1 次	口服后 30 分钟至 2 小时起效,最大作用见于 1～4 小时内,作用维持 6～8 小时。不良反应为嗜睡、眩晕、口干和停药后血压反跳
呋塞米	襻利尿剂	40～80	口服给药。可继其他抗高血压措施之后给药

在目前缺少任何对各种高血压药物长期疗效进行比较的资料的情况下，药物品种的选择应根据其作用机制、疗效和安全性资料确定。

硝苯地平和卡托普利加快心率，可乐定和拉贝洛尔则减慢心率。这对于冠心病患者特别重要。其他应注意的问题包括拉贝洛尔慎用于支气管痉挛、心动过缓及二度以上房室传导阻滞患者；卡托普利不可用于双侧肾动脉狭窄患者。在血容量不足的患者，抗高血压药的使用均应小心。

（任　莉）

第二节　稳定型心绞痛

稳定型心绞痛是由于劳力引起心肌耗氧量增加，而病变的冠状动脉不能及时调整和增加血流量，从而引起可逆性心肌缺血，但不引起心肌坏死。这是由于心肌供氧与耗氧之间暂时失去平衡而发生心肌缺血的临床症状，是在一定条件下冠状动脉所供应的血液和氧不能满足心肌需要的结果。本病多见于男性，多数患者年龄在40岁以上，常合并高血压、吸烟、糖尿病、脂质代谢异常等心血管疾病危险因子。大多数为冠状动脉粥样硬化导致血管狭窄引起，还可由主动脉瓣病变、梅毒性主动脉炎、肥厚型心肌病、先天性冠状动脉畸形、风湿性冠状动脉炎、心肌桥等引起。

一、发病机制

心肌内没有躯体神经分布，因此机械性刺激并不引起疼痛。心肌缺血时产生痛觉的机制仍不明确。当冠状动脉的供氧与心肌的氧耗之间发生矛盾时，心肌急剧的、暂时的缺血缺氧，导致心肌的代谢产物如乳酸、丙酮酸、磷酸等酸性物质，以及一些类似激肽的多肽类物质在心肌内大量积聚，刺激心脏内自主神经传入纤维末梢，经1~5胸交感神经节和相应的脊髓段，传至大脑，产生疼痛感觉。因此，与心脏自主神经传入处于相同水平脊髓段的脊神经所分布的区域，如胸骨后、胸骨下段、上腹部、左肩、左上肢内侧等部位可以出现痛觉，这就是牵涉痛产生的可能原因。由于心绞痛并非躯体神经传入，所以常不是锐痛，不能准确定位。

心肌产生能量的过程需要大量的氧供，心肌耗氧量（MVO_2）的增加是引起稳定型心绞痛发作的主要原因之一。心肌耗氧量由心肌张力、心肌收缩强度和心率所决定，常用心率与收缩压的乘积作为评估心肌耗氧程度的指标。在正常情况下，冠状循环有强大的储备力量，在剧烈运动时，其血流量可增加到静息时的6~7倍，在缺氧状况下，正常的冠状动脉可以扩张，也能使血流量增加4~5倍。动脉粥样硬化而致冠状动脉狭窄或部分分支闭塞时，冠状动脉对应激状态下血流的调节能力明显减弱。在稳定型心绞痛患者，虽然冠状动脉狭窄，心肌的血液供应减少，但在静息状态下，仍然可以满足心脏的需要，故安静时患者无症状；当心脏负荷突然增加，如劳力、激动、寒冷刺激、饱食等，使心肌张力增加（心腔容积增加、心室舒张末期压力增高）、心肌收缩力增加（收缩压增高、心室压力曲线最大压力随时间变化率增加）或心率增快，均可引起心肌耗氧量增加，引起心绞痛的发作。

在其他情况下，如严重贫血、肥厚型心肌病、主动脉瓣狭窄/关闭不全等，由于血液携带氧的能力下降，或心肌肥厚致心肌氧耗增加，或心排血量过少/舒张压过低，均可以造成心肌氧供和氧耗之间的失平衡,心肌血液供给不足,遂引起心绞痛发作。在多数情况下,稳定型心绞痛常在同样的心肌耗氧量的情况下发生,即患者每次在某一固定运动强度的诱发下发生症状,因此症状的出现很具有规律性。当发作的规律性在短期内发生显著变化时(如诱发症状的运动强度明显减低),常提示患者出现了不稳定型心绞痛。

二、病理和病理生理

一般来说,至少1支冠状动脉狭窄程度＞70％才会导致心肌缺血。

(一)心肌缺血、缺氧时的代谢与生化改变

在正常情况下,心肌主要通过脂肪氧化的途径获得能量,供能的效率比较高。但相对于对糖的利用供能来说,对脂肪的利用需要消耗更多的氧。

1.心肌的缺氧代谢及其对能量产生和心肌收缩力的影响

缺血缺氧引起心肌代谢的异常改变。心肌在缺氧状态下无法进行正常的有氧代谢,从三磷酸腺苷(ATP)或肌酸磷酸(CP)产生的高能磷酸键减少,导致依赖能源的心肌收缩和膜内外离子平衡发生障碍。缺血时由于乳酸和丙酮酸不能进入三羧酸循环进行氧化,无氧糖酵解增强,乳酸在心肌内堆积,冠状静脉窦乳酸含量增高。由于无氧酵解供能效率较低,而且乳酸的堆积限制了无氧糖酵解的进行,心肌能量产生障碍及乳酸积聚引起心肌内的乳酸性酸中毒,均可导致心肌收缩功能的下降。

2.心肌细胞离子转运的改变对心肌收缩及舒张功能的影响

正常心肌细胞受激动而除极时,细胞内钙离子浓度增高,钙离子与原肌凝蛋白上的肌钙蛋白C结合后,解除了肌钙蛋白I的抑制作用,促使肌动蛋白和肌浆球蛋白合成肌动球蛋白,引起心肌收缩。当心肌细胞缺氧时,细胞膜对钠离子的渗透性异常增高,细胞内钠离子增多及细胞内的酸中毒,使肌浆网内的钙离子流出障碍,细胞内钙离子浓度降低并妨碍钙离子与肌钙蛋白的结合,使心肌收缩功能发生障碍。缺氧也使心肌松弛发生障碍,可能因心肌高能磷酸键的储备降低,导致细胞膜上钠-钙离子交换系统功能的障碍及肌浆网钙泵对钙离子的主动摄取减少,因此钙离子与肌钙蛋白的解离缓慢,心肌舒张功能下降,左心室顺应性减低,心室充盈的阻力增加。

3.心肌缺氧对心肌电生理的影响

肌细胞受缺血性损伤时,钠离子在细胞内积聚而钾离子向细胞外漏出,使细胞膜在静止期处于部分除极化状态,当心肌细胞激动时,由于除极不完全,从而产生损伤电流。在心电图上表现为ST段的偏移。由于心腔内的压力,在冠状动脉血供不足的情况下,心内膜下的心肌更容易发生急性缺血。受急性缺血性损伤的心内膜下心肌,其静息电位较外层为高(部分除极化状态),而在心肌除极后其电位则较外层为低(除极不完全);因此,在左心室表面记录的心电图上出现ST段的压低。当心肌缺血发作时主要累及心外膜下心肌,则心电图可以表现为ST段抬高。

(二)左心室功能及血流动力学改变

缺血部位心室壁的收缩功能,在心肌缺血发生时明显减弱甚至暂时完全丧失,而正常心肌区域代偿性收缩增强,可以表现为缺血部位收缩期膨出。但存在大面积的心肌缺血时,可影响整个左心室的收缩功能,心室舒张功能受损,充盈阻力增加。在稳定型心绞痛患者,各种心肌代谢和功能障碍是暂时、可逆性的,心绞痛发作时患者自动停止活动,使缺血部位心肌的血液供应恢复平衡,从而减轻或缓解症状。

三、临床表现

稳定型心绞痛通常均为劳力性心绞痛,其发作的性质通常在 3 个月内并无改变,即每天和每周疼痛发作次数大致相同,诱发疼痛的劳力和情绪激动程度相同,每次发作疼痛的性质和部位无改变,用硝酸甘油后,也在相同时间内发生疗效。

(一)症状

稳定型心绞痛的发作具有其较为特征性的临床表现,对临床的冠心病诊断具有重要价值,可以通过仔细的病史询问获得这些有价值的信息。心绞痛以发作性胸痛为主要临床表现,疼痛的特点有以下几点。

1.性质

心绞痛发作时,患者常无明显的疼痛,而表现为压迫、发闷或紧缩感,也可有烧灼感,但不尖锐,非针刺样或刀割样痛,偶伴濒死、恐惧感。发作时,患者往往不自觉地停止活动,至症状缓解。

2.部位

主要位于心前区、胸骨体上段或胸骨后,界限不清楚,约有手掌大小。常放射至左肩、左上肢内侧达无名指和小指、颈、咽或下颌部,也可以放射至上腹部甚至下腹部。

3.诱因

常由体力劳动或情绪激动(如愤怒、焦急、过度兴奋等)、饱食、寒冷、吸烟、心动过速等诱发。疼痛发生于劳力或激动的当时,而不是在劳累以后。典型的稳定型心绞痛常在类似活动强度的情况下发生。早晨和上午是心肌缺血的好发时段,可能与患者体内神经体液因素在此阶段的激活有关。

4.持续时间和缓解因素

心绞痛出现后常逐步加重,在患者停止活动后 3~5 分钟逐渐消失。舌下含服硝酸甘油症状也能在 2~3 分钟内缓解。如果患者在含服硝酸甘油后 10 分钟内无法缓解症状,则认为硝酸甘油无效。

5.发作频率

稳定型心绞痛可数天或数星期发作 1 次,也可 1 天内发作多次。一般来说,发作频率固定,如短时间内发作频率较以前明显增加,应该考虑不稳定型心绞痛(恶化劳力型)。

(二)体征

稳定型心绞痛患者在心绞痛发作时常见心率增快、血压升高。通常无其他特殊发现,但仔细的体格检查可以明确患者存在的心血管病危险因素。体格检查对鉴别诊断有很大的意义,例如,在胸骨左缘闻及粗糙的收缩期杂音应考虑主动脉瓣狭窄或肥厚梗阻型心肌病的可能。在胸痛发作期间,体格检查可能发现乳头肌缺血和功能失调引起的二尖瓣关闭不全的收缩期杂音;心肌缺血发作时可能出现左心室功能障碍,听诊时有时可闻及第四或第三心音奔马律、第二心音逆分裂或出现交替脉。

四、辅助检查

(一)心电图检查

心电图是发现心肌缺血、诊断心绞痛最常用、最便宜的检查方法。

1.静息心电图检查

稳定型心绞痛患者静息心电图多数是正常的,所以静息心电图正常并不能除外冠心病。一些患者可以存在ST-T改变,包括ST段压低(水平型或下斜型),T波低平或倒置,可伴有或不伴有陈旧性心肌梗死的表现。单纯、持续的ST-T改变对心绞痛并无显著的诊断价值,可以见于高血压、心室肥厚、束支传导阻滞、糖尿病、心肌病变、电解质紊乱、抗心律失常药物或化疗药物治疗、吸烟、心脏神经官能症患者。因此,单纯根据静息心电图诊断心肌缺血很不可靠。虽然冠心病患者可以出现静息心电图ST-T异常,并可能与冠状动脉病变的严重程度相关,但绝对不能仅根据心电图存在ST-T的异常即诊断冠心病。

心绞痛发作时特征性的心电图异常是ST-T较发作前发生明显改变,在发作以后恢复至发作前水平。由于心绞痛发作时心内膜下心肌缺血常见,心电图改变多表现为ST段压低(水平型或下斜型)0.1 mV以上,T波低平或倒置,ST段改变往往比T波改变更具特异性;少数患者在发作时原来低平、倒置的T波变为直立(假性正常化),也支持心肌缺血的诊断。虽然T波改变对心肌缺血诊断的特异性不如ST段改变,但如果发作时的心电图与发作之前比较有明显差别,发作后恢复,也具有一定的诊断意义。部分稳定型心绞痛患者可以表现为心脏传导系统功能异常,最常见的是左束支传导阻滞和左前分支传导阻滞。此外,心绞痛发作时还可以出现各种心律失常。

2.心电图负荷试验

心电图负荷试验是对疑有冠心病的患者,通过给心脏增加负荷(运动或药物)而激发心肌缺血来诊断冠心病。运动试验的阳性标准为运动中出现典型心绞痛,运动中或运动后出现ST段水平或下斜型下降≥1 mm(J点后60～80毫秒),或运动中出现血压下降者。心电图负荷试验检查的指征:临床上怀疑冠心病,为进一步明确诊断;对稳定型心绞痛患者进行危险分层;冠状动脉搭桥及心脏介入治疗前后的评价;陈旧性心肌梗死患者对非梗死部位心肌缺血的监测。禁忌证包括急性心肌梗死;高危的不稳定型心绞痛;急性心肌、心包炎;严重高血压[收缩压≥26.7 kPa(200 mmHg)和/或舒张压≥14.7 kPa(110 mmHg)]心功能不全;严重主动脉瓣狭窄;肥厚型梗阻性心肌病;静息状态下有严重心律失常;主动脉夹层。负荷试验终止的指标为ST-T降低或抬高≥0.2 mV;心绞痛发作;收缩压超过29.3 kPa(220 mmHg);血压较负荷前下降;室性心律失常(多源性、连续3个室性期前收缩和持续性室性心动过速)。

通常,运动负荷心电图的敏感性可达到约70%,特异性70%～90%。有典型心绞痛并且负荷心电图阳性,诊断冠心病的准确率达95%以上。运动负荷试验为最常用的方法,运动方式主要为分级踏板或蹬车,其运动强度可逐步分期升级。目前,通常是以达到按年龄预计的最大心率(HRmax)或85%～90%的最大心率为目标心率,前者为极量运动试验,后者为次极量运动试验。运动中应持续监测心电图、血压的改变并记录,运动终止后即刻和此后每2分钟均应重复心电图记录,直至心率恢复运动前水平。

Duke活动平板评分是可以用来进行危险分层的指标。

Duke评分=运动时间(min)-5×ST段下降(mm)-(4×心绞痛指数)。

心绞痛指数:0.运动中无心绞痛;1.运动中有心绞痛;2.因心绞痛需终止运动试验。

Duke评分≥5分低危,1年病死率0.25%;-10～+4分中危,1年病死率1.25%;≤-11高危,1年病死率5.25%。Duke评分系统适用于75岁以下的冠心病患者。

3.心电图连续监测(动态心电图)

连续记录 24 小时的心电图,可从中发现心电图 ST-T 改变和各种心律失常,通过将 ST-T 改变出现的时间与患者症状的对照分析,从而确定患者症状与心电图改变的意义。心电图中显示缺血性 ST-T 改变而当时并无心绞痛发作者称为无痛性心肌缺血,诊断无痛性心肌缺血时,ST 段呈水平或下斜型压低≥0.1 mV,并持续 1 分钟以上。进行 12 导联的动态心电图监测对心肌缺血的诊断价值较大。

(二)超声心动图检查

稳定型心绞痛患者的静息超声心动图检查大部分无异常表现,但在心绞痛发作时,如果同时进行超声心动图检查,可以发现节段性室壁运动异常,并可以出现一过性心室收缩与舒张功能障碍的表现。超声心动图负荷试验是诊断冠心病的手段之一,可以帮助识别心肌缺血的范围和程度,敏感性和特异性均高于心电图负荷试验。超声心动图负荷试验按负荷的性质可分为药物负荷试验(常用多巴酚丁胺)、运动负荷试验、心房调搏负荷试验及冷加压负荷试验。根据负荷后室壁的运动情况,可将室壁运动异常分为运动减弱、运动消失、矛盾运动及室壁瘤。

(三)放射性核素检查

^{201}Tl-静息和负荷心肌灌注显像:^{201}Tl(铊)随冠状动脉血流很快被正常心肌所摄取。静息时铊显像所示灌注缺损主要见于心肌梗死后瘢痕部位;而负荷心肌灌注显像可以在运动诱发心肌缺血时,显示出冠状动脉供血不足导致的灌注缺损。不能运动的患者可做双嘧达莫(双嘧达莫)试验,静脉注射双嘧达莫使正常或较正常的冠状动脉扩张,引起"冠状动脉窃血",产生狭窄血管供应的局部心肌缺血,可取得与运动试验相似的效果。近年,还用腺苷或多巴酚丁胺做药物负荷试验。近年用 ^{99m}Tc-MIBI 做心肌显像取得良好效果,并已推广,它在心肌内分布随时间变化相对固定,无明显再分布,显像检查可在数小时内进行。

(四)多层 CT 或电子束 CT 平扫

多层 CT 或电子束 CT 平扫可检出冠状动脉钙化并进行积分。人群研究显示钙化与冠状动脉病变的高危人群相联系,但钙化程度与冠状动脉狭窄程度却并不一致。因此,不推荐将钙化积分常规用于心绞痛患者的诊断。

CT 冠状动脉造影(CTA)为显示冠状动脉病变及形态的无创检查方法,具有较高的阴性预测价值,若 CTA 未见狭窄病变,一般无须进行有创检查。但 CT 冠状动脉造影对狭窄部位病变程度的判断仍有一定局限性,特别当存在明显的钙化病变时,会显著影响狭窄程度的判断,而冠状动脉钙化在冠心病患者中相当普遍。因此,CTA 对冠状动脉狭窄程度的显示仅能作为参考。

(五)左心导管检查

主要包括冠状动脉造影术和左心室造影术,是有创性检查方法,前者目前仍然是诊断冠心病的金标准。左心导管检查通常采用穿刺股动脉(Judkins 技术)、肱动脉(Sones 技术)或桡动脉的方法。选择性冠状动脉造影将导管插入左、右冠状动脉口,注射造影剂使冠状动脉主支及其分支显影,可以较准确地反映冠状动脉狭窄的程度和部位。左心室造影术是将导管送入左心室,用高压注射器将造影剂以 12~15 mL/s 的速度注入左心室以评价左心室整体收缩功能及局部室壁运动状况。心导管检查的风险与疾病的严重程度及术者经验直接相关,并发症大约为 0.1%。根据冠状动脉的灌注范围,将冠状动脉分为左冠状动脉优势型、右冠状动脉优势型和均衡型。"优势型"是指哪一支冠状动脉供应左心室间隔和左心室后壁;85%为右冠状动脉优势型,7%为右冠状动脉和左冠的回旋支共同支配,即均衡型,8%为左冠状动脉优势型。

五、危险分层

通过危险分层,定义出发生冠心病事件的高危患者,对采取个体化治疗,改善长期预后具有重要意义。根据以下各个方面对稳定型心绞痛患者进行危险分层。

(一)临床评估

患者病史、症状、体格检查及实验室检查可为预后提供重要信息。冠状动脉病变严重、有外周血管疾病、心力衰竭者预后不良。心电图有陈旧性心肌梗死、完全性左束支传导阻滞、左心室肥厚、二至三度房室传导阻滞、心房颤动、分支阻滞者,发生心血管事件的危险性也增高。

(二)负荷试验

Duke 活动平板评分可以用来进行危险分层。此外,运动早期出现阳性(ST 段压低 >1 mm)、试验过程中 ST 段压低>2 mm、出现严重室律失常时,预示患者高危。超声心动图负荷试验有很好的阴性预测价值,年死亡或心肌梗死发生率<0.5%。而静息时室壁运动异常、运动引发更严重的室壁运动异常者高危。

核素检查显示运动时心肌灌注正常则预后良好,年心脏性猝死、心肌梗死的发生率<1%,与正常人群相似;运动灌注明显异常提示有严重的冠状动脉病变,预示患者高危,应动员患者行冠状动脉造影及血运重建治疗。

(三)左心室收缩功能

左心室射血分数(LVEF)<35%的患者年病死率>3%。男性稳定型心绞痛伴心功能不全者 5 年存活率仅 58%。

(四)冠状动脉造影

冠状动脉造影显示的病变部位和范围决定患者预后。CASS 注册登记资料显示正常冠状动脉 12 年的存活率 91%,单支病变 74%,双支病变 59%,三支病变 50%,左主干病变预后不良,左前降支近端病变也能降低存活率,但血运重建可以降低病死率。

六、诊断和鉴别诊断

(一)诊断

根据典型的发作特点,结合年龄和存在的其他冠心病危险因素,除外其他疾病所致的胸痛,即可建立诊断。发作时典型的心电图改变为以 R 波为主的导联中,ST 段压低,T 波平坦或倒置,发作过后数分钟内逐渐恢复。心电图无改变的患者可考虑做心电图负荷试验。发作不典型者,诊断要依靠观察硝酸甘油的疗效和发作时心电图的变化,如仍不能确诊,可以考虑做心电图负荷试验或 24 小时的动态心电图连续监测。诊断困难者可考虑行超声心动图负荷试验、放射性核素检查和冠状动脉 CTA。考虑介入治疗或外科手术者必须行选择性冠状动脉造影。在有 CTA 设备的医院,单纯进行冠心病的诊断已经很少使用选择性冠状动脉造影检查。

(二)鉴别诊断

稳定型心绞痛尤其需要与以下疾病进行鉴别。

1.心脏神经症

患者胸痛常为短暂(几秒钟)的刺痛或持久(几小时)的隐痛,胸痛部位多在左胸乳房下心尖部附近,部位常不固定。症状多在劳力之后出现,而不在劳力的当时发生。患者症状多在安静时出现,体力活动或注意力转移后症状反而缓解,常可以耐受较重的体力活动而不出现症状。含服硝酸甘油无效或在十多分钟后才"见效",常伴有心悸、疲乏及其他神经衰弱的症状,常喜欢叹息性呼吸。

2.不稳定型心绞痛和急性心肌梗死不稳定型心绞痛

不稳定型心绞痛和急性心肌梗死不稳定型心绞痛包括初发型心绞痛、恶化劳力型心绞痛、静息型心绞痛等。通常疼痛发作较频繁、持续时间延长、对药物治疗反应差,常伴随出汗、恶心呕吐、濒死感等症状。

3.肋间神经痛

本病疼痛常累及 1～2 个肋间,沿肋间神经走向,疼痛性质为刺痛或灼痛,持续性而非发作性,咳嗽、用力呼吸和身体转动可使疼痛加剧,局部有压痛。

4.其他疾病

其他疾病包括主动脉严重狭窄或关闭不全、冠状动脉炎引起的冠状动脉口狭窄或闭塞、肥厚型心肌病、X 综合征等疾病均可引起心绞痛,要根据其他临床表现来鉴别。此外,还需与胃食管反流、食管动力障碍、食管裂孔疝等食管疾病,以及消化性溃疡、颈椎病等鉴别。

七、治疗

治疗有两个主要目的:一是预防心肌梗死和猝死,改善预后;二是减轻症状,提高生活质量。

(一)一般治疗

症状出现时立刻休息,在停止活动后 3～5 分钟症状即可消除。应尽量避免各种确知的诱发因素,如过度的体力活动、情绪激动、饱餐等,冬天注意保暖。调节饮食,特别是一次进食不宜过饱,避免油腻饮食,禁绝烟酒。调整日常生活与工作量;减轻精神负担;同时治疗贫血、甲状腺功能亢进等相关疾病。

(二)药物治疗

药物治疗的目的是预防心肌梗死和猝死,改善生存率;减轻症状和缺血发作,改善生活质量。在选择治疗药物时,应首先考虑预防心肌梗死和死亡。此外,应积极处理心血管病危险因素。

1.预防心肌梗死和死亡的药物治疗

(1)抗血小板治疗:冠状动脉内血栓形成是急性冠心病事件发生的主要特点,而血小板的激活和白色血栓的形成,是冠状动脉内血栓的最早期形式。因此,在冠心病患者,抑制血小板功能对于预防事件、降低心血管死亡具有重要意义。

阿司匹林:通过抑制血小板环氧化酶从而抑制血栓素 A_2(TXA$_2$)诱导的血小板聚集,防止血栓形成。研究表明,阿司匹林治疗能使稳定型心绞痛患者心血管不良事件的相对危险性降低33%,在所有缺血性心脏病的患者,无论有否症状,只要没有禁忌证,应常规、终身服用阿司匹林75～150 mg/d。阿司匹林不良反应主要是胃肠道症状,并与剂量有关。阿司匹林引起消化道出血的年发生率为 1‰～2‰,其禁忌证包括过敏、严重未经治疗的高血压、活动性消化性溃疡、局部出血和出血体质。因胃肠道症状不能耐受阿司匹林的患者,在使用氯吡格雷代替阿司匹林的同时,应使用质子泵抑制剂(如奥美拉唑)。

二磷酸腺苷(ADP)受体拮抗剂:通过 ADP 受体抑制血小板内 Ca^{2+} 活性,从而发挥抗血小板作用,主要抑制 ADP 诱导的血小板聚集。常用药物包括氯吡格雷和噻氯匹定,氯吡格雷的应用剂量为 75 mg,每天 1 次;噻氯匹定为 250 mg,1～2 次/天。由于噻氯匹定可以引起白细胞计数、中性粒细胞和血小板计数减少,因此要定期做血常规检查,目前已经很少使用。在使用阿司匹林有禁忌证时可口服氯吡格雷。在稳定型心绞痛患者,目前尚无足够证据推荐联合使用阿司匹林和氯吡格雷。

(2)β肾上腺素能受体阻滞剂(β受体阻滞剂):β受体阻滞剂对冠心病病死率影响的荟萃分析显示,心肌梗死后患者长期接受β受体阻滞剂治疗,可以使病死率降低24%。而具有内在拟交感活性的β受体阻滞剂心脏保护作用较差,故推荐使用无内在拟交感活性的β受体阻滞剂(如美托洛尔、比索洛尔、阿罗洛尔、普萘洛尔等)。β受体阻滞剂的使用剂量应个体化,从较小剂量开始,逐级增加剂量,以达到缓解症状、改善预后的目的。β受体阻滞剂治疗过程中,以清醒时静息心率不低于50次/分为宜。

β受体阻滞剂长期应用可以显著降低冠心病患者心血管事件的患病率和病死率,为冠心病二级预防的首选药物,应终身服用。如果必须停药时应逐步减量,突然停用可能引起症状反跳,甚至诱发急性心肌梗死。对慢性阻塞性肺部/支气管哮喘、心力衰竭、外周血管病患者,应谨慎使用β受体阻滞剂,对显著心动过缓(用药前清醒时心率<50次/分)或高度房室传导阻滞者不用为宜。

(3)HMG-CoA还原酶抑制药(他汀类药物):他汀类药物通过抑制胆固醇合成,在治疗冠状动脉粥样硬化中起重要作用,大量临床研究和荟萃分析均证实,降低胆固醇(主要是低密度脂蛋白胆固醇,LDL-C)治疗与冠心病病死率和总病死率的降低有明显的相关性。他汀类药物还可以改善血管内皮细胞的功能、抑制炎症反应、稳定斑块、促使动脉粥样硬化斑块消退,从而发挥调脂以外的心血管保护作用。稳定型心绞痛的患者(高危)应长期接受他汀类治疗,建议将LDL-C降低至2.6 mmol/L(100 mg/dL)以下,对合并糖尿病者(极高危),应将LDL-C降低至2.1 mmol/L(80 mg/dL)以下。

(4)血管紧张素转化酶抑制剂(ACEI):ACEI治疗在降低稳定型冠心病缺血性事件方面有重要作用。ACEI能逆转左心室肥厚、血管增厚,延缓动脉粥样硬化进展,能减少斑块破裂和血栓形成,另外有利于心肌氧供/氧耗平衡和心脏血流动力学,并降低交感神经活性。推荐用于冠心病患者的二级预防,尤其是合并高血压、糖尿病和心功能不全的患者。HOPE、PEACE和EUROPA研究的荟萃分析显示,ACEI用于稳定型心绞痛患者,与安慰剂相比,可以使所有原因导致的死亡降低14%、非致死性心肌梗死降低18%、所有原因导致的卒中降低23%。下述情况不应使用:收缩压<12.0 kPa(90 mmHg)、肾衰竭、双侧肾动脉狭窄和过敏者。其不良反应包括干咳、低血压和罕见的血管性水肿。

2.抗心绞痛和抗缺血治疗

(1)β受体阻滞剂:通过阻断儿茶酚胺对心率和心收缩力的刺激作用。减慢心率、降低血压、抑制心肌收缩力,从而降低心肌耗氧量,预防和缓解心绞痛的发作。由于心率减慢后心室射血时间和舒张期充盈时间均延长,舒张末心室容积(前负荷)增加,在一定程度上抵消了心率减慢引起的心肌耗氧量下降,因此与硝酸酯类药物联合可以减少舒张期静脉回流,而且β受体阻滞剂可以抑制硝酸酯给药后对交感神经系统的兴奋作用,获得药物协同作用。

(2)硝酸酯类药物:这类药物通过扩张容量血管、减少静脉回流、降低心室容量、心腔内压和心室壁张力,同时对动脉系统有轻度扩张作用,降低心脏后负荷,从而降低心肌耗氧量。此外,硝酸酯可以扩张冠状动脉,增加心肌供氧,从而改善心肌氧供和氧耗的失平衡,缓解心绞痛症状。近期研究发现,硝酸酯还具有抑制血小板聚集的作用,其临床意义有待于进一步证实。

硝酸甘油:为缓解心绞痛发作,可使用起效较快的硝酸甘油舌下含片,1~2片(0.3~

0.6 mg），舌下含化，通过口腔黏膜迅速吸收，给药后 1～2 分钟即开始起作用，约 10 分钟后作用消失。大部分患者在给药 3 分钟内见效，如果用药后症状仍持续 10 分钟以上，应考虑舌下硝酸甘油无效。延迟见效或无效时，应考虑药物是否过期或未溶解，或应质疑患者的症状是否为稳定型心绞痛。硝酸甘油口腔气雾剂也常用于缓解心绞痛发作，作用方式同舌下含片。用 2％硝酸甘油油膏或贴片（含 5～10 mg）涂或贴在胸前或上臂皮肤而缓慢吸收，适用于预防心绞痛发作。

二硝酸异山梨酯：二硝酸异山梨酯口服 3 次/天，每次 5～20 mg，服后半小时起作用，持续 3～5 小时。本药舌下含化后 2～5 分钟见效，作用维持 2～3 小时，每次 5～10 mg。口服二硝酸异山梨酯肝脏首过效应明显，生物利用度仅 20％～30％。气雾剂通过黏膜直接吸收，起效迅速，生物利用度相对较高。

5-单硝酸异山梨酯：为二硝酸异山梨酯的两种代谢产物之一，半衰期长达 4～6 小时，口服吸收完全，普通剂型每天给药 2 次，缓释剂型每天给药 1 次。

硝酸酯药物持续应用的主要问题是产生耐药性，其机制尚未明确，可能与体内巯基过度消耗、肾素-血管紧张素-醛固酮（RAS）系统激活等因素有关。防止发生耐药的最有效方法是偏心给药，保证每天足够长（8～10 小时）的无硝酸酯期。硝酸酯药物的不良反应有头晕、头胀痛、头部跳动感、面红、心悸等，偶有血压下降（静脉给药时相对多见）。

（3）钙通道阻滞剂：本类药物抑制钙离子进入心肌内，抑制心肌细胞兴奋收缩耦联中钙离子的作用。因而抑制心肌收缩；扩张周围血管，降低动脉压，降低心脏后负荷，因此减少心肌耗氧量。钙通道阻滞剂可以扩张冠状动脉，解除冠状动脉痉挛，改善心内膜下心肌的供血；此外，试验研究发现钙通道阻滞剂还可以降低血黏度，抑制血小板聚集，改善心肌的微循环。常用制剂包括二氢吡啶类钙通道阻滞剂（氨氯地平、硝苯地平等）和非二氢吡啶类钙通道阻滞剂（硫氮䓬酮等）。

钙通道阻滞剂在减轻心肌缺血和缓解心绞痛方面，与 β 受体阻滞剂疗效相当。在单用 β 受体阻滞剂症状控制不满意时，二氢吡啶类钙通道阻滞剂可以与 β 受体阻滞剂合用，获得协同的抗心绞痛作用。与硝酸酯联合使用，也有助于缓解症状。应避免将非二氢吡啶类钙通道阻滞剂与 β 受体阻滞剂合用，以免两类药物的协同作用导致对心脏的过度抑制。

推荐使用控释、缓释或长效剂型，避免使用短效制剂，以免明显激活交感神经系统。常见的不良反应包括胫前水肿、便秘、头痛、面色潮红、嗜睡、心动过缓和房室传导阻滞等。

（三）经皮冠状动脉介入治疗

经皮冠状动脉介入治疗（PCI）包括经皮冠状动脉球囊成形术（PTCA）、冠状动脉支架植入术和粥样斑块销蚀技术。自 1977 年首例 PTCA 应用于临床以来，PCI 术成为冠心病治疗的重要手段之一。COURAGE 研究显示，与单纯理想的药物治疗相比，PCI＋理想药物治疗能减少血运重建的次数，提高患者的生活质量（活动耐量增加），但是心肌梗死的发生和病死率与单纯药物治疗无显著差异。对 COURAGE 研究进一步分析显示，对左心室缺血面积＞10％的患者，PCI＋理想药物治疗对硬终点的影响优于单纯药物治疗。随着新技术的出现，尤其是药物洗脱支架（DES）及新型抗血小板药物的应用，远期疗效明显提高。冠状动脉介入治疗不仅可以改善生活质量，而且可明显降低高危患者的心肌梗死发生率和病死率。

（四）冠状动脉旁路手术

冠状动脉旁路手术（CABG）是使用患者自身的大隐静脉、内乳动脉或桡动脉作为旁路移植材料，一端吻合在主动脉，另一端吻合在有病变的冠状动脉段的远端，通过引流主动脉血流以改善病变冠状动脉所供血心肌区域的血流供应。CABG 术前进行选择性冠状动脉造影，了解冠状动脉病变的程度和范围,以供制订手术计划(包括决定移植血管的根数)的参考。目前,在发达的国家和地区,CABG已成为最普通的择期心脏外科手术,对缓解心绞痛、改善冠心病长期预后有很好效果。随着动脉化旁路手术的开展,极大提高了移植血管桥的远期开通率;微创冠状动脉手术及非体外循环的CABG均在一定程度上减少创伤及围术期并发症的发生,患者能够很快恢复。目前,CABG总的手术死亡率在1%～4%。

对于低危(年病死率<1%)的患者,CABG并不比药物治疗给患者更多的预后获益。因此,CABG的适应证主要包括:①冠状动脉多支血管病变,尤其是合并糖尿病的患者。②冠状动脉左主干病变。③不适合于行介入治疗的严重冠状血管病变患者。④心肌梗死后合并室壁瘤,需要进行室壁瘤切除的患者。⑤闭塞段的远端管腔通畅,血管供应区有存活心肌。

(五)其他治疗措施

1.患者的教育

对患者进行疾病知识的教育,对长期保持病情稳定,改善预后具有重要意义。有效的教育可以使患者全身心参与治疗和预防,并减轻对病情的担心与焦虑,协调患者理解其治疗方案,更好地依从治疗方案和控制危险因素,从而改善和提高患者的生活质量,降低病死率。

2.戒烟

吸烟能使心血管疾病病死率增加50%,心血管死亡的风险与吸烟量直接相关。吸烟还与血栓形成、斑块不稳定及心律失常相关。资料显示,戒烟能降低心血管事件的风险。医务工作者应向患者讲明吸烟的危害,动员并协助患者完全戒烟,并且避免被动吸烟。一些行为及药物治疗措施,如尼古丁替代治疗等,可以协助患者戒烟。

3.运动

运动应与多重危险因素的干预结合起来,成为冠心病患者综合治疗的一部分。研究显示,适当运动能减少心绞痛发作次数、改善运动耐量。建议每天运动30分钟,每周运动不少于5天。运动强度以不引起心绞痛发作为度。

4.控制血压

目前高血压治疗指南推荐,冠心病患者的降压治疗目标应将血压控制在17.3/10.7 kPa(130/80 mmHg)以下。选择降压药物时,应优先考虑β受体阻滞剂和ACEI。

5.糖尿病

糖尿病合并稳定型心绞痛患者为极高危患者,应在改善生活方式的同时及时使用降糖药物治疗,使糖化血红蛋白(HbA_{1c})在正常范围(≤7%)。

6.肥胖

按照中国肥胖防治指南定义,体重指数(BMI)24～27.9 kg/m^2 为超重,BMI≥28 kg/m^2 为肥胖;腹形肥胖指男性腰围≥90 cm,女性≥80 cm。肥胖多伴随着其他冠心病发病的危险因素,如高血压、胰岛素抵抗、HDL-C降低和TG升高等。减轻体重(控制饮食、活动和锻炼、减少饮酒量)有利于控制其他多种危险因素,也是冠心病二级预防的重要组成部分。

八、预后

稳定型心绞痛患者在接受规律的冠心病二级预防后,大多数患者的冠状动脉粥样斑块能长期保持稳定,患者能够长期存活。决定稳定型心绞痛患者预后的主要因素包括冠状动脉病变的部位和范围、左心室功能、合并的心血管危险因子(如吸烟、糖尿病、高血压等)控制情况、是否坚持规律的冠心病二级预防治疗。一旦患者心绞痛发作在短期内变得频繁、程度严重、对药物治疗反应差,应考虑发生急性冠脉综合征,应采取更积极的药物治疗和血运重建治疗。

(叶　蕊)

第三节　不稳定型心绞痛

一、定义

临床上将原来的初发型心绞痛、恶化型心绞痛和各型自发性心绞痛广义地统称为不稳定型心绞痛(UAP)。其特点是疼痛发作频率增加、程度加重、持续时间延长、发作诱因改变,甚至休息时亦出现持续时间较长的心绞痛。含化硝酸甘油效果差或无效。本型心绞痛介于稳定型心绞痛和急性心肌梗死之间,易发展为心肌梗死,但无心肌梗死的心电图及血清酶学改变。

不稳定型心绞痛是介于稳定型心绞痛和急性心肌梗死之间的一组临床心绞痛综合征。有学者认为除了稳定的劳力性心绞痛为稳定型心绞痛外,其他所有的心绞痛均属于不稳定型心绞痛,包括初发劳力型心绞痛、恶化劳力型心绞痛、卧位型心绞痛、夜间发作的心绞痛、变异型心绞痛、梗死前心绞痛、梗死后心绞痛和混合型心绞痛。如果劳力性和自发性心绞痛同时发生在一个患者身上,则称为混合型心绞痛。

不稳定型心绞痛具有独特的病理生理机制及临床预后,如果得不到恰当及时的治疗,可能发展为急性心肌梗死。

二、病因及发病机制

目前认为有5种因素与产生不稳定型心绞痛有关,它们相互关联。

(一)冠脉粥样硬化斑块上有非阻塞性血栓

为最常见的发病原因,冠脉内粥样硬化斑块破裂诱发血小板聚集及血栓形成,血栓形成和自溶过程的动态不平衡过程,导致冠脉发生不稳定的不完全性阻塞。

(二)动力性冠脉阻塞

在冠脉器质性狭窄基础上,病变局部的冠脉发生异常收缩、痉挛导致冠脉功能性狭窄,进一步加重心肌缺血,产生不稳定型心绞痛。这种局限性痉挛与内皮细胞功能紊乱、血管收缩反应过度有关,常发生在冠脉粥样硬化的斑块部位。

(三)冠状动脉严重狭窄

冠脉以斑块导致的固定性狭窄为主,不伴有痉挛或血栓形成,见于某些冠脉斑块逐渐增大、管腔狭窄进行性加重的患者,或PCI术后再狭窄的患者。

(四)冠状动脉炎症

近年来研究认为斑块发生破裂与其局部的炎症反应有十分密切的关系。在炎症反应中感染因素可能也起一定作用,其感染物可能是巨细胞病毒和肺炎衣原体。这些患者炎症递质标志物水平检测常有明显增高。

(五)全身疾病加重的不稳定型心绞痛

在原有冠脉粥样硬化性狭窄基础上,由于外源性诱发因素影响冠脉血管导致心肌氧的供求失衡,心绞痛恶化加重。常见原因有:①心肌需氧增加,如发热、心动过速、甲状腺功能亢进等。②冠脉血流减少,如低血压、休克。③心肌氧释放减少,如贫血、低氧血症。

三、临床表现

(一)症状

临床上,不稳定型心绞痛可表现为新近发生(1个月内)的劳力型心绞痛,或原有稳定型心绞痛的主要特征近期内发生了变化,如心前区疼痛发作更频繁、程度更严重、时间也延长,轻微活动甚至在休息也发作。少数不稳定型心绞痛患者可无胸部不适表现,仅表现为颌、耳、颈、臂或上胸部发作性疼痛不适,或表现为发作性呼吸困难,其他还可表现为发作性恶心、呕吐、出汗和不能解释的疲乏症状。

(二)体格检查

一般无特异性体征。心肌缺血发作时可发现反常的左心室心尖冲动,听诊有心率增快和第一心音减弱,可闻及第三心音、第四心音或二尖瓣反流性杂音。当心绞痛发作时间较长,或心肌缺血较严重时,可发生左心室功能不全的表现,如双肺底细小水泡音,甚至急性肺水肿或伴低血压。也可发生各种心律失常。

体检的主要目的是努力寻找诱发不稳定型心绞痛的原因,如难以控制的高血压、低血压、心律失常、梗阻性肥厚型心肌病、贫血、发热、甲状腺功能亢进、肺部疾病等,并确定心绞痛对患者血流动力学的影响,如对生命体征、心功能、乳头肌功能或二尖瓣功能等的影响,这些体征的存在高度提示预后不良。

体检对胸痛患者的鉴别诊断至关重要,有几种疾病状态如得不到及时准确诊断,即可能出现严重后果。如背痛、胸痛、脉搏不整,心脏听诊发现主动脉瓣关闭不全的杂音,提示主动脉夹层破裂,心包摩擦音提示急性心包炎,而奇脉提示心脏压塞,气胸表现为气管移位、急性呼吸困难、胸膜疼痛和呼吸音改变等。

(三)临床类型

1.静息心绞痛

心绞痛发生在休息时,发作时间较长,含服硝酸甘油效果欠佳,病程1个月以内。

2.初发劳力型心绞痛

新近发生的严重心绞痛(发病时间在1个月以内),CCS(加拿大心脏病学会的劳力型心绞痛分级标准,表3-7)分级,Ⅲ级以上的心绞痛为初发性心绞痛,尤其注意近48小时内有无静息心绞痛发作及其发作频率变化。

表3-7　加拿大心脏病学会的劳力型心绞痛分级标准

分级	特点
Ⅰ级	一般日常活动,如走路、登楼不引起心绞痛,心绞痛发生在剧烈、速度快或长时间的体力活动或运动后
Ⅱ级	日常活动轻度受限,心绞痛发生在快步行走、登楼、餐后行走、冷空气中行走、逆风行走或情绪波动后活动
Ⅲ级	日常活动明显受限,心绞痛发生在一般速度行走时
Ⅳ级	轻微活动即可诱发心绞痛患者不能做任何体力活动,但休息时无心绞痛发作

3.恶化劳力型心绞痛

既往诊断的心绞痛,最近发作次数频繁、持续时间延长或痛阈降低(CCS分级增加Ⅰ级以上或CCS分级Ⅲ级以上)。

4.心肌梗死后心绞痛

急性心肌梗死24小时以后至1个月内发生的心绞痛。

5.变异型心绞痛

休息或一般活动时发生的心绞痛,发作时ECG显示暂时性ST段抬高。

四、辅助检查

(一)心电图检查

不稳定型心绞痛患者中,常有伴随症状而出现的短暂的ST段偏移伴或不伴有T波倒置,但不是所有不稳定型心绞痛患者都发生这种ECG改变。ECG变化随着胸痛的缓解而常完全或部分恢复。症状缓解后,ST段抬高或降低、或T波倒置不能完全恢复,是预后不良的标志。伴随症状产生的ST段、T波改变持续超过12小时者可能提示非ST段抬高心肌梗死。此外,临床表现拟诊为不稳定型心绞痛的患者,胸导联T波呈明昂对称性倒置(≥0.2 mV),高度提示急性心肌缺血,可能为前降支严重狭窄所致。胸痛患者ECG正常也不能排除不稳定型心绞痛可能。若发作时倒置的T波呈伪性改变(假正常化),发作后T波恢复原倒置状态;或以前心电图正常者近期内出现心前区多导联T波深倒,在排除非Q波性心肌梗死后结合临床也应考虑不稳定型心绞痛的诊断。

不稳定型心绞痛患者中有75%～88%的一过性ST段改变不伴有相关症状,为无痛性心肌缺血。动态心电图检查不仅有助于检出上述心肌缺血的动态变化,还可用于不稳定型心绞痛患者常规抗心绞痛药物治疗的评估及是否需要进行冠状动脉造影和血管重建术的参考指标。

(二)心脏生化标志物

心脏肌钙蛋白:肌钙蛋白复合物包括3个亚单位,即肌钙蛋白T(TnT)、肌钙蛋白I(TnI)和肌钙蛋白C(TnC),目前只有TnT和TnI应用于临床。约有35%不稳定型心绞痛患者显示血清TnT水平增高,但其增高的幅度与持续的时间与急性心肌梗死(AMI)有差别。AMI患者TnT>3 ng/mL者占88%,非Q波心肌梗死中仅占17%,不稳定型心绞痛中无TnT>3.0 ng/mL者。因此,TnT升高的幅度和持续时间可作为不稳定型心绞痛与AMI的鉴别诊断之参考。

不稳定型心绞痛患者TnT和TnI升高者较正常者预后差。临床怀疑不稳定型心绞痛者TnT定性试验为阳性结果者表明有心肌损伤(相当于TnT>0.05 μg/L),但如为阴性结果并不能排除不稳定型心绞痛的可能性。

(三)冠状动脉造影

目前仍是诊断冠心病的"金标准"。在长期稳定型心绞痛的基础上出现的不稳定型心绞痛常提示为多支冠脉病变,而新发的静息心绞痛可能为单支冠脉病变。冠脉造影结果正常提示可能是冠脉痉挛、冠脉内血栓自发性溶解、微循环系统异常等原因引起,或冠脉造影病变漏诊。

不稳定型心绞痛有以下情况时应视为冠脉造影强适应证:①近期内心绞痛反复发作,胸痛持续时间较长,药物治疗效果不满意者可考虑及时行冠状动脉造影,以决定是否急诊介入性治疗或急诊冠状动脉旁路移植术(CABG)。②原有劳力性心绞痛近期内突然出现休息时频繁发作者。③近期活动耐量明显减低,特别是低于BruceⅡ级或4 METs者。④梗死后心绞痛。⑤原有陈旧性心肌梗死,近期出现由非梗死区缺血所致的劳力性心绞痛。⑥严重心律失常、LVEF<40%或充血性心力衰竭。

(四)螺旋 CT 血管造影(CTA)

近年来,多层螺旋 CT 尤其是 64 排螺旋 CT 冠状动脉成像(CTA)在冠心病诊断中正在推广应用。CTA 能够清晰显示冠脉主干及其分支狭窄、钙化、开口起源异常及桥血管病变。有资料显示,CTA 诊断冠状动脉病变的灵敏度 96.33%、特异度 98.16%,阳性预测值 97.22%,阴性预测值 97.56%。其中对左主干、左前降支病变及>75%的病变灵敏度最高,分别达到 100% 和 94.4%。CTA 对冠状动脉狭窄病变、桥血管、开口畸形、支架管腔、斑块形态均显影良好,对钙化病变诊断率优于冠状动脉造影,阴性者可排除冠心病,阳性者应进行冠状动脉造影检查。另外,CTA 也可以作为冠心病高危人群无创性筛选检查及冠脉支架术后随访手段。

(五)其他

其他非创伤性检查包括运动平板试验、运动放射性核素心肌灌注扫描、药物负荷试验、超声心动图等,也有助于诊断。通过非创伤性检查可以帮助决定冠状动脉造影单支临界性病变是否需要做介入性治疗,明确缺血相关血管,为血运重建治疗提供依据。同时可以提供有否存活心肌的证据,也可作为经皮腔内冠状动脉成形术(PTCA)后判断有否再狭窄的重要对比资料。但不稳定型心绞痛急性期应避免做任何形式的负荷试验,这些检查宜放在病情稳定后进行。

五、诊断

(一)诊断依据

对同时具备下述情形者,应诊断不稳定型心绞痛。

(1)临床新出现或恶化的心肌缺血症状表现(心绞痛、急性左心衰竭)或心电图心肌缺血图形。

(2)无或仅有轻度的心肌酶(肌酸激酶同工酶)或 TnT、TnI 增高(未超过 2 倍正常值),且心电图无 ST 段持续抬高。应根据心绞痛发作的性质、特点、发作时体征和发作时心电图改变及冠心病危险因素等,结合临床综合判断,以提高诊断的准确性。心绞痛发作时心电图 ST 段抬高或压低的动态变化或左束支阻滞等具有诊断价值。

(二)危险分层

不稳定型心绞痛的诊断确立后,应进一步进行危险分层,以便于对其进行预后评估和干预措施的选择。

1.中华医学会心血管分会关于不稳定型心绞痛的危险度分层

根据心绞痛发作情况、发作时 ST 段下移程度及发作时患者的一些特殊体征变化,将不稳定型心绞痛患者分为高、中、低危险组(表 3-8)。

2.美国 ACC/AHA 关于不稳定型心绞痛/非 ST 段抬高心肌梗死危险分层

见表 3-9。

六、鉴别诊断

在确定患者为心绞痛发作后,还应对其是否稳定作出判断。

与稳定型心绞痛相比,不稳定型心绞痛症状特点是短期内疼痛发作频率增加、无规律,程度加重、持续时间延长、发作诱因改变或不明显,甚至休息时亦出现持续时间较长的心绞痛,含化硝酸甘油效果差,或无效,或出现了新的症状如呼吸困难、头晕甚至昏厥等。不稳定型心绞痛的常见临床类型包括初发劳力型心绞痛、恶化劳力型心绞痛、卧位型心绞痛、夜间发作的心绞痛、变异型心绞痛、梗死前心绞痛、梗死后心绞痛和混合型心绞痛。

表 3-8　不稳定型心绞痛临床危险度分层

组别	心绞痛类型	发作时 ST 降低幅/mm	持续时间/min	肌钙蛋白 T 或 I
低危险组	初发、恶化劳力型,无静息时发作	≤1	<20	正常
中危险组	1 个月内出现的静息心绞痛,但 48 小时内无发作者(多数由劳力型心绞痛进展而来)或梗死后心绞痛	>1	<20	正常或轻度升高
高危险组	48 小时内反复发作静息心绞痛或梗死后心绞痛	>1	>20	升高

注:①陈旧性心肌梗死患者其危险度分层上调一级,若心绞痛是由非梗死区缺血所致时,应视为高危险组。②左心室射血分数(LVEF)<40%,应视为高危险组。③若心绞痛发作时并发左心功能不全、二尖瓣反流、严重心律失常或低血压[SBP≤12.0 kPa(90 mmHg)],应视为高危险组。④当横向指标不一致时,按危险度高的指标归类。如心绞痛类型为低危险组,但心绞痛发作时 ST 段压低>1 mm,应归入中危险组。

表 3-9　ACC/AHA 关于不稳定型心绞痛/非 ST 段抬高心肌梗死的危险分层

危险分层	高危(至少有下列特征之一)	中危(无高危特点但有以下特征之一)	低危(无高中危特点但有下列特点之一)
①病史	近 48 小时内加重的缺血性胸痛发作	既往 MI、外围血管或脑血管病,或 CABG,曾用过阿司匹林	近 2 周内发生的 CCS 分级Ⅲ级或以上伴有高、中度冠脉病变可能者
②胸痛性质	静息心绞痛>20 分钟	静息心绞痛>20 分钟,现已缓解,有高、中度冠脉病变可能性,静息心绞痛<20 分钟,经休息或含服硝酸甘油缓解	无自发性心绞痛>20 分钟持续发作
③临床体征或发现	第三心音、新的或加重的奔马律,左心室功能不全(EF<40%),二尖瓣反流,严重心律失常或低血压[SBP≤12.0 kPa(90 mmHg)]或存在与缺血有关的肺水肿,年龄>75 岁	年龄>75 岁	
④ECG 变化	休息时胸痛发作伴 ST 段变化>0.1 mV;新出现 Q 波,束支传导阻滞;持续性室性心动过速	T 波倒置>0.2 mV,病理性 Q 波	胸痛期间 ECG 正常或无变化
⑤肌钙蛋白监测	明显增高(TnT 或 TnI>0.1 μg/mL)	轻度升高(即 TnT>0.01,但<0.1 μg/mL)	正常

　　临床上,常将不稳定型心绞痛和非 ST 段抬高心肌梗死(NSTEMI)及 ST 段抬高心肌梗死(STEMI)统称为急性冠脉综合征。

不稳定型心绞痛和非 ST 段抬高心肌梗死（NSTEMI）是在病因和临床表现上相似、但严重程度不同而又密切相关的两种临床综合征,其主要区别在于缺血是否严重到导致足够量的心肌损害,以至于能检测到心肌损害的标志物肌钙蛋白（TnI、TnT）或肌酸激酶同工酶（CK-MB）水平升高。如果反映心肌坏死的标志物在正常范围内或仅轻微增高（未超过 2 倍正常值）,就诊断为不稳定型心绞痛,而当心肌坏死标志物超过正常值 2 倍时,则诊断为 NSTEMI。

不稳定型心绞痛和 ST 段抬高心肌梗死（STEMI）的区别,在于后者在胸痛发作的同时出现典型的 ST 段抬高并具有相应的动态改变过程和心肌酶学改变。

七、治疗

不稳定型心绞痛的治疗目标是控制心肌缺血发作和预防急性心肌梗死。治疗措施包括内科药物治疗、冠状动脉介入治疗（PCI）和外科冠状动脉旁路移植手术（CABG）。

不稳定型心绞痛的危险分层和治疗过程可以参考以下示意图（图 3-2）。

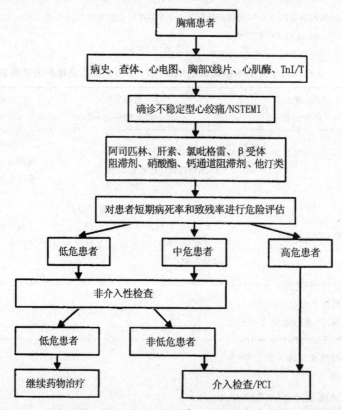

图 3-2 不稳定型心绞痛/非 ST 段抬高心肌梗死危险分层和处理流程

（一）一般治疗

对于符合不稳定型心绞痛诊断的患者应及时收住院治疗（最好收入监护病房）,急性期卧床休息 1~3 天,吸氧,持续心电监测。对于低危险组患者留观期间未再发生心绞痛,心电图也无缺血改变,无左心衰竭的临床证据,留观 12~24 小时期间未发现有 CK-MB 升高,TnT 或 TnI 正常者,可在留观 24~48 小时后出院。对于中危或高危组的患者特别是 TnT 或 TnI 升高者,住院时间相对延长,内科治疗亦应强化。

（二）药物治疗

1.控制心绞痛发作

（1）硝酸酯类：硝酸甘油主要通过扩张静脉，减轻心脏前负荷来缓解心绞痛发作。心绞痛发作时应舌下含化硝酸甘油，初次含硝酸甘油的患者以先含 0.5 mg 为宜。对于已有含服经验的患者，心绞痛发作时若含 0.5 mg 无效，可在 3～5 分钟追加 1 次，若连续含硝酸甘油 1.5～2 mg 仍不能控制疼痛症状，需应用强镇痛药以缓解疼痛，并随即采用硝酸甘油或硝酸异山梨酯静脉滴注，硝酸甘油的剂量以 5 μg/min 开始，以后每 5～10 分钟增加 5 μg/min，直至症状缓解或收缩压降低 1.3 kPa(10 mmHg)，最高剂量一般不超过 80 μg/min，一旦患者出现头痛或血压降低[SBP<12.0 kPa(90 mmHg)]应迅速减少静脉滴注的剂量。维持静脉滴注的剂量以 10～30 μg/min 为宜。对于中危和高危险组的患者，硝酸甘油持续静脉滴注 24～48 小时即可，以免产生耐药性而降低疗效。

常用口服硝酸酯类药物：心绞痛缓解后可改为硝酸酯类口服药物。常用药物有硝酸异山梨酯和 5-单硝酸异山梨酯。硝酸异山梨酯作用的持续时间为 4～5 小时，故以每天 3～4 次口服为妥，对劳力性心绞痛患者应集中在白天给药。5-单硝酸异山梨酯可采用每天 2 次给药。若白天和夜间或清晨均有心绞痛发作者，硝酸异山梨酯可每 6 小时给药 1 次，但宜短期治疗以避免耐药性。对于频繁发作的不稳定型心绞痛患者口服硝酸异山梨酯短效药物的疗效常优于服用 5-单硝类的长效药物。硝酸异山梨酯的使用剂量可以从 1 次 10 mg 开始，当症状控制不满意时可逐渐加大剂量，一般 1 次不超过 40 mg，只要患者心绞痛发作时口含硝酸甘油有效，即是增加硝酸异山梨酯剂量的指征，若患者反复口含硝酸甘油不能缓解症状，常提示患者有极为严重的冠状动脉阻塞病变，此时即使加大硝酸异山梨酯剂量也不一定能取得良好效果。

（2）β 受体阻滞剂：通过减慢心率、降低血压和抑制心肌收缩力而降低心肌耗氧量，从而缓解心绞痛症状，对改善近、远期预后有益。

对不稳定型心绞痛患者，控制心绞痛症状及改善其近、远期预后均有好处，除有禁忌证外，主张常规服用。首选具有心脏选择性的药物，如阿替洛尔、美托洛尔和比索洛尔等。除少数症状严重者可采用静脉推注 β 受体阻滞剂外，一般主张直接口服给药。剂量应个体化，根据症状、心率及血压情况调整剂量。阿替洛尔常用剂量为 12.5～25 mg，每天 2 次，美托洛尔常用剂量为 25～50 mg，每天 2 次或 3 次，比索洛尔常用剂量为 5～10 mg 每天 1 次，不伴有劳力性心绞痛的变异性心绞痛不主张使用。

（3）钙通道阻滞剂：通过扩张外周血管和解除冠状动脉痉挛而缓解心绞痛，也能改善心室舒张功能和心室顺应性。非二氢吡啶类有减慢心率和减慢房室传导作用。常用药物有两类。①二氢吡啶类钙通道阻滞剂：硝苯地平对缓解冠状动脉痉挛有独到的效果，故为变异性心绞痛的首选用药，一般剂量为 10～20 mg，每 6 小时 1 次，若仍不能有效控制变异性心绞痛的发作还可与地尔硫䓬合用，以产生更强的解除冠状动脉痉挛的作用，当病情稳定后可改为缓释和控释制剂。对合并高血压病者，应与 β 受体阻滞剂合用。②非二氢吡啶类钙通道阻滞剂：地尔硫䓬有减慢心率、降低心肌收缩力的作用，故较硝苯地平更常用于控制心绞痛发作。一般使用剂量为 30～60 mg，每天 3～4 次。该药可与硝酸酯类合用，亦可与 β 受体阻滞剂合用，但与后者合用时需密切注意心率和心功能变化。

如心绞痛反复发作，静脉滴注硝酸甘油不能控制时，可试用地尔硫䓬短期静脉滴注，使用方法为 5～15 μg/(kg·min)，可持续静脉滴注 24～48 小时，在静脉滴注过程中需密切观察心率、血压的变化,如静息心率低于 50 次/分,应减少剂量或停用。

钙通道阻滞剂用于控制下列患者的进行性缺血或复发性缺血症状:①已经使用足量硝酸酯类和 β 受体阻滞剂的患者。②不能耐受硝酸酯类和 β 受体阻滞剂的患者。③变异性心绞痛的患者。因此,对于严重不稳定型心绞痛患者常需联合应用硝酸酯类、β 受体阻滞剂和钙通道阻滞剂。

2.抗血小板治疗

阿司匹林为首选药物。急性期剂量应在 150～300 mg/d,可达到快速抑制血小板聚集的作用,3 天后可改为小剂量即 50～150 mg/d 维持治疗,对于存在阿司匹林禁忌证的患者,可采用氯吡格雷替代治疗,使用时应注意经常检查血常规,一旦出现明显白细胞或血小板计数降低应立即停药。

(1)阿司匹林:阿司匹林对不稳定型心绞痛治疗目的是通过抑制血小板的环氧化酶快速阻断血小板中血栓素 A_2 的形成。因小剂量阿司匹林(50～75 mg)需数天才能发挥作用。故目前主张:①尽早使用,一般应在急诊室服用第一次。②为尽快达到治疗性血药浓度,第一次应采用咀嚼法,促进药物在口腔颊部黏膜吸收。③剂量300 mg,每天 1 次,3 天后改为 100 mg,每天 1 次,很可能需终身服用。

(2)氯吡格雷:为第二代抗血小板聚集的药物,通过选择性地与血小板表面腺苷酸环化酶耦联的 ADP 受体结合而不可逆地抑制血小板的聚集,且不影响阿司匹林阻滞的环氧化酶通道,与阿司匹林合用可明显增加抗凝效果,对阿司匹林过敏者可单独使用。噻氯匹定的最严重不良反应是中性粒细胞减少,见于连续治疗 2 周以上的患者,易出现血小板减少和出血时间延长,亦可引起血栓性血小板减少性紫癜,而氯吡格雷则不明显,目前在临床上已基本取代噻氯匹定。目前,对于不稳定型心绞痛患者和接受介入治疗的患者多主张强化血小板治疗,即二联抗血小板治疗,在常规服用阿司匹林的基础上立即给予氯吡格雷治疗至少 1 个月,亦可延长至 9 个月。

(3)血小板糖蛋白 Ⅱb/Ⅲa 受体抑制药:为第三代血小板抑制药,主要通过占据血小板表面的糖蛋白 Ⅱb/Ⅲa 受体,抑制纤维蛋白原结合而防止血小板聚集。但其口服制剂疗效及安全性令人失望。静脉制剂主要有阿昔单抗和非抗体复合物替罗非班、拉米非班等,其在注射停止后数小时作用消失。目前,临床常用药物有盐酸替罗非班注射液,是一种非肽类的血小板糖蛋白 Ⅱb/Ⅲa 受体的可逆性拮抗剂,能有效地阻止纤维蛋白原与血小板表面的糖蛋白 Ⅱb/Ⅲa 受体结合,从而阻断血小板的交联和聚集。盐酸替罗非班对血小板功能的抑制的时间与药物的血浆浓度相平行,停药后血小板功能迅速恢复到基线水平。在不稳定型心绞痛患者盐酸替罗非班静脉输注可分两步,在肝素和阿司匹林应用条件下,可先给予负荷量 0.4 $\mu g/(kg \cdot min)$(30 分钟),而后以 0.1 $\mu g/(kg \cdot min)$ 维持静脉滴注48 小时。对于高度血栓倾向的冠脉血管成形术患者盐酸替罗非班两步输注方案为负荷量 10 $\mu g/kg$ 于5 分钟内静脉推注,然后以0.15 $\mu g/(kg \cdot min)$ 维持 16～24 小时。

3.抗凝血酶治疗

目前,临床使用的抗凝药物有普通肝素、低分子肝素和水蛭素,其他人工合成或口服的抗凝药正在研究或临床观察中。

(1)普通肝素:是常用的抗凝药,通过激活抗凝血酶而发挥抗栓作用,静脉滴注肝素会迅速产生抗凝作用,但个体差异较大,故临床需化验部分凝血活酶时间(APTT)。一般将 APTT 延长至 60～90 秒作为治疗窗口。多数学者认为,在 ST 段不抬高的急性冠状动脉综合征,治疗时间为 3～5 天,具体用法为75 U/kg体重,静脉滴注维持,使 APTT 在正常的 1.5～2 倍。

(2)低分子肝素:低分子肝素是由普通肝素裂解制成的小分子复合物,相对分子量 2 500～7 000,具有以下特点:抗凝血酶作用弱于肝素,但保持了抗因子 Ⅹa 的作用,因而抗因子 Ⅹa 和凝血酶的作用更加均衡;抗凝效果可以预测,不需要检测 APTT;与血浆和组织蛋白的亲和力弱,生物利用度高;皮下注射,给药方便;促进更多的组织因子途径抑制物生成,更好地抑制因子 Ⅶ 和组织因子复合物,从而增加抗凝效果等。许多研究均表明低分子肝素在不稳定型心绞痛和非ST 段抬高心肌梗死的治疗中起作用至少等同或优于经静脉应用普通肝素。低分子肝素因生产厂家不同而规格各异,一般推荐量按不同厂家产品以千克体重计算皮下注射,连用 1 周或更长。

(3)水蛭素:是从药用水蛭唾液中分离出来的第一个直接抗凝血酶制药,通过重组技术合成的是重组水蛭素。重组水蛭素理论上优点有:无须通过 AT-Ⅲ 激活凝血酶;不被血浆蛋白中和;能抑制凝血块黏附的凝血酶;对某一剂量有相对稳定的 APTT,但主要经肾脏排泄,在肾功能不全者可导致不可预料的蓄积。多数试验证实水蛭素能有效降低死亡与非致死性心肌梗死的发生率,但出血危险有所增加。

(4)抗血栓治疗的联合应用。①阿司匹林加 ADP 受体拮抗剂:阿司匹林与 ADP 受体拮抗剂的抗血小板作用机制不同,一般认为,联合应用可以提高疗效。CURE 试验表明,与单用阿司匹林相比,氯吡格雷联合使用阿司匹林可使致死性和非致死性心肌梗死降低 20%,减少冠状动脉重建需要和心绞痛复发。②阿司匹林加肝素:RISC 试验结果表明,男性非 ST 段抬高心肌梗死患者使用阿司匹林明显降低死亡或心肌梗死的危险,单独使用肝素没有受益,阿司匹林加普通肝素联合治疗的最初 5 天事件发生率最低。目前资料显示,普通肝素或低分子肝素与阿司匹林联合使用疗效优于单用阿司匹林;阿司匹林加低分子肝素等同于甚至可能优于阿司匹林加普通肝素。③肝素加血小板GPⅡb/Ⅲa抑制药:PUR-SUTT 试验结果显示,与单独应用血小板GPⅡb/Ⅲa抑制药相比,未联合使用肝素的患者事件发生率较高。目前,多主张联合应用肝素与血小板 GPⅡb/Ⅲa 抑制药。由于两者连用可延长 APTT,肝素剂量应小于推荐剂量。④阿司匹林加肝素加血小板 GPⅡb/Ⅲa 抑制药:目前,合并急性缺血的非 ST 段抬高心肌梗死的高危患者,主张三联抗血栓治疗,是目前最有效地抗血栓治疗方案。持续性或伴有其他高危特征的胸痛患者及准备做早期介入治疗的患者,应给予该方案。

4.调脂治疗

血脂增高的干预治疗除调整饮食、控制体重、体育锻炼、控制精神紧张、戒烟、控制糖尿病等非药物干预手段外,调脂药物治疗是最重要的环节。近代治疗急性冠脉综合征的最大进展之一就是 3-羟基-3 甲基戊二酰辅酶 A(HMG-CoA)还原酶抑制药(他汀类)药物的开发和应用,该类药物除降低总胆固醇(TC)、低密度脂蛋白胆固醇(LDL-C)、甘油三酯(TG)和升高高密度脂蛋白胆固醇(HDL-C)外,还有缩小斑块内脂质核、加固斑块纤维帽、改善内皮细胞功能、减少斑块炎性细胞数目、防止斑块破裂等作用,从而减少冠脉事件,另外还能通过改善内皮功能减弱凝血倾向,防止血栓形成,防止脂蛋白氧化,起到了抗动脉粥样硬化和抗血栓作用。随着长期的大样本的实验结果出现,已经显示他汀类强化降脂治疗和 PTCA 加常规治疗可同样安全有效地减少缺血事件。所有他汀类药物均有相同的不良反应,即胃肠道功能紊乱、肌痛及肝损害,儿童、孕妇及哺乳期妇女不宜应用。常见他汀类降调脂药见表 3-10。

表 3-10　临床常见他汀类药物剂量

药　物	常用剂量/mg	用法
阿托伐他汀(立普妥)	10～80	每天 1 次,口服
辛伐他汀(舒将之)	10～80	每天 1 次,口服
洛伐他汀(美将之)	20～80	每天 1 次,口服
普伐他汀(普拉固)	20～40	每天 1 次,口服
氟伐他汀(来适可)	40～80	每天 1 次,口服

5.溶血栓治疗

国际多中心大样本的临床试验(TIMI ⅢB)业已证明采用 AMI 的溶栓方法治疗不稳定型心绞痛反而有增加 AMI 发生率的倾向,故已不主张采用。至于小剂量尿激酶与充分抗血小板和抗凝血酶治疗相结合是否对不稳定型心绞痛有益,仍有待临床进一步研究。

6.经皮冠状动脉介入治疗和外科手术治疗

在高危险组患者中如果存在以下情况之一则应考虑行紧急介入性治疗或 CABG。

(1)虽经内科加强治疗,心绞痛仍反复发作。

(2)心绞痛发作时间明显延长超过 1 小时,药物治疗不能有效缓解上述缺血发作。

(3)心绞痛发作时伴有血流动力学不稳定,如出现低血压、急性左心功能不全或伴有严重心律失常等。

不稳定型心绞痛的紧急介入性治疗的风险一般高于择期介入性治疗,故在决定之前应仔细权衡。紧急介入性治疗的主要目标是以迅速开通"罪犯"病变的血管,恢复其远端血流为原则,对于多支病变的患者,可以不必一次完成全部的血管重建。对于血流动力学不稳定的患者最好同时应用主动脉内球囊反搏,力求稳定高危患者的血流动力学。除以上少数不稳定型心绞痛患者外,大多数不稳定型心绞痛患者的介入性治疗宜放在病情稳定至少 48 小时后进行。

目前认为,当不稳定型心绞痛患者经积极的药物治疗或 PCI 治疗效果不满意、或由于各种原因不能进行 PCI 时,可考虑冠脉搭桥术(CABG)治疗。对严重的多病变和严重的主干病变、特别是左心室功能严重障碍的患者,应首先考虑 CABG。

7.不稳定型心绞痛出院后的治疗

不稳定心绞痛患者出院后仍需定期门诊随诊。低危险组的患者 1～2 个月随访 1 次,中、高危险组的患者无论是否行介入性治疗都应 1 个月随访 1 次,如果病情无变化,随访半年即可。

UA 患者出院后仍需继续服阿司匹林、β 受体阻滞剂。阿司匹林宜采用小剂量,每天 50～150 mg 即可,β 受体阻滞剂宜逐渐增量至最大可耐受剂量。在冠心病的二级预防中阿司匹林和降胆固醇治疗是最重要的。降低胆固醇的治疗应参照国内降血脂治疗的建议,即血清胆固醇 >4.68 mmol/L(180 mg/dL)或低密度脂蛋白胆固醇>2.6 mmol/L(100 mg/dL)均应服他汀类降胆固醇药物,并达到有效治疗的目标。血浆甘油三酯>2.26 mmol/L(200 mg/dL)的冠心病患者一般也需要服降低甘油三酯的药物。其他二级预防的措施包括向患者宣教戒烟、治疗高血压和糖尿病、控制危险因素、改变不良的生活方式、合理安排膳食、适度增加活动量、减少体重等。

八、影响不稳定型心绞痛预后的因素

(一)左心室功能

左心室功能为最强的独立危险因素,左心室功能越差,预后也越差,因为这些患者的心脏很难耐受进一步的缺血或梗死。

(二)冠状动脉病变的部位和范围

左主干病变和右冠开口病变最具危险性,三支冠脉病变的危险性大于双支或单支者,前降支病变危险大于右冠或回旋支病变,近端病变危险性大于远端病变。

(三)年龄

年龄是一个独立的危险因素,主要与老年人的心脏储备功能下降和其他重要器官功能降低有关。

(四)合并其他器质性疾病或危险因素

不稳定型心绞痛患者如合并肾衰竭、慢性阻塞性肺疾病、糖尿病、高血压、高血脂、脑血管病及恶性肿瘤等,均可影响不稳定型心绞痛患者的预后。其中肾功能状态还明显与 PCI 术预后有关。

(叶 蕊)

第四节 急性心力衰竭

急性心力衰竭(AHF)是临床医师面临的最常见的心脏急症之一。许多国家随着人口老龄化及急性心肌梗死患者存活率的升高,慢性心力衰竭患者的数量快速增长,同时也增加了心功能失代偿患者的数量。AHF 60%～70% 是由冠心病所致,尤其是在老年人。在年轻患者,AHF 的原因更多见于扩张型心肌病、心律失常、先天性或瓣膜性心脏病、心肌炎等。

AHF 患者预后不良。急性心肌梗死伴有严重心力衰竭患者病死率非常高,12 个月的病死率 30%。据报道,急性肺水肿院内病死率为 12%,1 年病死率 40%。

2008 年欧洲心脏病学会更新了急性和慢性心力衰竭指南。2010 年中华医学会心血管病分会公布了我国急性心力衰竭诊断和治疗指南。

一、急性心力衰竭的临床表现

AHF 是指由于心脏功能异常而出现的急性临床发作。无论既往有无心脏病病史,均可发生。心功能异常可以是收缩功能异常,亦可为舒张功能异常,还可以是心律失常或心脏前负荷和后负荷失调。它通常是致命的,需要紧急治疗。

急性心力衰竭可以在既往没有心功能异常者首次发病,也可以是慢性心力衰竭(CHF)的急性失代偿。

(一)基础心血管疾病的病史和表现

大多数患者有各种心脏病的病史,存在引起急性心力衰竭的各种病因。老年人中的主要病因为冠心病、高血压和老年性退行性心瓣膜病,而在年轻人中多由风湿性心瓣膜病、扩张型心肌

病、急性重症心肌炎等所致。

（二）诱发因素

常见的诱因：①慢性心力衰竭药物治疗缺乏依从性；②心脏容量超负荷；③严重感染，尤其肺炎和败血症；④严重颅脑损害或剧烈的精神心理紧张与波动；⑤大手术后；⑥肾功能减退；⑦急性心律失常如室性心动过速（室速）、心室颤动（室颤）、心房颤动（房颤）或心房扑动（房扑）伴快速心室率、室上性心动过速及严重的心动过缓等；⑧支气管哮喘发作；⑨肺栓塞；⑩高心排血量综合征，如甲状腺功能亢进危象、严重贫血等；⑪应用负性肌力药物如维拉帕米、地尔硫草、β受体阻滞剂等；⑫应用非甾体抗炎药；⑬心肌缺血；⑭老年急性舒张功能减退；⑮吸毒；⑯酗酒；⑰嗜铬细胞瘤。这些诱因使心功能原来尚可代偿的患者骤发心力衰竭，或者使已有心力衰竭的患者病情加重。

（三）早期表现

原来心功能正常的患者出现急性失代偿的心力衰竭（首发或慢性心力衰竭急性失代偿）伴有急性心力衰竭的症状和体征，出现原因不明的疲劳或运动耐力明显降低及心率增加 15～20 次/分，可能是左心功能降低的最早期征兆。继续发展可出现劳力性呼吸困难、夜间阵发性呼吸困难、睡觉需用枕头抬高头部等，检查可发现左心室增大、闻及舒张早期或中期奔马律、肺动脉第二音亢进、两肺尤其肺底部有细湿啰音，还可有干啰音和哮鸣音，提示已有左心功能障碍。

（四）急性肺水肿

起病急骤，病情可迅速发展至危重状态。突发的严重呼吸困难、端坐呼吸、喘息不止、烦躁不安并有恐惧感，呼吸频率可达 30～50 次/分；频繁咳嗽并咳出大量粉红色泡沫样血痰；听诊心率快，心尖部常可闻及奔马律；双肺满布湿啰音和哮鸣音。

（五）心源性休克

主要表现如下。

（1）持续低血压，收缩压降至 12.0 kPa（90 mmHg）以下，或原有高血压的患者收缩压降幅≥8.0 kPa（60 mmHg），且持续 30 分钟以上。

（2）组织低灌注状态，可有：①皮肤湿冷、苍白和发绀，出现紫色条纹；②心动过速＞110 次/分；③尿量显著减少（＜20 mL/h），甚至无尿；④意识障碍，常有烦躁不安、激动焦虑、恐惧和濒死感；收缩压低于 9.3 kPa（70 mmHg），可出现抑制症状如神志恍惚、表情淡漠、反应迟钝，逐渐发展至意识模糊甚至昏迷。

（3）血流动力学障碍：肺毛细血管楔压（PCWP）≥2.4 kPa（18 mmHg），心排血指数（CI）≤36.7 mL/(s・m^2)[≤2.2 L/(min・m^2)]。

（4）低氧血症和代谢性酸中毒。

二、急性心力衰竭严重程度分级

主要分级有 Killip 法（表 3-11）、Forrester 法（表 3-12）和临床程度分级（表 3-13）三种。Killip 法主要用于急性心肌梗死患者，分级依据临床表现和胸部 X 线的结果。

Forrester 分级依据临床表现和血流动力学指标，可用于急性心肌梗死后 AHF，最适用于首次发作的急性心力衰竭。临床程度的分类法适用于心肌病患者，它主要依据临床发现，最适用于慢性失代偿性心力衰竭。

表 3-11 急性心肌梗死的 Killip 法分级

分级	症状与体征
Ⅰ级	无心力衰竭
Ⅱ级	有心力衰竭,两肺中下部有湿啰音,占肺野下 1/2,可闻及奔马律。X 线胸片有肺淤血
Ⅲ级	严重心力衰竭,有肺水肿,细湿啰音遍布两肺(超过肺野下 1/2)
Ⅳ级	心源性休克、低血压[收缩压<12.0 kPa(90 mmHg)]、发绀、出汗、少尿

注:1 mmHg=0.133 kPa。

表 3-12 急性心力衰竭的 Forrester 法分级

分级	PCWP(mmHg)	CI[mL/(s·m²)]	组织灌注状态
Ⅰ级	≤18	>36.7	无肺淤血,无组织灌注不良
Ⅱ级	>18	>36.7	有肺淤血
Ⅲ级	<18	≤36.7	无肺淤血,有组织灌注不良
Ⅳ级	>18	≤36.7	有肺淤血,有组织灌注不良

注:PCWP,肺毛细血管楔压;CI,心排血指数,其法定单位[mL/(s·m²)]与旧制单位[L/(min·m²)]的换算因数为 16.67。
1 mmHg=0.133 kPa。

表 3-13 急性心力衰竭的临床程度分级

分级	皮肤	肺部啰音
Ⅰ级	干、暖	无
Ⅱ级	湿、暖	有
Ⅲ级	干、冷	无/有
Ⅳ级	湿、冷	有

三、急性心力衰竭的诊断

AHF 的诊断主要依据症状和临床表现,同时辅以相应的实验室检查,例如心电图(ECG)、胸片、生化标志物、多普勒超声心动图等,诊断的流程如图 3-3 所示。

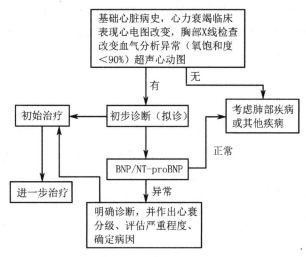

图 3-3 急性心力衰竭的诊断流程

在急性心力衰竭患者,需要系统地评估外周循环、静脉充盈、肢端体温。

在心力衰竭失代偿时,右心室充盈压通常可通过中心静脉压评估。AHF 时中心静脉压升高应谨慎分析,因为在静脉顺应性下降合并右心室顺应性下降时,即便右心室充盈压很低也会出现中心静脉压的升高。

左心室充盈压可通过肺部听诊评估,肺部存在湿啰音常提示左心室充盈压升高。进一步的确诊、严重程度的分级及随后可出现的肺淤血、胸腔积液应进行胸片检查。左心室充盈压的临床评估常被迅速变化的临床征象所误导。应进行心脏的触诊和听诊,了解有无室性和房性奔马律(S_3,S_4)。

四、实验室检查及辅助检查

(一)ECG

急性心力衰竭时 ECG 多有异常改变。ECG 可以辨别节律,可以帮助确定 AHF 的病因及了解心室的负荷情况。这在急性冠脉综合征中尤为重要。ECG 还可了解左右心室/心房的劳损情况、有无心包炎及既往存在的病变,如左、右心室的肥大。心律失常时应分析 12 导联心电图,同时应进行连续的 ECG 监测。

(二)胸片及影像学检查

对于所有 AHF 的患者,胸片和其他影像学检查宜尽早完成,以便及时评估已经存在的肺部和心脏病变(心脏的大小及形状)及肺淤血的程度。它不但可以用于明确诊断,还可用于了解随后的治疗效果。胸片还可用作左心衰竭的鉴别诊断,除外肺部炎症或感染性疾病。胸部 CT 或放射性核素扫描可用于判断肺部疾病和诊断大的肺栓塞。CT、经食管超声心动图可用于诊断主动脉夹层。

(三)实验室检查

AHF 时应进行一些实验室检查。动脉血气分析可以评估氧合情况(PaO_2)、通气情况($PaCO_2$)、酸碱平衡(pH)和碱缺失,在所有严重 AHF 患者应进行此项检查。脉搏血氧测定及潮气末 CO_2 测定等无创性检测方法可以替代动脉血气分析,但不适用于低心排血量及血管收缩性休克状态。静脉血氧饱和度(如颈静脉内)的测定对于评价全身的氧供需平衡很有价值。

血浆脑钠尿肽(B 型钠尿肽,BNP)是在心室室壁张力增加和容量负荷过重时由心室释放的,现在已用于急诊室呼吸困难的患者作为排除或确立心力衰竭诊断的指标。BNP 对于排除心力衰竭有着很高的阴性预测价值。如果心力衰竭的诊断已经明确,升高的血浆 BNP 和 N 末端脑钠尿肽前体(NT-proBNP)可以预测预后。

(四)超声心动图

超声心动图对于评价基础心脏病变及与 AHF 相关的心脏结构和功能改变是极其重要的,同时对急性冠脉综合征也有重要的评估值。

多普勒超声心动图应用于评估左右心室的局部或全心功能改变、瓣膜结构和功能、心包病变、急性心肌梗死的机械性并发症和比较少见的占位性病变。通过多普勒超声心动图测定主动脉或肺动脉的血流时速曲线可以估测心排血量。多普勒超声心动图还可估计肺动脉压力(三尖瓣反流射速),同时可监测左心室前负荷。

(五)其他检查

在涉及与冠状动脉相关的病变,如不稳定型心绞痛或心肌梗死时,血管造影是非常重要的,现已明确血运重建能够改善预后。

五、急性心力衰竭患者的监护

急性心力衰竭患者应在进入急诊室后就尽快地开始监护,同时给予相应的诊断性检查以明确基础病因。

(一)无创性监护

在所有的危重患者,必须监测的项目有血压、体温、心率、呼吸、心电图。有些实验室检查应重复做,例如电解质、肌酐、血糖及有关感染和代谢障碍的指标。必须纠正低钾或高钾血症。如果患者情况恶化,这些指标的监测频率也应增加。

1.心电监测

在急性失代偿阶段 ECG 的监测是必需的(监测心律失常和 ST 段变化),尤其是心肌缺血或心律失常是导致急性心力衰竭的主要原因时。

2.血压监测

开始治疗时维持正常的血压很重要,其后也应定时测量(例如每 5 分钟测量一次),直到血管活性药、利尿剂、正性肌力药剂量稳定时。在并无强烈的血管收缩和不伴有极快心率时,无创性自动袖带血压测量是可靠的。

3.血氧饱和度监测

脉搏血氧计是测量动脉氧与血红蛋白结合饱和度的无创性装置(SaO_2)。通常从联合血氧计测得的 SaO_2 的误差在 2% 之内,除非患者处于心源性休克状态。

4.心排血量和前负荷

可应用多普勒超声的方法监测。

(二)有创性监测

1.动脉置管

置入动脉导管的指征是因血流动力学不稳定需要连续监测动脉血压或需进行多次动脉血气分析。

2.中心静脉置管

中心静脉置管联通了中心静脉循环,所以可用于输注液体和药物,也可监测中心静脉压(CVP)及静脉血氧饱和度(SvO_2,上腔静脉或右心房处),后者用以评估氧的运输情况。

在分析右心房压力时应谨慎,避免过分注重右心房压力,因为右心房压力几乎与左心房压力无关,因此也与 AHF 时的左心室充盈压无关。CVP 也会受到重度三尖瓣关闭不全及呼气末正压通气(PEEP)的影响。

3.肺动脉导管

肺动脉导管(PAC)是一种漂浮导管,用于测量上腔静脉(SVC)、右心房、右心室、肺动脉压力、肺毛细血管楔压及心排血量。现代导管能够半连续性地测量心排血量及混合静脉血氧饱和度、右心室舒张末容积和射血分数。

虽然置入肺动脉导管用于急性左心衰竭的诊断通常不是必需的,但对于伴发有复杂心肺疾病的患者,它可以用来鉴别是心源性机制还是非心源性机制。对于二尖瓣狭窄、主动脉关闭不全、高气道压或左心室僵硬(如左心室肥厚、糖尿病、纤维化、使用正性肌力药、肥胖、缺血)的患者,肺毛细血管楔压并不能真实反映左心室舒张末压。

建议 PAC 用于对传统治疗未产生预期疗效的血流动力学不稳定的患者,以及合并淤血和低灌注的患者。在这些情况下,置入肺动脉导管以保证左心室最恰当的液体负荷量,并指导血管活性药物和正性肌力药的使用。

六、急性心力衰竭的治疗

(一)临床评估

对患者均应根据上述各种检查方法及病情变化作出临床评估,包括:①基础心血管疾病;②急性心力衰竭发生的诱因;③病情的严重程度和分级,并估计预后;④治疗的效果。此种评估应多次和动态进行,以调整治疗方案。

(二)治疗目标

(1)控制基础病因和矫治引起心力衰竭的诱因:应用静脉和/或口服降压药物以控制高血压;选择有效抗生素控制感染;积极治疗各种影响血流动力学的快速性或缓慢性心律失常;应用硝酸酯类药物改善心肌缺血。糖尿病伴血糖升高者应有效控制血糖水平,又要防止出现低血糖。对血红蛋白低于 60 g/L 的严重贫血者,可输注浓缩红细胞悬液或全血。

(2)缓解各种严重症状。①低氧血症和呼吸困难:采用不同方式的吸氧,包括鼻导管吸氧、面罩吸氧及无创或气管插管的呼吸机辅助通气治疗。②胸痛和焦虑:应用吗啡。③呼吸道痉挛:应用支气管解痉药物。④淤血症状:利尿剂有助于减轻肺淤血和肺水肿,也可缓解呼吸困难。

(3)稳定血流动力学状态,维持收缩压≥12.0 kPa(90 mmHg),纠正和防止低血压可应用各种正性肌力药物。血压过高者的降压治疗可选择血管扩张药物。

(4)纠正水、电解质紊乱和维持酸碱平衡。

(5)保护重要脏器,如肺、肾、肝和大脑,防止功能损害。

(6)降低死亡危险,改善近期和远期预后。

(三)急性心力衰竭的处理流程

急性心力衰竭确诊后,即按图 3-4 的流程处理。初始治疗后症状未获明显改善或病情严重者应行进一步治疗。

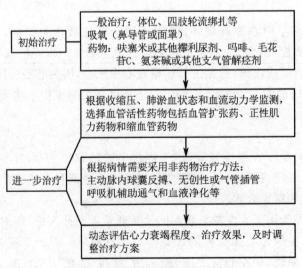

图 3-4 急性心力衰竭的处理流程

1.急性心力衰竭的一般处理

(1)体位:静息时明显呼吸困难者应半卧位或端坐位,双腿下垂以减少回心血量,降低心脏前负荷。

(2)四肢交换加压:四肢轮流绑扎止血带或血压计袖带,通常同一时间只绑扎三肢,每隔15~20分钟轮流放松一肢。血压计袖带的充气压力应较舒张压低 1.3 kPa(10 mmHg),使动脉血流仍可顺利通过,而静脉血回流受阻。此法可降低前负荷,减轻肺淤血和肺水肿。

(3)吸氧:适用于低氧血症和呼吸困难明显(尤其指端血氧饱和度<90%)的患者。应尽早采用,使患者 SaO_2≥95%(伴 COPD 者 SaO_2>90%)。可采用不同的方式:①鼻导管吸氧,低氧流量(1~2 L/min)开始,如仅为低氧血症,动脉血气分析未见 CO_2 潴留,可采用高流量给氧 6~8 L/min。乙醇湿化吸氧可使肺泡内的泡沫表面张力降低而破裂,改善肺泡的通气。方法是在氧气通过的湿化瓶中加 50%~70%乙醇或有机硅消泡剂,用于肺水肿患者。②面罩吸氧,适用于伴呼吸性碱中毒患者。必要时还可采用无创性或气管插管呼吸机辅助通气治疗。

(4)做好救治的准备工作:至少开放 2 条静脉通道,并保持通畅。必要时可采用深静脉穿刺置管,以随时满足用药的需要。血管活性药物一般应用微量泵泵入,以维持稳定的速度和正确的剂量。固定和维护好漂浮导管、深静脉置管、心电监护的电极和导联线、鼻导管或面罩、导尿管及指端无创血氧仪测定电极等。保持室内适宜的温度、湿度,灯光柔和,环境幽静。

(5)饮食:进易消化食物,避免一次大量进食,在总量控制下,可少量多餐(6~8 次/天)。应用襻利尿剂情况下不要过分限制钠盐摄入量,以避免低钠血症,导致低血压。利尿剂应用时间较长的患者要补充多种维生素和微量元素。

(6)出入量管理:肺淤血、体循环淤血及水肿明显者应严格限制饮水量和静脉输液速度,对无明显低血容量因素(大出血、严重脱水、大汗淋漓等)者的每天摄入液体量一般宜在 1 500 mL 以内,不要超过2 000 mL。保持每天水出入量负平衡约 500 mL/d,严重肺水肿者的水负平衡为1 000~2 000 mL/d,甚至可达3 000~5 000 mL/d,以减少水、钠潴留和缓解症状。3~5 天后,如淤血、水肿明显消退,应减少水负平衡量,逐渐过渡到出入水量大体平衡。在水负平衡下应注意防止发生低血容量、低血钾和低血钠等。

2.AHF 时吗啡及其类似物的使用

吗啡一般用于严重 AHF 的早期阶段,特别是患者不安和呼吸困难时。吗啡能够使静脉扩张,也能使动脉轻度扩张,并降低心率。应密切观察疗效和呼吸抑制的不良反应。伴明显和持续低血压、休克、意识障碍、COPD 等患者禁忌使用。老年患者慎用或减量。亦可应用哌替啶 50~100 mg 肌内注射。

3.AHF 治疗中血管扩张药的使用

对大多数 AHF 患者,血管扩张药常作为一线药,它可以用来开放外周循环,降低前和/或后负荷。

(1)酸酯类药物:急性心力衰竭时此类药在不减少每搏心排血量和不增加心肌氧耗情况下能减轻肺淤血,特别适用于急性冠状动脉综合征伴心力衰竭的患者。临床研究已证实,硝酸酯类静脉制剂与呋塞米合用治疗急性心力衰竭有效;应用大剂量硝酸酯类药物联合小剂量呋塞米的疗效优于单纯大剂量的利尿剂。静脉应用硝酸酯类药物应十分小心滴定剂量,经常测量血压,防止血压过度下降。硝酸甘油静脉滴注起始剂量5~10 μg/min,每 5~10 分钟递增 5~10 μg/min,最大剂量100~200 μg/min;亦可每 10~15 分钟喷雾 1 次(400 μg),或每次舌下含服 0.3~

0.6 mg。硝酸异山梨酯静脉滴注剂量 5～10 mg/h,亦可每次舌下含服2.5 mg。

(2)硝普钠(SNP):适用于严重心力衰竭。临床应用宜从小剂量 10 μg/min 开始,可酌情逐渐增加剂量至50～250 μg/min。由于其强效降压作用,应用过程中要密切监测血压,根据血压调整合适的维持剂量。长期使用时其代谢产物(硫代氰化物和氰化物)会产生毒性反应,特别是在严重肝肾衰竭的患者应避免使用。减量时,硝普钠应该缓慢减量,并加用口服血管扩张药,以避免反跳。AHF 时硝普钠的使用尚缺乏对照试验,而且在 AMI 时使用,病死率增高。在急性冠脉综合征所致的心力衰竭患者,因为 SNP 可引起冠脉窃血,故在此类患者中硝酸酯类的使用优于硝普钠。

(3)奈西立肽:这是一类新的血管扩张药肽类,近期被用以治疗 AHF。它是人脑钠尿肽(BNP)的重组体,是一种内源性激素物质。它能够扩张静脉、动脉、冠状动脉,由此降低前负荷和后负荷,在无直接正性肌力的情况下增加心排血量。慢性心力衰竭患者输注奈西立肽对血流动力学产生有益的作用,可以增加钠排泄,抑制肾素-血管紧张素-醛固酮和交感神经系统。它和静脉使用硝酸甘油相比,能更有效地促进血流动力学改善,并且不良反应更少。该药临床试验的结果尚不一致。近期的两项研究(VMAC 和PROACTION)表明,该药的应用可以带来临床和血流动力学的改善,推荐应用于急性失代偿性心力衰竭。国内一项Ⅱ期临床研究提示,该药较硝酸甘油静脉制剂能够更显著降低 PCWP,缓解患者的呼吸困难。应用方法:先给予负荷剂量 1.500 μg/kg,静脉缓慢推注,继以 0.0075～0.0150 μg/(kg·min)静脉滴注;也可不用负荷剂量而直接静脉滴注。疗程一般 3 天,不建议超过 7 天。

(4)乌拉地尔:该药具有外周和中枢双重扩血管作用,可有效降低血管阻力,降低后负荷,增加心排血量,但不影响心率,从而减少心肌耗氧量。适用于高血压心脏病、缺血性心肌病(包括急性心肌梗死)和扩张型心肌病引起的急性心力衰竭;可用于 CO 降低、PCWP＞2.4 kPa(18 mmHg)的患者。通常静脉滴注 100～400 μg/min,可逐渐增加剂量,并根据血压和临床状况予以调整。伴严重高血压者可缓慢静脉注射 12.5～25.0 mg。

应用血管扩张药的注意事项:下列情况下禁用血管扩张药物。①收缩压＜12.0 kPa(90 mmHg),或持续低血压并伴症状尤其有肾功能不全的患者,以避免重要脏器灌注减少;②严重阻塞性心瓣膜疾病患者,例如主动脉瓣狭窄、二尖瓣狭窄患者,有可能出现显著的低血压,应慎用;③梗阻性肥厚型心肌病。

4.急性心力衰竭时血管紧张素转化酶抑制剂(ACEI)的使用

ACEI 在急性心力衰竭中的应用仍存在诸多争议。急性心力衰竭的急性期、病情尚未稳定的患者不宜应用。急性心肌梗死后的急性心力衰竭可以试用,但须避免静脉应用,口服起始剂量宜小。在急性期病情稳定 48 小时后逐渐加量,疗程至少 6 周,不能耐受 ACEI 者可以应用 ARB。

在心排血量处于边缘状况时,ACEI 应谨慎使用,因为它可以明显降低肾小球滤过率。当联合使用非甾体抗炎药,以及出现双侧肾动脉狭窄时,不能耐受 ACEI 的风险增加。

5.利尿剂

(1)适应证:AHF 和失代偿心力衰竭的急性发作,伴有液体潴留的情况是应用利尿剂的指征。利尿剂缓解症状的益处及其在临床上被广泛认可,无须再进行大规模的随机临床试验来评估。

(2)作用效应:静脉使用襻利尿剂也有扩张血管效应,在使用早期(5～30 分钟)它降低肺阻抗的同时也降低右心房压和肺毛细血管楔压。如果快速静脉注射大剂量(>1 mg/kg)时,就有反射性血管收缩的可能。它与慢性心力衰竭时使用利尿剂不同,在严重失代偿性心力衰竭使用利尿剂能使容量负荷恢复正常,可以在短期内减少神经内分泌系统的激活。特别是在急性冠脉综合征的患者,应使用低剂量的利尿剂,最好已给予扩血管治疗。

(3)实际应用:静脉使用襻利尿剂(呋塞米、托拉塞米),它有强效快速的利尿效果,在 AHF 患者优先考虑使用。在入院以前就可安全使用,应根据利尿效果和淤血症状的缓解情况来选择剂量。开始使用负荷剂量,然后继续静脉滴注呋塞米或托拉塞米,静脉滴注比一次性静脉注射更有效。噻嗪类和螺内酯可以联合襻利尿剂使用,低剂量联合使用比高剂量使用一种药更有效,而且继发反应也更少。将襻利尿剂和多巴酚丁胺、多巴胺或硝酸盐联合使用也是一种治疗方法,它比仅仅增加利尿剂更有效,不良反应也更少。

(4)不良反应、药物的相互作用:虽然利尿剂可安全地用于大多数患者,但它的不良反应也很常见,甚至可威胁生命。它们包括神经内分泌系统的激活,特别是肾素-血管紧张素-醛固酮系统和交感神经系统的激活;低血钾、低血镁和低氯性碱中毒可能导致严重的心律失常;可以产生肾毒性及加剧肾衰竭。过度利尿可过分降低静脉压、肺毛细血管楔压及舒张期灌注,由此导致每搏输出量和心排血量下降,特别见于严重心力衰竭和以舒张功能不全为主的心力衰竭或缺血所致的右心室功能障碍。

6.β受体阻滞剂

(1)适应证和基本原理:目前尚无应用β受体阻滞剂治疗 AHF,改善症状的研究。相反,在 AHF 时是禁止使用β受体阻滞剂的。急性心肌梗死后早期肺部啰音超过基底部的患者,以及低血压患者均被排除在应用β受体阻滞剂的临床试验之外。急性心肌梗死患者没有明显心力衰竭或低血压,使用β受体阻滞剂能限制心肌梗死范围,减少致命性心律失常,并缓解疼痛。

(2)当患者出现缺血性胸痛对阿片制剂无效、反复发生缺血、高血压、心动过速或心律失常时,可考虑静脉使用β受体阻滞剂。在 Gothenburg 美托洛尔研究中,急性心肌梗死后早期静脉使用美托洛尔或安慰剂,接着口服治疗 3 个月。美托洛尔组发展为心力衰竭的患者明显减少。如果患者有肺底部啰音的肺淤血征象,联合使用呋塞米,美托洛尔治疗可产生更好的疗效,降低病死率和并发症。

实际应用:当患者伴有明显急性心力衰竭,肺部啰音超过基底部时,应慎用β受体阻滞剂。对出现进行性心肌缺血和心动过速的患者,可以考虑静脉使用美托洛尔。

但是,对急性心肌梗死伴发急性心力衰竭患者,病情稳定后,应早期使用β受体阻滞剂。对于慢性心力衰竭患者,在急性发作稳定后(通常 4 天后),应早期使用β受体阻滞剂。

在大规模临床试验中,比索洛尔、卡维地洛或美托洛尔的初始剂量很小,然后逐渐缓慢增加到目标剂量。应个体化增加剂量。β受体阻滞剂可能过度降低血压,减慢心率。一般原则是,在服用β受体阻滞剂的患者由于心力衰竭加重而住院,除非必须用正性肌力药物维持,否则应继续服用β受体阻滞剂。但如果疑为β受体阻滞剂剂量过大(如有心动过缓和低血压)时,可减量继续用药。

7.正性肌力药

此类药物适用于低心排血量综合征,如伴症状性低血压或 CO 降低伴有循环淤血的患者,可缓解组织低灌注所致的症状,保证重要脏器的血液供应。血压较低和对血管扩张药物及利尿剂不耐受或反应不佳的患者尤其有效。使用正性肌力药有潜在的危害性,因为它能增加耗氧量、增加钙负荷,所以应谨慎使用。

对于失代偿的慢性心力衰竭患者,其症状、临床过程和预后很大程度上取决于血流动力学。所以,改善血流动力学参数成为治疗的目的。在这种情况下,正性肌力药可能有效,甚至挽救生命。但它改善血流动力学参数的益处,部分被它增加心律失常的危险抵消了。而且在某些病例,由于过度增加能量消耗引起心肌缺血和心力衰竭的慢性进展。但正性肌力药的利弊比率,不同的药并不相同。对于那些兴奋 β_1 受体的药物,可以增加心肌细胞内钙离子的浓度,可能有更高的危险性。有关正性肌力药用于急性心力衰竭治疗的对照试验研究较少,特别对预后的远期效应的评估更少。

(1)洋地黄类:此类药物能轻度增加 CO 和降低左心室充盈压;对急性心力衰竭患者的治疗有一定帮助。一般应用毛花苷 C $0.2\sim0.4$ mg 缓慢静脉注射,$2\sim4$ 小时后可以再用 0.2 mg,伴快速心室率的房颤患者可酌情适当增加剂量。

(2)多巴胺:小剂量<2 $\mu g/(kg \cdot min)$的多巴胺仅作用于外周多巴胺受体,直接或间接降低外周阻力。在此剂量下,对于肾脏低灌注和肾衰竭的患者,它能增加肾血流量、肾小球滤过率、利尿和增加钠的排泄,并增强对利尿剂的反应。大剂量>2 $\mu g/(kg \cdot min)$的多巴胺直接或间接刺激 β 受体,增加心肌的收缩力和心排血量。当剂量>5 $\mu g/(kg \cdot min)$时,它作用于 α 受体,增加外周血管阻力。此时,虽然它对低血压患者很有效,但它对 AHF 患者可能有害,因为它增加左心室后负荷,增加肺动脉压和肺阻力。多巴胺可以作为正性肌力药$[>2$ $\mu g/(kg \cdot min)]$用于 AHF 伴有低血压的患者。当静脉滴注低剂量$\leqslant2$ $\mu g/(kg \cdot min)$时,它可以使失代偿性心力衰竭伴有低血压和尿量减少的患者增加肾血流量,增加尿量。但如果无反应,则应停止使用。

(3)多巴酚丁胺:多巴酚丁胺的主要作用在于通过刺激 β_1 受体和 β_2 受体产生剂量依赖性的正性变时、正性变力作用,并反射性地降低交感张力和血管阻力,其最终结果依个体而不同。小剂量时,多巴酚丁胺能产生轻度的血管扩张反应,通过降低后负荷而增加射血量。大剂量时,它可以引起血管收缩。心率通常呈剂量依赖性增加,但增加的程度弱于其他儿茶酚胺类药物。但在房颤的患者,心率可能增加到难以预料的水平,因为它可以加速房室传导。全身收缩压通常轻度增加,但也可能不变或降低。心力衰竭患者静脉滴注多巴酚丁胺后,观察到尿量增多,这可能是它提高心排血量而增加肾血流量的结果。多巴酚丁胺用于外周低灌注(低血压,肾功能下降)伴或不伴有淤血或肺水肿、使用最佳剂量的利尿剂和扩血管剂无效时。多巴酚丁胺常用来增加心排血量。它的起始静脉滴注速度为 $2\sim3$ $\mu g/(kg \cdot min)$,可以逐渐增加到 20 $\mu g/(kg \cdot min)$。无须负荷量。静脉滴注速度根据症状、尿量反应或血流动力学监测结果来调整。它的血流动力学作用和剂量成正比,在静脉滴注停止后,它的清除也很快。在接受 β 受体阻滞剂治疗的患者,需要增加多巴酚丁胺的剂量,才能恢复它的正性肌力作用。单从血流动力学看,多巴酚丁胺的正性肌力作用增加了磷酸二酯酶抑制剂(PDEI)作用。PDEI 和多巴酚丁胺的联合使用能产生比单一用药更强的正性肌力作用。长时间地持续静脉滴注多巴酚丁胺(48 小时以上)会出现耐药,部分血流动力学效应消失。长时间应用应逐渐减量。静脉滴注多巴酚丁胺常伴有心律失常发生率的增加,可来源于心室和心房。这种影响呈剂量依赖性,可能比使用 PDEI 时更明显。在使用利尿剂时应及时补钾。心动过速时使用多巴酚丁胺要慎重,多巴酚丁胺静脉滴注可以促发冠心病患者的胸痛。现在还没有关于 AHF 患者使用多巴酚丁胺的对照试验,一些试验显示它增加不利的心血管事件。

(4)磷酸二酯酶抑制剂:米力农和依诺昔酮是两种临床上使用的Ⅲ型磷酸二酶酶抑制剂

(PDEI)。在 AHF 时,它们能产生明显的正性肌力、松弛性及外周扩血管效应,由此增加心排血量和搏出量,同时伴随有肺动脉压、肺毛细血管楔压的下降,全身和肺血管阻力下降。它在血流动力学方面,介于纯粹的扩血管剂(如硝普钠)和正性肌力药(如多巴酚丁胺)之间。因为它们的作用部位远离 β 受体,所以在使用 β 受体阻滞剂的同时,PDEI 仍能够保留其效应。Ⅲ型 PDEI 用于低灌注伴或不伴有淤血,使用最佳剂量的利尿剂和扩血管剂无效时应用。当患者在使用 β 受体阻滞剂时,和/或对多巴酚丁胺没有足够的反应时,Ⅲ型 PDEI 可能优于多巴酚丁胺。由于其过度的外周扩血管效应可引起的低血压,静脉推注较静脉滴注时更常见。有关 PDEI 治疗对 AHF 患者的远期疗效目前数据尚不充分,但人们已提高了对其安全性的重视,特别是在缺血性心脏病心力衰竭患者。

(5)左西孟旦:这是一种钙增敏剂,通过结合于心肌细胞上的肌钙蛋白 C 促进心肌收缩,还通过介导 ATP 敏感的钾通道而发挥血管舒张作用和轻度抑制磷酸二酯酶的效应。其正性肌力作用独立于 β 肾上腺素能刺激,可用于正接受 β 受体阻滞剂治疗的患者。左西孟旦的乙酰化代谢产物,仍然具有药理活性,半衰期约 80 小时,停药后作用可持续 48 小时。临床研究表明,急性心力衰竭患者应用本药静脉滴注可明显增加 CO 和每搏输出量,降低 PCWP、全身血管阻力和肺血管阻力;冠心病患者不会增加病死率。用法:首剂 12～24 μg/kg 静脉注射(大于 10 分钟),继以 0.1 μg/(kg·min)静脉滴注,可酌情减半或加倍。对于收缩压<13.3 kPa(100 mmHg)的患者,不需要负荷剂量,可直接用维持剂量,以防止发生低血压。在比较左西孟旦和多巴酚丁胺的随机对照试验中,已显示左西孟旦能改善呼吸困难和疲劳等症状,并产生很好的结果。不同于多巴酚丁胺的是,当联合使用 β 受体阻滞剂时,左西孟旦的血流动力学效应不会减弱,甚至会更强。在大剂量使用左西孟旦静脉滴注时,可能会出现心动过速、低血压,对收缩压低于 11.3 kPa(85 mmHg)的患者不推荐使用。在与其他安慰剂或多巴酚丁胺比较的对照试验中显示,左西孟旦并没有增加恶性心律失常的发生率。

8.非药物治疗

(1)IABP:临床研究表明,这是一种有效改善心肌灌注同时又降低心肌耗氧量和增加 CO 的治疗手段。

IABP 的适应证:①急性心肌梗死或严重心肌缺血并发心源性休克,且不能由药物治疗纠正;②伴血流动力学障碍的严重冠心病(如急性心肌梗死伴机械并发症);③心肌缺血伴顽固性肺水肿。

IABP 的禁忌证:①存在严重的外周血管疾病;②主动脉瘤;③主动脉瓣关闭不全;④活动性出血或其他抗凝禁忌证;⑤严重血小板缺乏。

(2)机械通气。急性心力衰竭者行机械通气的指征:①出现心跳呼吸骤停而进行心肺复苏时;②合并Ⅰ型或Ⅱ型呼吸衰竭。机械通气的方式有下列两种。

无创呼吸机辅助通气:这是一种无须气管插管、经口/鼻面罩给患者供氧、由患者自主呼吸触发的机械通气治疗。分为持续气道正压通气(CPAP)和双相间歇气道正压通气(BiPAP)两种模式。①作用机制:通过气道正压通气可改善患者的通气状况,减轻肺水肿,纠正缺氧和 CO_2 潴留,从而缓解Ⅰ型或Ⅱ型呼吸衰竭。②适用对象:Ⅰ型或Ⅱ型呼吸衰竭患者经常规吸氧和药物治疗仍不能纠正时应及早应用。主要用于呼吸频率≤25 次/分、能配合呼吸机通气的早期呼吸衰竭患者。在下列情况下应用受限:不能耐受和合作的患者、有严重认知障碍和焦虑的患者、呼吸急促(频率>25 次/分)、呼吸微弱和呼吸道分泌物多的患者。

气道插管和人工机械通气：应用指征为心肺复苏时、严重呼吸衰竭经常规治疗不能改善者，尤其是出现明显的呼吸性和代谢性酸中毒并影响到意识状态的患者。

（3）血液净化治疗，以下为其机制、适应证、不良反应和处理心室机械辅助装备。

机制：此法不仅可维持水、电解质和酸碱平衡，稳定内环境，还可清除尿毒症毒素（肌酐、血尿素氮、尿酸等）、细胞因子、炎症递质及心脏抑制因子等。治疗中的物质交换可通过血液滤过（超滤）、血液透析、连续血液净化和血液灌流等来完成。

适应证：本法对急性心力衰竭有益，但并非常规应用的手段。出现下列情况之一时可以考虑采用：①高容量负荷如肺水肿或严重的外周组织水肿，且对襻利尿剂和噻嗪类利尿剂抵抗；②低钠血症（血钠<110 mmol/L）且有相应的临床症状，如神志障碍、肌张力减退、腱反射减弱或消失、呕吐及肺水肿等，在上述两种情况应用单纯血液滤过即可；③肾功能进行性减退，血肌酐>500 μmol/L或符合急性血液透析指征的其他情况。

不良反应和处理：建立体外循环的血液净化均存在与体外循环相关的不良反应，如生物不相容、出血、凝血、血管通路相关并发症、感染、机器相关并发症等。应避免出现新的内环境紊乱，连续血液净化治疗时应注意热量及蛋白的丢失。

（4）心室机械辅助装置：急性心力衰竭经常规药物治疗无明显改善时，有条件的可应用此种技术。此类装置有体外膜式氧合（ECMO）、心室辅助泵（如可置入式电动左心辅助泵、全人工心脏）。根据急性心力衰竭的不同类型，可选择应用心室辅助装置，在积极纠治基础心脏病的前提下，短期辅助心脏功能，可作为心脏移植或心肺移植的过渡。ECMO可以部分或全部代替心肺功能。临床研究表明，短期循环呼吸支持（如应用ECMO）可以明显改善预后。

（叶　蕊）

第五节　二尖瓣狭窄

一、病因与病理

（一）风湿热

虽然近年来风湿性心脏瓣膜病的发生率逐年降低，但仍是临床上二尖瓣狭窄（mitral stenosis，MS）的常见病因。风湿性心脏病患者中约25％为单纯二尖瓣狭窄，40％为二尖瓣狭窄并二尖瓣关闭不全。其中女性患者占2/3。一般而言，从急性风湿热发作到形成重度二尖瓣狭窄，至少需2年，在温带气候大多数患者能保持十年以上的无症状期。风湿热反复多次发作者易罹患二尖瓣狭窄。

风湿性二尖瓣损害，早期病理变化为瓣膜交界处和基底部发生水肿、炎症及赘生物形成，随后由于纤维蛋白的沉积和纤维性变，发生瓣叶交界处粘连、融合，瓣膜增粗、硬化、钙化，腱索缩短并相互粘连，限制瓣膜的活动与开放，致使瓣口狭窄，与鱼嘴或钮孔相似。一般后瓣病变程度较前瓣重，后瓣显著增厚、变硬、钙化、缩短，甚至完全丧失活动能力，而前瓣仍能上下活动者并不罕见。

(二)二尖瓣环及环下区钙化

常见于老年人退行性变。尸检发现,50 岁以上人群中约 10% 有二尖瓣环钙化,其中糖尿病患者尤为多见,女性比男性多 2～3 倍,超过 90 岁的女性患者二尖瓣环钙化率高达 40% 以上。偶见于年轻人,可能与合并马方综合征或钙代谢异常有关。

瓣环钙化可影响二尖瓣的正常启闭,引起狭窄和/或关闭不全。钙化通常局限于二尖瓣的瓣环处,多累及后瓣。然而,最近研究表明,老年人二尖瓣环钙化,其钙质沉着主要发生于二尖瓣环的前方及后方,而非真正的瓣环处,钙化延伸至膜部室间隔或希氏束及束支时,可引起心脏传导功能障碍。

(三)先天性发育异常

单纯先天性二尖瓣狭窄甚为少见。

(四)其他罕见病因

如结缔组织疾病、恶性类癌瘤、多发性骨髓瘤等。

二、病理生理

正常人二尖瓣开放时瓣口面积为 4～6 cm²,当瓣口面积＜2.5 cm² 时,才会出现不同程度的临床症状。临床上根据瓣口面积缩小程度不同,将二尖瓣狭窄分为轻度(2.5～1.5 cm²)、中度(1.5～1.0 cm²)、重度(＜1.0 cm²)狭窄。根据二尖瓣狭窄程度和代偿状态分为如下 3 期(见图 3-5)。

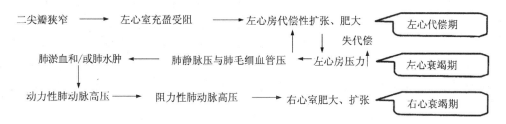

图 3-5　二尖瓣狭窄血流动力学图解

(一)左心代偿期

轻度二尖瓣狭窄时,只需在心室快速充盈期、心房收缩期存在压力梯度,血液便可由左心房充盈左心室。因此左心房发生代偿性扩张及肥大以增强收缩力,延缓左心房压力的升高。此期内,临床上可在心尖区闻及典型的舒张中、晚期递减型杂音,收缩期前增强(左心房收缩引起)。患者无症状,心功能完全代偿,但有二尖瓣狭窄的体征(心尖区舒张期杂音)和超声心动图改变。

(二)左心衰竭期

随着二尖瓣狭窄程度的加重,左心房代偿性扩张、肥大及收缩力增强难以克服瓣口狭窄所致血流动力学障碍时,房室压力梯度必须存在于整个心室舒张期,房室压力阶差在 2.7 kPa(20 mmHg)以上,才能维持安静时心排血量,因此左心房压力升高。由于左心房与肺静脉之间无瓣膜存在,当左心房压力升至 3.3～4.0 kPa(25～30 mmHg)时,肺静脉与肺毛细血管压力亦升至 3.3～4.0 kPa(25～30 mmHg),超过血液胶体渗透压水平,引起肺毛细血管渗出。若肺毛细血管渗出速度超过肺淋巴管引流速度,可引起肺顺应性下降,发生呼吸功能障碍和低氧血症,同时,血浆及血细胞渗入肺泡内,可引起急性肺水肿,出现急性左心房衰竭表现。本期患者可出现劳力性呼吸困难,甚至端坐呼吸、夜间阵发性呼吸困难,听诊肺底可有湿啰音,胸部X线检查常有肺淤血和/或肺水肿征象。

(三)右心衰竭期

长期肺淤血可使肺顺应性下降。早期,由于肺静脉压力升高,可反射性引起肺小动脉痉挛、收缩,肺动脉被动性充血而致动力性肺动脉高压,尚可逆转。晚期,因肺小动脉长期收缩、缺氧,致内膜增生、中层肥厚,肺血管阻力进一步增高,加重肺动脉高压。肺动脉高压虽然对肺毛细血管起着保护作用,但明显增加了右心负荷,使右心室壁肥大、右心腔扩大,最终引起右心衰竭。此时,肺淤血和左心房衰竭的症状反而减轻。

三、临床表现

(一)症状

1.呼吸困难和乏力

当二尖瓣狭窄进入左心衰竭期时,可产生不同程度的呼吸困难和乏力,是二尖瓣狭窄的主要症状。前者为肺淤血所引起,后者是心排血量减少所致。早期仅在劳动、剧烈运动或用力时出现呼吸困难,休息即可缓解,常不引起患者注意。随狭窄程度的加重,日常生活甚至静息时也感气促,夜间喜高枕,甚至不能平卧,须采取半卧位或端坐呼吸,上述症状常因感染(尤其是呼吸道感染)、心动过速、情绪激动、心房颤动诱发或加剧。

2.心悸

心慌和心前区不适是二尖瓣狭窄的常见早期症状。早期与偶发的房性期前收缩有关,后期发生心房颤动时心慌常是患者就诊的主要原因。自律性或折返活动引起的房性期前收缩,可刺激左心房易损期而引起心房颤动,由阵发性逐渐发展为持续性。而心房颤动又可引起心房肌的弥漫性萎缩。导致心房增大及不应期、传导速度的更加不一致,最终导致不可逆心房颤动。快心室率心房颤动时,心室舒张期缩短,左心室充盈减少,左心房压力升高,可诱发急性肺水肿的发生。

3.胸痛

15%的患者主诉胸痛,其产生原因有:①心排血量下降,引起冠状动脉供血不足,或伴冠状动脉粥样硬化和/或冠状动脉栓塞。②右心室压力升高,冠状动脉灌注受阻,致右心室缺血。③肺动脉栓塞,常见于右心衰竭患者。

4.咯血

咯血发生于10%患者。二尖瓣狭窄并发的咯血有如下几种。

(1)突然出血,出血量大,有时称为肺卒中,却很少危及生命。因为大出血后,静脉压下降,出血可自动停止。此种咯血是由于突然升高的左心房和肺静脉压,传至薄而扩张的支气管静脉壁使其破裂所致,一般发生于病程早期。晚期,因肺动脉压力升高,肺循环血流量有所减少,该出血情况反而少见。

(2)痰中带血,二尖瓣狭窄患者,因支气管水肿罹患支气管炎的机会增多,若支气管黏膜下层微血管破裂,则痰中带有血丝。

(3)粉红色泡沫痰,急性肺水肿的特征性表现,是肺泡毛细血管破裂,血液、血浆与空气互相混合的缘故。

(4)暗红色血液痰,病程晚期,周围静脉血栓脱落引起肺栓塞时的表现。

5.血栓栓塞

左心房附壁血栓脱落引起动脉栓塞,是二尖瓣狭窄常见的并发症。在抗凝治疗和手术治疗时代前,二尖瓣病变患者中,约 1/4 死亡继发于栓塞,其中 80% 见于心房颤动患者。若为窦性心律,则应考虑一过性心房颤动及潜在感染性心内膜炎的可能。35 岁以上的患者合并心房颤动,尤其伴有心排血量减少和左心耳扩大时是形成栓子的最危险时期,主张接受预防性抗凝治疗。

6.吞咽困难、声嘶

增大的左心房压迫食管,扩张的左肺动脉压迫左喉返神经所致。

7.感染性心内膜炎

增厚、钙化的瓣膜少发。

8.其他

肝大、体静脉压增高、水肿、腹水,均为重度二尖瓣狭窄伴肺血管阻力增高及右心衰竭的症状。

(二)体征

重度二尖瓣狭窄患者常有"二尖瓣面容":双颧呈绀红色。右心室肥大时,心前区可扪及抬举性搏动。

1.二尖瓣狭窄的心脏体征

(1)心尖冲动正常或不明显。

(2)心尖区 S_1 亢进是二尖瓣狭窄的重要特点之一,二尖瓣狭窄时,左心房压力升高,舒张末期左心房室压力阶差仍较大,且左心室舒张期充盈量减少,二尖瓣前叶处于心室腔较低位置,心室收缩时,瓣叶突然快速关闭,可产生亢进的拍击样 S_1。S_1 亢进且脆,说明二尖瓣前叶活动尚好,若 S_1 亢进且闷,则提示前叶活动受限。

(3)开瓣音,亦称二尖瓣开放拍击音,由二尖瓣瓣尖完成开放动作后瓣叶突然绷紧而引起,发生在二尖瓣穹隆进入左心室的运动突然停止之际。

(4)心尖部舒张中、晚期递减型隆隆样杂音,收缩期前增强,是诊断二尖瓣狭窄的重要体征。心室舒张二尖瓣开放的瞬间,左心房室压力梯度最大,产生杂音最响,随着左心房血液充盈到左心室,房室压力梯度逐渐变小,杂音响度亦逐渐减轻,最后左心房收缩将 15%～25% 的血液灌注于左心室,产生杂音的收缩期前增强部分。心房颤动患者,杂音收缩期前增强部分消失。但据 Criley 氏报道,此时若左心房压力超过左心室压力 1.3 kPa(10 mmHg)或更高,则可有收缩期前增强部分。

二尖瓣狭窄的舒张期杂音于左侧卧位最易听到,对于杂音较轻者,可嘱运动、咳嗽、用力呼气或吸入亚硝酸异戊酯等方法使杂音增强。拟诊二尖瓣狭窄而又听不到舒张期杂音时,可嘱患者轻微运动(仰卧起坐 10 次)后左侧卧位,或左侧卧位后再深呼吸或干咳数声,杂音可于最初 10 个心动周期内出现。杂音响度还与瓣口狭窄程度及通过瓣口的血流量和血流速度有关。在一定限度内,狭窄越重,杂音越响,但若狭窄超过某一范围,以致在左心室形成漩涡不明显或不引起漩涡,反而使杂音减轻或消失,后者即所谓的"无声性二尖瓣狭窄"。

2.肺动脉高压和右心室肥大的体征

(1)胸骨左缘扪及抬举性搏动。

(2)P_2 亢进、S_2 分裂,肺动脉高压可引起 S_2 的肺动脉瓣成分亢进,肺动脉压进一步升高时,右心室排血时间延长,S_2 分裂。

（3）肺动脉扩张，于胸骨左上缘可闻及短的收缩期喷射性杂音和递减型高调哈气性舒张早期杂音（Graham Steell 杂音）。

（4）右心室肥大伴三尖瓣关闭不全时，胸骨左缘四五肋间有全收缩期吹风样杂音，吸气时增强。

四、辅助检查

（一）心电图检查

中、重度二尖瓣狭窄，可显示特征性改变。左心房肥大（P 波时限＞0.12 秒，并呈双峰波形，即所谓"二尖瓣型 P 波"，见图 3-6），是二尖瓣狭窄的主要心电图特征，可见于 90％的显著二尖瓣狭窄伴窦性心律者。心房颤动时，V_1 导联颤动波幅超过 0.1 mV，也提示存在心房肥大。

右心室收缩压低于 9.3 kPa（70 mmHg）时右心室肥大少见；介于 9.3～13.3 kPa（70～100 mmHg）时，约 50％患者可有右心室肥大的心电图表现；超过 13.3 kPa（100 mmHg）时，右心室肥大的心电图表现一定出现（见图 3-7）。

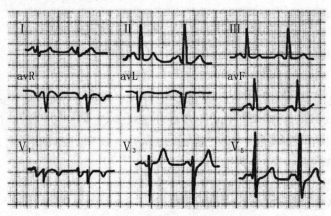

图 3-6　左心房肥大：二尖瓣型 P 波

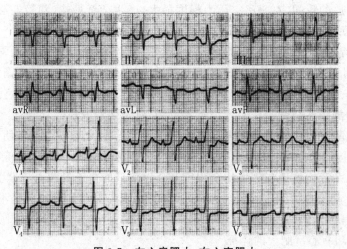

图 3-7　左心房肥大，右心室肥大

心律失常在二尖瓣狭窄患者早期可表现为房性期前收缩，频发和多源房性期前收缩往往是心房颤动的先兆，左心房肥大的患者容易出现心房颤动。

(二)X 线检查

轻度二尖瓣狭窄心影可正常。

左心房肥大时,正位片可见增大的左心房在右心室影后面形成一密度增高的圆形阴影,使右心室心影内有双重影。食管吞钡检查,在正位和侧位分别可见食管向右向后移位。

肺动脉高压和右心室肥大时,正位片示心影呈"梨形",即"二尖瓣型"心,尚可见左主支气管上抬。肺部表现主要为肺淤血,肺门阴影加深。由于肺静脉血流重新分布,常呈肺上部血管阴影增多而下部减少。肺淋巴管扩张,在正位及左前斜位可见右肺外下野及肋膈角附近有水平走向的纹状影,即 Kerley B 线,偶见 Kerley A 线(肺上叶向肺门斜行走行的纹状影)。此外,长期肺淤血尚可引起肺野内含铁血黄素沉积点状影。

严重二尖瓣狭窄和老年性瓣环及环下区钙化者,胸片相应部位可见钙化影。

(三)超声心动图(UCG)检查

UCG 是诊断二尖瓣狭窄较有价值的无创伤性检查方法,有助于了解二尖瓣的解剖和功能情况。

1.M 型 UCG

(1)直接征象,二尖瓣前叶活动曲线和 EF 斜率减慢,双峰消失,前后叶同向运动,形成所谓"城墙样"图形。

(2)间接征象,左心房肥大,肺动脉增宽,右心房、右心室肥大。

2.二维 UCG

(1)直接征象,二尖瓣叶增厚,回声增强,活动僵硬,甚至钙化,二尖瓣舒张期开放受限,瓣口狭窄,交界处粘连。

(2)间接征象,瓣下结构钙化,左心房附壁血栓。

3.多普勒 UCG

二尖瓣口可测及舒张期高速射流频谱,左心室内可有湍流频谱,测定跨二尖瓣压力阶差可判定狭窄的严重程度。彩色多普勒检查可显示舒张期二尖瓣口高速射流束及多色镶嵌的反流束。

4.经食道 UCG

采用高频探头,直接在左心房后方探查,此法在探查左心房血栓方面更敏感,可达 90%以上。

(四)心导管检查

仅在决定是否行二尖瓣球囊扩张术或外科手术治疗前,需要精确测量二尖瓣口面积及跨瓣压差时才做心导管检查。

(五)其他检查

抗链球菌溶血素 O(ASO)滴度 1:400 以上、血沉加快、C 反应蛋白阳性等,尤见于风湿活动患者。长期肝淤血患者可有肝功能指标异常。

二尖瓣狭窄的临床表现及实验室检查与血流动力学变化密切相关,血流动力学发展的每一阶段,均可引起相应的临床表现及实验室检查结果。

五、并发症

(一)心房颤动

见于晚期患者,左心房肥大是心房颤动持续存在的解剖学基础。出现心房颤动后,心尖区舒张期隆隆样杂音可减轻,且收缩期前增强消失。心房颤动早期可能是阵发性的,随着病程发展多转为持续性心房颤动。

(二)栓塞

多见于心房颤动患者,以脑梗死多见,栓子也可到达全身其他部位。

(三)急性肺水肿

这是重度二尖瓣狭窄严重而紧急的并发症,病死率高。往往由于剧烈体育活动、情绪激动、感染、妊娠或分娩、快心室率心房颤动等诱发,可导致左心室舒张充盈期缩短,左心房压升高,进一步引起肺毛细血管压升高,致使血浆渗透到组织间隙或肺泡,引起急性肺水肿。患者突发呼吸困难、不能平卧、发绀、大汗、咳嗽及咯粉红色泡沫样浆液痰,双肺布满湿啰音,严重者可昏迷或死亡。

(四)充血性心力衰竭

晚期 $50\%\sim75\%$ 患者发生右心充血性心力衰竭,是此病常见的并发症及主要致死原因。呼吸道感染为心力衰竭常见诱因,年轻女性妊娠、分娩常为主要诱因。临床上主要表现为肝区疼痛、食欲缺乏、黄疸、水肿、尿少等症状,体检有颈静脉曲张、肝大、腹水及下肢水肿等。

(五)呼吸道感染

二尖瓣狭窄患者,常有肺静脉高压、肺淤血,因此易合并支气管炎、肺炎。

(六)感染性心内膜炎

单纯二尖瓣狭窄较少发生。风湿性瓣膜病患者在行牙科手术或其他能引起菌血症的手术时,应行抗生素预防治疗。

六、诊断与鉴别诊断

根据临床表现,结合有关实验室检查,尤其是超声心动图检查多能作出诊断。但应与其他引起心尖部舒张期杂音的疾病相鉴别(见表 3-14)。

表 3-14　其他疾病引起的心尖部舒张期杂音特点

相对性二尖瓣狭窄	严重的二尖瓣关闭不全左向右分流的先天性心脏病,如 VSD,PDA 等此杂音的产生是由于血容量增加,致二尖瓣相对狭窄所致
Carey-Coombs 杂音	急性风湿热时活动性二尖瓣瓣膜炎征象该杂音柔和,发生于舒张早期,变化较大,比器质性二尖瓣狭窄的音调高可能由严重的二尖瓣反流通过非狭窄的二尖瓣口所致,也可能是一短的紧随 S_3 的杂音
Austin-Flint 杂音	见于主动脉瓣关闭不全等疾病该杂音历时短,性质柔和,吸入亚硝酸异戊酯后杂音减轻应用升压药后杂音可增强
三尖瓣狭窄	慢性肺心病患者,由于右心室肥大,心脏顺时针转位可在心尖部听到三尖瓣相对性狭窄所致的杂音
左心房黏液瘤	左心房黏液瘤部分堵塞二尖瓣口所致,与体位有关

七、治疗

狭窄程度轻无明显临床症状者无须治疗,应适当避免剧烈运动,风湿热后遗症者应预防风湿热复发。有症状的二尖瓣患者,应予以积极治疗。

(一)内科治疗

1.一般治疗

适当休息,限制钠盐入量(2 g/d),使用利尿剂,通过减轻心脏前负荷改善肺淤血症状。

急性肺水肿的处理(详见心力衰竭):洋地黄的应用需谨慎,因洋地黄可增强右心室收缩力,有可能使右心室射入肺动脉内的血量增多,导致肺水肿的加重,但可应用常规负荷量的1/2~2/3,其目的是减慢心率而非增加心肌收缩力,以延长舒张期,改善左心室充盈,提高左心室搏出量。适合于合并快心室率心房颤动和室上性心动过速者。

栓塞性并发症的处理:有体循环栓塞而不能手术治疗的患者,可口服抗凝剂,如华法林等。对于有栓塞危险的患者,包括心房颤动、40岁以上伴巨大左心房者,也应接受口服抗凝药治疗。

心律失常的处理:快心室率心房颤动应尽快设法减慢心室率,可使用洋地黄类药物,若疗效不满意,可联合应用地尔硫䓬、维拉帕米或β受体阻滞剂。对于轻度二尖瓣狭窄患者不伴巨大左心房,心房颤动<6个月,可考虑药物复律或电复律治疗。

2.介入治疗

经皮球囊二尖瓣成形术(PBMV)是治疗二尖瓣狭窄划时代的进展,患者无须开胸手术,痛苦小,康复快,且具有成功率高、疗效好的特点。

(1)PBMV的适应证:①中、重度单纯二尖瓣狭窄,瓣叶柔软,无明显钙化,心功能Ⅱ、Ⅲ级是PBMV最理想的适应证;轻度二尖瓣狭窄有症状者亦可考虑;心功能Ⅳ级者需待病情改善,能平卧时才考虑。②瓣叶轻、中度钙化并非禁忌,但若严重钙化且与腱索、乳头肌融合者,易并发二尖瓣关闭不全,因此宜做瓣膜置换手术。③合并慢性心房颤动患者,心腔内必须无血栓。④合并重度肺动脉高压,不宜外科手术者。⑤合并轻度二尖瓣关闭不全,左心室无明显肥大者。⑥合并轻度主动脉瓣狭窄或关闭不全,左心室无明显肥大者。

(2)PBMV禁忌证:①合并中度以上二尖瓣关闭不全。②心腔内有血栓形成。③严重钙化,尤其瓣下装置病变者。④风湿活动。⑤合并感染性心内膜炎。⑥妊娠期,因放射线可影响胎儿,除非心功能Ⅳ级危及母子生命安全。⑦全身情况差或合并其他严重疾病。⑧合并中度以上的主动脉狭窄和/或关闭不全。

(二)外科治疗

目的在于解除瓣口狭窄,增加左心搏出量,改善肺血液循环。

1.手术指征

凡诊断明确,心功能Ⅱ级以上,瓣口面积<1.2 cm^{2}而无明显禁忌证者,均适合手术治疗。严重二尖瓣狭窄并发急性肺水肿患者,如内科治疗效果不佳,可行急诊二尖瓣扩张术。

2.手术方式

手术方式包括闭式二尖瓣分离术、直视二尖瓣分离术、瓣膜修补术或人工瓣膜替换术。

八、预后

疾病的进程差异很大,从数年至数十年。预后主要取决于狭窄程度及心脏肥大程度,是否多瓣膜损害及介入、手术治疗的可能性等。

一般而言,首次急性风湿热发作后,患者可保持10~20年无症状。然而,出现症状后如不积极进行治疗,其后5年内病情进展非常迅速。研究表明,有症状的二尖瓣狭窄患者5年死亡率为20%,10年死亡率为40%。

(叶 蕊)

第六节 二尖瓣关闭不全

一、病因

二尖瓣关闭不全(mitral incompetence,MI)严格来说不是一种原发病而是一种临床综合征。任何引起二尖瓣复合装置包括二尖瓣环、瓣膜、腱索、乳头肌病变的因素都可导致二尖瓣关闭不全,其诊断容易但确定病因难。按病程进展的速度和病程的长短可分为急性和慢性。

(一)慢性病变

慢性二尖瓣关闭不全进展缓慢、病程较长,病因包括以下几点。

1.风湿性心脏病

在不发达国家风湿性心脏病引起者占首位,其中半数以上合并二尖瓣狭窄。

2.退行性病变

在发达国家,二尖瓣脱垂为最多见原因;二尖瓣黏液样退行性变、二尖瓣环及环下区钙化等退行性病变也是常见原因。

3.冠心病

常见于心肌梗死致乳头肌功能不全。

4.其他少见原因

先天性畸形、系统性红斑狼疮、风湿性关节炎、心内膜心肌纤维化等。

(二)急性病变

急性二尖瓣关闭不全进展快、病情严重、病程短,病因包括以下几点。

(1)腱索断裂:可由感染性心内膜炎、二尖瓣脱垂、急性风湿热及外伤等原因引起。

(2)乳头肌坏死或断裂:常见于急性心肌梗死致乳头肌缺血坏死而牵拉作用减弱。

(3)瓣膜毁损或破裂:多见于感染性心内膜炎。

(4)心瓣膜替换术后人工瓣膜裂开。

二、病理生理

由于风湿性炎症使二尖瓣瓣膜纤维化、增厚、萎缩、僵硬、畸形,甚至累及腱索和乳头肌使之变粗、粘连、融合缩短,致使瓣膜在心室收缩期不能正常关闭,血液由左心室向左心房反流,病程长者尚可见钙质沉着。

(一)慢性病变

慢性二尖瓣关闭不全者,依病程进展可分为左心室代偿期、左心室失代偿期和右心衰竭期3个阶段(图3-8)。

二尖瓣关闭不全时,在心室收缩期左心室内的血流存在两条去路,即通过主动脉瓣流向主动脉和通过关闭不全的二尖瓣流向左心房。这样,在左心房舒张期,左心房血液来源除通过四条肺静脉回流外,还包括左心室反流的血液而使其容量和压力负荷增加。由于左心房顺应性好,在反流血液的冲击下,左心房肥大,缓解了左心房压力的增加,且在心室舒张期,左心房血液迅速注入左心室而使容量负荷迅速下降,延缓了左心房压力的上升,这实际上是左心房的一种代偿机制,体积增大而压力正常(见图 3-9),可使肺静脉与肺毛细血管压长期维持正常。与急性二尖瓣关闭不全相比,肺淤血发生晚、较轻,患者主述乏力而呼吸困难。

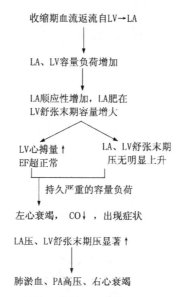

图 3-8　慢性二尖瓣关闭不全血流动力学图解

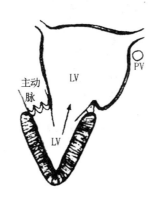

图 3-9　慢性二尖瓣关闭不全

对于左心室,在心室收缩期由于反流,使得在舒张期时由左心房流入左心室的血液除了正常肺循环回流外还包括反流的部分,从而增加了左心室的容量负荷。早期左心室顺应性好,代偿性扩大而使左心室舒张末期压力上升不明显,且收缩时左心室压力迅速下降,减轻了室壁紧张度和能耗而有利于代偿。左心室这种完善的代偿机制,可在相当长时间(>20 年)无明显左心房肥大和肺淤血,左心排血量维持正常而无临床症状。但一旦出现临床症状说明病程已到一定阶段,心排血量迅速下降而致头昏、困倦、乏力,迅速出现左心衰竭、肺水肿、肺动脉高压和右心衰竭,心功能达Ⅳ级,成为难治性心力衰竭,病死率高,患者出现呼吸困难、体循环淤血症状。

(二)急性病变

急性二尖瓣关闭不全早期反流量大,进展迅速,左心房、左心室容量和压力负荷迅速增加,没有经过充分的代偿即出现急性左心衰竭,使得心排血量迅速下降,心室压力上升,左心房及肺静脉压迅速上升,导致肺淤血和肺间质水肿。患者早期即出现呼吸困难、咯血等左心衰竭和肺淤血症状,病程进展迅速,多较快死于急性左心衰竭。由于来不及代偿,左心房、左心室肥大不明显(见图 3-10、图 3-11),X 线检查示左心房、左心室大小正常,反流严重者可见肺淤血和肺间质水肿征象。

收缩期血流返流自LV→LA

↓

LA、LV容量负荷骤增

急性扩张能力有限

LV舒张末期压、LA压急剧↑

↓

急性左心衰竭:肺淤血

急性肺水肿

图 3-10　急性二尖瓣关闭不全血流动力学图解

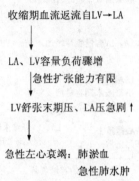

图 3-11　急性二尖瓣关闭不全

三、临床表现

(一)症状

1.慢性病变

患者由于左心良好的代偿功能而使病情有无症状期长,有症状期短的特点。

(1)代偿期:左心代偿功能良好,心排血量维持正常,左心房压力及肺静脉压也无明显上升,患者可多年没有明显症状,偶有因左心室舒张末期容量增加而引起的心悸。

(2)失代偿期:患者无症状期长,通常情况下,从初次感染风湿热到出现明显二尖瓣关闭不全的症状,时间可长达 20 年之久。但一旦出现临床症状即说明已进入失代偿期。随着左心功能的失代偿,心排血量迅速下降,患者出现疲劳、头昏、乏力等症状。左心室舒张末期压力迅速上升,左心房、肺静脉及肺毛细血管压上升,引起肺淤血及间质水肿,出现劳力性呼吸困难,开始为重体力劳动或剧烈运动时出现,随着左心衰竭的加重,出现夜间阵发性呼吸困难及端坐呼吸等。

(3)右心衰竭期:肺淤血及肺水肿使肺小动脉痉挛硬化而出现肺动脉高压,继而引起右心衰竭,患者出现体循环淤血症状,如肝大、上腹胀痛、下肢水肿等。

2.急性病变

轻度二尖瓣反流仅有轻度劳力性呼吸困难。严重反流,病情常短期内迅速加重,患者出现呼吸困难,不能平卧,咳粉红色泡沫痰等急性肺水肿症状,随后可出现肺动脉高压及右心衰竭征象。处理不及时,则心排血量迅速下降出现休克,患者常迅速死亡。

（二）体征

1.慢性病变

（1）代偿期。

1）心尖冲动:呈高动力型,左心室肥大时向左下移位。

2）心音:①瓣叶缩短所致的重度关闭不全(如风湿性心脏病),S_1 常减弱。②S_2 分裂,代偿期无肺动脉高压时,由于左心室射血时间缩短,主动脉提前关闭,产生 S_2 分裂,吸气时明显;失代偿产生肺动脉高压后,肺动脉瓣延迟关闭可加重 S_2 分裂。③心尖区可闻及 S_3,出现在第二心音后 0.10~0.18 秒,是中重度二尖瓣关闭不全的特征性体征,卧位时明显,其产生是由于血液大量快速流入左心室使之充盈过度,引起肥大的左心室壁振动所致。

3）心脏杂音:心尖区全收缩期吹风样杂音,是二尖瓣关闭不全的典型体征。其强度取决于瓣膜损害程度、反流量及左心房、室压差,可以是整个收缩期强度均等,也可以是收缩中期最强,然后减弱。杂音在左心衰竭致反流量小时可减弱,在吸气时由于膈下降,心脏顺时针转位,回左心血流量减少,杂音相应减弱,呼气时相反。

杂音一般音调高、粗糙、呈吹风样、时限长,累及腱索或乳头肌时呈乐音样。其传导与前后瓣的解剖位置结构和血液反流方向有关,在前交界和前瓣损害时,血液反流至左心房的左后方,杂音可向左腋下和左肩胛间区传导;后交界区和后瓣损害时,血液冲击左心房的右前方,杂音可传导至肺动脉瓣区和主动脉瓣区;前后瓣均损害时,血液反流至左心房前方和左右侧,杂音向整个心前区和左肩胛间部传导。

心尖区舒张中期杂音,是由于发生相对性二尖瓣狭窄所致。通过变形的二尖瓣口血液的速度和流量增加,产生一短促、低调的舒张中期杂音,多在 S_3 之后,无舒张晚期增强,S_3 和它的出现提示二尖瓣关闭不全为中至重度。

（2）失代偿期（左心衰竭期）:心前区可触及弥散性搏动,心尖区可闻及舒张期奔马律,全收缩期杂音减弱。

（3）右心衰竭期:三尖瓣区可闻及收缩期吹风样杂音。由于右心衰竭,体静脉血回流障碍产生体循环淤血,患者可有颈静脉曲张、搏动,肝大,肝颈静脉回流征阳性,腹水及下垂性水肿等。

2.急性病变

患者迅速出现左心衰竭,甚至出现肺水肿或心源性休克,常迅速死亡。

四、辅助检查

（一）心电图检查

病情轻者无明显异常,重者 P 波延长,可有双峰,同时左心室肥大、电轴左偏,病程长者心房颤动较常见。急性者,心电图可正常,窦性心动过速常见。

（二）X 线检查

慢性二尖瓣关闭不全早期,左心房、左心室形态正常,晚期左心房、左心室显著增大且与病变严重程度成比例,有不同程度肺淤血及间质水肿,严重者有巨大左心房,肺动脉高压和右心衰竭征象。偶可见瓣膜瓣环钙化,随心脏上下运动,透视可见收缩时左心房膨胀性扩大。

急性者心脏大小正常,反流严重者可有肺淤血及间质水肿征象,1~2周内左心房、左心室开始扩大,一年还存活者,其左心房、左心室扩大已达慢性患者程度。

(三)超声心动图检查

1.M型UCC

急性者心脏大小正常,慢性者可见左心房、左心室肥大,左心房后壁与室间隔运动幅度增强。

2.二维UCG检查

可确定左心室容量负荷,评价左心室功能和确定大多数病因,可见瓣膜关闭不全,有裂隙,瓣膜增厚变形、回声增强,左心房、左心室肥厚,肺动脉增宽。

3.多普勒UCG检查

可见收缩期血液反流,并可测定反流速度,估计反流量。

(四)心导管检查

一般没有必要,但可评估心功能和二尖瓣关闭不全的程度,确定大多数病因。

五、并发症

急性者较快出现急性左心衰竭,慢性者与二尖瓣狭窄相似,以左心衰竭为主,但出现晚,一旦出现则进展迅速。感染性心内膜炎较常发生(>20%),体循环栓塞少见,常由感染性心内膜炎引起,心房颤动发生率高达75%,此时栓塞较常见。

六、诊断与鉴别诊断

(一)诊断

根据典型的心尖区全收缩期吹风样杂音伴有左心房、左心室肥大,诊断应不困难。但应结合起病急缓、患者年龄、病情严重程度、房室肥大情况及相应辅助检查来确定诊断及明确病因。

(二)鉴别诊断

1.相对性二尖瓣关闭不全

由扩大的左心室及二尖瓣环所致,但瓣叶本身活动度好,无增厚、粘连等。杂音柔和,多出现在收缩中晚期。常有高血压、各种原因的主动脉关闭不全或扩张型心肌病、心肌炎、贫血等病因。

2.二尖瓣脱垂

可出现收缩中期喀喇音-收缩晚期杂音综合征。喀喇音是由于收缩中期,拉长的腱索在二尖瓣脱垂到极点时骤然拉紧,瓣膜活动突然停止所致。杂音是由于收缩晚期,瓣叶明显突向左心房,不能正常闭合所致。轻度脱垂时可仅有喀喇音,较重时喀喇音和杂音均有,严重时可只有杂音而无喀喇音。

3.生理性杂音

杂音一般为1~2级,柔和,短促,位于心尖和胸骨左缘。二尖瓣关闭不全的临床表现及实验室检查与血流动力学变化密切相关,血流动力学发展的每一阶段,均可引起相应的临床表现及实验室检查结果。

七、治疗

(一)内科治疗

急性者一旦确诊,经药物改善症状后应立即采取人工瓣膜置换术,以防止变为慢性而影响预后,积极的内科治疗仅为手术争取时间。

慢性患者由于长期无症状,一般仅需定期随访,避免过度的体力劳动及剧烈运动,限制钠盐摄入,保护心功能,对风心病患者积极预防链球菌感染与风湿活动及感染性心内膜炎。如出现心功能不全的症状,应合理应用利尿剂、ACE 抑制剂、洋地黄、β 受体阻滞剂和醛固酮受体阻滞剂。血管扩张药,特别是减轻后负荷的血管扩张药,通过降低左心室射血阻力,可减少反流量,增加前向心排血量,从而产生有益的血流动力学作用。慢性患者可用 ACE 抑制剂,急性者可用硝普钠、硝酸甘油或酚妥拉明静脉滴注。洋地黄类药物宜用于心功能 Ⅱ、Ⅲ、Ⅳ 级的患者,对伴有快心室率心房颤动者更有效。晚期的心力衰竭患者可用抗凝药物防止血栓栓塞。心律失常的处理参见相关章节。

(二)外科治疗

人工瓣膜替换术是几乎所有二尖瓣关闭不全病例的首选治疗。对慢性患者,应在左心室功能尚未严重损害和不可逆改变之前考虑手术,过分推迟可增加手术死亡率和并发症。手术指征为:①心功能 Ⅲ～Ⅳ 级,Ⅲ 级为理想指征,Ⅳ 级死亡率高,预后差,内科疗法准备后应行手术。②心功能 Ⅱ 级或以下,缺乏症状者,若心脏进行性肥大,左心功能下降,应行手术。③EF＞50%,左心室舒张末期直径＜8.0 cm,收缩末期直径＜5.0 cm,心排指数＞2.0 L/(min · m^2),左心室舒张末压＜1.6 kPa(12 mmHg),收缩末容积指数＜50 mL/m^2 患者,适于手术,效果好。④中度以上二尖瓣反流。

八、预后

慢性二尖瓣关闭不全患者代偿期较长,可达 20 年。一旦失代偿,病情进展迅速,心功能恶化,成为难治性心力衰竭。

内科治疗后 5 年生存率为 80%,10 年生存率近 60%,而心功能 Ⅳ 级患者,内科治疗 5 年生存率仅 45%。

急性二尖瓣关闭不全患者多较快死于急性左心衰竭。

(叶　蕊)

第七节　三尖瓣狭窄

一、病因

三尖瓣狭窄病变较少见,几乎均由风湿病所致,小部分病因有三尖瓣闭锁、右心房肿瘤。临床特征为症状进展迅速,类癌综合征常同时伴有三尖瓣反流;偶尔右心室流出道梗阻可由心包缩窄、心外肿瘤及赘生物引起。

风湿性三尖瓣狭窄几乎均同时伴有二尖瓣病变,在多数患者中主动脉瓣亦可受累。

二、病理生理

风湿性二尖瓣狭窄的病理变化与二尖瓣狭窄相似,腱索有融合和缩短,瓣叶尖端融合,形成一隔膜样孔隙。

当运动或吸气使三尖瓣血流量增加时及当呼气使三尖瓣血流减少时,右心房和右心室的舒张期压力阶差即增大。若平均舒张期压力阶差超过 0.7 kPa(5 mmHg)时,即足以使平均右心房压升高而引起体静脉淤血,表现为颈静脉充盈、肝大、腹水和水肿等体征。

三、临床表现

(一)症状

三尖瓣狭窄致低心排血量可引起疲乏,体静脉淤血可引起恶心呕吐、食欲缺乏等消化道症状及全身不适感,由于颈静脉搏动的巨大"a"波,使患者感到颈部有搏动感。

(二)体征

主要体征为胸骨左下缘低调隆隆样舒张中晚期杂音,也可伴舒张期震颤,可有开瓣拍击音。增加体静脉回流方法可使之更明显,呼气及 Valsalva 动作使之减弱。

四、辅助检查

(一)X 线检查

主要表现为右心房明显扩大,下腔静脉和奇静脉扩张,但无肺动脉扩张。

(二)心电图检查

示 Ⅱ、V_1 导电压增高;由于多数二尖瓣狭窄患者同时合并有二尖瓣狭窄,故心电图亦常提示双侧心房肥大。

(三)超声心动图检查

其变化与二尖瓣狭窄时观察到的相似,M 型超声心动图常显示瓣叶增厚,前叶的 EF 斜率减慢,舒张期与隔瓣示矛盾运动、三尖瓣钙化和增厚;二维超声心动图对诊断三尖瓣狭窄较有帮助,其特征为舒张期瓣叶呈圆顶状,增厚、瓣叶活动受限。

五、诊断及鉴别诊断

根据典型杂音、心房扩大及体循环淤血的症状和体征,一般即可作出诊断,对诊断有困难者可行右心导管检查,若三尖瓣平均跨瓣舒张压差低于 0.3 kPa(2 mmHg),即可诊断为三尖瓣狭窄。应注意与右心房黏液瘤、缩窄性心包炎等疾病相鉴别。

六、治疗

限制钠盐摄入及应用利尿剂,可改善体循环淤血的症状和体征;如狭窄显著,可行三尖瓣分离术或经皮球囊扩张瓣膜成形术。

(叶　蕊)

第八节 三尖瓣关闭不全

一、病因

三尖瓣关闭不全多为功能性,常继发于左心瓣膜病变致肺动脉高压和右心室扩张,器质性病变者多见于风湿性心脏病,常为联合瓣膜病变。单纯性三尖瓣关闭不全非常少见,见于先天性三尖瓣发育不良、外伤、右心感染性心内膜炎等。

二、病理生理

先天性三尖瓣关闭不全可有以下病变:①瓣叶发育不全或缺如。②腱索、乳头肌发育不全、缺如或延长。③瓣叶、腱索发育尚可,瓣环过大。

后天性单独的三尖瓣关闭不全可发生于类癌综合征。

三尖瓣关闭不全引起的病理变化与二尖瓣关闭不全相似,但代偿期较长;病情若逐渐进展,最终可导致右心室、右心房肥大,右心室衰竭。如肺动脉高压显著,则病情发展较快。

三、临床表现

(一)症状

二尖瓣关闭不全合并肺动脉高压时,才出现心排血量减少和体循环淤血的症状。三尖瓣关闭不全合并二尖瓣疾病者,肺淤血的症状可由于三尖瓣关闭不全的发展而减轻,但乏力和其他心排血量减少的症状可更为加重。

(二)体征

主要体征为胸骨左下缘全收缩期杂音,吸气及压肝后可增强;如不伴肺动脉高压,杂音难以闻及。反流量很大时,有第三心音及三尖瓣区低调舒张中期杂音。颈静脉脉波图 V 波(又称回流波,为右心室收缩时,血液回到右心房及大静脉所致)增大;可扪及肝脏搏动。瓣膜脱垂时,在三尖瓣区可闻及非喷射性喀喇音。其淤血体征与右心衰竭相同。

四、辅助检查

(一)X 线检查

可见右心室、右心房增大。右心房压升高者,可见奇静脉扩张和胸腔积液;有腹水者,横膈上抬。透视时可看到右心房收缩期搏动。

(二)心电图检查

无特征性改变。可示右心室肥厚、劳损右心房肥大;并常有右束支阻滞。

(三)超声心动图检查

可见右心室、右心房增大,上下腔静脉增宽及搏动;二维超声心动图声学造影可证实反流,多普勒可判断反流程度。

五、诊断及鉴别诊断

根据典型杂音,右心室右心房增大及体循环淤血的症状及体征,一般不难作出诊断。应与二尖瓣关闭不全、低位室间隔缺损相鉴别。超声心动图声学造影及多普勒可确诊,并可帮助作出病因诊断。

六、治疗

(1)针对病因的治疗。

(2)由于右心压力低,三尖瓣口血流缓慢,易产生血栓,且三尖瓣置换有较高的手术死亡率并且远期存活率低,一般尽量采用三尖瓣成形术来纠正三尖瓣关闭不全。如单纯瓣环扩大、瓣叶病变轻、外伤性乳头肌断裂等可行三尖瓣成形术治疗。成形方法包括瓣环成形术和瓣膜成形术。

(叶　蕊)

第四章

呼吸内科疾病诊治

第一节　急性上呼吸道感染

急性上呼吸道感染是指鼻腔、咽或喉部急性炎症的概称。患者不分年龄、性别、职业和地区。全年皆可发病,冬春季节多发,可通过含有病毒的飞沫或被污染的用具传播,多数为散发性,但常在气候突变时流行。由于病毒的类型较多,人体对各种病毒感染后产生的免疫力较弱且短暂,并且无交叉免疫,同时在健康人群中有病毒携带者,故一个人一年内可有多次发病。

急性上呼吸道感染 70%～80%由病毒引起。主要有流感病毒(甲、乙、丙型)、副流感病毒、呼吸道合胞病毒、腺病毒、鼻病毒、埃可病毒、柯萨奇病毒、麻疹病毒、风疹病毒等。细菌感染可直接或继病毒感染之后发生,以溶血性链球菌为多见,其次为流感嗜血杆菌、肺炎链球菌和葡萄球菌等。偶见革兰阴性杆菌。其感染的主要表现为鼻炎、咽喉炎或扁桃体炎。

当有受凉、淋雨、过度疲劳等诱发因素,使全身或呼吸道局部防御功能降低时,原已存在于上呼吸道或从外界侵入的病毒或细菌可迅速繁殖,引起本病,尤其是老幼体弱或有慢性呼吸道疾病,如鼻旁窦炎、扁桃体炎、慢性阻塞性肺疾病患者更易罹患。

本病不仅具有较强的传染性,而且可引起严重并发症,应积极防治。

一、诊断标准

根据病史、流行情况、鼻咽部发生的症状和体征,结合周围血常规和胸部 X 线检查可作出临床诊断。进行细菌培养和病毒分离,或病毒血清学检查、免疫荧光法、酶联免疫吸附法、血凝抑制试验等,可能确定病因诊断。

(一)临床表现

根据病因不同,临床表现可有不同的类型。

1.普通感冒

普通感冒俗称"伤风",又称急性鼻炎或上呼吸道卡他,以鼻咽部卡他症状为主要表现。成人多为鼻病毒引起,其次为副流感病毒、呼吸道合胞病毒、埃可病毒、柯萨奇病毒等。起病较急,初期有咽干、咽痒或烧灼感,发病同时或数小时后,可有打喷嚏、鼻塞、流清水样鼻涕,2～3 天后变稠。可伴咽痛,有时由于耳咽管炎使听力减退,也可出现流泪、味觉迟钝、呼吸不畅、声嘶、轻微咳嗽等。一般无发热及全身症状,或仅有低热、不适、轻度畏寒和头痛。检查可见鼻腔黏膜充血、水肿、有分泌物,咽部轻度充血。如无并发症,一般5~7天后痊愈。

2.流行性感冒

流行性感冒简称"流感",是由流行性感冒病毒引起。潜伏期1~2天,最短数小时,最长3天。起病多急骤,症状变化很多,主要以全身中毒症状为主,呼吸道症状轻微或不明显。临床表现和轻重程度差异颇大。

(1)单纯型:最为常见,先有畏寒或寒战、发热,继之全身不适,腰背发酸、四肢疼痛,头昏、头痛。部分患者可出现食欲缺乏、恶心、便秘等消化道症状。发热可高达39~40℃,一般持续2~3天。大部分患者有轻重不同的打喷嚏、鼻塞、流涕、咽痛、干咳或伴有少量黏液痰,有时有胸骨后烧灼感、紧压感或疼痛。年老体弱的患者,症状消失后体力恢复慢,常感软弱无力、多汗,咳嗽可持续1~2周或更长。体格检查:患者可呈重病容,衰弱无力,面部潮红,皮肤上偶有类似麻疹、猩红热、荨麻疹样皮疹,软腭上有时有点状红斑,鼻咽部充血水肿。本型中轻者,全身和呼吸道症状均不显著,病程仅1~2天,颇似一般感冒,单从临床表现颇难确诊。

(2)肺炎型:本型常发生在2岁以下的小儿,或原有慢性基础疾病,如二尖瓣狭窄、肺源性心脏病、免疫力低下及孕妇、年老体弱者。其特点是在发病后24小时内可出现高热、烦躁、呼吸困难、咯血痰和明显发绀。全肺可有呼吸音减低、湿啰音或哮鸣音,但无肺实变体征。X线检查可见双肺广泛小结节性浸润,近肺门较多,肺周围较少。上述症状可进行性加重,抗生素无效。病程1周至1个月余,大部分患者可逐渐恢复,也可因呼吸循环衰竭在5~10天死亡。

(3)中毒型:较少见。肺部体征不明显,具有全身血管系统和神经系统损害,有时可有脑炎或脑膜炎表现。临床表现为高热不退、神志昏迷,成人常有谵妄,儿童可发生抽搐。少数患者由于血管神经系统紊乱或肾上腺出血,导致血压下降或休克。

(4)胃肠型:主要表现为恶心、呕吐和严重腹泻,病程为2~3天,恢复迅速。

3.以咽炎为主要表现的感染

(1)病毒性咽炎和喉炎:由鼻病毒、腺病毒、流感病毒、副流感病毒及肠病毒、呼吸道合胞病毒等引起。临床特征为咽部发痒和灼热感,疼痛不持久,也不突出。当有吞咽疼痛时,常提示有链球菌感染,咳嗽少见。急性喉炎多为流感病毒、副流感病毒及腺病毒等引起,临床特征为声嘶、讲话困难、咳嗽时疼痛,常有发热、咽炎或咳嗽。体检可见喉部水肿、充血,局部淋巴结轻度肿大和触痛,可闻及喘鸣音。

(2)疱疹性咽峡炎:常由柯萨奇病毒A引起,表现为明显咽痛、发热,病程约为1周。检查可见咽充血,软腭、悬雍垂、咽及扁桃体表面有灰白色疱疹及浅表溃疡,周围有红晕。多于夏季发病,多见于儿童,偶见于成人。

(3)咽结膜热:主要由腺病毒、柯萨奇病毒等引起。临床表现有发热、咽痛、畏光、流泪、咽及结膜明显充血。病程4~6天,常发生于夏季,游泳中传播。儿童多见。

(4)细菌性咽-扁桃体炎:多由溶血性链球菌引起,次为流感嗜血杆菌、肺炎链球菌、葡萄球菌等引起。起病急,明显咽痛、畏寒、发热,体温可达39℃以上。检查可见咽部明显充血,扁桃体肿大、充血,表面有黄色点状渗出物,颌下淋巴结肿大、压痛,肺部无异常体征。

(二)实验室检查

1.血常规

病毒性感染,白细胞计数多为正常或偏低,淋巴细胞比例升高。细菌感染者白细胞计数和中性粒细胞增多及核左移。

2.病毒和病毒抗原的测定

视需要可用免疫荧光法、酶联免疫吸附法、血清学诊断和病毒分离鉴定,以判断病毒的类型,区别病毒和细菌感染。细菌培养可判断细菌类型和进行药物敏感试验。

3.血清 PCT 测定

有条件的单位可检测血清 PCT,有助于鉴别病毒性和细菌性感染。

二、治疗原则

上呼吸道病毒感染目前尚无特殊抗病毒药物,通常以对症处理、休息、忌烟、多饮水、保持室内空气流通、防治继发细菌感染为主。

(一)对症治疗

可选用含有解热镇痛、减少鼻咽充血和分泌物、镇咳的抗感冒复合剂或中成药,如对乙酰氨基酚、双酚伪麻片、美扑伪麻片、银翘解毒片等。儿童忌用阿司匹林或含阿司匹林药物及其他水杨酸制剂,因为此类药物与流感的肝脏和神经系统并发症(Reye 综合征)相关,偶可致死。

(二)支持治疗

休息、多饮水、注意营养,饮食要易于消化,特别在儿童和老年患者更应重视。密切观察和监测并发症,抗生素仅在明确或有充分证据提示继发细菌感染时有应用指征。

(三)抗流感病毒药物治疗

现有抗流感病毒药物有两类:即离子通道 M_2 阻滞剂和神经氨酸酶抑制剂。其中 M_2 阻滞剂只对甲型流感病毒有效,治疗患者中约有 30% 可分离到耐药毒株,而神经氨酸酶抑制剂对甲、乙型流感病毒均有很好作用,耐药发生率低。

1.离子通道 M_2 阻滞剂

金刚烷胺和金刚乙胺。

(1)用法和剂量:见表 4-1。

表 4-1 金刚烷胺和金刚乙胺用法和剂量

药名	年龄(岁)			
	1~9	10~12	13~16	≥65
金刚烷胺	5 mg/(kg·d)(最高 150 mg/d),分 2 次	100 mg,每天 2 次	100 mg,每天 2 次	≤100 mg/d
金刚乙胺	不推荐使用	不推荐使用	100 mg,每天 2 次	100 mg 或 200 mg/d

(2)不良反应:金刚烷胺和金刚乙胺可引起中枢神经系统和胃肠不良反应。中枢神经系统不良反应有神经质、焦虑、注意力不集中和轻微头痛等,其中金刚烷胺较金刚乙胺的发生率高。胃肠道反应主要表现为恶心和呕吐,这些不良反应一般较轻,停药后大多可迅速消失。

(3)肾功能不全患者的剂量调整:金刚烷胺的剂量在肌酐清除率≤50 mL/min 时酌情减少,并密切观察其不良反应,必要时可停药,血透对金刚烷胺清除的影响不大。肌酐清除率<10 mL/min 时,金刚乙胺推荐减为 100 mg/d。

2.神经氨酸酶抑制剂

目前有 2 个品种,即奥司他韦和扎那米韦。我国目前只有奥司他韦被批准临床使用。

(1)用法和剂量:①奥司他韦,成人 75 mg,每天 2 次,连服 5 天,应在症状出现 2 天内开始用药。儿童用法见表 4-2,1 岁以内不推荐使用。②扎那米韦,6 岁以上儿童及成人剂量均为每次吸入 10 mg,每天 2 次,连用 5 天,应在症状出现 2 天内开始用药。6 岁以下儿童不推荐作用。

表 4-2　儿童奥司他韦用量(mg)

药名	体重(kg)			
	≤15	16～23	24～40	>40
奥司他韦	30	45	60	75

(2)不良反应:奥司他韦不良反应少,一般为恶心、呕吐等消化道症状,也有腹痛、头痛、头晕、失眠、咳嗽、乏力等不良反应的报道。扎那米韦吸入后最常见的不良反应有头痛、恶心、咽部不适、眩晕、鼻出血等。个别哮喘和慢性阻塞性肺疾病(COPD)患者使用后可出现支气管痉挛和肺功能恶化。

(3)肾功能不全的患者无须调整扎那米韦的吸入剂量。对肌酐清除率<30 mL/min 的患者,奥司他韦减量至 75 mg,每天 1 次。

(四)抗生素治疗

通常不需要抗生素治疗。如有细菌感染,可根据病原菌选用敏感的抗生素。经验用药,常选青霉素、第一代和第二代头孢菌素、大环内酯类或氟喹诺酮类。

(文甜甜)

第二节　急性气管-支气管炎

急性气管-支气管炎是由感染、物理刺激、化学刺激或过敏因素引起的气管-支气管黏膜的急性炎症。临床主要症状为咳嗽和咳痰。常发生于寒冷季节或气温突然变冷时。

一、病因和发病机制

(一)感染

急性气管-支气管炎可以由病毒和细菌直接感染所致,也可由上呼吸道感染病毒(如腺病毒、流感病毒、呼吸道合胞病毒和副流感病毒等)或细菌(如流感嗜血杆菌、肺炎链球菌、葡萄球菌等)蔓延而来。近年来,因支原体和衣原体引起的急性气管-支气管炎也趋于多见。

本病多发生于受凉、淋雨、过度疲劳等诱因导致机体气管-支气管防御功能下降时,往往在病毒感染的基础上继发细菌感染。

(二)物理、化学刺激

冷空气、粉尘、刺激性气体或烟雾(如二氧化硫、二氧化氮、氨气、氯气、臭氧等)的吸入,均可引起气管-支气管黏膜的急性炎症。

(三)变态反应

多种变应原均可引起气管和支气管的变态反应,如花粉、有机粉尘、真菌孢子等的吸入;钩虫、蛔虫的幼虫在肺内移行及细菌蛋白质等。

二、病理

气管、支气管黏膜充血、水肿,有淋巴细胞和中性粒细胞浸润;纤毛细胞损伤、脱落;黏液腺体增生、肥大,分泌物增加。炎症消退后,气道黏膜的结构和功能可恢复正常。

三、临床表现

(一)症状

起病较急,常先有上呼吸道感染症状,继之出现干咳或伴少量黏痰,痰量逐渐增多、咳嗽症状加剧,偶可痰中带血。如果伴有支气管痉挛,可出现程度不同的胸闷、气喘。

全身症状一般较轻,可有低度到中度发热,多在 3～5 天后降至正常。咳嗽和咳痰可延续2～3 周才消失。

(二)体征

体检时两肺呼吸音多粗糙,可闻及散在干、湿啰音,啰音部位常常不固定,咳嗽后可减少或消失。

四、实验室和辅助检查

(一)血常规检查

多数患者的 X 线片病例的白细胞计数和分类无明显改变,细菌感染时白细胞总数和中性粒细胞可增多。

(二)痰液检查

痰液涂片和培养可发现致病菌。

(三)胸部 X 线检查

多数患者的 X 线片影像上表现为肺纹理增粗,少数病例无异常表现。

五、诊断和鉴别诊断

(一)诊断

根据上述病史,咳嗽和咳痰等临床症状,两肺闻及散在干、湿啰音,结合血常规检查和胸部 X 线检查结果,可对本病作出临床诊断。痰液涂片和培养等检查有助于病因诊断。

(二)鉴别诊断

需与本病相鉴别的疾病包括以下几种。

1.流行性感冒

常有流行病史;起病急骤,全身中毒症状重,可出现高热、全身肌肉酸痛、头痛、乏力等症状,但呼吸道症状较轻;根据病毒分离和血清学检查结果可确定诊断。

2.急性上呼吸道感染

鼻咽部症状明显;一般无显著的咳嗽、咳痰;肺部无异常体征;胸部 X 线检查正常。

3.其他疾病

支气管肺炎、肺结核、支气管哮喘(包括咳嗽变异性哮喘)、肺脓肿、麻疹、百日咳等多种疾病,均可能出现类似急性气管-支气管炎的临床症状,应根据这些疾病的临床特点加以鉴别。

六、治疗

(一)一般治疗

适当休息、注意保温、多饮水,避免吸入粉尘和刺激性气体。

(二)对症治疗

1.镇咳

可酌情应用右美沙芬、喷托维林或苯丙哌林等镇咳剂。但对于有痰的患者不宜给予可待因等强力镇咳药,以免影响痰液排出。兼顾镇咳与祛痰的复方制剂在临床应用较为广泛。

2.祛痰

除了复方氯化铵、溴己新、N-乙酰-L-半胱氨酸(NAC)和鲜竹沥口服液等常用祛痰药外,近年来,溴己新的衍生物盐酸氨溴索和从桃金娘科植物中提取的标准桃金娘油也在临床广泛应用。

3.解痉、抗过敏

对于发生支气管痉挛的患者,可给予解痉平喘和抗过敏药物,如氨茶碱、沙丁胺醇和马来酸氯苯那敏等。

(三)抗菌药物治疗

应及时应用抗菌药物控制气管-支气管内的炎症。一般可选用青霉素类、头孢菌素类、大环内酯类(红霉素、罗红霉素、阿奇霉素等)或呼吸喹诺酮类。

七、预后和预防

(一)预后

多数患者的预后良好,但少数治疗延误或不当、反复发作的患者,可因病情迁延发展为慢性支气管炎。

(二)预防

避免受凉、劳累,防治上呼吸道感染,避免吸入环境中的变应原,净化环境,防止空气污染,可预防本病的发生;参加适当的体育锻炼,增强体质,提高呼吸道的抵抗力,也可减少本病的发生。

(文甜甜)

第三节　慢性支气管炎

一、概说

慢性支气管炎是气管、支气管黏膜及其周围组织的慢性非特异性炎症,临床上以咳嗽、咳痰为主要症状,每年发病持续3个月,连续2年或2年以上。排除具有咳嗽、咳痰、喘息症状的其他疾病(如肺结核、肺尘埃沉着症、肺脓肿、心脏病、心功能不全、支气管扩张、支气管哮喘、慢性鼻咽炎、食管反流综合征等疾病)。慢性支气管炎在老年人中发病率最高,北方高于南方,山区高于平原,农村高于城市,吸烟者高于不吸烟者,空气污染严重的地方发病率较高。如病情迁延,反复发作者可导致支气管扩张、阻塞性肺气肿及肺源性心脏病等并发症的发生。

二、诊断

(一)临床表现

1.病史

见于临床上咳嗽、咳痰为主要症状或伴有喘息,每年发病持续 3 个月,并持续 2 年或 2 年以上,反复发作而能排除心脏疾病和呼吸道其他疾病的患者。

2.症状

可分为单纯型和喘息型两种临床类型,前者主要表现为咳嗽、咳痰;后者除咳嗽、咳痰外,尚有喘息症状。慢性支气管炎临床可分为以下三期。

(1)急性发作期。1 周内出现脓性或黏液脓性痰,痰量明显增多或伴有其他炎症表现;或1 周内咳、痰、喘症状任何一项加剧至重度。

(2)慢性迁延期。有不同程度的咳、痰、喘症状,迁延不愈;或急性发作期症状一个月后仍未恢复到发作前水平。

(3)临床缓解期。经治疗或临床缓解,症状基本消失或偶有轻微咳嗽少量痰液,保持 2 个月以上者。

3.体征

慢性支气管炎患者早期可无任何阳性体征;急性发作期两肺下部常可闻及干、湿啰音;喘息型者可闻及哮鸣音;并发肺气肿时则可有肺气肿体征。

(二)实验室检查

慢性支气管炎患者缓解期阶段,血常规检查白细胞计数一般无变化;急性发作期或并发肺部急性感染时,白细胞数及中性粒细胞数增多,喘息型者则见嗜酸性粒细胞增多,但老年人由于免疫力降低,白细胞检查可正常;痰液检查于急性发作期阶段,中性粒细胞可增多,喘息型常见有较多的嗜酸性粒细胞;痰涂片或培养可找到引起炎症发作的致病菌。

(三)特殊检查

1.X 线检查

早期常无异常改变;反复发作时可见肺纹理粗乱,严重时可呈网状、条索状、斑点状阴影;如并发肺气肿,则有双肺透亮度增加、横膈低位及肋间隙增宽等表现。

2.支纤镜检查

慢性支气管炎患者一般可见支气管黏膜增厚、充血、水肿等炎性改变,可取分泌物送检涂片或培养检查,以确定有无细菌感染。

3.免疫学检查

慢性支气管炎患者表现为细胞免疫功能低下,尤见于老年患者。由于支气管黏膜受损,分泌型 IgA(SIgA)水平下降,故痰中 SIgA 可明显减少。

4.自主神经功能检查

慢性支气管炎患者往往表现自主神经功能紊乱,以副交感神经功能亢进为主。

5.肺功能检查

慢性支气管炎患者早期多无明显异常,但也有部分患者表现为小气道阻塞征象,如频率依赖性肺顺应性降低;75%肺活量最大呼气流速(V75)、50%肺活量最大呼气流速(V50)、25%肺活量最大呼气流速(V25)、最大呼气后期流速(FEF75~85)等均见明显降低;闭合气量(CV)可增加。

6.动脉血气分析

早期无明显变化。长期反复发作的慢性支气管炎或并发阻塞性肺气肿的患者,也可有轻度的低氧血症表现。

三、鉴别诊断

(一)肺结核

咳嗽、咳痰无季节性,常随病灶破溃程度及病灶周围炎而加重,往往有低热、盗汗、消瘦和食欲缺乏等结核中毒症状,血沉增高,结核菌素试验为强阳性,X线胸片及查痰找结核菌能明确诊断。

(二)支气管肺癌

多发生于40岁以上,特别是有多年吸烟史者,咳嗽常呈刺激性,或有少量痰,且痰中多带血,血清唾液酸增高,癌胚抗原(CEA)阳性,X线检查、痰脱落细胞检查、纤维支气管镜检查及CT检查等可以确诊。

(三)支气管扩张症

亦有慢性反复性咳嗽,但常伴有大量脓性痰和反复咯血,胸部听诊多在肺的中下部闻及固定性湿啰音,以单侧为多,并可见杵状指,胸部X线检查见肺纹理粗乱或呈卷发状,支气管造影可获诊断。

(四)支气管哮喘与喘息型慢性支气管炎

临床上有时颇难鉴别,支气管哮喘常有明显的个人及家族过敏史,以发作性哮喘为特征,多有一定的季节性,以秋季发病居多,血中常有IgE升高,发作时两肺满布哮鸣音,应用支气管扩张剂能见效,缓解后可毫无症状和体征,这均有助于两者的鉴别。

四、并发症

本病常可并发肺炎、支气管扩张、阻塞性肺气肿及肺源性心脏病等。

五、治疗

慢性支气管炎急性加重期伴有感染时,中医药效果不满意者,可配合西药治疗。

(一)控制感染

抗菌药物治疗可选用喹诺酮类、大环内酯类、β-内酰胺类或磺胺类口服,病情严重时静脉给药。如左氧氟沙星0.4 g,每天1次;罗红霉素0.3 g,每天2次;阿莫西林2~4 g/d,分2~4次口服;头孢呋辛1.0 g/d,分2次口服;复方磺胺异唑,每次2片,每天2次。若能查明致病菌及进行药敏试验,选择有效抗菌药物。

(二)镇咳祛痰

可试用复方甘草合剂10 mL,每天3次;或复方氯化铵合剂10 mL,每天3次;也可加用祛痰药溴己新8~16 mg,每天3次;盐酸氨溴索30 mg,每天3次;桃金娘油0.3 g,每天3次。干咳为主者可用镇咳药物,如右美沙芬、那可丁或其合剂等。

(三)解痉平喘

有气喘者可加用解痉平喘药,如氨茶碱0.1 g,每天3次,或用茶碱控释剂,或长效 β_2 受体激动剂联合糖皮质激素吸入。

(四)其他

缓解期阶段,嘱患者戒烟,避免有害气体和其他有害颗粒的吸入;增强体质,预防感冒;反复呼吸道感染者,可选用转移因子、核酸及菌苗等配合中药扶正固本,以增强机体的免疫功能,对预防感冒及减少慢性支气管炎复发有一定作用。

(文甜甜)

第四节　支气管哮喘

支气管哮喘是全球范围内最常见的慢性呼吸道疾病,它是由多种细胞(如嗜酸性粒细胞、肥大细胞、T 细胞、中性粒细胞、气道上皮细胞等)和细胞组分参与的气道慢性炎症性疾病。这种慢性炎症导致气道高反应性的产生,通常出现广泛多变的可逆性气流受限,并引起反复发作的喘息、气急、胸闷或咳嗽等症状,常在夜间和/或清晨发作、加剧,多数患者可自行缓解或经治疗缓解。哮喘的发病率在世界范围内呈上升趋势。据统计,全世界约有 3 亿人患有哮喘,全球患病率为 1%～18%。我国有 1 000 万～3 000 万哮喘患者。2000 年我国 0～14 岁儿童哮喘患病率为 0.12%～3.34%,较 10 年前平均上升了 64.84%。

一、病因

目前认为支气管哮喘是一种有明显家族聚集倾向的多基因遗传性疾病,它的发生既受遗传因素又受环境因素的影响。

(一)遗传

近年来随着分子生物学技术的发展,哮喘相关基因的研究也取得了一定的进展,第 5、6、11、12、13、14、17、19、21 号染色体可能与哮喘有关,但具体关系尚未搞清楚,哮喘的多基因遗传特征为:①外显不全;②遗传异质化;③多基因遗传;④协同作用。这就导致在一个群体中发现的遗传连锁有相关性,而在另一个不同群体中则不能发现这种相关。

国际哮喘遗传学协作研究组曾研究了 3 个种族共 140 个家族,采用 360 个常染色体上短小串联重复多态性遗传标记进行全基因扫描。将哮喘候选基因粗略定位于 5p15、5q23-31、6p21-23、11q13、12q14-24.2、13q21.3、14q11.2-13、17p11、1q11.2、19q13.4、21q21。这些哮喘遗传易感基因大致分 3 类:①决定变态反应性疾病易感的 HLA-Ⅱ类分子基因遗传多态性(如 6p21-23);②T 细胞受体(TCR)高度多样性与特异性 IgE(如 14q11.2);③决定 IgE 调节及哮喘特征性气道炎症发生发展的细胞因子基因及药物相关基因(如 11q13、5q31-33)。而 5q31-33 区域内含有包括细胞因子簇 IL-3、IL-4、IL-9、IL-13、GM-CSF 和 β_2-肾上腺素能受体、淋巴细胞糖皮质激素受体、白三烯 C4 合成酶等多个与哮喘发病相关的候选基因。这些基因对 IgE 调节及对哮喘的炎症发生发展很重要,因此 5q31-33 又被称为细胞因子基因簇。上述染色体区域的鉴定无一显示有与一个以上种族人群存在连锁的证据,表明特异性哮喘易感基因只有相对重要性,同时表明环境因素或调节基因在疾病表达方面,对于不同种族可能存在差异,也提示哮喘和特应症具有不同的分子基础。这些遗传学染色体区域很大,平均含＞20 Mb 的 DNA 和数千个基因,而且目前由于标本量的限制,许多结果不能被重复。因此,寻找并鉴定哮喘相关基因还有大量的工作要做。

(二)变应原

1.变应原

尘螨是最常见的变应原,是哮喘在世界范围内重要的发病因素。常见的有 4 种,即屋尘螨、粉尘螨、宇尘螨和多毛螨。屋尘螨是持续潮湿气候中最主要的螨虫。真菌亦是存在于室内空气中的变应原之一,常见为青霉、曲霉、交链孢霉等。花粉与草粉是最常见的引起哮喘发作的室外变应原,木本植物(树花粉)常引起春季哮喘,而禾本植物的草类花粉常引起秋季哮喘。

2.职业性变应原

常见的变应原有谷物粉、面粉、动物皮毛、木材、丝、麻、木棉、饲料、蘑菇、松香、活性染料、乙二胺等。低分子量致敏物质的作用机制尚不明确,高分子量的致敏物质可能是通过与变应原相同的变态反应机制致敏患者并引起哮喘发作。

3.药物及食物添加剂

药物引起哮喘发作有特异性过敏和非特异性过敏两种,前者以生物制品过敏最常见,而后者发生于交感神经阻滞剂和增强副交感神经作用剂,如普萘洛尔、新斯的明。食物过敏大多属于 Ⅰ 型变态反应,如牛奶,鸡蛋,鱼、虾、蟹等海鲜及调味类食品等可作为变应原,常可诱发哮喘患者发作。

(三)促发因素

1.感染

哮喘的形成和发作与反复呼吸道感染有关,尤其是呼吸道病毒感染,最常见的是鼻病毒,其次是流感病毒、副流感病毒、呼吸道合胞病毒及冠状病毒等。病毒感染引起气道上皮细胞产生多种炎症介质,使随后吸入的变应原的炎症反应和气道收缩反应增强,亦可诱导速激肽和组胺失活减少,提高迷走神经介导的反射性支气管收缩。细菌感染在急性哮喘中的作用还未确定。近年,衣原体和支原体感染报道有所增多,部分哮喘病例治疗衣原体感染可改善症状。

2.气候改变

当气温、湿度、气压和空气中离子等发生改变时可诱发哮喘,故在寒冷季节或秋冬气候转变时较多发病。

3.环境污染

环境污染与哮喘发病关系密切。诱发哮喘的有害刺激物中,最常见的是煤气(尤其是 SO_2)、油烟、被动吸烟、杀虫喷雾剂等。烟雾可刺激处于高反应状态的哮喘患者的气道,使支气管收缩,甚至痉挛,致哮喘发作。

4.精神因素

患者紧张不安、情绪激动等,也会促使哮喘发作,一般认为是通过大脑皮质和迷走神经反射或过度换气所致。

5.运动

有 70%～80% 的哮喘患者在剧烈运动后诱发哮喘发作,称为运动性哮喘。典型病例是运动 6～10 分钟,在停止运动后 1～10 分钟内出现支气管痉挛,临床表现为咳嗽、胸闷、喘鸣,听诊可闻及哮鸣音,多数患者在 30～60 分钟内可自行缓解。运动后约有 1 小时的不应期,40%～50% 的患者在此期间再进行运动则不发生支气管痉挛。有些患者虽无哮喘症状,但是运动前后的肺功能测定能发现存在支气管痉挛,可能机制为剧烈运动后过度呼吸,使气道黏膜的水分和热量丢失,呼吸道上皮暂时出现渗透压过高,诱发支气管平滑肌痉挛。

6.药物

有些药物可引起哮喘发作,主要有包括阿司匹林在内的非甾体抗炎药(NSAID)和含碘造影剂,或交感神经阻断剂等,如误服普萘洛尔等 β_2 受体阻滞剂可引发哮喘。2.3%~20%的哮喘患者因服用阿司匹林等非甾体抗炎药而诱发哮喘,称为阿司匹林哮喘(aspirin induced asthma,ASA)。在 ASA 中部分患者合并有鼻息肉,被称为阿司匹林过敏-哮喘-鼻息肉三联症,其临床特点为:①服用阿司匹林类解热镇痛药诱发剧烈哮喘,多在摄入后 30 分钟到 3 小时内发生;②儿童多在 2 岁之前发病,但大多为 30~40 岁的中年患者;③女性多于男性,男女之比约为 2:3;④发病无明显季节性;⑤病情较重,大多对糖皮质激素有依赖性;⑥半数以上有鼻息肉,常伴有变应性鼻炎和/或鼻窦炎,鼻息肉切除后有时哮喘症状加重或促发;⑦变应原皮试多呈阴性反应;⑧血清总 IgE 多正常;⑨其家族中较少有过敏性疾病的患者。发病机制尚未完全明确,有人认为患者的支气管环氧化酶可能因一种传染性介质(可能是病毒)的影响,致使环氧化酶易受阿司匹林类药物的抑制,影响了花生四烯酸的代谢,抑制前列腺素的合成及生成不均衡,有气道扩张作用的前列腺素 E_2 和 I_2 明显减少,而有收缩支气管平滑肌作用的前列腺素 $F2\alpha$ 的合成较多,前列腺素 E_2、I_2/前列腺素 $F_{2\alpha}$ 失衡。环氧化酶被抑制后,花生四烯酸的代谢可能被转移到脂氧化酶途径,致使收缩支气管平滑肌的白三烯生成增多,导致支气管平滑肌强而持久的收缩。阿司匹林过敏的患者对其他抑制环氧化酶(COX)的 NSAID 存在交叉过敏(对乙酰氨基酚除外,主要原因考虑为 ASA 抑制COX-1,而对乙酰氨基酚通过抑制 COX-3 发挥作用)。

7.月经、妊娠等生理因素

不少女性哮喘患者在月经前 3~4 天有哮喘加重的现象,可能与经前期孕酮的突然下降有关。如果患者每月必发,且经量不多,适时地注射黄体酮,有时可阻止严重的经前期哮喘。妊娠对哮喘的影响并无规律性,大多病情未见明显变化,妊娠对哮喘的作用主要表现为机械性的影响及哮喘有关的激素变化,如果处理得当,则不会对妊娠和分娩产生不良后果。

8.围产期胎儿的环境

妊娠 9 周的胎儿胸腺已可产生 T 细胞,且在整个妊娠期胎盘主要产生辅助性 II 型 T 细胞因子,因而在肺的微环境中,Th_2 的反应是占优势的,若母亲已有特异性体质,又在妊娠期接触大量的变应原或受到呼吸道病毒特别是合胞病毒的反复感染,即可能加重其调控的变态反应,以致出生后存在变态反应和哮喘发病的可能性。

二、发病机制

哮喘是多种炎症细胞和炎症介质参与的气道慢性炎症,该炎症过程与气道高反应性和哮喘症状密切相关;气道结构细胞特别是气道上皮细胞和上皮下基质、免疫细胞的相互作用及气道神经调节的异常均加重气道高反应性,且直接或间接加重了气道炎症。

(一)变态反应性炎症

目前研究认为哮喘是由 Th_2 细胞驱导的对变应原的一种高反应。由其产生的气道炎症可分为以下几类。

1.IgE 介导的、T 细胞依赖的炎症途径

可分为以下三个阶段:IgE 激活和 FcR 启动;炎症介质和细胞因子的释放;黏附分子表达促

使白细胞跨膜移动。Th_2细胞分泌 IL-4 调控 B 细胞生成 IgE,后者结合到肥大细胞、嗜碱性粒细胞和嗜酸性粒细胞上的特异性受体,使之呈现致敏状态;当再次接触同种抗原时,抗原与特异性 IgE 交联结合,从而导致炎症介质链式释放。根据效应发生时间和持续时间,可分为早期相反应(引起速发性哮喘反应)和晚期相反应(引起迟发性哮喘反应),前者在接触变应原后数秒内发生,可持续数小时,与哮喘的急性发作有关;后者在变应原刺激后 6～12 小时发生,可持续数天,引起气道的慢性炎症。有多种炎症细胞包括肥大细胞、嗜酸性粒细胞、嗜碱性粒细胞、T 细胞、肺泡巨噬细胞、中性粒细胞和气道上皮细胞参与气道炎症的形成(表 4-3),其中肥大细胞是气道炎症的主要原发效应细胞。炎症细胞、炎症介质和细胞因子的相互作用是维持气道炎症反应的基础(表 4-4)。

表 4-3　参与气道慢性炎症的主要炎症细胞

炎症细胞	作　用
肥大细胞	致敏原刺激或渗透压变化均可活化肥大细胞,释放收缩支气管的炎症介质(组胺、疏乙胺酰白三烯、前列腺素 D_2);气道内肥大细胞增多与气道高反应性相关
嗜酸性粒细胞	破坏气道上皮细胞;参与生长因子的释放和气道重建
T 细胞	释放细胞因子 IL-4、4L-5、IL-9 和 IL-13,这些因子参与嗜酸性粒细胞炎症,刺激 B 细胞产生 IgE;参与整个气道炎症反应
树突状细胞	诱导初始型 T 细胞对吸入抗原的初级免疫反应和变态反应;还可诱导免疫耐受的形成,并在调节免疫反应和免疫耐受中起决定作用
巨噬细胞	致敏原通过低亲和力 IgE 受体激活巨噬细胞,释放细胞因子和炎症介质发挥"放大效应"
中性粒细胞	在哮喘患者的气道内、痰液中数量增加,但其病理生理作用尚不明确,可能是类固醇激素应用所致

表 4-4　调控哮喘气道慢性炎症的主要介质

介质	作　用
化学因子	主要表达于气道上皮细胞,趋化炎症细胞至气道;内皮素趋化嗜酸性粒细胞;胸腺活化调控因子(TARC)和巨噬细胞源性趋化因子(MDC)趋化 Th_2 细胞
白三烯	主要由肥大细胞、嗜酸性粒细胞分泌,是潜在的支气管收缩剂,其抑制剂可改善肺功能和哮喘症状
细胞因子	参与炎症反应,IL-1β、TNF-β 扩大炎症反应;GM-CSF 延长嗜酸性粒细胞存活时间;IL-5 有助于嗜酸性粒细胞分化;IL-4 有助于 Th_2 增殖发育;IL-13 有助于 IgE 合成
组胺	由肥大细胞分泌,收缩支气管,参与炎症反应
NO	由气道上皮细胞产生,是潜在的血管扩张药,其与气道炎症密切相关,因此呼出气 NO 常被用来监测哮喘控制状况
PGD2	由肥大细胞分泌,是支气管扩张剂,趋化 Th_2 细胞至气道

2.非 IgE 介导、T 细胞依赖的炎症途径

Th_2 细胞还可通过释放的多种细胞因子(IL-4、IL-13、IL-3、IL-5 等)直接引起各种炎症细胞的聚集和激活,以这种方式直接促发炎症反应,主要是迟发型变态反应。如嗜酸性粒细胞聚集活化(IL-5 起主要作用)分泌的主要碱基蛋白、嗜酸性粒细胞阳离子蛋白、嗜酸性粒细胞衍生的神经毒素、过氧化物酶和胶原酶等均可引起气道损伤;中性粒细胞分泌的蛋白水解酶等可进一步加

重炎症反应。此外,上述炎症及其炎症介质可促使气道固有细胞活化,如肺泡巨噬细胞可释放TX、PG、PAF等加重哮喘反应;气道上皮细胞和血管内皮细胞产生内皮素(ETs),是所知的最强的支气管平滑肌收缩剂,且还具有促进黏膜腺体分泌和促平滑肌及成纤维细胞增殖的效应,参与气道重构。

在慢性哮喘缓解期内,气道炎症主要由 Th_2 分泌的细胞因子如 IL-5 等趋化嗜酸性粒细胞浸润所致;而在急性发作期,气道内中性粒细胞趋化因子 IL-8 浓度增加,中性粒细胞浸润。因此,对于逐渐减少吸入激素用量而引起症状加重的可通过增加吸入激素用量来抑制嗜酸性粒细胞活性;对于突然停用吸入激素而引起的哮喘加重则需加用长效的受体激动剂减弱中性粒细胞的炎症反应。

有关哮喘免疫调节紊乱的机制,得到最广泛关注的"卫生学假说"认为童年时期胃肠道暴露于细菌或细菌产物能够促进免疫系统的成熟,预防哮喘的发生。其核心为 Th_1/Th_2 细胞因子平衡学说,认为诸如哮喘等变态反应性疾病是由 Th_2 细胞驱导的对无害抗原或变应原的一种高反应。Th_1 和 Th_2 细胞所产生的细胞因子有相互制约彼此表型分化及功能的特性。IFN 和 IL-4 分别为 Th_1 和 Th_2 特征性细胞因子。IFN-α、IL-12 可促使活化的 Th_0 细胞向 Th_1 方向发育,而 IL-4 则促使其向 Th_2 方向发育。当 Th_1 细胞占优势时,就会抑制 Th_2 细胞的功能。如果婴幼儿时呼吸系统或消化系统受到感染,比如结核病、麻疹、寄生虫病甚至甲型肝炎病毒感染等,有可能通过巨噬细胞产生 IFN-α 和 IL-12,继而刺激 NK 细胞产生 IFN-γ,后者可增强 Th_1 细胞的发育,同时抑制 Th_2 细胞的活化,从而抑制变态反应性疾病的发生发展。

早年发现肠道寄生虫的感染虽然可以强有力的增加 Th_2 反应,但是它却同样减少了变态反应性疾病的发生。哮喘患者血清、BALF 和体外 T 细胞培养的 IFN-γ 水平是升高的,并且与肺功能的下降呈明显正相关性。一些病毒、支原体和衣原体感染可致产生 IFN-γ 的 $CD4^+$ 和 $CD8^+$ T 细胞活化,通常使哮喘恶化。这些表明 IFN-γ 在哮喘免疫病理中促炎因子的作用可能比其下调 Th_2 细胞因子的作用更明显。由此可见,基于 Th_1/Th_2 相互制约的卫生学假说并不能完全解释哮喘发生的免疫失调机制,把哮喘的免疫病理核心看成是 Th_1 和 Th_2 的失衡,试图通过上调 Th_1 纠正 Th_2 的免疫偏倚以治疗变应性哮喘的思路可能是把问题过于简单化。

目前提出了一种基于调节性 T 细胞理论的新卫生学假说。该假说认为,大多数病原体表面存在病原相关性分子(PA MPs)。当以树突状细胞为主的抗原递呈细胞接触抗原时,除抗原吞噬递呈过程外,表面一些特殊的模式识别受体(PRRs)如 Toll-like recepters(TLRs)和凝集素受体与 PA MPs 结合,可能通过抑制性刺激分子或分泌 IL-10、TGF-β 等调节性因子促进 Th_0 细胞向具有调节功能的 Treg 细胞分化,最具代表性地是表达 $CD4^+CD25^+$ 产生大量 IL-10 的 TR 亚群,还有 $CD4^+CD25^-$ 的抑制性 T 细胞如 Tr_1 和 Th_3。这些具有抑制调节功能的 T 细胞亚群会同时抑制 Th_1 和 Th_2 介导的病理过程。由于优越的卫生条件,缺乏微生物暴露,减少了细菌脂多糖(LPS)和 Cp G 基团等 PA MPs 通过 PRRs 刺激免疫调节细胞的可能性,导致后天 Th_1 或 Th_2 反应发展过程中失去 Treg 的平衡调节作用。相比之下,儿童期接触的各种感染因素可激活 Treg,可能在日后抑制病原微生物诱导的过强 Th_1 或 Th_2 反应中发挥重要的功能。

(二)气道重塑

除了气道炎症反应外,哮喘患者气道发生重塑,可导致相对不可逆的气道狭窄。研究证实,非正常愈合的损伤上皮细胞可能主动参与了哮喘气道炎症的发生发展及气道重塑形成过程。Holgate 在上皮-间质营养单位(EMT U)学说中,提出哮喘气道上皮细胞正常修复机制受损,促纤维细胞生长因子-转化生长因子（TGF-β_1）与促上皮生长因子-EGF 分泌失衡，继而导致气道重塑，是难治性哮喘的重要发病机制。哮喘患者损伤的气道上皮呈现以持续高表达表皮生长因子受体为特征的修复延迟，可能通过内皮素-1（ET-1）和/或转化生长因子 β_1（TGF-β_1）介导早期丝裂原活化蛋白激酶（MAPK）家族（ERK1/2 和 p38 MAPK）信号网络通路而实现，诱导上皮下成纤维细胞表达 α-平滑肌肌动蛋白（α-SMA），实现成纤维细胞向肌成纤维细胞转化。上皮下成纤维细胞被活化使过量基质沉积，活化的上皮细胞与上皮下成纤维细胞还可生成释放大量的炎症介质，包括成纤维细胞生长因子（FGF-2）、胰岛素样生长因子（IGF-1）、血小板衍化生长因子（PDGF）、内皮素-1（ET-1）、转化生长因子 β_1（TGF-β_1）和 β_2（TGF-β_2），导致气道重建。由此推测，保护气道黏膜，恢复正常上皮细胞表型，可能在未来哮喘治疗中占有重要地位。

气道组织和结构细胞的重塑与 T 细胞依赖的炎症通过信号转导相互作用，屏蔽变应原诱导的机体正常的 T 细胞免疫耐受机制，可能是慢性哮喘持续发展，气道高反应性存在的根本原因。延迟愈合的重塑气道上皮高表达 ET-1 可能是诱导 Th_2 细胞在气道聚集，引起哮喘特征性嗜酸性粒细胞气道炎症的一个重要原因。因此，气道上皮细胞"重塑"有可能激活特异性的炎症信号转导通路，加速 $CD4^+$ T 细胞亚群的活化，从而使变应原诱导的局部黏膜免疫炎症持续发展。

（三）气道高反应性

气道反应性是指气道对各种化学、物理或药物刺激的收缩反应。气道高反应性（AHR）是指气道对正常不引起或仅引起轻度应答反应的刺激物出现过度的气道收缩反应。气道高反应性是哮喘的重要特征之一。气道炎症是导致气道高反应性最重要的机制，当气道受到变应原或其他刺激后，由于多种炎症细胞、炎症介质和细胞因子的参与，气道上皮和上皮内神经的损害等而导致 AHR。有人认为，气道基质细胞内皮素（ET）的自分泌及旁分泌，以及细胞因子（尤其是肿瘤坏死因子 TNF-α）与内皮素相互作用在 AHR 的形成上有重要作用。此外，AHR 与 β 肾上腺素能受体功能低下、胆碱能神经兴奋性增强和非肾上腺素能非胆碱能（NANC）神经的抑制功能缺陷有关。在病毒性呼吸道感染、冷空气、SO_2、干燥空气、低渗和高渗溶液等理化因素刺激下均可使气道反应性增高。气道高反应性程度与气道炎症密切相关，但两者并非等同。气道高反应性目前已公认是支气管哮喘患者的共同病理生理特征，然而出现气道高反应者并非都是支气管哮喘，如长期吸烟、接触臭氧、病毒性上呼吸道感染、慢性阻塞性肺疾病、变应性鼻炎、支气管扩张、热带肺嗜酸性粒细胞增多症和过敏性肺泡炎等患者也可出现，所以应该全面地理解 AHR 的临床意义。

（四）神经因素

支气管的自主神经支配很复杂，除以前所了解的胆碱能神经、肾上腺素能神经外，还存在非肾上腺素能非胆碱能（NANC）神经系统。支气管哮喘与 β-肾上腺素能受体功能低下和迷走神经张力亢进有关，并可能存在有 α-肾上腺素能神经的反应性增加。NANC 神经系统又分为抑制性 NANC 神经系统（i-NANC）和兴奋性 NANC 神经系统（e-NANC）。i-NANC 是产生气道平滑肌松弛的主要神经系统，其神经递质尚未完全阐明，可能是血管活性肠肽（VIP）和/或肽组胺酸甲硫胺酸。VIP 具有扩张支气管、扩张血管、调节支气管腺体分泌的作用，是最强烈的内源性支气管扩张物质，而气道平滑肌的收缩可能与该系统的功能受损有关。e-NANC 是一种无髓鞘感觉神经系统，其神经递质是 P 物质，而该物质存在于气道迷走神经化学敏感性的 C 纤维传入神经中。当气道上皮损伤后暴露出 C 纤维传入神经末梢，受炎症介质的刺激，引起局部轴突反射，沿传入神经侧索逆向传导，并释放感觉神经肽，如 P 物质、神经激肽、降钙素基因相关肽，结果引起支气管平滑肌收缩、血管通透性增强、黏液分泌增多等。近年研究证明,一氧化氮(NO)是人类NANC 的主要神经递质,在正常情况下主要产生构建型 NO(eNO)。在哮喘发病过程中,细胞因子刺激气道上皮细胞产生的诱导型 NO(iNO)则可使血管扩张,加重炎症过程。

三、病理

支气管哮喘气道的基本病理改变为气道炎症和重塑。炎症包括肥大细胞、肺巨噬细胞、嗜酸性粒细胞、淋巴细胞与中性粒细胞浸润;气道黏膜下水肿,微血管通透性增加,支气管内分泌物潴留,支气管平滑肌痉挛,纤毛上皮剥离,基膜漏出,杯状细胞增殖及支气管分泌物增加等病理改变,称为慢性剥脱性嗜酸性粒细胞性支气管炎。

早期表现为支气管黏膜肿胀、充血,分泌物增多,气道内炎症细胞浸润,气道平滑肌痉挛等可逆性的病理改变。上述的改变可随气道炎症的程度而变化。若哮喘长期反复发作,支气管呈现慢性炎症改变,表现为柱状上皮细胞纤毛倒伏、脱落,上皮细胞坏死,黏膜上皮层杯状细胞增多,黏液蛋白产生增多,支气管黏膜层大量炎症细胞浸润、黏液腺增生、基膜增厚,支气管平滑肌增生,则进入气道重塑阶段,主要表现为上皮下肌成纤维细胞增多导致胶原的合成增加,形成增厚的上皮下基膜层,可累及全部支气管树,主要发生在膜性和小的软管性气道,即中央气道,是哮喘气道重塑不同于 COPD 的特征性病理改变。具有收缩性的上皮下肌成纤维细胞增加,可能是哮喘气道高反应性形成的重要病理生理基础。

气道炎症和重塑并行,与 AHR 密切相关。后者如气道壁的厚度与气道开始收缩的阈值成反比关系,平滑肌增生使支气管对刺激的收缩反应更强烈,血管容量增加可使气道阻力增高,同时这些因素具有协同/累加效应。肉眼可见肺膨胀及肺气肿较为突出,支气管及细支气管内含有黏稠痰液及黏液栓。支气管壁增厚,黏膜充血肿胀形成皱襞,黏液栓塞局部可发生肺不张。

广泛的气道狭窄是产生哮喘临床症状的基础。气道狭窄的机制包括支气管平滑肌收缩、黏膜水肿、慢性黏液栓(含有大量的嗜酸性粒细胞和库什曼螺旋体)形成、气道重塑及肺实质弹性支持的丢失。

四、临床表现

典型的支气管哮喘出现反复发作的胸闷、气喘、呼吸困难、咳嗽等症状,在发作前常有鼻塞、打喷嚏、眼痒等先兆症状,发作严重者可短时内出现严重呼吸困难,低氧血症。有时咳嗽为唯一症状(咳嗽变异型哮喘)。在夜间或凌晨发作和加重是哮喘的特征之一。哮喘症状可在数分钟内发作,有些症状轻者可自行缓解,但大部分需积极处理。

发作时可出现两肺散在、弥漫分布的呼气相哮鸣音,呼气相延长,有时吸气、呼气相均有干啰音。严重发作时可出现呼吸音低下,哮鸣音消失,临床上称为"静止肺",预示着病情危重,随时会出现呼吸骤停。

哮喘患者在不发作时可无任何症状和体征。

五、诊断

(一)诊断标准

(1)反复发作喘息、气急、胸闷或咳嗽,多与接触变应原,冷空气,物理、化学性刺激,病毒性上呼吸道感染、运动等有关。

（2）发作时在双肺可闻及散在或弥漫性，以呼气相为主的哮鸣音，呼气相延长。

（3）上述症状和体征可经治疗缓解或自行缓解。

（4）除外其他疾病所引起的喘息、气急、胸闷和咳嗽。

（5）临床表现不典型者，应至少具备以下一项试验阳性：①支气管激发试验或运动激发试验阳性；②支气管舒张试验阳性[一秒钟用力呼气容积（FEV_1）增加$\geqslant 12\%$，且 FEV_1 增加绝对值$\geqslant 200\ mL$]；③最大呼气流量（PEF）日内变异率$\geqslant 20\%$。

符合（1）～（4）条或（4）、（5）条者，可以诊断为支气管哮喘。

(二)分期

根据临床表现可分为急性发作期、慢性持续期和临床缓解期。慢性持续期是指每周均不同频度和/或不同程度地出现症状（喘息、气急、胸闷、咳嗽等）；临床缓解期指经过治疗或未经治疗，症状、体征消失，肺功能恢复到急性发作前水平，并维持 3 个月以上。

(三)相关诊断试验

1.变应原检测

有体内的变应原皮肤点刺试验和体外的特异性 IgE 检测，可明确患者的过敏症状，指导患者尽量避免接触变应原及进行特异性免疫治疗。

2.肺功能测定

肺功能测定有助于确诊支气管哮喘，也是评估哮喘控制程度的重要依据之一。主要有通气功能检测、支气管舒张试验、支气管激发试验和峰流速（PEF）及其日变异率测定。哮喘发作时呈阻塞性通气改变，呼气流速指标显著下降。第 1 秒用力呼气量（FEV_1）、FEV_1 占用力肺活量比值（$EFV_1/FVC\%$）、最大呼气中期流速（MMEF）及最大呼气流速（PEF）均下降。肺容量指标见用力肺活量（FVC）减少、残气量增高、功能残气量和肺容量增高，残气占肺总量百分比增高。缓解期上述指标可正常。对于有气道阻塞的患者，可行支气管舒张试验，常用药物为吸入型支气管扩张药（沙丁胺醇、特布他林），如 FEV_1 较用药前增加$>12\%$，且绝对值增加$>200\ mL$，为支气管舒张试验阳性，对诊断支气管哮喘有帮助。对于有哮喘症状但肺功能正常的患者，可行支气管激发试验，常用吸入激发剂为醋甲胆碱、组胺。吸入激发剂后其通气功能下降、气道阻力增加。在设定的激发剂量范围内，如 FEV_1 下降$>20\%$，为支气管激发试验阳性，使 FEV_1 下降 20% 的累积剂量（$Pd_{20}\text{-}FEV_1$）或累积浓度（$Pc_{20}\text{-}FEV_1$）可对气道反应性增高的程度作出定量判断。PEF 及其日变异率可反映通气功能的变化，哮喘发作时 PEF 下降，并且，哮喘患者常有通气功能昼夜变化，夜间或凌晨通气功能下降，如果昼夜 PEF 变异率$\geqslant 20\%$有助于诊断为哮喘。

3.胸部 X 线检查

胸部 X 线摄片多无明显异常。但哮喘严重发作者应常规行胸部 X 线检查，注意有无肺部感染、肺不张、气胸、纵隔气肿等并发症的存在。

4.其他

痰液中嗜酸性粒细胞或中性粒细胞计数、呼出气 NO（FeNO）可评估与哮喘相关的气道炎症。

六、鉴别诊断

(一)上气道肿瘤、喉水肿和声带功能障碍

这些疾病可出现气喘，但主要表现为吸气性呼吸困难，肺功能测定流速-容量曲线可见吸气

相流速减低。纤维喉镜或支气管镜检查可明确诊断。

（二）各种原因所致的支气管内占位

支气管内良恶性肿瘤、支气管内膜结核等导致的固定的、局限性哮鸣音，需与哮喘鉴别。胸部 CT 检查、纤维支气管检查可明确诊断。

（三）急性左心衰竭

急性左心衰竭发作时症状与哮喘相似，阵发性咳嗽、气喘，两肺可闻及广泛的湿啰音和哮鸣音，需与哮喘鉴别。但急性左心衰竭衰患者常有高心病、风心病、冠心病等心脏疾病史，胸片可见心影增大、肺淤血，有助于鉴别。

（四）嗜酸性粒细胞

嗜酸性粒细胞性肺炎、变态反应肉芽肿性血管炎、结节性多动脉炎、变应性肉芽肿（Churg-strauss 综合征）。

这类患者除有喘息外，胸部 X 线或 CT 检查提示肺内有浸润阴影，并可自行消失或复发。常有肺外的其他表现，血清免疫学检查可发现相应的异常。

（五）慢性阻塞性肺疾病（COPD）

COPD 患者亦出现呼吸困难，常与哮喘症状相似，大部分 COPD 患者对支气管扩张剂和抗炎药疗效不如哮喘，对气道阻塞的可逆性不如哮喘。但临床上有大约 10％的 COPD 患者对激素和支气管扩张剂反应很好，这部分患者往往同时合并有哮喘。而支气管哮喘患者晚期出现气道重塑亦可以合并 COPD。

七、治疗和管理

（一）控制目标

近年来，随着对支气管哮喘病因和发病机制认识的不断深入，明确了气道的慢性炎症是哮喘的本质，针对气道炎症的抗感染治疗是哮喘的根本治疗。并且意识到哮喘的气道炎症持续存在于疾病的整个过程，故治疗哮喘应该与治疗糖尿病、高血压等其他慢性疾病一样，长期规范地应用药物治疗，从而预防哮喘急性发作，减少并发症的发生，改善肺功能，提高生活质量，以达到并维持哮喘的临床控制。2006 年全球哮喘防治创议（GINA）明确指出，哮喘的治疗目标是达到并维持哮喘的临床控制，哮喘临床控制的定义包括以下 6 项：①无（或≤2 次/周）白天症状；②无日常活动（包括运动）受限；③无夜间症状或因哮喘憋醒；④无（或≤2 次/周）需接受缓解药物治疗；⑤肺功能正常或接近正常；⑥无哮喘急性加重。哮喘虽然不能被根治，但经过规范治疗，大多数哮喘患者都可以得到很好的控制。全球多中心 GOAL 研究结果表明，对于大多数哮喘患者（包括轻度、中度、重度），经过吸入糖皮质激素（ICS）加吸入长效 β_2 受体激动剂（LABA）（沙美特罗/氟替卡松）联合用药 1 年，有接近 80％的患者可以达到指南所定义的临床控制。

（二）治疗药物

哮喘的治疗药物根据其作用机制可分为具有扩张支气管作用和抗炎作用两大类，某些药物兼有扩张支气管和抗炎作用。

1.扩张支气管药物

（1）β_2 受体激动剂：通过对气道平滑肌和肥大细胞膜表面的 β_2 受体的兴奋，舒张气道平滑肌、减少肥大细胞和嗜碱性粒细胞脱颗粒和介质的释放、降低微血管的通透性、增加气道上皮纤毛的摆动等，从而缓解哮喘症状。此类药物较多，可分为短效（作用维持 4～6 小时）和长效（作用维持 12 小时)β_2 受体激动剂。后者又可分为速效(数分钟起效)和缓慢起效(30 分钟起效)两种。

短效 β_2 受体激动剂(简称 SABA):常用的药物如沙丁胺醇和特布他林等。有吸入、口服、注射给药途径。①吸入:可供吸入的短效 β_2 受体激动剂有气雾剂、干粉剂和溶液。这类药物舒张气道平滑肌作用强,通常在数分钟内起效,疗效可维持数小时,是缓解轻中度急性哮喘症状的首选药物,也可用于运动性哮喘的预防。如沙丁胺醇每次吸入 $100\sim200\ \mu g$ 或特布他林 $250\sim500\ \mu g$,必要时每 20 分钟重复 1 次。这类药物应按需间歇使用,不宜长期、单一使用,也不宜过量应用,否则可引起骨骼肌震颤、低血钾、心律失常等不良反应。压力型定量手控气雾剂(pMDI)和干粉吸入装置吸入短效 β_2 受体激动剂不适用于重度哮喘发作,其溶液(如沙丁胺醇、特布他林)经雾化吸入适用于轻至重度哮喘发作。②口服:如沙丁胺醇、特布他林等,通常在服药后 $15\sim30$ 分钟起效,疗效维持 $4\sim6$ 小时。如沙丁胺醇 $2\sim4\ mg$,特布他林 $1.25\sim2.5\ mg$,每天 3 次。使用虽较方便,但心悸、骨骼肌震颤等不良反应比吸入给药时明显。缓释剂型和控释剂型的平喘作用维持时间可达 $8\sim12$ 小时,适用于夜间哮喘患者的预防和治疗。长期、单一应用 β_2 受体激动剂可造成细胞膜 β_2 受体的下调,表现为临床耐药现象,应予以避免。③注射:虽然平喘作用较为迅速,但因全身不良反应的发生率较高,较少使用。

长效 β_2 受体激动剂(简称 LABA):这类 β_2 受体激动剂的分子结构中具有较长的侧链,舒张支气管平滑肌的作用可维持 12 小时以上。有吸入、口服和透皮给药等途径,目前在我国临床使用的吸入型 LABA 有以下两种。①沙美特罗:经气雾剂或碟剂装置给药,给药后 30 分钟起效,平喘作用维持 12 小时以上,推荐剂量 $50\ \mu g$,每天 2 次吸入。②福莫特罗:经都保装置给药,给药后 $3\sim5$ 分钟起效,平喘作用维持 $8\sim12$ 小时。平喘作用具有一定的剂量依赖性,推荐剂量 $4.5\sim9\ \mu g$,每天 2 次吸入。福莫特罗因起效迅速,可按需用于哮喘急性发作时的治疗。近年来推荐联合 ICS 和 LABA 治疗哮喘,这两者具有协同的抗炎和平喘作用,并可增加患者的依从性、减少大剂量 ICS 引起的不良反应,尤其适合于中重度持续哮喘患者的长期治疗。口服 LABA 有丙卡特罗、班布特罗,作用时间可维持 $12\sim24$ 小时,适用于中重度哮喘的控制治疗,尤其适用于缓解夜间症状。透皮吸收剂型现有妥洛特罗贴剂,妥洛特罗本身为中效 β_2 受体激动剂,由于采用结晶储存系统来控制药物的释放,药物经过皮肤吸收,疗效可维持 24 小时,并减轻了全身不良反应,每天只需贴附 1 次,使用方法简单,对预防夜间症状有较好疗效。LABA 不推荐长期单独使用,应该在医师指导下与 ICS 联合使用。

(2)茶碱类:具有舒张支气管平滑肌作用,并具有强心、利尿、扩张冠状动脉、兴奋呼吸中枢和呼吸肌等作用,低浓度茶碱还具有抗炎和免疫调节作用。

口服给药:包括氨茶碱和控(缓)释型茶碱。短效氨茶碱用于轻中度哮喘急性发作的治疗,控(缓)释型茶碱用于慢性哮喘的长期控制治疗。一般剂量为每天 $6\sim10\ mg/kg$。控(缓)释型茶碱口服后昼夜血药浓度平稳,平喘作用可维持 $12\sim24$ 小时,尤适用于夜间哮喘症状的控制。茶碱与糖皮质激素和抗胆碱能药物联合应用具有协同作用。但本品与 β_2 受体激动剂联合应用时,易出现心率增快和心律失常,应慎用并适当减少剂量。

静脉给药:氨茶碱加入葡萄糖溶液中,缓慢静脉注射[注射速度不宜超过 $0.25\ mg/(kg \cdot min)$]或静脉滴注,适用于中重度哮喘的急性发作。负荷剂量为 $4\sim6\ mg/kg$,维持剂量为 $0.6\sim0.8\ mg/(kg \cdot h)$。由于茶碱的"治疗窗"窄,茶碱代谢存在较大的个体差异,药物不良反应较多,可引起心律失常、血压下降,甚至死亡,在有条件的情况下应监测其血药浓度,及时调整浓度和滴速。对于以往长期口服茶碱的患者,更应注意其血药浓度,尽量避免静脉注射,防止茶碱中毒。

茶碱的有效、安全的血药浓度范围为 6～15 mg/L。影响茶碱代谢的因素较多,如发热性疾病、妊娠、抗结核治疗可以降低茶碱的血药浓度;而肝脏疾病、充血性心力衰竭及合用西咪替丁或喹诺酮类、大环内酯类等药物均可影响茶碱代谢而使其排泄减慢,导致茶碱的毒性增加,应引起临床医师们的重视,并酌情调整剂量。多索茶碱的作用与氨茶碱相同,但不良反应较轻。二羟丙茶碱的作用较茶碱弱,不良反应也较少。

抗胆碱能药物:吸入型抗胆碱能药物如溴化异丙托品和噻托溴铵可阻断节后迷走神经传出支,通过降低迷走神经张力而舒张支气管。本品吸入给药,有气雾剂、干粉剂和雾化溶液三种剂型。经 pMDI 吸入溴化异丙托品气雾剂,常用剂量为 40～80 μg,每天 3～4 次;经雾化泵吸入溴化异丙托品溶液的常用剂量为 50～125 μg,每天 3～4 次。噻托溴铵为新近上市的长效抗胆碱能药物,对 M_1 和 M_3 受体具有选择性抑制作用,每天 1 次吸入给药。本品与 β_2 受体激动剂联合应用具有协同、互补作用。

2.抗炎药物

(1)糖皮质激素:糖皮质激素是最有效的抗变态反应性炎症的药物,其药理作用机制有:①抑制各种炎症细胞包括巨噬细胞、嗜酸性粒细胞、T 细胞、肥大细胞、树突状细胞和气道上皮细胞等的生成、活化及其功能;②抑制 IL-2、IL-4、IL-5、IL-13、GM-CSF 等各种细胞因子的产生;③抑制磷脂酶 A2、一氧化氮合成酶、白三烯、血小板活化因子等炎症介质的产生和释放;④增加抗炎产物的合成;⑤抑制黏液分泌;⑥活化和提高气道平滑肌 β_2 受体的反应性,增加细胞膜上 β_2 受体的合成;⑦降低气道高反应性。糖皮质激素通过与细胞内糖皮质激素受体(GR)结合,形成GR-激素复合体转运至核内,从而调节基因的转录,抑制各种细胞因子和炎症介质的基因转录和合成,增加各种抗炎蛋白的合成,从而发挥其强大的抗炎作用。激素的给药途径有吸入、口服和静脉给药。

吸入给药:吸入给药是哮喘治疗的主要给药途径,药物直接作用于呼吸道,起效快,所需剂量小,不良反应少。吸入糖皮质激素(ICS)的局部抗炎作用强,通过吸气过程给药,药物直接作用于呼吸道,通过消化道和呼吸道进入血液的药物大部分被肝脏灭活,因此全身不良反应少。研究证明 ICS 可以有效改善哮喘症状,提高生活质量,改善肺功能,降低气道高反应性,控制气道炎症,减少哮喘发作的频率,减轻发作的严重程度,降低病死率。ICS 的局部不良反应包括声音嘶哑、咽部不适和念珠菌感染。吸药后及时漱口、选用干粉吸入剂或加用储雾器可减少上述不良反应。ICS 全身不良反应的大小与药物剂量、药物的生物利用度、肝脏首过代谢率及全身吸收药物的半衰期等因素有关。目前有证据表明,成人哮喘患者每天吸入低中剂量激素,不会出现明显的全身不良反应。长期高剂量吸入糖皮质激素可能出现的全身不良反应包括皮肤瘀斑、肾上腺功能的抑制和骨质疏松等。目前,ICS 主要有三类。①定量气雾剂(MDI)。②干粉吸入剂:主要有布地奈德都保、丙酸氟替卡松碟剂及含布地奈德、丙酸氟替卡松的联合制剂。干粉吸入装置比普通定量气雾剂使用方便,配合容易,吸入下呼吸道的药物量较多,局部不良反应较轻,是目前较好的剂型。③雾化溶液:目前仅有布地奈德溶液,经射流装置雾化吸入,对患者吸气的配合要求不高,起效较快,适用于哮喘急性发作时的治疗。

口服给药:适用于中度哮喘发作、慢性持续哮喘吸入大剂量 ICS 治疗无效的患者和作为静脉应用激素治疗后的序贯治疗。一般使用半衰期较短的糖皮质激素,如泼尼松、泼尼松龙或甲基泼尼松龙等。对于糖皮质激素依赖型哮喘,可采用每天或隔天清晨顿服给药的方式,以减少外源性激素对脑-垂体-肾上腺轴的抑制作用。泼尼松的维持剂量最好每天≤10 mg。长期口服糖皮质激素可能会引起骨质疏松症、高血压、糖尿病、下丘脑-垂体-肾上腺轴的抑制、肥胖症、白内障、青光眼、皮肤菲薄导致皮纹和瘀斑、肌无力等不良反应。对于伴有结核病、寄生虫感染、骨质疏松、青光眼、糖尿病、严重忧郁或消化性溃疡的哮喘患者,全身给予糖皮质激素治疗时应慎重,并应密切随访。全身使用激素对于中度以上的哮喘急性发作是必需的,可以预防哮喘的恶化、减少因哮喘而急诊或住院的机会、降低病死率。建议早期、足量、短程使用。推荐剂量:泼尼松龙40～50 mg/d,3～10天。具体使用要根据病情的严重程度,当症状缓解时应及时停药或减量。

静脉给药:哮喘重度急性发作时,应及时静脉给予琥珀酸氢化可的松(400～1 000 mg/d)或甲基泼尼松龙(80～160 mg/d)。无糖皮质激素依赖倾向者,可在短期(3～5天)内停药;有激素依赖倾向者应延长给药时间,控制哮喘症状后改为口服给药,并逐步减少激素用量。

(2)白三烯调节剂:包括半胱氨酰白三烯受体阻滞剂和5-脂氧化酶抑制剂,半胱氨酰白三烯受体阻滞剂通过对气道平滑肌和其他细胞表面白三烯(CysLT1)受体的拮抗,抑制肥大细胞和嗜酸性粒细胞释放的半胱氨酰白三烯的致喘和致炎作用,并具有较强的抗炎作用。本品可减轻哮喘症状、改善肺功能、减少哮喘的恶化。但其抗炎作用不如ICS,不能取代ICS。作为联合治疗中的一种药物,可减少中重度哮喘患者每天吸入ICS的剂量,并可提高吸入ICS的临床疗效,本品与ICS联用的疗效比吸入LABA与ICS联用的疗效稍差。但本品服用方便,尤适用于阿司匹林哮喘、运动性哮喘和伴有变应性鼻炎哮喘患者的治疗。口服给药,扎鲁司特20 mg,每天2次;孟鲁司特10 mg,每天1次。

(3)色甘酸钠和尼多酸钠:是一种非皮质激素类抗炎药,可抑制IgE介导的肥大细胞释放介质,并可选择性抑制巨噬细胞、嗜酸性粒细胞和单核细胞等炎症细胞介质的释放。能预防变应原引起的速发和迟发反应,以及运动和过度通气引起的气道收缩。吸入给药,不良反应较少。

(4)抗IgE单克隆抗体:抗IgE单克隆抗体可以阻断肥大细胞的脱颗粒,减少炎症介质的释放,可应用于血清IgE水平增高的哮喘的治疗。主要用于经过ICS和LABA联合治疗后症状仍未控制的严重变应性哮喘患者。该药临床使用的时间尚短,其远期疗效与安全性有待进一步观察。

(5)抗组胺药物:酮替芬和新一代组胺H_1受体阻滞剂氯雷他定、阿司咪唑、曲尼司特等具有抗变态反应作用,其在哮喘治疗中作用较弱,可用于伴有变应性鼻炎的哮喘患者的治疗。

(文甜甜)

第五节　肺　炎

肺炎是指肺实质的炎症,病因以感染最常见,其他尚有理化因子、免疫损伤等。一般而言,肺炎凡未表明特定病因者均指感染性的,并常与肺部感染一词混用。但是肺部感染仅是一种分类上的表达,尚包括气道等部位的感染,不用作疾病诊断。

一、分类

(一)按解剖学或影像学分类

1.大叶性肺炎

病变起始于肺泡,经肺泡间孔(Cohn孔)蔓延至邻近肺泡,直至整个肺叶或肺段。影像学表现为肺渗出性阴影,通常不累及细支气管。当大量肺泡或肺腺泡充满炎性渗出物变得密实无气时,唯有含气支气管清晰可见,称为支气管充气征。典型的大叶性肺炎呈整叶肺实变。由于抗菌药物广泛应用,典型大叶性肺炎已少见,而多数仅表现肺段或亚肺段的渗出和实变。

2.小叶性肺炎

小叶性肺炎也称支气管肺炎。基本病变亦为炎症渗出,但病变常起于支气管或细支气管,继而累及肺腺泡或肺泡。影像学特征是沿肺纹理分布的小片状或斑片阴影,密度不均匀,边缘淡薄而模糊,以两下肺、内中带多见。病灶亦可融合成片状或大片状,密度深浅不一,且不受肺叶或肺段限制,区别于大叶性肺炎。

3.间质性肺炎

病变位于肺泡壁及其支持组织,影像学上表现为弥漫性不规则条索状及网织状阴影,其间可散布有密度增高的小点状阴影。

(二)按病程分类

通常分为急性、亚急性和慢性,因其时间界定并不很明确,故应用较少。但慢性肺炎在临床上每有涉及,乃指预期病变吸收时间内,影像学上病变持续存在,且临床症状体征没有消退。其重要性在于必须进一步进行病原(因)学诊断,需要警惕某些特殊病原体或酷似感染性肺炎的非感染性肺疾病。

(三)按病原体分类

在抗感染化疗时代,病原学诊断对于肺炎的治疗具有决定性意义。所以在分类上更强调按病原学分类。根据病原生物学的通常分类将肺炎分为以下几种。

1.细菌性肺炎

常见细菌有肺炎链球菌、流感嗜血杆菌、卡他莫拉菌、金黄色葡萄球菌、肺炎克雷伯杆菌、铜绿假单胞菌等。此外,分类学上不属于细菌,但某些特征类似于细菌的肺炎支原体、肺炎衣原体,以及分类学上属于细菌的细胞内病原体军团菌,常被统称作"非典型病原体",也是肺炎的常见病原体。结核分枝杆菌所致肺结核病虽然有时被称作为结核性肺炎,但通常作为特殊类型独立分出,不列入细菌性肺炎。

2.病毒性肺炎

以儿童最常见,主要有腺病毒、呼吸道合胞病毒、麻疹病毒等。流感病毒和副流感病毒可以引起肺炎,但更常见者为继发细菌性肺炎。免疫抑制宿主易罹患巨细胞病毒和其他疱疹病毒肺炎。1993 年在美国出现的汉坦病毒肺炎(肺出血综合征)和 2002 年在我国出现的严重急性呼吸综合征冠状病毒(severe acute respiratory syndrom coronavirus,SARS-Co)肺炎是两种新的、可引起流行的、病死率极高的病毒性肺炎。禽流感病毒偶尔也引起人类致病,其所致肺炎病情亦十分严重。

3.真菌性肺炎

在我国很少出现地方性致病性真菌,大多为条件致病性真菌。引起肺炎的真菌主要有念珠菌、曲霉菌、隐球菌和毛霉菌。真菌性肺炎大多为继发性的,如免疫抑制、长期应用广谱抗生素及其他重危患者,偶尔也可在无真菌感染危险因素的健康人见到上述真菌的原发性肺部感染。卡氏肺孢子虫现在倾向于归类在真菌中,是免疫抑制宿主肺炎的常见病原体之一。

4.寄生虫性肺炎(肺寄生虫病)

阿米巴原虫、弓形虫、肺吸虫和棘球绦虫、血吸虫等均可以引起或主要引起肺部感染。某些寄生虫病如肺吸虫病、绦虫病具有地域性（疫区）特点，但现在人口流动性增加，在非疫区也应予警惕。

（四）按发病场所和宿主状态分类

虽然按病原学诊断是一种理想的分类，但是迄今肺炎的病原学诊断仍有很多技术及其实施上的困难，而在不同环境或场所及不同宿主所发生的肺炎其病原学分布和临床表现等方面各有特点，临床处理和预后亦多差异。因此近年来关于肺炎分类倾向于按发病场所和宿主状态进行划分。

1.社区获得性肺炎

社区获得性肺炎（community acquired pneumonia，CAP）最为常见。临床病情轻重不一。80%患者可以在门诊治疗；20%患者需要住院治疗，其中占总数1%～2%的患者为重症肺炎，需要入住重症监护病房（ICU）治疗。

2.医院获得性肺炎

医院获得性肺炎（hospital acquired pneumonia，HAP）：患病人数与CAP相比约为1∶4。HAP在医院感染中常居第一、二位，因其高发病率、高病死率和高医疗资源消耗，目前受到很大关注。

3.护理院获得性肺炎

近一二十年来社会老年人口迅速增加，在发达国家老年护理院及慢性病护理院大批建立。在护理院生活者是一组特殊人群，肺炎易感性增高，其临床特征和病原学分布介于CAP和HAP之间，常被单列为一型，即护理院获得性肺炎（nursing home acquired pneumonia，NHAP）或称健康护理相关肺炎（health-care associated pneumonia，HCAP）。目前我国护理院尚少，暂无必要单独分出NHAP，可按HAP处理。

4.免疫低下宿主肺炎

免疫低下宿主肺炎（immunocompromised host pneumonia，ICHP）由于HIV/ADIS流行，肿瘤放、化疗及器官移植或其他疾病而接受免疫抑制剂治疗者增多，在社会人口中不断增加的免疫低下宿主作为一组特殊人群对病原微生物极度易感，肺是最常见的感染靶器官。免疫低下宿主肺炎既可以是HAP，亦可以是CAP，但因其诊治特殊性，有必要单独列为一种类型。

其他尚可根据年龄分出老年人肺炎、儿童肺炎等类型。

二、诊断

（一）病史和体格检查

与任何疾病一样，详细采集病史和体检是诊断肺炎的临床基础。病史必须回答"5W"：Who、When、Where、Why和How。"Who"就是要了解患者的基本情况，如年龄、职业、嗜好（吸烟、酗酒、吸毒）、免疫状态、性生活史（多个性伴侣或同性恋）和职业或不良环境接触史。"When"即暴露和发病时间、是否处于某种疾病的流行期。"Where"首先要区分社区感染还是医院感染，有无疫区居留或旅游史。"Why"和"How"则要求询问患者可能的发病原因和发病方式、自觉症状及其特征。体检必须全面、细致，除详细胸部体检外，要特别注意全身状况和肺外体征，当怀疑血源性感染或对于免疫低下患者更不能忽略系统性检查。

（二）影像学检查

X线检查是诊断肺炎的重要依据。临床表现为发热和咳嗽、咳痰，X线检查如果未显示肺实质炎症浸润,仅能诊断急性气管-支气管炎,多数为病毒感染,没有使用抗菌药物的指征。X线上病变范围是病情严重程度评价的重要参考指标。形态特征(叶段实变、斑片状浸润、从粟粒至大小不等的结节影、空洞形成、间质性病变等)虽然对病原学诊断并无特异性,但结合病史对推测病原(因)诊断仍有重要参考意义,可以提供进一步检查的大致方向,缩小鉴别诊断的范围。CT对揭示病变性质、隐匿部位病变和其他伴随改变(胸腔积液、纵隔和肺内淋巴结肿大)很有帮助,适用于需要鉴别诊断时。B超用于探测胸腔积液和贴近胸壁的肺实质病灶,并可指导穿刺抽液和经胸壁穿刺活检。

(三)病原学检查

镜检与培养是传统的、但迄今仍是最基本和最重要的病原学诊断技术。痰或下呼吸道采样标本涂片革兰染色镜检适用于普通细菌的检查,而特殊病原体常需借助特种染色(如姜-尼抗酸染色、吉姆萨染色等)。培养需按不同病原体(如病毒、细菌、真菌)采用相应培养技术。细菌培养根据形态和生化反应等特征可将其鉴定至种,并可进行抗菌药物敏感性测定。

肺炎病原学诊断的标本质量及其采集是影响诊断特异性和敏感性的重要环节。应注意在抗菌药物使用之前采集标本。此外,口咽部存在大量定植菌,经口咳痰标本易遭污染,其培养结果很难判断其临床意义。因此为消除或防止污染,提倡或有选择性使用以下方法。

1.痰标本

(1)细胞学筛选:必须指导或辅助患者深咳痰和及时运送至实验室。接种前应确定痰标本质量合格与否。来自下呼吸道感染患者的合格痰标本应是含脓细胞和支气管柱状上皮细胞较多,而受唾液严重污染的不合格标本则有较多来自颊黏膜的扁平鳞状上皮细胞。通用的标准是直接涂片镜检每低倍视野白细胞>25个,或鳞状上皮细胞<10个,或鳞状上皮细胞:白细胞<1:2.5,为合格标本。仅有合格才进行接种培养,可减少培养结果解释上的混乱。丢弃不合格标本,并要求临床重送。

(2)定量或半定量培养:感染性体液或渗出液(包括痰液)细菌浓度高于污染菌。痰定量培养每毫升分离的致病菌或条件致病菌浓度≥10^7菌落形成单位(cfu/mL)或半定量培养(4区划线法)4+可以认为是肺炎的致病菌,≤10^4 cfu/mL(或1+)为污染菌,介于上述浓度之间则应重复培养,如连续两次分离到相同细菌,浓度达到10^5~10^6 cfu/mL(或3+)亦认为有临床意义。

2.下呼吸道标本直接采样

环甲膜穿刺经气管吸引(transtracheal aspiration,TTA)、经人工气道内吸引(endotracheal aspiration,ETA)、防污染样本毛刷(protected specimen brush,PSB)、支气管肺泡灌洗(bronchial alveolar lavage,BAL)、经胸壁穿刺肺吸引(lung aspiration,LA)等方法,属创伤性技术,仅在重症疑难及免疫低下合并肺部感染患者选择性采用,目前比较推荐的是经纤支镜或盲式的BAL和PSB采样技术,并结合定量培养。

3.血和胸液培养

部分肺炎患者合并菌血症或胸腔积液,而血液和胸液属无污染体液标本,虽然培养阳性率不高,但特异性很高。凡住院CAP和HAP均应同时自两处静脉抽取血培养,有胸腔积液者尽可能以诊断性胸腔抽液进行培养。

4.免疫学检测

用已知抗原或抗体与待测标本的抗体或抗原发生反应,借助肉眼、荧光或核素标记技术进行定性或定量测定。优点是快速、简便、不受抗菌治疗的影响。测定感染微生物的特异性抗体目前应用较多,IgM 抗体通常在感染后 7~10 天达到高峰,有一定临床诊断参考价值,而 IgG 抗体于感染后 4~6 周才达到高峰,仅适用于回顾性诊断和流行病学调查。测定特定病原体的特异性抗原是一种理想的诊断技术,但目前多数尚处于研究阶段。

5.分子生物学技术

分子生物学技术又称基因诊断,有 DNA 探针和体外扩增法。前者操作复杂、费用昂贵,后者常用聚合酶链反应(PCR)法,适合临床实验室使用,但其敏感性、特异性和污染问题等不少技术问题尚待解决。

除体液和分泌物标本外,在有指征的肺炎患者尚可采集肺或肺外组织活检标本同时做病理组织学和微生物学检查,适用于某些特殊病原体感染。

三、治疗

(一)抗微生物化疗的一般原则和合理应用

1.抗菌药物经验性治疗和靶向治疗的统一

根据病原微生物学诊断选择相应抗微生物化疗,是肺炎现代治疗的原则。但是微生物学诊断包括从标本采集到病原体的分离鉴定需要时间,而且诊断的敏感性和特异性不高,为等待病原学诊断延迟初始抗微生物化疗会贻误治疗时机,明显影响预后。另一方面肺炎以细菌性感染最为常见,抗菌药物的发展使抗菌治疗足以覆盖可能的病原菌,获得治疗成功。有鉴于此,在细菌性肺炎应在获得病原学诊断前尽早(4~8 小时内)开始经验性抗菌治疗。经验性治疗不是凭个人的狭隘经验,而应当参考不同类型肺炎病原谱的流行病学资料,结合具体患者的临床与影像特征,估计最可能的病原菌,依据抗菌药物的基本理论知识,并尽量寻找和参考不同抗菌治疗方案的循证医学证据,从而选择药物和制订治疗方案。在 48~72 小时后对病情再次评价。根据治疗反应和病原学检查结果,如果病原学检查结果无肯定临床意义,而初始治疗有效则继续原方案治疗。倘若获得特异性病原学诊断结果,而初始经验治疗方案明显不足或有错,或者治疗无反应,则应根据病原学诊断结合药敏测试结果,选择敏感抗菌药物,重新拟定治疗方案,此即靶向(目标)治疗。所以经验性治疗与靶向治疗是整个治疗过程的两个阶段,是有机的统一。不应片面强调靶向治疗贻误时机;而经验性治疗也应在治疗前留取诊断标本,尽可能获取特异性病原学诊断并转为特异性病原学治疗,不应仅仅停留在经验性水平。肺炎凡治疗反应不佳的患者都应该努力确立特异性病原(因)学诊断,而不是凭经验频繁更换抗菌药物。

2.熟悉和掌握抗菌药物的基本药理学知识是合理抗菌治疗的基础

每种抗菌药物的抗菌谱、抗菌活性、药动学和药效学参数、组织穿透力及其在肺泡上皮衬液,以及呼吸道分泌物中浓度、不良反应,以及药物经济学评价是正确选择药物和安排治疗方案的基础,必须熟悉和准确掌握。近年来关于药动学/药效学(PK/PD)的理论对于抗菌药物的临床合理应用有重要指导意义。β-内酰胺类和大环内酯类(除外阿奇霉素)抗菌药物属时间依赖性杀菌作用,要求血药浓度高于最低抑菌浓度的时间占给药间歇时间(T>MIC%)至少达到 40%,此类药物大多半衰期较短,且抗生素后效应时间很短或没有,因此必须按半衰期所折算的给药间歇时间每天多次规则给药,不能任意减少给药次数。氨基糖苷类和喹诺酮类药物则属浓度依赖性杀菌作用,要求血药峰值浓度与最低抑菌浓度之比(C_{max}/MIC)达到 8~10 倍,或药时曲线下面积(AUC)与最低抑菌浓度之比(AUC/MIC,即 AUIC)在 G^+ 球菌(如肺炎链球菌)达到 30、G^- 杆菌达到 100 以上,才能取得预期临床疗效,并避免耐药性产生。因此目前主张将过去常用的氨基苷类一天两次给药方案改为两次剂量集中一天一次使用;喹诺酮药物如环丙沙星治疗 G⁻ 杆菌或铜绿假单胞菌肺部感染至少 400 mg,分两次口服给药。

3.参考指南、结合本地区耐药情况选择药物

目前许多国家包括中国都制定和颁布了社区和医院肺炎诊治指南,提供了初始经验性治疗的抗菌药物推荐意见。不少推荐意见都有循证医学的支持证据,是肺炎抗菌治疗的基本参考。但各国或一国之内各地区细菌耐药情况不同,故肺炎经验性抗菌治疗的药物选择还应当结合本国或本地区的耐药监测资料,仔细斟酌,认真选择。

(二)问题和展望

(1)肺炎的病原学诊断十分重要,但目前技术水平远远不能满足临床需求。迫切需要研究和发展新技术(包括采样和实验室处理),以提高临床抗微生物化疗的针对性。

(2)细菌耐药是抗菌药物治疗的重大难题,甚至是一场灾难。耐药问题需要综合治理,而合理用药是减少耐药的关键,临床医师负有重大责任。在美国抗生素处方中 3/4 是用于呼吸系统感染,其中大约一半属不合理用药。在我国则有过之而无不及。需要从教育和管理多方面入手,加强治理。

(3)新的病原微生物所致肺炎如 SARS 给中国和世界不小的震惊和足够深刻的教训,也给医学研究提出了许多重大课题,需要加强公共卫生体系建设,增加科学研究的投入与推动。

(4)特殊人群如老年人和免疫低下患者肺炎的患病率和病死率很高,基础和临床研究亟待加强。

(文甜甜)

第五章

消化内科疾病诊治

第一节 胃食管反流病

胃食管反流病(gastroesophageal reflux disease,GERD)是指胃内容物反流入食管,引起不适和并发症的一种疾病。GERD 可分为非糜烂性反流病、糜烂性食管炎和 Barrett 食管 3 种类型,以非糜烂性反流病最为常见,约占 70%;糜烂性食管炎可合并食管狭窄、溃疡和消化道出血;Barrett 食管有可能发展为食管腺癌。

一、流行病学

胃食管反流的流行率有明显的地理差异。在西方较为常见,但亚洲的流行率也在逐年上升。1998 年北京和上海、西安地区 GERD 流行病调查显示:胃食管反流症状的发生率分别为 8.97% 及 10.98%;GERD 的患病率分别为 5.77% 及 3.87%;糜烂性食管炎发病率分别为 1.92% 及 2.40%。

二、病因和发病机制

(一)食管下括约肌抗反流的屏障功能减弱

食管下括约肌是食管-胃连接处抗反流的第一道屏障。GERD 患者的食管下括约肌静息压明显低于正常。食管下括约肌的舒缩受神经、体液控制,也受胃肠激素的影响。胆碱能和 β-肾上腺素能拟似药、α-肾上腺素能拮抗剂、多巴胺、地西泮、钙通道阻滞剂、吗啡等药物,脂肪、咖啡等食物,抽烟、酗酒等不良嗜好和不良精神刺激均可引起食管下括约肌的压力异常。正常人腹内压增加时能通过迷走反射引起食管下括约肌收缩。当举重、弯腰或做 Valsaval 动作致腹压升高时,若食管下括约肌的压力不能同步升高,易引起胃食管反流。

(二)食管对胃反流物的廓清能力障碍

胃酸和胃蛋白酶是食管黏膜的主要损害因子。此外,反流物中还常混有含胆汁、胰酶及溶血卵磷脂的十二指肠液。胃酸和胆汁酸在食管黏膜的损害中具有协同作用,胆汁也可单独引起食管炎症。正常食管对反流物的廓清能力包括食管排空与唾液中和两部分。此外,唾液对食管的冲刷作用、唾液内的碳酸氢盐(pH 6～7)对反流物中酸的中和作用、坐立位时反流物的重力影响,都参与胃反流物的清除。当某些疾病如黏膜炎症、硬皮病等导致食管肌肉或神经受损时,则可因蠕动障碍而引起食管廓清能力下降。

(三)食管黏膜屏障功能的损害

食管黏膜屏障由前上皮屏障、上皮屏障和后上皮屏障三部分组成。前上皮屏障主要包括食管黏膜表面黏液层、不动水层、表面 HCO_3^- 复合物和黏膜表面活性物质。上皮屏障包括结构屏障和功能屏障。结构屏障由角质层上皮细胞的管腔侧细胞膜、上皮细胞间连接复合物和上皮细胞扭曲复杂的间隙组成。结构屏障具有很高的电阻,可维持对 H^+ 等的低通透性。功能屏障包括细胞内和细胞间缓冲系统、细胞膜上的离子转运系统。后上皮屏障主要包括食管血供、食管上皮损伤后的修复机制。当上述屏障功能受损时,即使在生理反流情况下,亦可引起食管炎症。

(四)GERD 发病的其他因素

1.裂孔疝和 GERD

不少 GERD 患者伴有裂孔疝。裂孔疝合并 GERD 的机制可能是食管下括约肌张力低下和/或出现频繁的食管下括约肌自发松弛有关。裂孔疝可能影响食管下括约肌关闭或增强感觉刺激以致发生食管下括约肌松弛。此外,卧位时疝囊有存液作用,吞咽时食管下括约肌松弛,容易促使反流发生。

2.食管胃角

食管胃角也称 His 角、His 瓣,是指食管腹内段与胃底所形成的夹角,正常情况下为一锐角。进食后胃底容受性舒张可使 His 瓣贴向食管壁,阻止胃内容物反流入食管,起到抗反流作用。如果 His 角变钝或胃底容受性舒张障碍会影响 His 瓣的作用,容易发生反流。

3.心理社会因素

心理社会因素可以通过精神内分泌途径影响食管和胃的动力。有资料提示催眠疗法、行为认知疗法、抗抑郁或抗焦虑治疗可能对反流性食管炎的治疗有益。

三、病理生理改变

GERD 涉及的病理生理因素包括滑动型食管裂孔疝、食管下括约肌压力下降、一过性食管下括约肌松弛、酸度、肥胖、胃食管连接处扩张性增高、食管酸廓清时间延长、胃排空延迟等。影响 GERD 症状感觉的因素包括反流液的酸度、反流位置、反流物中存在气体、胃十二指肠反流、纵行肌收缩、黏膜完整性、外周及中枢致敏机制等。

糜烂性食管炎可据不同的发展阶段分为 3 期,即早期、中期和晚期。其中早期病变最具特性,而中、晚期则与其他类型的食管炎难以鉴别。很多学者以 Ismai-Beigi 的早期反流性食管炎为病理诊断标准:①基底细胞增生,其厚度超过黏膜上皮厚度的 15%(正常厚度约 10%);②固有膜乳头深度增加,其深度大于上皮厚度的 66%(正常厚度小于 66%)。仅凭上述改变,甚至在没有其他组织学异常表现的情况下,也可确定糜烂性食管炎的诊断。

国际上对 Barrett 食管的诊断存在两种见解:①只要食管远端鳞状上皮被柱状上皮取代,即可诊断为 Barrett 食管;②只有食管远端柱状上皮化生并存在肠上皮化生时才能诊断。鉴于我国对 Barrett 食管的研究还不够深入,因此以食管远端存在柱状上皮化生作为诊断标准较为稳妥,但必须详细注明组织学类型及是否存在肠上皮化生。内镜与病理诊断相结合有助于 Barrett 食管深入研究。

尽管非糜烂性反流病在胃镜下表现阴性,也无统一的非糜烂性反流病病理学诊断标准,但非糜烂性反流病可有一定的病理改变：如表层细胞肿胀，灶状基底细胞增生，炎症细胞浸润，上皮乳头内血管扩张、充血等表现。

四、临床表现

反流性食管炎的临床表现可分为典型症状、非典型症状和消化道外症状。典型症状有胃灼热、反流；非典型症状为胸痛、上腹部疼痛和恶心、反胃等；消化道外症状包括口腔、咽喉部、肺及其他部位（如脑、心）的一些症状。

(一)胸骨后烧灼痛

胸骨后烧灼痛又称胃灼热，症状多在进食后 1 小时左右发生，半卧位、躯体前屈或剧烈运动可诱发，而过热、过酸食物则可使之加重。烧灼感的严重程度不一定与病变的轻重一致。严重食管炎尤其在瘢痕形成者可无或仅有轻微烧灼感。

(二)胃-食管反流

每于餐后、躯体前屈或卧床时有酸性液体或食物从胃、食管反流至咽部或口腔。此症状多在胸骨后烧灼痛发生前出现。

(三)咽下困难

初期常可因食管炎引起继发性食管痉挛而出现间歇性咽下困难。后期由于食管瘢痕形成狭窄，烧灼痛反而减轻而为永久性咽下困难所替代，进食固体食物时可在剑突处引起堵塞感或疼痛。

(四)消化道外症状

反流液可侵蚀咽部、声带和气管而引起慢性咽炎、慢性声带炎和气管炎，临床上称之Delahunty 综合征。胃液反流及胃内容物吸入呼吸道尚可致吸入性肺炎。近年来的研究已表明GERD 与部分反复发作的哮喘、咳嗽、声音嘶哑、夜间睡眠障碍、咽炎、耳痛、龈炎、癔球症、牙釉质腐蚀等有关。婴儿食管下括约肌尚未发育，易发生 GERD 并引起呼吸系统疾病甚至营养、发育不良。目前对 GERD 的研究已从胃肠专业涉及呼吸、心血管、耳鼻喉科及儿科等多领域。

五、辅助检查

(一)X 线检查

传统的食管钡餐检查将胃食管影像学和动力学结合起来，可显示有无黏膜病变、狭窄、裂孔疝等，并显示有无钡剂的胃食管反流，因而对诊断有互补作用，但敏感性较低。

(二)内镜检查

鉴于我国是胃癌、食管癌高发国家，因此对拟诊患者一般先行内镜排查，特别是症状发生频繁、程度严重、伴有报警征象或有肿瘤家族史的患者。上消化道内镜检查有助于确诊糜烂性食管炎及有无合并症和并发症，如裂孔疝、食管炎性狭窄、食管癌等，同时有助于诊断及评估本病的严重度。目前 GERD 的内镜下分级标准沿用洛杉矶标准，即 A～D 四级。

(三)高分辨率食管测压

根据高分辨率食管测压的导管和测压原理，分为 21～36 通道的水灌注高分辨率食管测压和测压通道高达 33～36 通道的固态高分辨率食管测压。此后又发展出了 3D 高分辨率食管测压技术。高分辨率食管测压除帮助食管 pH 电极定位、术前评估食管功能和预测手术外，还能预测抗反流治疗的疗效和是否需长期维持治疗。因此，食管测压能帮助评估食管功能，尤其是对治疗困难者。GERD行食管测压的主要阳性表现：①食管下括约肌压力下降、一过性食管下括约肌松弛发生频繁、合并裂孔疝；②食管体部动力障碍等。

(四)24小时食管pH监测

即将一微探头经鼻插入食管下括约肌上方5 cm处，记录24小时中所有反流活动。24小时食管pH监测能详细显示酸反流、昼夜酸反流规律、酸反流与症状的关联及患者对治疗的反应，使治疗个体化，推荐在内镜检查和PPI试验后仍不能确定反流时应用。检测指标如下所示。①总酸暴露时间：24小时总的、立位、卧位pH<4的总时间百分率；②酸暴露频率：pH<4的次数；③酸暴露的持续时间：反流持续时间≥5分钟的次数和最长反流持续时间。根据pH监测的有关参数由计算机测算酸反流积分。无线pH监测技术(Brava胶囊)可以分析48~72小时的食管pH变化，提高患者检测时的舒适度及依从性，有助于更好地了解酸反流与临床症状之间的相关性。

(五)多导腔内电阻抗

可以不借助胃酸来确认食管内食物团块的存在，它可以同时监测酸、弱酸或非酸反流。多导腔内电阻抗通常与测压或pH监测相结合。当结合测压时，多导腔内阻抗测压法能提供食管收缩及食物团块输送的信息。当结合pH监测时，24小时pH-多导腔内阻抗监测法可以检测到不依赖pH改变的胃食管反流信息(包括酸和非酸反流)。通过pH-多导腔内阻抗监测法检测，可以明确反流的分布及清除；依据pH的变化可简单区分酸与非酸反流；根据多导腔内电阻抗检测可区分反流物为液体、气体、或混合反流。pH-多导腔内阻抗监测法已成为诊治GERD的"金标准"，可以指导药物选择、手术治疗、内镜下抗反流治疗。

六、诊断和鉴别诊断

完整而准确的病史是GERD诊断的基础。对于伴有典型反流症状群又缺乏报警症状的患者，可行PPI诊断性治疗：服用标准剂量PPI 1天2次，疗程为1~2周。服药后若症状明显改善则为PPI试验阳性，支持GERD的诊断；若症状改善不明显则为PPI试验阴性，不支持该诊断。PPI试验已被证实是GERD诊断简便、无创、敏感的方法，缺点是特异性较低。PPI试验阴性有以下几种可能：①抑酸不充分；②存在酸以外的诱发因素；③症状非反流引起。

对于PPI治疗无效或具有报警症状(吞咽困难、吞咽痛、出血、体重减轻或贫血)的患者应行进一步检查。若内镜发现食管下段有明显黏膜破损及病理支持的炎症表现，则糜烂性食管炎诊断明确。非糜烂性反流病主要依赖症状进行诊断，患者以反流、胃灼热为主诉时，如能排除可能引起胃灼热症状的其他疾病，且内镜检查未见食管黏膜破损及其他器质性疾病，即可作出非糜烂性反流病的诊断。根据24小时食管pH测定结果，非糜烂性反流病可分为下列3个亚型：①食管有异常酸暴露；②食管测酸在正常范围，但超过50%的胃灼热症状发作与"生理性"酸反流相关，推测食管对酸敏感；③胃灼热症状与酸反流无关，这被认为是功能性胃灼热，主要与内脏敏感性增高有关。

七、治疗

治疗目的：①愈合食管炎症，消除症状；②防治并发症；③提高生活质量，预防复发。治疗包括调整生活方式、内科、外科和内镜治疗。具体措施有：抑酸以提高胃内pH；增加食管对酸、碱反流物的清除；促进胃排空；增加食管下括约肌张力。

(一)调整生活方式

体位是减少反流的有效方法,如餐后保持直立,避免过度负重,不穿紧身衣,抬高床头等。肥胖者应减肥。睡前 3 小时勿进食以减少夜间的胃酸分泌。饮食宜少量、高蛋白、低脂肪和高纤维素,戒烟、限制咖啡因、酒精、巧克力及酸辣食品。许多药物能降低食管下括约肌的压力,如黄体酮、茶碱、PGE1、PGE2 和 PGA2、抗胆碱药、β 受体兴奋剂、α 受体阻滞剂、多巴胺、地西泮和钙通道阻滞剂等,在应用时应加以注意。

(二)内科药物治疗

药物治疗的目的在于加强抗反流屏障功能,提高食管清除能力,改善胃排空与幽门括约肌功能以防止胃、十二指肠内容物反流,保护食管黏膜。

1.抑酸剂

抑酸剂包括质子泵抑制剂(PPI)和 H_2 受体拮抗剂(H_2RA)。PPI 能持久抑制基础与刺激后胃酸分泌,是治疗 GERD 最有效的药物。PPI 常规或双倍剂量治疗 8 周后,多数患者症状完全缓解,糜烂性食管炎得到愈合。但由于患者食管下括约肌张力未能得到根本改善,故停药后约 80% 会在 6 个月内复发。所以推荐在愈合治疗后继续维持治疗 1 个月。若停药后仍有复发,建议在再次取得缓解后按需维持治疗:在 PPI 中任选一种,当有症状时及时用药。为防止夜间酸突破的发生,对部分须严格控制胃酸分泌的患者,可以在 PPI 早晨 1 次的基础上,临睡前加用 H_2 受体拮抗剂 1 次,二者有协同作用。此外,洛杉矶分级 1A-C/D,合并裂孔疝的 GERD 患者需要加倍剂量的 PPI。

2.制酸剂和黏膜保护剂

制酸剂沿用已久,如氢氧化铝、碳酸钙、铝碳酸镁等。铝碳酸镁对黏膜也有保护作用,同时能可逆性吸附胆酸等碱性物质,使黏膜免受损伤,尤其适用于非酸反流相关的 GERD 患者。黏膜保护剂种类繁多,能在受损黏膜表面形成保护膜以隔绝有害物质的侵蚀,有利于受损黏膜的愈合。

3.促动力药

促动力药如多潘立酮、莫沙必利、伊托必利等。多潘立酮为选择性多巴胺受体拮抗剂,对食管和胃平滑肌有显著促动力作用;莫沙必利是 5-羟色胺受体激动剂,对全胃肠平滑肌均有促动力作用;伊托必利具有独特的双重作用机制,既可阻断多巴胺 D_2 受体,也可抑制乙酰胆碱酯酶活性,同时还能提高食管下括约肌的张力,对心脏无不良影响。

4.联合用药

抑酸与促动力药物的联合应用是目前治疗 GERD 最常用的方法,与单用 PPI 相比,联用促动力药物通过抑制反流和改善食管廓清及胃排空能力起到协同作用。巴氯芬是一种 γ-氨基丁酸 b 型受体激动剂,巴氯芬 20 mg,每天 3 次,可以明显抑制一过性食管下括约肌松弛的发生;pH-多导腔内阻抗监测显示巴氯芬可以明显减少非酸反流,但对食管酸暴露没有影响。巴氯芬停药前要逐渐减量,以防症状反跳。

5.个体化用药

可根据临床分级个体化用药。轻度可单独选用 PPI、促动力药或 H_2RA;中度宜采用 PPI 或 H_2RA 和促动力药联用;重度宜加大 PPI 口服剂量,或 PPI 与促动力药联用。对久治不愈或反复发作伴有明显焦虑或抑郁者,应加用抗抑郁或抗焦虑治疗(如 5-羟色胺再摄取抑制剂或 5-羟色胺及去甲肾上腺素再摄取抑制剂)。

(三)GERD 的内镜下治疗

内镜手术适应证:①中、重度反流性食管炎,经内科治疗无效;②经久不愈的食溃疡及出血;③合并食管裂孔疝;④年轻人需长期大量药物治疗;⑤反复发作的食管狭窄;⑥反复并发肺炎等。2000 年 4 月,美国食品和药品监督管理局批准 Stretta 和 EndoCinch 两种内镜手术治疗 GERD;前者是对食管下括约肌区实施热凝固,后者是对贲门做缝合折叠,二者都可使 GERD 患者对药物治疗的依赖性减低,但长期安全性及有效性仍有待随访。对于并发食管狭窄的患者,应当首选扩张治疗。

Barrett 食管见于 10%～15% 的 GERD 患者。内镜检查时如发现上皮呈微红色,自胃延伸至食管腔,即可疑及此症。当长度＞3 cm 时,称为长段 Barrett 食管,＜3 cm 时为短段 Barrett 食管。Barrett 食管一般预后良好,但考虑到 Barrett 食管发生食管腺癌的风险比一般人群高 30 倍以上,故应定期内镜随访。Barrett 食管的内镜下治疗包括氩离子激光凝固术、消融术、内镜下黏膜剥离术等。

(四)GERD 的手术治疗

手术治疗主要适应证:①年龄较轻,手术条件好的患者,可作为药物维持疗法的另一选项;②控制反流及其诱发的吸入性肺炎。药物治疗失败不是手术治疗的指征,这往往表明症状不是反流引起,而与内脏敏感性增高或焦虑、抑郁有关。手术治疗的首选方法是腹腔镜下 Nissen 胃底折叠术。手术成功率 85%～90%;死亡率约 0.2%;再发率 2%～8%。术后并发症可有咽下困难和气胀综合征(不能嗳气呕吐)。但是手术不能使症状根本治愈(50% 以上患者仍需再次接受药物治疗),也不能预防食管癌的发生。对无法停药且手术条件好的患者,手术治疗比终身服药更为可取,控制反流症状比药物疗法好。

(五)难治性 GERD 的诊疗

双倍剂量的 PPI 治疗 8～12 周后胃灼热和/或反流等症状无明显改善者称为难治性 GERD。首先需检查患者的依从性,并优化 PPI 使用。在药物的选择方面,抑酸强度高、个体间代谢速率差异小的 PPI(如埃索美拉唑)是优选。难治性 GERD 患者需进行内镜检查等评估。若反流监测提示存在症状相关酸反流,可增加 PPI 剂量和/或换一种 PPI,或在权衡利弊后行抗反流手术治疗。GERD 伴食管外症状的患者 PPI 治疗无效时需进一步评估,寻找相关原因。

(谢剑英)

第二节　贲门失弛缓症

贲门失弛缓症又称贲门痉挛,该症是由食管下端括约肌(LES)高压和吞咽时松弛不良,使食物入胃受阻。本病多发生于 20～40 岁,男女发病率相等。病因尚不明确,认为本病属神经源性疾病,食管壁内神经丛损害退行性变,自主神经功能失调,或血管活性肠肽在食管括约肌降低,致食管平滑肌张力增加,引起贲门失弛。

一、病因、发病机制与病理

病因尚不明确。研究发现本病时食管壁肌间神经丛和 LES 内神经节细胞变性、数量减少甚至完全消失,脑干背侧迷走神经核亦呈类似表现,迷走神经干变性。LES 压力明显增高,在吞咽后也不降低。同时,食管蠕动也发生障碍,变得弱而不协调,不能有效地推进食物。LES 对胃泌素的敏感性增强,这可能与 LES 的去神经有关。

病理上,食管扩张,管壁变薄,黏膜常见炎性改变,有时可见溃疡。组织学检查食管壁肌间神经丛变性,神经节细胞减少或缺如。LES 一般并不肥厚。

二、诊断

(一)临床表现

吞咽困难是常见最早出现的症状,早期呈间歇性,时轻时重,后期转为持续性,咽下固体和液体食物同样困难。常因情绪波动、进食过冷、过快或刺激性食物而诱发。可出现胸骨后及中上腹隐痛或剧痛,并可放射至胸背部、心前区和上肢,有时酷似心绞痛,常有食物反流,出现呕吐;呕吐物混有大量黏液和唾液,平卧时尤为明显。入睡后反流有时可并发吸入性肺炎。后期因食管极度扩张可引起干咳、气急、发绀、声嘶等。可继发食管炎症,出现糜烂、溃疡、出血等。

(二)实验室及辅助检查

1.X 线检查

食管扩张明显时,胸部 X 线平片显示纵隔增宽,并可见液平面。吞钡检查,钡剂进入食管后不能顺利通过贲门。食管下端变细,呈漏斗状,亦有称鸟嘴状,边缘光滑。食管体部扩张,严重者因食管弯曲、延长而形成乙字状。X 线钡餐检查为本病的主要检查方法,并可与肿瘤、食管裂孔疝、反流性食管炎等其他疾病相鉴别。

2.食管测压

正常人吞咽后,食管体部出现由上向下传导的推进性蠕动波,同时 LES 完全松弛。贲门失弛症患者吞咽后,食管体部出现低幅同步收缩波,而非推进性的蠕动波;LES 压力非但不降低,反而升高。食管内压高于胃内压力。食管测压可以在疾病的早期、X 线检查尚无典型改变之前就出现异常,具有早期诊断价值。

3.内镜检查

内镜检查可见食管体部扩张或弯曲变形,其内可存留有未消化的食物和液体。食管黏膜可有充血、糜烂。LES 持续关闭,但镜身不难通过,以此可与器质性狭窄相鉴别。结合活组织检查,可以排除由食管癌或贲门癌所致者。

三、治疗

(一)内科疗法

1.一般治疗

少食多餐,避免进食过快及过冷、过热或刺激性食物,解除精神紧张,必要时可予以镇静药。

2.药物治疗

发作时舌下含硝酸甘油 0.3～0.6 mg,或口服双环维林 30 mg,可使痉挛缓解;溴丙胺太林(普鲁苯辛)20～40 mg静脉滴注,可促进食物排空;也可试用硝苯地平、苯哒嗪、前列腺素 E。

3.插管吸引

食管极度扩张者应每晚睡前行食管插管吸引。

（二）扩张治疗

用探条或囊式扩张器扩张，可缓解梗阻症状，但常需反复扩张。

（三）内镜下括约肌内注射

在食管下括约肌呈现玫瑰花环处，即鳞状细胞和柱状细胞连接处，用注射硬化剂治疗针注入含 20 U 肉毒杆菌毒素的盐水 1 mL，总量 80 U，术后当天稍候即可进食。

（四）手术治疗

内科治疗无效或食管下段重度收缩者，及并发良性狭窄或食管癌时，应采取手术治疗，常用食管贲门黏膜下肌层纵行切开术。

（谢剑英）

第三节 食管-贲门黏膜撕裂综合征

食管-贲门黏膜撕裂综合征由 Mallory 和 Weiss 于 1929 年首先报道，又称为 Mallory-Weiss 综合征，是指剧烈呕吐和腹内压骤然升高等因素（如剧烈咳嗽、举重、用力排便等）所导致的食管下段和胃贲门部黏膜纵向撕裂出血。出血可轻微，但若撕裂累及小动脉则引起严重出血。1956 年，Hardy 首先应用内镜作出诊断。该病是上消化道出血的重要病因之一，占上消化道出血的 3％～15％，男性多于女性，发病高峰多在 30～50 岁。

一、病因和发病机制

食管-贲门黏膜撕裂症发病的最根本原因是腹内压力或胃内压力的骤然升高，在呕吐时，胃内压力急剧升高，可达 16.0～21.3 kPa（120～160 mmHg），甚至高达 26.7 kPa（200 mmHg），而胸内食管内压一般仅有 6.7 kPa（50 mmHg），这种骤然升高的压力差极易使食管黏膜撕裂，食管黏膜下层与胃贲门部有丰富的血管丛。其撕裂的血管多为黏膜下横行动脉，容易造成大出血。

胃内压力升高的主要原因为呕吐和剧烈干呕。60％以上的患者发病前有大量饮酒及暴食史，其他病因如妊娠呕吐、食管炎、急性胃肠炎、消化性溃疡、急性胆囊炎、急性胰腺炎、尿毒症、糖尿病酮症、放置胃管、内镜检查等。

凡能引起胃内压力增高的任何情况均可发生食管-贲门黏膜撕裂，如剧烈咳嗽、举重、用力排便、酗酒、分娩、胸外按摩、癫痫发作、哮喘持续状态、食管裂孔疝、麻醉期间的严重呃逆等，其中尤以食管裂孔疝常诱发撕裂，并同时影响撕裂的部位。静息时有食管裂孔疝的患者，撕裂多位于胃的贲门部；而不伴有食管裂孔疝者，撕裂多位于食管的远端。由于呕吐而产生的一过性裂孔疝，撕裂多骑跨于食管和胃交界处。

二、诊断步骤

（一）病史采集要点

典型表现为先有干呕或剧烈呕吐，随后出现呕血或黑便，大多数患者表现为无痛性出血。出血量与黏膜撕裂范围、程度和位置有关，严重者可引起休克和死亡，但多数患者出血量较少。有的甚至仅有黑便或呕吐物带有血丝。

(二)体格检查要点

轻者多无明显的体征。出血量大者可出现贫血、循环障碍甚至休克等。

(三)辅助检查

1.胃镜检查

胃镜检查是诊断该病的最有效手段,应列为首选检查方法。胃镜应在出血 24 小时内或在出血即时进行。胃镜下可见食管与胃交界处或食管远端、贲门黏膜的纵行撕裂,撕裂多为单发,少数为多发,裂伤一般长 3～20 mm,宽 2～3 mm。

2.X 线气钡双重造影

可见不规则充盈缺损,有时钡剂位于溃疡龛影内,有时可看到出血灶附近的钡剂位于溃疡龛影内,有时可看到出血灶附近的钡剂充盈缺损区。

3.选择性腹腔动脉造影

可检出速度为每分钟 0.5 mL 的出血,可见造影剂自食管和胃的交界处溢出,沿食管上或下流动,可显示食管黏膜的轮廓,适用于钡餐、内镜检查阴性的患者。

三、诊断

(一)诊断要点

诊断依据有:①有导致腹内压增高的诱因和明显病史。②出现频繁呕吐,继之呕血的临床表现。③X 线气钡双重造影、选择性腹腔动脉造影和内镜检查有确诊价值。

(二)鉴别诊断要点

本病需与自发性食管破裂、消化性溃疡、糜烂性出血性胃炎、食管胃底静脉曲张破裂等引起的上消化道出血相鉴别。

1.自发性食管破裂

多发生在暴饮、暴食及其他原因所致剧烈呕吐后,常有液气胸的发生,吞咽、饮水、进食后胸痛加剧。

2.消化性溃疡

消化性溃疡有慢性、节律性、周期性中上腹部疼痛;可有反酸、嗳气、恶心、呕吐及其他消化不良的症状,胃镜检查可明确诊断。

3.糜烂性出血性胃炎

一般为少量、间歇性出血,可自止,也可大出血引起呕血和/或黑便;确诊有赖于胃镜,但宜在出血后 24～48 小时内进行。

4.食管胃底静脉曲张破裂

病情急、出血量大,常有肝炎或肝硬化等病史,肝功能化验异常,胃镜可明确诊断。

(三)临床亚型

胃镜下可将食管-贲门黏膜撕裂综合征的裂伤出血分为 5 类:①活动性动脉性喷血。②活动性血管渗血。③可见血管显露。④裂伤处黏附有新鲜血痂。⑤单纯性裂伤。

四、治疗

(一)治疗原则

治疗包括镇静止吐、减少或避免腹压增加、补充血容量、药物止血和介入治疗等保守疗法,无效时应手术结扎出血血管、缝合撕裂黏膜。

(二)治疗计划

1.一般治疗

出血时给予禁食,出血停止后 24 小时可以进食流质。必要时可以放置胃管抽出胃内容物,避免饱餐的胃加剧撕裂。

(1)积极补充血容量:保证充足的静脉通道,必要时输血,需保持血细胞比容在 30% 以上,血红蛋白浓度在 70 g/L 以上。但应避免输血及输液量过多引起急性肺水肿或再出血。

(2)药物止血:只有当胃内 pH＞6.0 时,才能有效地形成血小板聚集及血液凝固。所以须快速提升胃内 pH。通常静脉给予制酸剂、H_2 受体拮抗剂(如西咪替丁、法莫替丁等)或质子泵抑制剂(如奥美拉唑等)抑制胃酸分泌,目前临床上多采用后者。

(3)止呕:可肌内注射甲氧氯普胺,必要时静脉推注中枢止呕药。

2.内镜治疗

随着内镜技术的发展,治疗内镜技术在消化道出血紧急止血中起着非常重要的作用,对出血量大、活动性出血或内镜发现有近期出血的患者都应进行内镜止血治疗。

(1)注射止血术:其机制是通过向撕裂边缘或出血点注射药物,以压迫、收缩血管或通过局部凝血作用达到止血目的。注射止血术操作简便,疗效确切,费用低廉。但要注意并发症的发生,如食管穿孔、食管狭窄、贲门狭窄、高血压、心律失常等,故不宜反复注射,应严格控制注射药物的浓度,同时应注意监测血压、心率等。

(2)金属钛夹止血术:该方法是近年来国内外广泛开展的一种有效的内镜止血术。其基本方法是在内镜直视下,利用金属止血夹,直接将出血血管或撕裂的黏膜夹持住,起到机械压迫止血及缝合作用,能达到立即止血及预防再出血的目的。主要适用于有活动性及再出血迹象的撕裂患者。该方法止血率高,安全,操作简便,组织损伤小,并发症少,仅个别报道有穿孔发生。钛夹通常在 1～3 周自行脱落,随粪便排出体外。

(3)微波止血术:微波治疗可使组织中的极性离子在瞬间发生局部高速振荡,从而产生高温,使蛋白凝固,达到止血的目的。该方法操作简便,疗效确切,不影响撕裂黏膜愈合。但由于食管没有浆膜层,撕裂的部位较薄,不宜反复操作,以防壁性损伤和穿孔。

(4)其他:电凝止血术利用高频电流通过人体产生热效应,使组织凝固,从而止血。方法与微波止血术相似。电凝止血术疗效可达 80%～90%,其并发症主要有穿孔和出血。其他还有热探头止血术、激光光凝治疗等,其基本原理均为使局部产生高温,达到组织凝固止血的目的。

3.动脉栓塞治疗

对于经保守治疗和内镜治疗失败的患者,可考虑行动脉栓塞治疗,食管贲门部主要由胃左动脉供血,可栓塞胃左动脉或其食管支。该方法止血迅速可靠,但需要有经验的介入医师进行操作。

4.手术治疗

对于经保守治疗或内镜治疗失败的患者。应行紧急手术治疗,结扎出血的血管。

(三)治疗方案的选择

对有活动性出血或胃镜发现有近期出血血痂的患者建议采用胃镜治疗。撕裂较表浅且有活动性出血者,选择局部注射止血术、微波和电凝治疗;活动性动脉出血或有血管显露者,选择金属夹止血。胃镜治疗安全、简单、组织损伤小,但不宜反复进行,同时应控制药物浓度和剂量。

五、病情观察及处理

(一)病情观察要点

(1)卧床休息,严密监测生命体征及每小时尿量,保持呼吸道通畅,避免呕吐时引起窒息。

(2)定期复查血常规,必要时监测中心静脉压,尤其是老年患者。

(3)注射止血术后要注意并发症的发生,如食管穿孔、食管狭窄、贲门狭窄、高血压、心律失常等,故不宜反复注射,应严格控制注射药物的浓度,同时应注意监测血压、心率等。

(4)复查大便常规及隐血试验。

(5)必要时可复查内镜。

(二)疗效判断及处理

1.疗效判断(可参考上消化道出血的判断方法)

血红蛋白、红细胞计数及血细胞比容测定上述指标可以用于失血程度的估计,但由于这些指标在急性失血后并不能立即反映出来,故不能以此作为早期判断出血量的依据。此外,上述指标亦受出血前有无贫血、脱水和缺氧等因素的影响。因此,动态地观察血红蛋白、红细胞计数及血细胞比容等的变化则更有意义。

2.处理

对于常规处理后仍有出血或再次出血的患者可采用胃镜治疗;对保守治疗和胃镜治疗失败的患者可考虑动脉栓塞或手术治疗。

六、预后评估

大多数患者经积极补液、禁食、制酸、保护黏膜及止血等治疗后,出血大多可自行停止,撕裂处大多数在1周内愈合。

(谢剑英)

第四节　急 性 胃 炎

急性胃炎是由多种不同的病因引起的急性胃黏膜炎症,包括急性单纯性胃炎、急性糜烂出血性胃炎和吞服腐蚀物引起的急性腐蚀性胃炎与胃壁细菌感染所致的急性化脓性胃炎。其中,临床意义最大和发病率最高的是以胃黏膜糜烂、出血为主要表现的急性糜烂出血性胃炎。

一、流行病学

迄今为止,目前国内外尚缺乏有关急性胃炎的流行病学调查。

二、病因

急性胃炎的病因众多,大致有外源和内源两大类,包括急性应激、化学性损伤(如药物、酒精、胆汁、胰液)和急性细菌感染等。

(一)外源因素

1.药物

各种非甾体抗炎药(NSAID),包括阿司匹林、吲哚美辛、吡罗昔康和多种含有该类成分复方药物。另外常见的有糖皮质激素和某些抗生素及氯化钾等均可导致胃黏膜损伤。

2.酒精

主要是大量酗酒可致急性胃黏膜胃糜烂甚或出血。

3.生物性因素

沙门菌、嗜盐菌和葡萄球菌等细菌或其毒素可使胃黏膜充血水肿和糜烂。幽门螺杆菌(Hp)感染可引起急、慢性胃炎,发病机制类似,将在慢性胃炎节中叙述。

4.其他

某些机械性损伤(包括胃内异物或胃柿石等)可损伤胃黏膜。放射疗法可致胃黏膜受损。偶可见因吞服腐蚀性化学物质(强酸或强碱或来苏尔及氯化汞、砷、磷等)引起的腐蚀性胃炎。

(二)内源因素

1.应激因素

多种严重疾病如严重创伤、烧伤或大手术及颅脑病变和重要脏器功能衰竭等可导致胃黏膜缺血缺氧而损伤。通常称为应激性胃炎,如果为脑血管病变、头颅部外伤和脑手术后引起的胃、十二指肠急性溃疡称为 Cushing 溃疡,而大面积烧灼伤所致溃疡称为 Curling 溃疡。

2.局部血供缺乏

局部血供缺乏主要是腹腔动脉栓塞治疗后或少数因动脉硬化致胃动脉的血栓形成或栓塞引起供血不足。另外,还可见于肝硬化门静脉高压并发上消化道出血者。

3.急性蜂窝织炎或化脓性胃炎

此两者甚少见。

三、病理生理学和病理组织学

(一)病理生理学

胃黏膜防御机制包括黏膜屏障、黏液屏障、黏膜上皮修复、黏膜和黏膜下层丰富的血流、前列腺素和肽类物质(表皮生长因子等)和自由基清除系统。上述结果破坏或保护因素减少,使胃腔中的 H^+ 逆弥散至胃壁,肥大细胞释放组胺,则血管充血甚或出血、黏膜水肿及间质液渗出,同时可刺激壁细胞分泌盐酸、主细胞分泌胃蛋白酶原。若致病因子损及腺颈部细胞,则胃黏膜修复延迟、更新受阻而出现糜烂。

严重创伤、大手术、大面积烧伤、脑血管意外和严重脏器功能衰竭及其休克或者败血症等所致的急性应激的发生机制为,急性应激→皮质-垂体前叶-肾上腺皮质轴活动亢进、交感-副交感神经系统失衡→机体的代偿功能不足→不能维持胃黏膜微循环的正常运行→黏膜缺血、缺氧→黏液和碳酸氢盐分泌减少及内源性前列腺素合成不足→黏膜屏障破坏和氢离子反弥散→降低黏膜内 pH→进一步损伤血管与黏膜→糜烂和出血。

NSAID 所引起者则为抑制环氧合酶(COX)致使前列腺素产生减少,黏膜缺血缺氧。氯化钾和某些抗生素或抗肿瘤药等则可直接刺激胃黏膜引起浅表损伤。

酒精可致上皮细胞损伤和破坏,黏膜水肿、糜烂和出血。另外幽门关闭不全、胃切除(主要是Billroth Ⅱ式)术后可引起十二指肠-胃反流,则此时由胆汁和胰液等组成的碱性肠液中的胆盐、溶血磷脂酰胆碱、磷脂酶 A 和其他胰酶可破坏胃黏膜屏障,引起急性炎症。

门静脉高压可致胃黏膜毛细血管和小静脉扩张及黏膜水肿,组织学表现为只有轻度或无炎症细胞浸润,可有显性或非显性出血。

(二)病理学改变

急性胃炎主要病理和组织学表现以胃黏膜充血水肿,表面有片状渗出物或黏液覆盖为主。黏膜皱襞上可见局限性或弥漫性陈旧性或新鲜出血与糜烂,糜烂加深可累及胃腺体。

显微镜下则可见黏膜固有层多少不等的中性粒细胞、淋巴细胞、浆细胞和少量嗜酸性粒细胞浸润,可有水肿。表面的单层柱状上皮细胞和固有腺体细胞出现变性与坏死。重者黏膜下层亦有水肿和充血。

对于腐蚀性胃炎若接触了高浓度的腐蚀物质且长时间,则胃黏膜出现凝固性坏死、糜烂和溃疡,重者穿孔或出血甚至腹膜炎。

另外少见的化脓性胃炎可表现为整个胃壁(主要是黏膜下层)炎性增厚,大量中性粒细胞浸润,黏膜坏死。可有胃壁脓性蜂窝织炎或胃壁脓肿。

四、临床表现

(一)症状

部分患者可有上腹痛、腹胀、恶心、呕吐和嗳气及食欲缺乏等。如伴胃黏膜糜烂出血,则有呕血和/或黑便,大量出血可引起出血性休克。有时上腹胀气明显。细菌感染致者可出现腹泻等。并有疼痛、吞咽困难和呼吸困难(由于喉头水肿)。腐蚀性胃炎可吐出血性黏液,严重者可发生食管或胃穿孔,引起胸膜炎或弥漫性腹膜炎。化脓性胃炎起病常较急,有上腹剧痛、恶心和呕吐、寒战和高热,血压可下降,出现中毒性休克。

(二)体征

上腹部压痛是常见体征,尤其多见于严重疾病引起的急性胃炎出血者。腐蚀性胃炎因口腔黏膜、食管黏膜和胃黏膜都有损害,口腔、咽喉黏膜充血、水肿和糜烂。化脓性胃炎有时体征酷似急腹症。

五、辅助检查

急性糜烂出血性胃炎的确诊有赖于急诊胃镜检查,一般应在出血后 24～48 小时内进行,可见到以多发性糜烂、浅表溃疡和出血灶为特征的急性胃黏膜病损。黏液糊或者可有新鲜或陈旧血液。一般急性应激所致的胃黏膜病损以胃体、胃底部为主,而 NSAID 或酒精所致的则以胃窦部为主。注意 X 线钡剂检查并无诊断价值。出血者做呕吐物或大便隐血试验,红细胞计数和血红蛋白测定。感染因素引起者,白细胞计数和分类检查,大便常规和培养。

六、诊断和鉴别诊断

主要由病史和症状作出拟诊,而经胃镜检查得以确诊。但吞服腐蚀物质者禁忌胃镜检查。有长期服 NSAID、酗酒及临床重危患者,均应想到急性胃炎可能。对于鉴别诊断,腹痛为主者,应通过反复询问病史而与急性胰腺炎、胆囊炎和急性阑尾炎等急腹症,甚至急性心肌梗死相鉴别。

七、治疗

(一)基础治疗

基础治疗包括给予镇静、禁食、补液、解痉、止吐等对症支持治疗。此后给予流质或半流质饮食。

(二)针对病因治疗

针对病因治疗包括根除 Hp、去除 NSAID 或酒精等诱因。

(三)对症处理

表现为反酸、上腹隐痛、烧灼感和嘈杂者,给予 H_2 受体拮抗剂或质子泵抑制药。以恶心、呕吐或上腹胀闷为主者可选用甲氧氯普胺、多潘立酮或莫沙必利等促动力药。以痉挛性疼痛为主者,可给予莨菪碱等药物进行对症处理。

有胃黏膜糜烂、出血者,可用抑制胃酸分泌的 H_2 受体拮抗剂或质子泵抑制药外,还可同时应用胃黏膜保护药如硫糖铝或铝碳酸镁等。

对于较大量的出血则应采取综合措施进行抢救。当并发大量出血时,可以冰水洗胃或在冰水中加去甲肾上腺素(每 200 mL 冰水中加 8 mL),或同管内滴注碳酸氢钠,浓度为 1 000 mmol/L,24 小时滴 1 L,使胃内 pH 保持在 5 以上。凝血酶是有效的局部止血药,并有促进创面愈合作用,大剂量时止血作用显著。常规的止血药,如卡巴克络、抗血纤溶芳酸和酚磺乙胺等可静脉应用,但效果一般。内镜下止血往往可收到较好效果。

八、并发症的诊断、预防和治疗

急性胃炎的并发症包括穿孔、腹膜炎、水电解质紊乱和酸碱失衡等。为预防细菌感染者选用抗生素治疗,因过度呕吐致脱水者及时补充水和电解质,并适时检测血气分析,必要时纠正酸碱平衡紊乱。对于穿孔或腹膜炎者,则必要时外科治疗。

九、预后

病因去除后,急性胃炎多在短期内恢复正常。相反病因长期持续存在,则可转为慢性胃炎。由于绝大多数慢性胃炎的发生与 Hp 感染有关,而 Hp 自发清除少见,故慢性胃炎可持续存在,但多数患者无症状。流行病学研究显示,部分 Hp 相关性胃窦炎(<20%)可发生十二指肠溃疡。

（谢剑英）

第五节　慢 性 胃 炎

慢性胃炎是由各种病因引起的胃黏膜慢性炎症。根据新悉尼胃炎系统和我国 2006 年颁布的《中国慢性胃炎共识意见》标准,由内镜及病理组织学变化,将慢性胃炎分为非萎缩性(浅表性)胃炎及萎缩性胃炎两大基本类型和一些特殊类型胃炎。

一、流行病学

幽门螺杆菌(Hp)感染为慢性非萎缩性胃炎的主要病因。大致上说来,慢性非萎缩性胃炎发病率与 Hp 感染情况相平行,慢性非萎缩性胃炎流行情况因不同国家、不同地区 Hp 感染情况而异。一般 Hp 感染率发展中国家高于发达国家,感染率随年龄增加而升高。我国属 Hp 高感染率国家,估计人群中 Hp 感染率为 40%~70%。慢性萎缩性胃炎是原因不明的慢性胃炎,在我国是一种常见病、多发病,在慢性胃炎中占 10%~20%。

二、病因

(一)慢性非萎缩性胃炎的常见病因

1.Hp 感染

Hp 感染是慢性非萎缩性胃炎最主要的病因,两者的关系符合 Koch 提出的确定病原体为感染性疾病病因的 4 项基本要求,即该病原体存在于该病的患者中,病原体的分布与体内病变分布一致,清除病原体后疾病可好转,在动物模型中该病原体可诱发与人相似的疾病。

研究表明,80%~95%的慢性活动性胃炎患者胃黏膜中有 Hp 感染,5%~20%的 Hp 阴性率反映了慢性胃炎病因的多样性;Hp 相关胃炎者,Hp 胃内分布与炎症分布一致;根除 Hp 可使胃黏膜炎症消退,一般中性粒细胞消退较快,但淋巴细胞、浆细胞消退需要较长时间;志愿者和动物模型中已证实 Hp 感染可引起胃炎。

Hp 感染引起的慢性非萎缩性胃炎中胃窦为主全胃炎患者胃酸分泌可增加,十二指肠溃疡发生的危险度较高;而胃体为主全胃炎患者胃溃疡和胃癌发生的危险性增加。

2.胆汁和其他碱性肠液反流

幽门括约肌功能不全时含胆汁和胰液的十二指肠液反流入胃,可削弱胃黏膜屏障功能,使胃黏膜遭到消化液作用,产生炎症、糜烂、出血和上皮化生等病变。

3.其他外源因素

酗酒、服用 NSAID 等药物、某些刺激性食物等均可反复损伤胃黏膜。这类因素均可各自或与 Hp 感染协同作用而引起或加重胃黏膜慢性炎症。

(二)慢性萎缩性胃炎的主要病因

1973 年,Strickland 将慢性萎缩性胃炎分为 A、B 两型,A 型是胃体弥漫萎缩,导致胃酸分泌下降,影响维生素 B_{12} 及内因子的吸收,因此常合并恶性贫血,与自身免疫有关;B 型在胃窦部,少数人可发展成胃癌,与 Hp、化学损伤(胆汁反流、非皮质激素消炎药、吸烟、酗酒等)有关,我国 80%以上的属于第 2 类。

胃内攻击因子与防御修复因子失衡是慢性萎缩性胃炎发生的根本原因。具体病因与慢性非萎缩性胃炎相似。包括 Hp 感染;长期饮浓茶、烈酒、咖啡、过热、过冷、过于粗糙的食物,可导致胃黏膜的反复损伤;长期大量服用非甾体抗炎药如阿司匹林、吲哚美辛等可抑制胃黏膜前列腺素的合成,破坏黏膜屏障;烟草中的尼古丁不仅影响胃黏膜的血液循环,还可导致幽门括约肌功能紊乱,造成胆汁反流;各种原因的胆汁反流均可破坏黏膜屏障造成胃黏膜慢性炎症改变。比较特殊的是壁细胞抗原和抗体结合形成免疫复合体在补体参与下,破坏壁细胞;胃黏膜营养因子(如胃泌素、表皮生长因子等)缺乏;心力衰竭、动脉硬化、肝硬化合并门脉高压、糖尿病、甲状腺病、慢性肾上腺皮质功能减退、尿毒症、干燥综合征、胃血流量不足及精神因素等均可导致胃黏膜萎缩。

三、病理生理学和病理学

(一)病理生理学

1.Hp 感染

Hp 感染途径为粪-口或口-口途径,其外壁靠黏附素而紧贴胃上皮细胞。

Hp 感染的持续存在,致使腺体破坏,最终发展成为萎缩性胃炎。而感染 Hp 后胃炎的严重程度则除了与细菌本身有关外,还决定与患者机体情况和外界环境。如带有空泡毒素(VacA)和细胞毒相关基因(CagA)者,胃黏膜损伤明显较重。患者的免疫应答反应强弱、其胃酸的分泌情况、血型、民族和年龄差异等也影响胃黏膜炎症程度。此外,患者饮食情况也有一定作用。

2.自身免疫机制

研究早已证明,以胃体萎缩为主的 A 型萎缩性胃炎患者血清中,存在壁细胞抗体(PCA)和内因子抗体(IFA)。前者的抗原是壁细胞分泌小管微绒毛膜上的质子泵 H^+,K^+-ATP 酶,它破坏壁细胞而使胃酸分泌减少。而 IFA 则对抗内因子(壁细胞分泌的一种糖蛋白),使食物中的维生素 B_{12} 无法与后者结合被末端回肠吸收,最后引起维生素 B_{12} 吸收不良,甚至导致恶性贫血。IFA 具有特异性,几乎仅见于胃萎缩伴恶性贫血者。

造成胃酸和内因子分泌减少或丧失,恶性贫血是 A 型萎缩性胃炎的终末阶段,是自身免疫性胃炎最严重的标志。当泌酸腺完全萎缩时称为胃萎缩。

另外,近年发现 Hp 感染者中也存在着自身免疫反应,其血清抗体能与宿主胃黏膜上皮及黏液起交叉反应,如菌体 LewisX 和 LewisY 抗原。

3.外源损伤因素破坏胃黏膜屏障

碱性十二指肠液反流等,可减弱胃黏膜屏障功能。致使胃腔内 H^+ 通过损害的屏障,反弥散入胃黏膜内,使炎症不易消散。长期慢性炎症,又加重屏障功能的减退,如此恶性循环使慢性胃炎久治不愈。

4.生理因素和胃黏膜营养因子缺乏

萎缩性变化和肠化生等皆与衰老相关,而炎症细胞浸润程度与年龄关系不大。这主要是老龄者的退行性变-胃黏膜小血管扭曲,小动脉壁玻璃样变性,管腔狭窄导致黏膜营养不良、分泌功能下降。

新近研究证明,某些胃黏膜营养因子(胃泌素、表皮生长因子等)缺乏或胃黏膜感觉神经终器对这些因子不敏感可引起胃黏膜萎缩。如手术后残胃炎原因之一是 G 细胞数量减少,而引起胃泌素营养作用减弱。

5.遗传因素

萎缩性胃炎、低酸或无酸、维生素 B_{12} 吸收不良的患病率和 PCA、IFA 的阳性率很高,提示可能有遗传因素的影响。

(二)病理学

慢性胃炎病理变化是由胃黏膜损伤和修复过程所引起。病理组织学的描述包括活动性慢性炎症、萎缩和化生及异型增生等。此外,在慢性炎症过程中,胃黏膜也有反应性增生变化,如胃小凹上皮形成、黏膜肌增厚、淋巴滤泡形成、纤维组织和腺管增生等。

近几年对于慢性胃炎尤其是慢性萎缩性胃炎的病理组织学,有不少新的进展。以下结合2006 年9月中华医学会消化病学分会的《全国第二次慢性胃炎共识会议》中制订的慢性胃炎诊治的共识意见,论述以下关键进展问题。

1.萎缩的定义

1996年,新悉尼系统把萎缩定义为"腺体的丧失",这是模糊而易产生歧义的定义,反映了当时肠化是否属于萎缩,病理学家间有不同认识。其后国际上一个病理学家的自由组织——萎缩联谊会(Atrophy Club 2000)进行了3次研讨会,并在2002年发表了对萎缩的新分类,12位学者中有8位也曾是悉尼系统的执笔者,故此意见可认为是悉尼系统的补充和发展,有很高权威性。

萎缩联谊会把萎缩新定义为"萎缩是胃固有腺体的丧失",将萎缩分为3种情况:无萎缩、未确定萎缩和萎缩,进而将萎缩分两个类型:非化生性萎缩和化生性萎缩。前者特点是腺体丧失伴有黏膜固有层中的纤维化或纤维肌增生;后者是胃黏膜腺体被化生的腺体所替换。这两类萎缩的程度分级仍用最初悉尼系统标准和新悉尼系统的模拟评分图,分为4级,即无、轻度、中度和重度萎缩。国际的萎缩新定义对我国来说不是新的,我国学者早年就认为"肠化或假幽门腺化生不是胃固有腺体,因此尽管胃腺体数量未减少,但也属萎缩",并在全国第一届慢性胃炎共识会议做了说明。

对于上述第2个问题,答案显然是肯定的。这是因为多灶性萎缩性胃炎的胃黏膜萎缩呈灶状分布,即使活检块数少,只要病理活检发现有萎缩,就可诊断为萎缩性胃炎。在此次全国慢性胃炎共识意见中强调,需注意取材于糜烂或溃疡边缘的组织易存在萎缩,但不能简单地视为萎缩性胃炎。此外,活检组织太浅、组织包埋方向不当等因素均可影响萎缩的判断。

"未确定萎缩"是国际新提出的观点,认为黏膜层炎症很明显时,单核细胞密集浸润造成腺体被取代、移置或隐匿,以致难以判断这些"看来似乎丧失"的腺体是否真正丧失,此时暂先诊断为"未确定萎缩",最后诊断延期到炎症明显消退(大部分在Hp根除治疗3~6个月后),再取活检时作出。对萎缩的诊断采取了比较谨慎的态度。

目前,我国共识意见并未采用此概念。因为:①炎症明显时腺体被破坏、数量减少,在这个时点上,病理按照萎缩的定义可以诊断为萎缩,非病理不能。②一般临床希望活检后有病理结论,病理如不作诊断,会出现临床难出诊断、对治疗效果无法评价的情况。尤其在临床研究上,设立此诊断项会使治疗前或后失去相当一部分统计资料。慢性胃炎是个动态过程,炎症可以有两个结局:完全修复和不完全修复(纤维化和肠化),炎症明显期病理无责任预言今后趋向哪个结局。可以预料对萎缩采用的诊断标准不一,治疗有效率也不一,采用"未确定萎缩"的研究课题,因为事先去除了一部分可逆的萎缩,萎缩的可逆性就低。

2.肠化分型的临床意义与价值用

AB-PAS和HID-AB黏液染色能区分肠化亚型,然而,肠化分型的意义并未明了。传统观念认为,肠化亚型中的小肠型和完全型肠化无明显癌前病变意义,而大肠型肠化的胃癌发生危险性增高,从而引起临床的重视。支持肠化分型有意义的学者认为化生是细胞表型的一种非肿瘤性改变,通常在长期不利环境作用下出现。这种表型改变可以是干细胞内出现体细胞突变的结果,或是表现遗传修饰的变化导致后代细胞向不同方向分化的结果。胃内肠化生部位发现很多遗传改变,这些改变甚至可出现在异型增生前。他们认为肠化生中不完全型结肠型者,具有大多数遗传学改变,有发生胃癌的危险性。但近年越来越多的临床资料显示其预测胃癌价值有限而更强调重视肠化范围,肠化分布范围越广,其发生胃癌的危险性越高。10多年来罕有从大肠型肠化随访发展成癌的报道。另一方面,从病理检测的实际情况看,肠化以混合型多见,大肠型肠化的检出率与活检块数有密切关系,即活检块数越多,大肠型肠化检出率越高。客观地讲,该型肠化生的遗传学改变和胃不典型增生(上皮内瘤)的改变相似。因此,对肠化分型的临床意义和价值的争论仍未有定论。

3.关于异型增生

异型增生(上皮内瘤变)是重要的胃癌癌前病变。分为轻度和重度(或低级别和高级别)两级。异型增生和上皮内瘤变是同义词,后者是 WHO 国际癌症研究协会推荐使用的术语。

4.萎缩和肠化发生过程是否存在不可逆转点

胃黏膜萎缩的产生主要有两种途径:一是干细胞区室和/或腺体被破坏;二是选择性破坏特定的上皮细胞而保留干细胞。这两种途径在慢性 Hp 感染中均可发生。

萎缩与肠化的逆转报道已经不在少数,但是否所有病患均有逆转可能,是否在萎缩的发生与发展过程中存在某一不可逆转点。这一转折点是否可能为肠化生,已明确 Hp 感染可诱发慢性胃炎,经历慢性炎症→萎缩→肠化→异型增生等多个步骤最终发展至胃癌(Correa 模式)。可否通过根除 Hp 来降低胃癌发生危险性始终是近年来关注的热点。多数研究表明,根除 Hp 可防止胃黏膜萎缩和肠化的进一步发展,但萎缩、肠化是否能得到逆转尚待更多研究证实。

Mera 和 Correa 等最新报道了一项长达 12 年的大型前瞻性随机对照研究,纳入 795 例具有胃癌前病变的成人患者,随机给予他们抗 Hp 治疗和/或抗氧化治疗。他们观察到萎缩黏膜在 Hp 根除后持续保持阴性 12 年后可以完全消退,而肠化黏膜也有逐渐消退的趋向,但可能需要随访更为长时间。他们认为通过抗 Hp 治疗来进行胃癌的化学预防是可行的策略。

但是,部分学者认为在考虑萎缩的可逆性时,需区分缺失腺体的恢复和腺体内特定细胞的再生。在后一种情况下,干细胞区室被保留,去除有害因素可使壁细胞和主细胞再生,并完全恢复腺体功能。当腺体及干细胞被完全破坏后,腺体的恢复只能由周围未被破坏的腺窝单元来完成。

当萎缩伴有肠化生时,逆转机会进一步减小。如果肠化生是对不利因素的适应性反应,而且不利因素可以被确定和去除,此时肠化生有可能逆转。但是,肠化生还有很多其他原因,如胆汁反流、高盐饮食、酒精。这意味着即使在 Hp 感染个体,感染以外的其他因素亦可以引发或加速化生的发生。如果肠化生是稳定的干细胞内体细胞突变的结果,则改变黏膜的环境也许不能使肠化生逆转。

1992—2002 年文献 34 篇,根治 Hp 后萎缩可逆和无好转的基本各占一半,主要由于萎缩诊断标准、随访时间和间隔长短、活检取材部位和数量不统一所造成。建议今后制订统一随访方案,联合各医疗单位合作研究,使能得到大宗病例的统计资料。根治 Hp 可以产生某些有益效应,如消除炎症,消除活性氧所致的 DNA 损伤,缩短细胞更新周期,提高低胃酸者的泌酸量,并逐步恢复胃液维生素 C 的分泌。在预防胃癌方面,这些已被证实的结果可能比希望萎缩和肠化生逆转重要得多。

实际上,国际著名学者对有否此不可逆转点也有争论。如美国的 Correa 教授并不认同它的存在,而英国 Aberdeen 大学的 Emad Munir El-Omar 教授则强烈认为在异型增生发展至胃癌的过程中有某个节点,越过此则基本处于不可逆转阶段,但至今为止尚未明确此点的确切位置。

四、临床表现

流行病学研究表明,多数慢性非萎缩性胃炎患者无任何症状。少数患者可有上腹痛或不适、上腹胀、早饱、嗳气、恶心等非特异性消化不良症状。某些慢性萎缩性胃炎患者可有上腹部灼痛、胀痛、钝痛或胀闷且以餐后为著,食欲缺乏、恶心、嗳气、便秘或腹泻等症状。内镜检查和胃黏膜组织学检查结果与慢性胃炎患者症状的相关分析表明,患者的症状缺乏特异性,且症状之有无及严重程度与内镜所见及组织学分级并无肯定的相关性。

伴有胃黏膜糜烂者,可有少量或大量上消化道出血,长期少量出血可引起缺铁性贫血。胃体萎缩性胃炎可出现恶性贫血,常有全身衰弱、疲软、神情淡漠、隐性黄疸,消化道症状一般较少。

体征多不明显,有时上腹轻压痛,胃体胃炎严重时可有舌炎和贫血。

慢性萎缩性胃炎的临床表现不仅缺乏特异性,而且与病变程度并不完全一致。

五、辅助检查

(一)胃镜及活组织检查

1.胃镜检查

随着内镜器械的长足发展,内镜观察更加清晰。内镜下慢性非萎缩性胃炎可见红斑(点状、片状、条状),黏膜粗糙不平,出血点(斑),黏膜水肿及渗出等基本表现,尚可见糜烂及胆汁反流。萎缩性胃炎则主要表现为黏膜色泽白,不同程度的皱襞变平或消失。在不过度充气状态下,可透见血管纹,轻度萎缩时见到模糊的血管,重度时看到明显血管分支。内镜下肠化黏膜呈灰白色颗粒状小隆起,重者贴近观察有绒毛状变化。肠化也可以呈平坦或凹陷外观的。如果喷撒亚甲蓝色素,肠化区可能出现被染上蓝色,非肠化黏膜不着色。

胃黏膜血管脆性增加可致黏膜下出血,为壁内出血,表现为水肿或充血胃黏膜上见点状、斑状或线状出血,可多发、新鲜和陈旧性出血相混杂。如观察到黑色附着物常提示糜烂等致出血。

值得注意的是,少数 Hp 感染性胃炎可有胃体部皱襞肥厚,甚至宽度达到 5 mm 以上,且在适当充气后皱襞不能展平,用活检钳将黏膜提起时,可见帐篷征,这是和恶性浸润性病变鉴别点之一。

2.病理组织学检查

萎缩的确诊依赖于病理组织学检查。萎缩的肉眼与病理之符合率仅为 38%～78%,这与萎缩或肠化甚至 Hp 的分布都是非均匀的,或者说多灶性萎缩性胃炎的胃黏膜萎缩呈灶状分布有关。当然,只要病理活检发现有萎缩,就可诊断为萎缩性胃炎。但如果未能发现萎缩,却不能轻易排除之。如果不取足够多的标本或者内镜医师并未在病变最重部位(这也需要内镜医师的经验)活检,则势必可能遗漏病灶。反之,当在糜烂或溃疡边缘的组织活检时,即使病理发现了萎缩,却不能简单地视为萎缩性胃炎,这是因为活检组织太浅、组织包埋方向不当等因素均可影响萎缩的判断。还有,根除 Hp 可使胃黏膜活动性炎症消退,慢性炎症程度减轻。一些因素可影响结果的判断,如:①活检部位的差异。②Hp 感染时胃黏膜大量炎症细胞浸润,形如萎缩;但根除 Hp 后胃黏膜炎症细胞消退,黏膜萎缩、肠化可望恢复。然而在胃镜活检取材多少问题上,病理学家的要求与内镜医师出现了矛盾。从病理组织学观点来看,5 块或更多则有利于组织学的准确判断,然而,就内镜医师而言,考虑到患者的医疗费用,主张 2～3 块即可。

(二)Hp 检测

活组织病理学检查时可同时检测 Hp,并可在内镜检查时多取 1 块组织做快速尿素酶检查以增加诊断的可靠性。其他检查 Hp 的方法:①胃黏膜直接涂片或组织切片,然后以 Gram 或 Giemsa 或 Warthin-Starry 染色(经典方法),甚至 HE 染色,免疫组化染色则有助于检测球形

Hp。②细菌培养，为金标准；需特殊培养基和微需氧环境，培养时间 3～7 天，阳性率可能不高但特异性高，且可做药物敏感试验。③血清 Hp 抗体测定，多在流行病学调查时用。④尿素呼吸试验，是一种非侵入性诊断法，口服^{13}C 或^{14}C 标记的尿素后，检测患者呼气中的$^{13}CO_2$ 或$^{14}CO_2$ 量，结果准确。⑤聚合酶链反应法（PCR 法），能特异地检出不同来源标本中的 Hp。

根除 Hp 治疗后，可在胃镜复查时重复上述检查，亦可采用非侵入性检查手段，如^{13}C 或^{14}C 尿素呼气试验、粪便 Hp 抗原检测及血清学检查。应注意，近期使用抗生素、质子泵抑制药、铋剂等药物，因有暂时抑制 Hp 作用，会使上述检查（血清学检查除外）呈假阴性。

（三）X 线钡剂检查

主要是以很好地显示胃黏膜相的气钡双重造影。对于萎缩性胃炎，常常可见胃皱襞相对平坦和减少。但依靠 X 线诊断慢性胃炎价值不如胃镜和病理组织学。

（四）实验室检查

1.胃酸分泌功能测定

非萎缩性胃炎胃酸分泌常正常，有时可以增高。萎缩性胃炎病变局限于胃窦时，胃酸可正常或低酸，低酸是由于泌酸细胞数量减少和 H^+ 向胃壁反弥散所致。测定基础胃液分泌量（BAO）及注射组胺或五肽胃泌素后测定最大泌酸量（MAO）和高峰泌酸量（PAO）以判断胃泌酸功能，有助于萎缩性胃炎的诊断及指导临床治疗。A 型慢性萎缩性胃炎患者多无酸或低酸，B 型慢性萎缩性胃炎患者可正常或低酸，往往在给予酸分泌刺激药后，亦不见胃液和胃酸分泌。

2.胃蛋白酶原（PG）测定

胃体黏膜萎缩时血清 PG Ⅰ 水平及 PG Ⅰ/Ⅱ 比例下降，严重时可伴餐后血清 G-17 水平升高；胃窦黏膜萎缩时餐后血清 G-17 水平下降，严重时可伴 PG Ⅰ 水平及 PG Ⅰ/Ⅱ 比例下降。然而，这主要是一种统计学上的差异（图 5-1）。

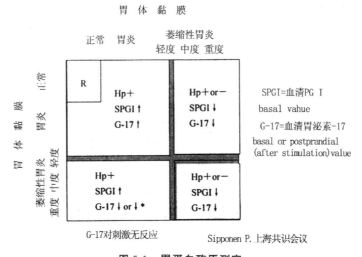

图 5-1　胃蛋白酶原测定

日本学者发现无症状胃癌患者，本法 85％阳性，PG Ⅰ 或比值降低者，推荐进一步胃镜检查，以检出伴有萎缩性胃炎的胃癌。该试剂盒用于诊断萎缩性胃炎和判断胃癌倾向在欧洲国家应用要多于我国。

3.血清胃泌素测定

如果以放射免疫法检测血清胃泌素,则正常值应低于 100 pg/mL。慢性萎缩性胃炎胃体为主者,因壁细胞分泌胃酸缺乏、反馈性地 G 细胞分泌胃泌素增多,致胃泌素中度升高。特别是当伴有恶性贫血时,该值可达 1 000 pg/mL 或更高。注意此时要与胃泌素瘤相鉴别,后者是高胃酸分泌。慢性萎缩性胃炎以胃窦为主时,空腹血清胃泌素正常或降低。

4.自身抗体

血清 PCA 和 IFA 阳性对诊断慢性胃体萎缩性胃炎有帮助,尽管血清 IFA 阳性率较低,但胃液中 IFA 的阳性,则十分有助于恶性贫血的诊断。

5.血清维生素 B_{12} 浓度和维生素 B_{12} 吸收试验

慢性胃体萎缩性胃炎时,维生素 B_{12} 缺乏,常低于 200 ng/L。维生素 B_{12} 吸收试验(Schilling 试验)能检测维生素 B_{12} 在末端回肠吸收情况且可与回盲部疾病和严重肾功能障碍相鉴别。同时服用 ^{58}Co 和 ^{57}Co(加有内因子)标记的氰钴素胶囊。此后收集 24 小时尿液。如两者排出率均大于 10％则正常,若尿中 ^{58}Co 排出率低于 10％,而 ^{57}Co 的排出率正常则常提示恶性贫血;而两者均降低的常常是回盲部疾病或者肾衰竭者。

六、诊断和鉴别诊断

(一)诊断

鉴于多数慢性胃炎患者无任何症状,或即使有症状也缺乏特异性,且缺乏特异性体征,因此根据症状和体征难以作出慢性胃炎的正确诊断。慢性胃炎的确诊主要依赖于内镜检查和胃黏膜活检组织学检查,尤其是后者的诊断价值更大。

按照悉尼胃炎标准要求,完整的诊断应包括病因、部位和形态学 3 方面。例如,诊断为"胃窦为主慢性活动性 Hp 胃炎"和"NSAID 相关性胃炎"。当胃窦和胃体炎症程度相差 2 级或以上时,加上"为主"修饰词,如"慢性(活动性)胃炎,胃窦显著"。当然这些诊断结论最好是在病理报告后给出,实际的临床工作中,胃镜医师可根据胃镜下表现给予初步诊断。病理诊断则主要根据新悉尼胃炎系统如图 5-2 所示。

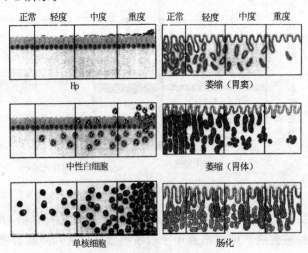

图 5-2 新悉尼胃炎系统

对于自身免疫性胃炎诊断,要予以足够的重视。因为胃体活检者甚少,或者很少开展 PCA

和 IFA 的检测,诊断该病者很少。为此,如果遇到以全身衰弱和贫血为主要表现,而上消化道症状往往不明显者,应做血清胃泌素测定和/或胃液分析,异常者进一步做维生素 B_{12} 吸收试验,血清维生素 B_{12} 浓度测定可获确诊。注意不能仅仅凭活检组织学诊断本病,特别标本数少时,这是因为 Hp 感染性胃炎后期,胃窦肠化,Hp 上移,胃体炎症变得显著,可与自身免疫性胃炎表现相重叠,但后者胃窦黏膜的变化很轻微。另外,淋巴细胞性胃炎也可出现类似情况,而其并无泌酸腺萎缩。

A 型、B 型萎缩性胃炎特点如下表(表 5-1)。

表 5-1 A 型和 B 型慢性萎缩性胃炎的鉴别

项 目		A 型慢性萎缩性胃炎	B 型慢性萎缩性胃炎
部位	胃窦	正常	萎缩
	胃体	弥漫性萎缩	多灶性
血清胃泌素		明显升高	不定,可以降低或不变
胃酸分泌		降低	降低或正常
自身免疫抗体(内因子抗体和壁细胞抗体)阳性率		90%	10%
恶性贫血发生率		90%	10%
可能的病因		自身免疫,遗传因素	Hp、化学损伤

(二)鉴别诊断

1.功能性消化不良

2006 年,《我国慢性胃炎共识意见》将消化不良症状与慢性胃炎做了对比:一方面慢性胃炎患者可有消化不良的各种症状;另一方面,一部分有消化不良症状者如果胃镜和病理检查无明显阳性发现,可能仅仅为功能性消化不良。当然,少数功能性消化不良患者可同时伴有慢性胃炎。这样在慢性胃炎与消化不良症状功能性消化不良之间形成较为错综复杂的关系。但一般说来,消化不良症状的有无和严重程度与慢性胃炎的内镜所见或组织学分级并无明显相关性。

2.早期胃癌和胃溃疡

几种疾病的症状有重叠或类似,但胃镜及病理检查可鉴别。重要的是,如遇到黏膜糜烂,尤其是隆起性糜烂,要多取活检和及时复查,以排除早期胃癌。这是因为即使是病理组织学诊断,也有一定局限性。原因主要是:①胃黏膜组织学变化易受胃镜检查前夜的食物(如某些刺激性食物加重黏膜充血)性质、被检查者近日是否吸烟、胃镜操作者手法的熟练程度、患者恶心反应等诸种因素影响。②活检是点的调查,而慢性胃炎病变程度在整个黏膜面上并非一致,要多点活检才能作出全面估计,判断治疗效果时,尽量在黏膜病变较重的区域或部位活检,如进行治疗前后比较,则应在相同或相近部位活检。③病理诊断易受病理医师主观经验的影响。

3.慢性胆囊炎与胆石症

其与慢性胃炎症状十分相似,同时并存者亦较多。对于中年女性诊断慢性胃炎时,要仔细询问病史,必要时行胆囊 B 超检查,以了解胆囊情况。

4.其他

慢性肝炎和慢性胰腺疾病等,也可出现与慢性胃炎类似症状,在详询病史后,行必要的影像学检查和特异的实验室检查。

七、预后

慢性萎缩性胃炎常合并肠上皮化生。慢性萎缩性胃炎绝大多数预后良好,少数可癌变,其癌变率为1%~3%。目前认为慢性萎缩性胃炎若早期发现,及时积极治疗,病变部位萎缩的腺体是可以恢复的,其可转化为非萎缩性胃炎或被治愈,改变了以往人们对慢性萎缩性胃炎不可逆转的认识。根据萎缩性胃炎每年的癌变率为0.5%~1%,那么,胃镜和病理检查的随访间期定位多长才既提高早期胃癌的诊断率,又方便患者和符合医药经济学要求。这也一直是不同地区和不同学者分歧较大的问题。在我国,城市和乡村由不同胃癌发生率和医疗条件差异。如果纯粹从疾病进展和预防角度考虑,一般认为,不伴有肠化和异型增生的萎缩性胃炎可1~2年做内镜和病理随访1次;活检有中重度萎缩伴有肠化的萎缩性胃炎1年左右随访1次。伴有轻度异型增生并剔除取于癌旁者,根据内镜和临床情况缩短至6~12个月随访1次;而重度异型增生者需立即复查胃镜和病理,必要时手术治疗或内镜下局部治疗。

八、治疗

慢性非萎缩性胃炎的治疗目的是缓解消化不良症状和改善胃黏膜炎症。治疗应尽可能针对病因,遵循个体化原则。消化不良症状的处理与功能性消化不良相同。无症状、Hp阴性的非萎缩性胃炎无须特殊治疗。

(一)一般治疗

慢性萎缩性胃炎患者,不论其病因如何,均应戒烟、忌酒,避免使用损害胃黏膜的药物如NSAID等,及避免对胃黏膜有刺激性的食物和饮品,如过于酸、甜、咸、辛辣和过热、过冷食物,浓茶、咖啡等,饮食宜规律,少吃油炸、烟熏、腌制食物,不食腐烂变质的食物,多吃新鲜蔬菜和水果,所食食品要新鲜并富于营养,保证有足够的蛋白质、维生素(如维生素C和叶酸等)及铁质摄入,精神上乐观,生活要规律。

(二)针对病因或发病机制的治疗

1.根除Hp

慢性非萎缩性胃炎的主要症状为消化不良,其症状应归属于功能性消化不良范畴。目前,国内外均推荐对Hp阳性的功能性消化不良行根除治疗。因此,有消化不良症状的Hp阳性慢性非萎缩性胃炎患者均应根除Hp。另外,如果伴有胃黏膜糜烂,也该根除Hp。大量研究结果表明,根除Hp可使胃黏膜组织学得到改善;对预防消化性溃疡和胃癌等有重要意义;对改善或消除消化不良症状具有费用-疗效比优势。

2.保护胃黏膜

关于胃黏膜屏障功能的研究由来已久。1964年,美国密歇根大学Horace Willard Davenport博士首次提出"胃黏膜具有阻止H^+自胃腔向黏膜内扩散的屏障作用"。1975年,美国密歇根州Upjohn公司的Robert博士发现前列腺素可明显防止或减轻NSAID和应激等对胃黏膜的损伤,其效果呈剂量依赖性。从而提出细胞保护的概念。1996年,加拿大的Wallace教授较全面阐述胃黏膜屏障,根据解剖和功能将胃黏膜的防御修复分为5个层次——黏液-HCO_3^-屏障、单层柱状上皮屏障、胃黏膜血流量、免疫细胞-炎症反应和修复重建因子作用等。至关重要的上皮屏障主要包括胃上皮细胞顶膜能抵御高浓度酸、胃上皮细胞之间紧密连接、胃上皮抗原呈递，免疫探及并限制潜在有害物质，并且它们大约每72小时完全更新一次。这说明它起着关键作用。

近年来，有关前列腺素和胃黏膜血流量等成为胃黏膜保护领域的研究热点。这与NSAID药物的广泛应用带来的不良反应日益引起学者的重视有关。美国加州大学戴维斯分校的Tarnawski教授的研究显示，前列腺素保护胃黏膜抵抗致溃疡及致坏死因素损害的机制不仅是抑制胃酸分泌。当然表皮生长因子（EGF）、成纤维生长因子（bFGF）和血管内皮生长因子（VEGF）及热休克蛋白等都是重要的黏膜保护因子，在抵御黏膜损害中起重要作用。

然而，当机体遇到有害因素强烈攻击时，仅依靠自身的防御修复能力是不够的，强化黏膜防卫能力，促进黏膜的修复是治疗胃黏膜损伤的重要环节之一。具有保护和增强胃黏膜防御功能或者防止胃黏膜屏障受到损害的一类药物统称为胃黏膜保护药。包括铝碳酸镁、硫糖铝、胶体铋剂、米索前列醇、替普瑞酮、吉法酯（惠加强-G）、谷氨酰胺类（麦滋林-S）、瑞巴派特（膜固思达）等药物。另外，吉法酯能增加胃黏膜更新，提高细胞再生能力，增强胃黏膜对胃酸的抵抗能力，达到保护胃黏膜作用。

3.抑制胆汁反流

促动力药如多潘立酮可防止或减少胆汁反流；胃黏膜保护药，特别是有结合胆酸作用的铝碳酸镁制剂，可增强胃黏膜屏障、结合胆酸，从而减轻或消除胆汁反流所致的胃黏膜损害。考来烯胺可络合反流至胃内的胆盐，防止胆汁酸破坏胃黏膜屏障，方法为每次3～4g，1天3～4次。

（三）对症处理

消化不良症状的治疗由于临床症状与慢性非萎缩性胃炎之间并不存在明确关系，因此症状治疗事实上属于功能性消化不良的经验性治疗。慢性胃炎伴胆汁反流者可应用促动力药（如多潘立酮）和/或有结合胆酸作用的胃黏膜保护药（如铝碳酸镁制剂）。

（1）有胃黏膜糜烂和/或以反酸、上腹痛等症状为主者，可根据病情或症状严重程度选用抗酸药、H_2受体拮抗剂或质子泵抑制药（PPI）。

（2）促动力药如多潘立酮、马来酸曲美布汀、莫沙必利、盐酸伊托必利主要用于上腹饱胀、恶心或呕吐等为主要症状者。

（3）胃黏膜保护药如硫糖铝、瑞巴派特、替普瑞酮、吉法酯、依卡倍特适用于有胆汁反流、胃黏膜损害和/或症状明显者。

（4）抗抑郁药或抗焦虑治疗：可用于有明显精神因素的慢性胃炎伴消化不良症状患者，同时应予耐心解释或心理治疗。

（5）助消化治疗：对于伴有腹胀、食欲缺乏等消化不良症而无明显上述胃灼热、反酸、上腹饥饿痛症状者，可选用含有胃酶、胰酶和肠酶等复合酶制剂治疗。

（6）其他对症治疗：包括解痉止痛、止吐、改善贫血等。

（7）对于贫血，若为缺铁，应补充铁剂。大细胞贫血者根据维生素B_{12}或叶酸缺乏分别给予补充。

（谢剑英）

第六节 胃 癌

胃癌是指发生在胃上皮组织的恶性肿瘤,是消化道恶性肿瘤中最多见的肿瘤。胃癌的发病率在不同国家、不同地区差异很大。日本、智利、芬兰等为高发国家,而美国、新西兰、澳大利亚等国家则发病较低,两者发病率可相差10倍以上。我国也属胃癌高发区,其中以西北地区最高,东北及内蒙古次之,华北华东又次之,中南及西南最低。胃癌是我国常见的恶性肿瘤之一,在我国其发病率居各类肿瘤的首位。胃癌的发生部位一般以胃窦部最多见,约占半数,其次为贲门区,胃体较少,广泛分布者更少。根据上海、北京等城市1 686例的统计,胃癌的好发部位依次为胃窦58%、贲门20%、胃体15%、全胃或大部分胃7%。

临床早期70%以上毫无症状,中晚期出现上腹部疼痛、消化道出血、穿孔、幽门梗阻、消瘦、乏力、代谢障碍及肿瘤扩散转移而引起的相应症状。胃癌可发生于任何年龄,但以40～60岁居多,男女发病率之比为(3.2～3.6):1。其发病原因不明,可能与多种因素,如生活习惯、饮食种类、环境因素、遗传素质、精神因素等有关,也与慢性胃炎、胃息肉、胃黏膜异形增生和肠上皮化生、手术后残胃,及长期幽门螺杆菌(HP)感染等有一定的关系。由于胃癌在我国极为常见,危害性大,所以了解有关胃癌的基本知识对胃癌防治具有十分重要的意义。

胃癌是一种严重威胁人民生命健康的疾病,据统计每年约有17万人死于胃癌,几乎接近全部恶性肿瘤死亡人数的1/4,且每年还有2万以上新的胃癌患者产生,病死率居恶性肿瘤之首位。胃癌具有起病隐匿的特点,早期多无症状或仅有轻微症状而漏诊。有些患者服用止痛药、抗溃疡药或饮食调节后疼痛减轻或缓解,因而往往被忽视而未做进一步检查。随着病情的进展,胃部症状渐转明显出现上腹部疼痛、食欲缺乏、消瘦、体重减轻和贫血等。后期常有肿瘤转移、出现腹部肿块、左锁骨上淋巴结肿大、黑便、腹水及严重营养不良等。早期胃癌诊治的5年、10年生存率分别可达到95%和90%。因此,要十分警惕胃癌的早期症状,正确选择合理的检查方法,以提高早期胃癌检出率,避免延误诊治。

一、病因

随着多年来临床研究的进展,可以认为胃癌的发生可能是环境中某些致癌因素和抑癌作用的复杂作用,与胃黏膜组织损伤和修复的病理变化过程中相互作用,细胞受到致癌物的攻击,并受到人体营养状况、免疫状态及精神因素等作用的影响,经过较长时间的发展过程而逐渐发展成癌。从有关研究胃癌的发病因素来看,胃癌的发病因素是复杂的,难以用单一的或简单的因素来解释,很可能是多种因素综合作用的结果。至今,胃癌的病因仍处于探索阶段,许多问题尚待进一步研究探讨。但通过大量的流行病学调查和试验研究,已积累了大量资料。根据这些资料证实,胃癌可能与多种因素如生活习惯、饮食种类、环境因素、遗传素质、精神因素等有关,也与慢性胃炎、胃息肉、胃黏膜异形增生和肠上皮化生、手术后残胃,及长期幽门螺杆菌(HP)感染等有一定的关系,是以下因素相互作用的结果。

(一)饮食因素

胃是重要的消化器官,又是首先与食物长期接触的脏器。因此,在研究胃癌发病因素时首先注意到饮食因素。近 30 年来,胃癌发达国家中的发病率明显下降趋势,多数国家病死率下降达 40％以上。分析这些国家发病率下降主要原因与饮食因素有关。其共同的特点是食物的贮藏、保存方法有明显的变化,减少了以往的烟熏等食物贮存,改变为冷冻保鲜贮存方法,食物的保鲜度有很大提高;盐的摄入量稳定而持久的下降,及牛奶、奶制品、新鲜蔬菜、水果、肉类及鱼类的进食量有较显著的增加。减少了致癌性的多环烃类化合物的摄入。高浓度盐饮食能破坏胃黏膜保护层,有利于致癌物与胃黏膜直接接触。而牛奶及乳制品对胃黏膜有保护作用,水果新鲜蔬菜中的大量维生素 C 又能阻断胃内致癌亚硝胺的合成,由于饮食组成中减少了引起胃癌的危险因素,增加了保护因素,从而导致胃癌发病率的下降。葱、蒜等含藻类的食物对胃有保护作用,食大蒜后可使胃的泌酸功能增加,胃内亚硝酸盐的含量及真菌或细菌的检出率均有明显下降。

(二)地理环境因素

世界各国对胃癌流行病学方面的调查表明,不同地区和种族的胃癌发病率存在明显差异。这些差异可能与遗传和环境因素有关。有些资料说明胃癌多发于高纬度地区,距离赤道越远的国家,胃癌的发病率越高。也有资料认为其发病与沿海因素有关。这里有不同饮食习惯的因素,也应考虑地球化学因素及环境中存在致癌物质的可能。

全国胃癌综合考察流行病学组曾调查国内胃癌高发地区,如祁连山内流河系的河西走廊、黄河上游、长江下游、闽江口、木兰溪下游及太行山南段等地,发现除太行山南段为变质岩外,其余为火山岩、高泥炭,局部或其一侧有深大断层,水中 Ca/SO_4 比值小,而镍、硒和钴含量高。考察组还调查胃癌低发地区,如长江上游和珠江水系等地,发现该区为石灰岩地带,无深大断层,水中 Ca/SO_4 比值大,镍、硒和钴含量低。已知火山岩中含有 3,4 苯并芘,有的竟高达 5.4～6.1 $\mu g/kg$,泥炭中有机氮等亚硝胺前体含量较高,使胃黏膜易发生损伤。此外,硒和钴可引起胃损害,镍可促进 3,4 苯并芘的致癌作用。以上地理环境因素是否为形成国内这些胃癌高发地区的原因,值得进一步探索。

(三)社会经济因素

根据调查研究,发现胃癌的发生与社会经济状况有关,经济收入低的阶层病死率高。我国胃癌综合考察结果表明,与进食真菌粮成正相关。

(四)胃部疾病因素

胃部疾病及全身健康状况大量调查表明,胃癌的发生与慢性萎缩性胃炎,尤其是伴有胃黏膜异型增生及肠上皮化生者密切相关。且与胃溃疡、特别是经久不愈的溃疡有关。另外与胃息肉、胃部手术后、胃部细菌感染等有关。据报道,萎缩性胃炎的癌变率为 6％～10％,胃溃疡的癌变率为 1.96％,胃息肉的癌变率约为 5％。还有报道称,恶性贫血的患者比一般患胃癌的机会要高 5 倍。

根据纤维胃镜检查所见的黏膜形态,慢性胃炎可以分为浅表性、萎缩性和肥厚性三种。现已公认萎缩性胃炎是胃癌的一种前期病变,尤与胃息肉或肠腺化生同时存在时可能性更大。浅表性胃炎可以治愈,但也有可能逐渐转变为萎缩性胃炎。肥厚性胃炎与胃癌发病的关系不大。萎缩性胃炎颇难治愈,其组织有再生趋向,有时形成息肉,有时发生癌变。长期随访追踪可发现萎缩性胃炎发生癌变者达 10％左右。

关于胃溃疡能否癌变的问题,一直存在着不同意见的争论。不少人认为多数癌的发生与溃疡无关。但从临床或病理学的研究中可以看到,胃溃疡与胃癌的发生存有一定关系。国内报道胃溃疡的癌变率为 5％～10％,尤其是胃溃疡病史较长和中年以上的患者并发癌变的机会较大,溃疡边缘部的黏膜上皮或腺体受胃液侵蚀而发生糜烂,在反复破坏和再生的慢性刺激下转化成癌。胃大部切除术后残胃癌的发病率远较一般人群中为高,近已受到临床工作者的重视。

任何胃良性肿瘤都有恶变可能。而上皮性的腺瘤或息肉的恶变机会更多。在直径大于2 cm的息肉中,癌的发生率增高。有材料报道经X线诊断为胃息肉的患者中,20%伴有某种恶性变;在胃息肉切除标本中,见14%的多发性息肉有恶变,9%的单发息肉有恶变,这说明一切经X线诊断为胃息肉的病例均不要轻易放过。

胃黏膜的肠上皮化生指胃的固有黏膜上皮转变为小肠上皮细胞的现象,轻的仅在幽门部有少数肠上皮细胞,重的受侵范围广泛,黏膜全层变厚,甚至胃体部也有肠假绒毛形成。肠腺化生的病变可能代表有害物质刺激胃黏膜后所引起的不典型增生(又称间变)。如刺激持续存在,则化生状态也可继续存在;若能经过适当治疗,化生状态可以恢复正常或完全消失,因此轻度的胃黏膜肠腺化生不能视为一种癌前期病变。有时化生的肠腺上皮超过正常限度的增生变化,这种异形上皮的不典型增生发展严重时,如Ⅲ级间变,可以视为癌前期病变。

(五)精神神经因素

大量研究证明,受过重大创伤和生闷气者胃癌的发病率相对较高,迟缓、呆板、淡漠或急躁不安者危险性相对略低,而开朗、乐观、活泼者危险性最低。

(六)遗传因素

胃癌的发生与遗传有关,有着明显的家庭聚集现象。临床工作者都曾遇到一个家族中两个以上的成员患有胃癌的情况,这种好发胃癌的倾向虽然非常少见,但至少提示了有遗传因素的可能性。有资料报道胃癌患者的亲属中胃癌的发病率要比对照组高4倍。在遗传因素中,不少学者注意到血型的关系。有人统计,A型者的胃癌发病率要比其他血型的人高20%。但也有一些报道认为不同血型者的胃癌发生率并无差异。近年来,有人研究胃癌的发病与HLA的关系,尚待进一步作出结论。

(七)化学因素

与胃癌病因有关的因素中,化学因素占有重要地位,可能的化学致癌物主要是N-亚硝基化合物,其他还有多环芳香烃类化合物等。某些微量元素可影响机体某些代谢环节、影响机体生理功能,而对肿瘤起着促进或抑制作用。真菌与真菌毒素的致癌作用及与人体肿瘤病因关系,近年来也有很多研究报道,对胃癌病因来说,既有黄曲霉素等真菌毒素的致癌作用,又有染色曲霉等真菌在形成致癌物前体及在N-亚硝基化合物合成中所起的促进作用。

1.N-亚硝基化合物

国内外大多数学者认为N-亚硝基化合物可能是引起胃癌的主要化学致癌物。N-亚硝基化合物是亚硝酸盐与仲胺或仲酰胺反应形成的化合物。亚硝酸盐与仲胺反应形成的化合物为N-亚硝基胺(简称N-亚硝胺或亚硝胺),亚硝酸盐与仲酰胺反应形成的化合物为N-亚硝基酰胺(简称N-亚硝酸胺或亚硝酸胺),两者总称N-亚硝基化合物,也称亚硝胺类化合物。其中-R可为各种烷基、芳香基或功能团。因-R结构的不同,N-亚硝基化合物可以有多种。目前已在动物试验中做过试验的N-亚硝基化合物有300多种,其中确有致癌性的占75%,是当今公认环境中最重要的致癌物之一,对胃癌的病因可能有重要作用。

N-亚硝基胺经活化致癌,N-亚硝基酰胺直接致癌,N-亚硝基胺不具活性,在机体中可经代谢活化。它只能在代谢活跃的组织中致癌。N-亚硝基酰胺不需活化即可致癌。它在生理pH的条件下不稳定,分解后产生与N-亚硝基胺经活化产生的相同的中间体而具致癌性。N-亚硝基酰胺可以任意分布在所有组织中,并以相等程度分布,因此能在许多不同的器官中引起肿瘤。其致癌剂量远远小于芳香胺及偶氮染料。如给大鼠 N-二乙基亚硝基胺每天少于0.1 mg/kg,即可出现食管癌及鼻腔癌。不少 N-亚硝基化合物只要大剂量一次攻击即可致癌。而且无论是口服、静脉注射、肌内注射、皮下注射或局部涂抹,都可引起器官或组织癌变。已发现 N-亚硝基化合物都有致癌性,致癌的器官很多,其中包括胃、肝、肺、肾、食管、喉头、膀胱、鼻腔、舌、卵巢、睾丸、气管、神经系统、皮肤等。

不同化学结构的 N-亚硝基化合物有特异的合物,若 $R_1 = R_2$,除少数例外,一般都引起肝癌。若 $R_1 \neq R_2$,特别是一个-R 为甲基,易引起胃癌、食管不同器官组织有可以激活某种 N-亚硝基化合物的酶存在及与不同结构的 N-亚硝基化合物在机体内的代谢途径有关。

许多 N-亚硝基化合物既能溶于水又能溶于脂肪,因此它们在机体内活动范围广,致癌范围也广。并且能与其他癌物产生协同作用。

N-亚硝基化合物除有上述致癌特点外,N-亚硝基化合物及其前体在空气、土壤、水、植物及多种饮食中广泛存在,并且还可以在机体内合成。因此其致癌作用较为重要,是目前公认的可以引起人类癌症最重要的一类化合物。

2.多环芳香烃(polycyclic aromatic hydrocarbons,PAH)

分子中含有两个或两个以上苯环结构的化合物,是最早被认识的化学致癌物。早在1775年英国外科医师 Pott 就提出打扫烟囱的童工,成年后多发阴囊癌,其原因就是燃煤烟尘颗粒穿过衣服擦入阴囊皮肤所致,实际上就是煤灰中的多环芳香烃所致。多环芳香烃也是最早在动物试验中获得成功的化学致癌物。在五十年代以前多环芳香烃曾被认为是最主要的致癌因素,五十年代后各种不同类型的致癌物中之一类。但总的来说,它在致癌物中仍然有很重要的地位,因为至今它仍然是数量最多的一类致癌物,而且分布极广。空气、土壤、水体及植物中都有其存在,甚至在深达地层下 50 m 的石灰石中也分离出了 3,4 苯并芘。在自然界,它主要存在于煤、石油、焦油和沥青中。也可以由含碳氢元素的化合物不完全燃烧产生。汽车、飞机及各种机动车辆所排出的废气中和香烟的烟雾中均含有多种致癌性多环芳香烃。露天焚烧(失火、烧荒)可以产生多种多环芳香烃致癌物。烟熏、烘烤及焙焦的食品均可受到多环芳香烃的污染。目前已发现的致癌性多环芳香烃及其致癌性的衍生物已达 400 多种。

3.真菌毒素

通过流行病学调查,发现我国胃癌高发区粮食及食品的真菌污染相当严重。高发区慢性胃病患者空腹胃液真菌的检出率也明显高于胃癌低发区。在胃内检出的优势产生真菌中杂色曲霉占第一位,并与胃内亚硝酸盐含量及慢性胃炎病变的严重程度呈正相关。

4.微量元素

人或其他生物体内存在着几十种化学元素,有些是生命活动中必需的物质基础。它们在生物体内分布不是均一的。在各个器官、组织或体液中的含量虽因不同情况个体间有差异,但平均正常值基本处于同一水平。正常情况下,生物体一般是量出为入,缺则取之,多则排之,只有在病态时,某些元素在生物体内的含量或分布可能出现不同程度的变化。这种变化可能是致癌的原因,也可能是病理变化的结果。近年一临床及动物试验证明,肿瘤的发生和发展过程中伴有体内某些元素的代谢异常。例如,某些恶性肿瘤患者血液中铜含量升高、锌含量降低及体内硒缺乏等。一些恶性肿瘤患者体内某些元素代谢的异常可能是致癌的因素。也可能是继发的结果。国际癌症研究机构的一个工作小组通过对实验性和流行病学资料的研究,建议将所有致癌化学物质分为三类:第一类包括 23 种物质和 7 种产品,它们对人体致癌性已肯定,其中有微量元素砷、铬及其化合物;第二类包括对人体可能具有致癌危险的物质,如微量元素镍、铍、镉等金属;铝的致癌结论不一,被列为第三类。另外,在动物致癌或致突变试验中,发现其他微量元素如钴、铁、锰、铅、钛和锌等的化合物也有致癌或促癌或致突变的作用。

二、扩散转移

(一)直接播散

直接播散是胃癌扩散的主要方式之一。浸润型胃癌可沿黏膜或浆膜直接向胃壁内、食管或十二指肠扩展。肿瘤一旦侵及浆膜,即容易向周围邻近器官或组织如肝、胰、脾、横结肠、空肠、膈肌、大网膜及腹壁等浸润。癌细胞脱落时也可种植于腹腔、盆腔、卵巢与直肠膀胱陷窝等处。

(二)淋巴结转移

占胃癌转移的 70%,胃下部肿瘤常转移至幽门下、胃下及腹腔动脉旁等淋巴结,而上部肿瘤常转移至胰旁、贲门旁、胃上等淋巴结。晚期癌可能转移至主动脉周围及膈上淋巴结。由于腹腔淋巴结与胸导管直接交通,故可转移至左锁骨上淋巴结。

(三)血行转移

部分患者外周血中可发现癌细胞,可通过门静脉转移至肝脏,并可达肺、骨、肾、脑、脑膜、脾、皮肤等处。

(四)种植转移

当胃癌侵至浆膜外后,癌细胞可自浆膜面脱落,种植于腹膜及其他脏器的浆膜面,形成多数转移性结节,此种情况多见于黏液癌,具有诊断意义的是直肠前陷凹的腹膜种植转移,可经直肠指检摸到肿块。

(五)卵巢转移

胃癌有易向卵巢转移的特点,目前原因不明,临床上因卵巢肿瘤做手术切除,病理检查发现为胃癌转移者,比较多见,此种转移瘤又名 Krukenberg 瘤。其转移途径除种植外,也可能是经血行或淋巴逆流所致。

三、临床表现

(一)症状

1.早期胃癌

70%以上无明显症状,随着病情的发展,可逐渐出现非特异性的、类同于胃炎或胃溃疡的症状,包括上腹部饱胀不适或隐痛、泛酸、嗳气、恶心,偶有呕吐、食欲缺乏、消化不良、黑便等。日本有一组查检检出的早期胃癌,60%左右的病例并无任何主诉。国内 93 例早期胃癌分析中 85%的患者有一种或一种以上的主诉,如胃病史、上腹痛、反酸、嗳气、黑便。

2.进展期胃癌也称中晚期胃癌

症状见胃区疼痛,常为咬啮性,与进食无明显关系,也有类似消化性溃疡疼痛,进食后可以缓解。上腹部饱胀感、沉重感、厌食、腹痛、恶心、呕吐、腹泻、消瘦、贫血、水肿、发热等。贲门癌主要表现为剑突下不适,疼痛或胸骨后疼痛,伴进食梗阻感或吞咽困难;胃底及贲门下区癌常无明显症状,直至肿瘤巨大而发生坏死溃破引起上消化道出血时才引起注意,或因肿瘤浸润延伸到贲门口引起吞咽困难后予重视;胃体部癌以膨胀型较多见,疼痛不适出现较晚;胃窦小弯侧以溃疡型癌最多见,故上腹部疼痛的症状出现较早,当肿瘤延及幽门口时,则可引起恶心、呕吐等幽门梗阻症状。肿瘤扩散转移可引起腹水、肝大、黄疸及肺、脑、心、前列腺、卵巢、骨髓等的转移而出现相应症状。

(二)体征

绝大多数胃癌患者无明显体征,部分患者有上腹部轻度压痛。位于幽门窦或胃体的进展期胃癌有时可扪及肿块,肿块常呈结节状,质硬。当肿瘤向邻近脏器或组织浸润时,肿块常固定而不能推动,提示手术切除之可能性较小。在女性患者中,于中下腹扪及可推动的肿块时,常提示为 Krukenberg 瘤可能。当胃癌发生肝转移时,有时能在肿大的肝脏中触及结节块状物。当肝十二指肠韧带、胰十二指肠后淋巴结转移或原发灶直接浸润压迫胆总管时,可以发生梗阻性黄疸。有幽门梗阻者上腹部可见扩张的胃型,并可闻及震水声。胃癌通过圆韧带转移至脐部时在脐孔处可扪及质硬的结节;通过胸导管转移可出现左锁骨上淋巴结肿大。晚期胃癌有盆腔种植时,直肠指检于膀胱(子宫)直肠窝内可扪及结节。有腹膜转移时可出现腹水。小肠或系膜转移使肠腔缩窄可导致部分或完全性肠梗阻。肿瘤穿孔导致弥漫性腹膜炎时出现腹壁板样僵硬、腹部压痛等腹膜刺激症状,亦可浸润邻近腔道脏器而形成内瘘。如胃结肠瘘者食后即排出不消化食物。凡此种种症状和体征,大多提示肿瘤已届晚期,往往已丧失了治愈机会。

(三)常见并发症临床表现

当并发消化道出血,可出现头晕、心悸、柏油样大便、呕吐咖啡色物;胃癌腹腔转移使胆总管受压时,可出现黄疸,大便陶土色;合并幽门梗阻,可出现呕吐,上腹部见扩张的胃型、闻及震水声;肿瘤穿孔致弥漫性腹膜炎,可出现腹肌板样僵硬、腹部压痛等腹膜刺激征;形成胃肠瘘管,见排出不消化食物。

四、检查诊断

对于胃癌的检查和诊断,化验仅仅是一种辅助手段。虽然各种生化指标有着各自的临床意义,但还必须结合胃癌的其他特殊检查,如 X 线钡餐检查、内镜检查、组织活检及病史、体征等,综合分析才能得出正确的诊断结果。千万不要在没有细胞病理学诊断依据时,只见到某项指标轻度改变,就判断为胃癌,造成患者不必要的心理负担。

胃癌的检查方法比较多,一般首选内镜检查,其次是 X 线气钡双重对比造影检查。而 B 超和 CT 只用做胃癌转移病灶的检查。内镜和 X 线检查相比较各有所长,可以互为补充,提高胃癌诊断的准确率。内镜检查准确率高,能够发现许多早期胃癌,可以澄清 X 线检查的可疑发现,但对于浸润型进展期胃癌,由于病变主要在胃壁内浸润扩展,胃黏膜的改变不明显,不如 X 线钡餐检查准确。

(一)化验检查

胃癌主要化验检查如下。

1.粪便潜血试验

粪便潜血试验是指在消化道出血量很少时,肉眼不能见到粪便中带血,而通过实验室方法能检测出粪便中是否有血的一种化验。正常参考值为阴性。粪便潜血试验对消化道出血的诊断有重要价值,现常作为消化道恶性肿瘤早期诊断的一个筛选指标。在患胃癌时,往往粪便潜血试验持续呈阳性,而消化道溃疡性出血时,间断呈阳性。因此,此试验可作为良、恶性疾病的一种鉴别诊断方法。但值得注意的是,潜血阳性还见于钩虫病、肠结核、溃疡性结肠炎、结肠息肉等疾病。

另外,摄入大量维生素C及可引起胃肠出血的药物,如阿司匹林、皮质类固醇、非甾体抗炎药,也可造成化学法潜血试验假阳性。

2.血清肿瘤标志物的检查

(1)癌胚抗原(CEA):CEA最初发现于结肠癌及正常胎儿消化道内皮细胞中。血清CEA升高,常见于消化道癌症,也可见于其他系统疾病;此外,吸烟对血清中CEA的水平也有影响。因此,其单独应用于诊断的特异性和准确性不高,常与其他肿瘤标志物的检测联合应用。正常参考值血清CEA低于5 ng/mL。血清CEA升高可见于胃癌患者中,阳性率约为35%。因其特异性不高,常与癌抗原CA19-9一起联检,用于鉴别胃的良、恶性肿瘤。可用于对病情的监测。一般情况下,病情好转时血清CEA浓度下降,病情恶化时升高。术前测定血中CEA水平,可帮助判断胃癌患者的预后。胃癌患者术前血清CEA浓度高于5 ng/mL,与低于5 ng/mL患者相比,其术后生存率要差。对于术前CEA浓度高的患者,术后CEA水平监测还可作为早期预测肿瘤复发和化疗反应的指标。

(2)癌抗原:CA19-9是一种与胰腺癌、胆囊癌。结肠癌和胃癌等相关的肿瘤标志物,又称胃肠道相关癌抗原。正常参考值血清CA19-9低于37 U/mL(单位/毫升)。CA19-9常与CEA一起用于鉴别胃的良、恶性肿瘤。部分胃癌患者血清CA19-9会升高,其阳性率约为55%。可用于判断疗效。术后血清CA19-9降至正常范围者,说明手术疗效好;姑息手术者及有癌组织残留者术后测定值亦下降,但未达正常。术后复发者血清CA19-9的值一般会再次升高。因此,测定血清CA19-9对胃癌病情监测有积极意义,可作为判断胃癌疗效和复发的参考指标。

3.血沉

血沉的全称为"红细胞沉降率",是指红细胞在一定条件下的沉降速度,它可帮助判断某些疾病发展和预后。一般来说,凡体内有感染或组织坏死,抑或疾病向不良性进展,血沉会加快。所以,血沉快并不特指某个疾病。正常参考值(魏氏法)为男0～15 mm/h;女0～20 mm/h。约有2/3的胃癌患者血沉会加快。因此,血沉可作为胃癌诊断中的辅助指标。

(二)内镜检查

纤维胃镜和电子胃镜的发明和应用,是胃部疾病诊断方法的一个划时代的进步,与X线检查共同成为胃癌早期诊断的最有效方法,胃镜除了能明确诊断疾病外,还可为某些病症提供良好的治疗方法。内镜检查是利用光纤的特性,光线可在光纤内前进而不会流失,且光纤可随意弯曲,将光线送到消化道内,再将反射出的影像送出,供医师诊断。胃癌依其侵犯范围与程度在内视镜上的有许多不同的变化,有经验的医师根据病灶是靠外观形状变化作出诊断,区别是良、恶性的病灶,必要时可立即采用活检工具直接取得,做病理化验。

根据临床经验,可把高发病年龄段(30岁以上)并有下列情况者列入检查对象或定期复查胃镜:近期有上腹隐痛不适,食欲缺乏,特别是直系亲属中有明确胃癌病史者;有明确的消化性溃疡,但腹痛规律消失或溃疡治疗效果不明显者;萎缩性胃炎特别是有中度以上腺上皮化生或不典型增生者;胃息肉病史者,或曾因各种原因做胃大部切除术后达5年以上者;原因不明的消瘦、食欲缺乏、贫血等,特别是有呕血、大便潜血试验持续阳性超过2周者。

但许多人害怕做胃镜检查,一般在检查前要向咽部喷射2～3次局麻药物(利多卡因),以减轻检查时咽部的反应。在检查时为了将胃腔充盈使黏膜显示清楚,往往要向胃内注气,患者有可能会有轻度腹胀,但很快就会消失。检查结束后,有的人可能会有咽部不适感或轻微疼痛,几小时后就会消失。极少数可能引起下列并发症:①吸入性肺炎,咽部麻醉后口内分泌物或反流的胃内液体流入气管所致。②穿孔,可能因食管和胃原有畸形或病变、狭窄、憩室等在检查前未被发现而导致穿孔。③出血,原有病变如肿瘤或凝血机制障碍在行活检后有可能引起出血,大的胃息肉摘除后其残端可能出血。④麻醉药物过敏,大多选用利多卡因麻醉,罕见有过敏者。⑤心脏病患者可出现短暂的心律失常,ST-T 改变等。有的由于紧张可使血压升高,心率加快。必要时可服以镇静药,一般检查都可顺利进行。

胃镜检查有以下禁忌证:①严重休克者。②重度心脏病者。③严重呼吸功能障碍。④严重的食管、贲门梗阻,脊柱或纵隔严重畸形。⑤可疑胃穿孔者。⑥精神不正常,不能配合检查者。

胃镜检查方法有其独特的优越性,一方面可以发现其他检查方法不能确诊的早期胃癌,确定胃癌的肉眼类型,还可追踪观察胃癌前期状态和病变,又能鉴别良性与恶性溃疡。胃镜还可以进行自动化的胃内形色摄影和录像、电影等动态观察,并可保存记录。其突出的优点如下:①直接观察胃内情况,一目了然为最大特点,比较小的胃癌也能发现,还能在放大情况下观察。②胃镜除了直接观察判断肿瘤的大小和形状外,还能取小块胃黏膜组织做病理检查确定是否是肿瘤及肿瘤的类型。并可通过胃镜取胃液行胃黏膜脱落细胞学检查,以发现胃癌细胞。③胃镜采用数千束光导纤维,镜体细而柔软,采用冷光源,灯光无任何热作用,对胃黏膜无损伤。④胃镜弯曲度极大,视野广阔而且清楚,几乎无盲区,能够仔细观察胃内每一处的情况,因此,为目前各种检查手段中确诊率最高的一种。⑤检查的同时可行治疗,胃镜检查时可喷止血药物止血,还能在胃镜下用微波、激光、电凝等方法切除胃息肉及微小胃癌,避免开腹手术之苦。

(三)X 线钡餐检查

该检查是诊断胃癌的主要方法,阳性率可达 90% 以上,可以观察胃的形态和黏膜的变化、蠕动障碍、排空时间等。肿块型癌主要表现为突向胃腔的不规则充盈缺损。溃疡型胃癌主要表现为位于胃轮廓内的龛影,溃疡直径通常大于 2.5 cm,外围并见新月形暗影,边缘不剂,附近黏膜皱襞粗乱、中断或消失。浸润型癌主要表现为胃壁僵硬、黏膜皱襞蠕动消失,胃腔缩窄而不光滑,钡剂排出快。如整个胃受累则呈"革袋状胃"。近年来由于 X 线检查方法改进,使用双重摄影法等,可以观察到黏膜皱襞间隙所存在的微细病变,因而能够发现多数的早期胃癌。早期胃癌的 X 线表现,有以下几种类型。

1.隆起型

可见到小的穿凿性影和息肉样充盈缺损像,有时还能看到带蒂肿瘤的蒂。凡隆起的直径在 2 cm 以上,充盈缺损的外形不整齐,黏膜面呈不规则的颗粒状,或在突起的黏膜表面中央有类似溃疡的凹陷区,均应考虑为癌。

2.平坦型

黏膜表面不规则和粗糙,边缘不规则,凹凸不平呈结节状,出现大小、形状、轮廓与分布皆不规则的斑点。此型甚易漏诊,且须注意与正常的胃小区及增殖的胃黏膜相区别。

3.凹陷型

常须与良性溃疡鉴别,癌溃疡的龛影形状不规则,凹陷的边缘有很浅的黏膜破坏区,此黏膜破坏区可能很宽,也可能较窄,包围于溃疡的周围。

(四)超声检查

由于超声检查可清楚地显示胃壁的层次和结构,近年来被用于胃部病变的检测和分期已逐渐增多。特别是内镜超声的发展,并因其在鉴别早期胃癌和进展期胃癌及判断胃周淋巴结累及情况等方面的优点,使胃癌超声检查更受到重视。

1.经腹 B 超检查

胃 B 超检查通常采用常规空腹检查和充液检查两种方法。受检查在空腹时行常规检查以了解胃内情况和腹内其他脏器的情况,胃内充液超声检查方法,可检测胃内息肉、胃壁浸润和黏膜下病变,特别适合于胃硬癌检查。

(1)贲门癌声像图特征:在肝超声窗后方,可见贲门壁增厚,呈低回声或等回声,挤压内腔;横切面可见一侧壁增厚致使中心腔强回声偏移;饮水后可见贲门壁呈块状、结节蕈伞状、条带状增厚,并向腔内隆起,黏膜层不平整或增粗。肿瘤侵及管壁全周,则可见前后壁增厚,内腔狭窄,横断切面呈靶环征。超声对贲门癌的显示率可达 90.4%。

(2)胃癌声像图特征:在 X 线和内镜的提示下,除平坦型早期黏膜癌以外,超声一般可显示出胃癌病灶。其特征为胃壁不同程度增厚,自黏膜层向腔内隆起;肿瘤病灶形态不规整,局限型与周围正常胃壁分界清晰,浸润型病变较广泛,晚期胃癌呈假肾征,胃充盈后呈面包圈征;肿瘤呈低回声或等回声,较大的肿瘤回声可增强不均;肿瘤局部黏膜模糊、不平整、胃壁层次结构不规则、不清晰或消失;胃壁蠕动减缓或消失,为局部僵硬之表现;合并溃疡则可见肿瘤表面回声增粗增强,呈火山口样凹陷。

(3)肝和淋巴结转移的诊断:胃癌肝转移的典型声像图为"牛眼征"或"同心圆"结构,为多发圆形或类圆形,边界较清晰,周围有一较宽的晕带,约占半数;余半数为类圆形强回声或低回声多灶结节。超声对上腹部淋巴结的显示率与部位、大小有关。在良好的显示条件下,超声能显示贲门旁、小弯侧、幽门上、肝动脉、腹腔动脉、脾门、脾动脉、肝十二指韧带、胰后、腹主动脉周围淋巴结。大小达0.7 cm以上一般能得以显示。转移淋巴结多呈低回声,边界较清晰,呈单发或多发融合状。较大的淋巴结可呈不规则形,内部见强而不均匀的回声多为转移淋巴结内变性、坏死的表现。

2.超声波内镜检查(EUS)

超声内镜可清晰地显示胃癌的五层结构,根据肿瘤在各层中的位置和回声类型,可估价胃癌的浸润深度,另外对诊断器官周围区域性淋巴结转移有重要意义。近年来国外广泛开展的早期胃癌非手术治疗,如腹腔镜治疗、内镜治疗等,都较重视 EUS 检查的结果。

早期胃癌的声像图因不同类型而异,平坦型癌黏膜增厚,呈低回声区、凹陷型癌黏膜层有部分缺损,可侵及黏膜下层。进展期胃癌的声像图有如下表现:大面积局限性增厚伴中央区凹陷,第一、二、三层回声带消失,见于溃疡型癌;胃壁增厚及肌层不规则低回声带,见于硬性癌;黏膜下层为低回声带的肿瘤所遮断,见于侵及深层的进展型癌;清楚的腔外圆形强回声团块,可能为转移的淋巴结,或在胃壁周围发现光滑的圆形成卵圆形结构,且内部回声较周围组织为低,则认为是转移性淋巴结;第四、五层、回声带辨认不清,常为腔外组织受侵。超声内镜对判断临床分期有一定帮助,但不能区别肿瘤周围的炎症浸润及肿瘤浸润,更不能判断是否有远处转移。

(五)CT 检查

由于早期胃癌局限于胃黏膜层和黏膜下层,通常较小,而且与胃壁密度差别不大,所以,CT 对早期胃癌的诊断受到一定的限制,故不作为胃癌诊断的首选方法。CT 对中晚期胃癌的肿块常能发现,并能确定浸润范围,弥补了胃镜和钡餐检查的不足。其特点是对胃癌的浸润深度和范围能明确了解;确定是否侵及邻近器官和有无附近大的淋巴结转移;确定有无肝、肺、脑等处转移;显示胃外肿物压迫胃的情况;CT 检查结果可为临床分期提供依据,结合胃镜或钡餐检查对确定手术方案有参考价值。

五、治疗

胃癌是我国最常见的恶性肿瘤,治疗方法主要有手术治疗,放疗、化疗和中医药治疗。虽然胃癌治疗至今仍以手术为主,但由于诊断水平的限制,我国早期胃癌占其手术治疗总数平均仅占 10%左右,早期胃癌单纯手术治愈率只有 20%～40%,术后 2 年内有 50%～60%发生转移;3/4 患者就诊时已属进展期胃癌,一部分失去手术治疗机会,一部分患者即使能够接受手术做根治性切除,其术后 5 年生存率仅 30%～40%。因此,对失去手术切除机会、术后复发或转移患者应选择以下内科治疗。

(一)化疗

1.术后化疗

胃癌根治术后患者的 5 年生存率不高,为提高生存率,理论上术后应对患者进行辅助治疗。但长期以来,临床研究并未证实辅助治疗能够延长胃癌患者的生存期(OS)。针对 1992 年以前公布的辅助化疗随机临床研究进行的荟萃分析也显示,辅助化疗并不能延长患者的生存期。综观以往试验,由于入组的患者数相对较少、使用的化疗方案不强、试验组和对照组患者的选择有偏倚等因素,可能影响了研究的准确性。而西方国家最近完成的研究中,除少数认为术后辅助化疗比单纯手术有临近统计学意义的延长患者的生存期外,绝大多数研究的结论仍然是辅助化疗不能显著延长患者的生存期。在美国 INT0116 的Ⅲ期临床研究中。556 例胃癌或胃食管腺癌患者,被随机分为根治性手术后接受氟尿嘧啶(5-FU)联合亚叶酸钙(LV)加放疗的辅助治疗组和仅接受根治性手术的对照组,结果显示,术后辅助放化疗组的中位生存期为 36 个月,明显长于对照组(27 个月,$P=0.005$);术后辅助放化疗组的无病生存期(DFS)为 30 个月,也明显长于对照组(19 个月,$P<0.001$)。因此,美国把辅助放化疗推荐为胃癌根治术后的标准治疗方案。但是,国内外不少学者对此研究的结论持有疑义,认为胃癌术后的局部复发与手术的方式、切除的范围及手术的技巧关系密切。此研究的设计要求所有患者行 D2 手术,但试验中仅 10%的患者接受了 D2 手术,因此,术后放化疗中的放疗对仅接受 D0 或 D1 手术的患者获益更大,而对接受 D2 手术者的获益可能较小。所以,学者们认为,INT0116 研究仅能证明术后放化疗对接受 D0 或 D1 手术的患者有益。在英国的 MAGIC 试验中,有 68%的患者接受了 D2 手术,结果显示,接受围术期放化疗患者的 5 年生存率为 36%,仍然明显高于单纯手术组患者的 23%($P<0.001$)。目前,无论是东方还是西方国家的学者均普遍认同单纯手术并非是可切除胃癌的标准治疗,但术后是否行辅助治疗,仍建议按照美国国家癌症综合网(NCCN)的指导原则,依据患者的一般状况、术前和术后分期及手术的方式来做决定。

与西方的研究相比,亚洲国家的研究结果更趋于认同胃癌的辅助治疗。这可能与东西方患者中近端和远端胃癌所占的比例不同、患者的早期诊断率不同、术前分期不同及手术淋巴结的清扫程度不同有关。最近,日本的一项入组 1 059 例患者的随机Ⅲ期临床试验(ACTS-GC)中,比较了 D2 术后Ⅱ和Ⅲ期胃癌患者接受 S1 辅助化疗组与不做化疗的对照组患者的生存情况,结果显示,S1 组患者的 3 年生存为80.5%,明显高于对照组(70.1%,$P=0.002\ 4$),而且辅助化疗组患者的死亡风险降低了 32%。

2.术前化疗

在消化道肿瘤中,局部晚期胃癌的术前新辅助化疗较早引起人们的关注。从理论上说,术前化疗能降低腹膜转移的风险,降低分期,增加 R0 切除率。一些Ⅱ期临床试验表明,术前化疗的有效率为 31%～70%，化疗后的 R0 切除率为 40%～100%，从而延长了患者的生存期。但是，以上结论还有待于Ⅲ期临床研究的证实。

对于手术不能切除的局部晚期胃癌，如果患者年轻，一般状况较好，建议应选择较为强烈的化疗方案。一旦治疗有效，肿瘤就变成可手术切除。为了创造这种可切除的机会，选择强烈化疗，承担一定的化疗毒性风险是值得的。由于胃癌根治术后上消化道生理功能的改变，使患者在很长一段时间内体质难以恢复，辅助化疗不能如期实施。因此，应把握好术前化疗的机会，严密监控化疗的过程和效果，一旦有效，应适当增加化疗的周期数，以尽量杀灭全身微小病灶，以期延长术后的 DFS 甚至生存期。当然，术前化疗有效后，也不能因过分追求最佳的化疗疗效，过度化疗，延误最佳的手术时机。掌控新辅助化疗的周期数要因人而异，因疗效而异，虽然尚无循证医学的证据，但一般不要超过 4 个周期，而对于认为能达到 R0 切除者，术前化疗更应适可而止。

3.晚期胃癌的解救治疗

对于不能手术的晚期胃癌，应以全身化疗为主。与最佳支持治疗比较，化疗能够改善部分患者的生活质量，延长生存期，但效果仍然有限。胃癌治疗可选择的化疗药物有 5-FU、多柔比星（ADM）、表柔比星（EPI）、顺铂（PDD）、依托泊苷（VP-16）、丝裂霉素（MMC）等，但单药应用的有效率不高。联合方案中 FAMTX（5-FU＋ADM＋MTX）、ELF（VP-16＋5-FU＋LV）、CF（PDD＋5-FU）和 ECF（EPI＋PDD＋5-FU）是以往治疗晚期胃癌常用的方案，但并不是公认的标准方案。ECF 方案的有效率较高，中位肿瘤进展时间（TTP）和 OS 较长，与 FAMTX 方案比较，其毒性较小，因此，欧洲学者常将 ECF 方案作为晚期胃癌治疗的参考方案。临床上常用的 CF 方案的有效率也在 40% 左右，中位生存期达 8～10 个月。因此，多数学者都将 CF 和 ECF 方案作为晚期胃癌治疗的参考方案。

紫杉醇（PTX）、多西紫杉醇（DTX）、草酸铂、伊立替康（CPT-11）等新的细胞毒药物已经用于晚期胃癌的治疗。相关临床研究显示，PTX 一线治疗的有效率为 20%，PCF（PTX＋PDD＋5-FU）方案治疗的有效率为 50%，生存期为 8～11 个月；DTX 治疗的有效率为 17%～24%，DCF（DTX＋PDD＋5-FU）方案治疗的有效率为 56%，生存期为 9～10 个月。另外，V325 研究的终期结果表明，DCF 方案优于 CF 方案，DCF 方案的有效率（37%）高于 CF（25%，$P = 0.01$），TTP（5.6 个月比 3.7 个月，$P = 0.0\ 004$）和生存期（9.2 个月比 8.6 个月，$P = 0.02$）也长于 CF，因此认为，DCF 方案可以作为晚期胃癌的一线治疗方案。但是 DTX 的血液和非血液学毒性是制约其临床应用的主要因素。探索适合中国胃癌患者的最适剂量，将是临床医师要解决的问题。草酸铂作为第 3 代铂类药，与 PDD 不完全交叉耐药，与 5-FU 也有协同作用。FOLFOX6 方案（5-FU＋LV＋草酸铂）治疗胃癌治疗的有效率达 50%。CPT-11 与 PDD 或与 5-FU＋CF 联合应用的有效率分别为 34% 和 26%，患者的中位 OS 分别为 10.7 和 6.9 个月。目前，口服 5-FU 衍生物以其方便、有效和低毒的优点而令人关注，其中，卡培他滨或 S1 单药的有效率在 24%～30%；与 PDD 联合的有效率>50%，中位 TTP>6 个月，中位 OS>10 个月。

分子靶向药物联合化疗多为小样本的Ⅱ期临床试验，其中，靶向表皮生长因子受体的西妥昔单抗与化疗联合一线治疗晚期胃癌的疗效在 44%～65%，但其并不能明显延长患者的 OS。另外，有关靶向 Her-2/neu 的曲妥珠单抗的个别报道，也显示了曲妥珠单抗较好的疗效。正在进行的Ⅲ期 ToGA 试验中比较了曲妥珠单抗联合化疗与单纯化疗的效果，但尚未得出结论。靶向血管内皮生长因子（VGFR）的贝伐单抗与化疗联合一线治疗晚期胃癌的有效率约为 65%，患者的中位生存期为 12.3 个月。国际多中心的临床研究也正在评价贝伐单抗联合化疗与单纯化疗的效果。从目前的结果看,虽然分子靶向药物治疗胃癌的毒性不大,但费用较高,疗效尚不确定,临床效果尚需要更多的数据来评价。

一些新的化疗药物与以往的药物作用机制不同,无交叉耐药,毒性无明显的重叠,因此有可能取代老一代的药物,或与老药联合。即便如此,目前晚期胃癌一线化疗的有效率仅为30%~50%。化疗获益后,即使继续原方案化疗,中位 TTP 也仅为 4~6 个月。因此,化疗获益后的继续化疗,只能起到巩固和维持疗效的作用。在加拿大进行的一项对 212 名肿瘤内科医师关于晚期胃癌化疗效果看法的调查结果显示,仅 41% 的医师认为化疗能延长患者的生存期,仅 59% 的医师认为化疗能改善患者的生活质量。据文献报道,传统方案化疗对患者生存期的延长比最佳支持治疗仅多 4 个月,而以新化疗药物如 CPT-11,PTX 和 DTX 为主的方案,对生存期的延长比最佳支持治疗仅多 6 个月。一般说来,三药联合的化疗方案,如 ECF、DCF、PCF 和 FAMTX 等属于较为强烈的化疗方案;而单药或两药联合的化疗,如 PF(PTX+5-FU)、CPT-11+5-FU 和卡培他滨等是属于非强烈的方案。Meta 分析表明,三药联合的生存优势明显,如以蒽环类药物联合 PDD 和 5-FU 的三药方案与 PDD 和 5-FU 联合的两药方案比较,患者的生存期增加了2 个月。但是含 PDD,EPI 或 DTX 的化疗方案,毒性相对较大。目前,晚期胃癌的临床治疗重点主要为以下两个方面:①控制肿瘤生长,提高患者生活质量,使患者与肿瘤共存。因此,在治疗方案的选择上,既要考虑个体患者的身体状况、经济状况,又要考虑所选方案的有效率、毒性的种类和程度,权衡疗效和毒性的利弊。②探索新的治疗方案,以达到增效减毒的作用。如 REAL-2的Ⅲ期临床研究就是以标准的 ECF 方案作为对照,通过 2×2 的设计,综合权衡疗效和毒性后,得出以草酸铂替代顺铂、卡培他滨替代 5-FU 后组成的 EOX 方案效果最佳的结论。

胃癌治疗的理想模式是个体化治疗,包括个体化的选择药物的种类、剂量及治疗期限等。最近,英国皇家 Mamden 医院对一组可以手术切除的食管癌、食管和胃连接处癌患者,进行了术前基因表达图谱与术前化疗及手术后预后的分析研究。35 例患者术前接受内镜取肿瘤组织进行基因图谱分析,通过术前化疗,其中有 25 例接受了手术治疗。初步的结果显示,根据基因图谱预测预后好和预后差的两组患者的生存期差异有统计学意义($P<0.001$),表明药物基因组学或蛋白质组学的研究是实现真正意义上胃癌个体化治疗的重要手段。

(二)放疗

胃癌对放疗不甚敏感,尤其是印戒细胞癌和黏液腺癌,不过,未分化、低分化、管状腺癌和乳头状腺癌还是有一定的敏感性。放疗包括术前、术中、术后放疗,主要采用钴或直线加速器产生γ 射线进行外照射,多提倡术前及术中放疗。由于胃部的位置非常靠近其他重要的器官,在进行胃癌的放疗时,很难不会对其他的器官造成不良反应。在这种情况下,胃癌的放疗有严格的适应证与禁忌证,同时应在胃癌的放疗过程中服用中药来保护周围脏器。①适应证:未分化癌,低分化癌,管状腺癌、乳头状腺癌;癌灶小而浅在,直径在 6 cm 以下,最大不超过 10 cm;肿瘤侵犯未超过浆膜面,淋巴结转移在第二组以内,无周围脏器、组织受累。②禁忌证:因黏液腺癌和印戒细胞癌对放疗无效,故应视为禁忌证。其他禁忌证还包括癌灶直径大于 10 cm,溃疡深且广泛;肿瘤侵犯至浆膜面以外,有周围脏器转移。

从以上分析我们可以看出,放疗适用于胃癌早期,不适用于已有转移的中晚期。

1.术前、术中放疗

指对某些进展期胃癌,临床上可摸到肿块,为提高切除率而进行的术前局部照射。Smalley等总结了胃的解剖特点和术后复发的类型,并提供了详细的放疗推荐方案。北京报道了一项

Ⅲ期临床试验,360 例患者随机接受术前放疗再手术或单纯手术。两组患者的切除率为 89.5% 和 79.4%($P<0.01$)。两组术后病理 T_2 分期为 12.9% 和 4.5%($P<0.01$),T_4 分期为 40.3% 和 51.3%($P<0.05$),淋巴结转移分别为 64.3% 和 84.9%($P<0.001$)。两组患者 5 年及 10 年的生存率分别为 30% 对 20%,20% 对 13%($P=0.009$)。这些数据提示术前放疗可以提高局部控制率和生存率。Skoropad 等报道,78 例可手术切除的胃癌患者随机接受单纯手术,或术前放疗(20 Gy,5 次)后再手术及术中放疗(20 Gy)。研究发现,对于有淋巴结侵犯及肿瘤侵出胃壁的患者,接受术前及术中放疗组的生存期显著优于单纯手术组。两组间在病死率上无显著差异,提示术前放疗安全可行。关于术前放疗的大型临床研究资料有限,有待进一步的研究。

2.术后放化疗

术后单纯放疗多数学者认为无效。有文献显示,术后单纯放疗未能提高生存率。术后放化疗的设想合理,放疗可控制术后易发生的局部复发,化疗可以进行全身治疗,同时化疗能够起到放疗增敏的作用。5-FU 是一个最常用于与放疗联合的化疗药物,与单纯放疗相比,前者能够提高胃肠道肿瘤患者的生存期。

为了彻底了解放化疗在胃癌术后辅助治疗中的疗效,INT0116 试验于 1991 年被启动。研究中共入组 603 例患者。其中 85% 有淋巴结转移,68% 为 T_3 或 T_4 期病变。患者随机分为术后同步放化疗组和单纯手术组($n=281$ 和 275)。单纯手术组接受胃癌根治性切除术,同步放化疗组在根治性切除术后接受如下治疗:第 1 周期化疗,每天给予 5-FU 425 mg/m^2 和 CF 20 mg/m^2,连续用 5 天;4 周后再进行同步放化疗,放疗总剂量为 45 Gy,分 25 次给予,每周 5 次,共 5 周。放疗范围包括瘤床、区域淋巴结和切缘上下各 2 cm。在放疗最初 4 天及最后 3 天连续给予上述化疗,放疗完全结束后 1 个月再给予以上化疗方案 2 周期。结果显示联合化放疗组的无病复发时间明显延长(30 个月:19 个月,$P<0.001$),中位生存期明显延长(35 个月:26 个月,$P=0.006$),3 年无复发生存率(48%:31%)和总生存率(50%:41%,$P=0.005$)均有提高。最常见 3～4 级的毒性反应为骨髓抑制(54%),胃肠道反应(33%),流感样症状(9%),感染(6%)和神经毒性(4%)。

无疑,INT0116 试验正式确立了放化疗在胃癌术后辅助治疗中的地位。但是,该试验仍存在不少争议,焦点主要集中在以下几个方面。

其一,关于淋巴结的清扫范围。INT0116 中每例患者都要求进行胃癌 D2 淋巴结清扫术,但实际上仅 10% 的手术达到该标准,36% 为胃癌 D1 手术,54% 为胃癌 D0 手术(即未将 N_1 淋巴结完全清扫)。因而很多学者认为,术后放化疗生存率提高可能是因为弥补了手术的不完全性,并由此提出胃癌 D2 淋巴结清扫后是否有必要接受辅助放化疗的疑问。Hundahl 等在回顾性研究中收集了 INT0116 试验的完整手术资料,分层分析结果显示,术后放化疗对提高胃癌 D0 或 D1 手术患者的生存率有益,而对胃癌 D2 手术后的患者并无帮助。然而,INT0116 试验中接受胃癌 D2 手术的患者极少,较小的样本量使分析结果缺乏说服力。Lim 等给予 291 例 D2 手术的胃癌患者 INT0116 治疗方案,结果显示 5 年生存率和局部控制率比美国 INT0116 的研究结果更好。Oblak 等分析 123 例接受 INT0116 治疗方案的患者,其中 107 例行根治性(R0)切除,其 2 年局部控制率、无病生存率、总体生存率分别达 86%、65% 和 73%。但上述两项研究缺乏对照组。生存率和局部控制率的提高是由于手术(D2 或 R0)、放化疗或两者共同作用还不能肯定。韩国的一项多中心的观察性研究比较了 544 例 D2 术后接受放化疗的胃癌患者与同期 446 例仅接受 D2 术胃癌患者的复发率和生存率。结果表明放化疗组的中位总生存、无复发生存时间明显优于单纯手术组,分别为 95.3 个月对 62.6 个月($P=0.020$),75.6 个月对 52.7 个月($P=0.016$)。两者的 5 年总体生存率、无复发生存率分别为 57.1% 对 51.0%($P=0.0 198$),54.5% 对 47.9%($P=0.0 161$),且放化疗组的死亡风险降低了 20%。认为胃癌 D2 术后辅以放化疗能提高生存率,减少复发。

第 2 个争议为,INT0116 试验方案的安全性,即术后放化疗的毒性反应也受到关注。试验进行中近 75% 的患者出现了 >3 级的毒性反应,另有 17% 的患者因毒性反应未能完成全部疗程。术后放化疗是否安全,是什么因素使患者的耐受性下降。Tormo 和 Hughes 的两个临床研究认为 INT0116 的放化疗方案是安全的,毒性反应可以接受。在 INT0116 试验中,放疗方法多为传统的前后野照射,射野计划很少基于 CT 定位。而现在采用的放疗方法常为多野照射,且使用 CT 进行放疗计划,这些措施必将减轻正常组织的毒性反应。

此外一个争议为,INT0116 试验使用的化疗药物为静脉推注的 5-FU,之后的分析发现,5-FU 的使用并没有减少腹腔外的复发(放化疗组及单纯手术组的腹腔外的复发率分别为 14% 和 12%)。这就提示放化疗带来的生存益处是由于放疗提高了局控率的结果。

在某种程度上,5-FU 充当了放疗增敏的角色而并未起到全身化疗的效果。当然,INT0116 试验设计于 20 世纪 80 年代,在当时静脉推注 5-FU 还是一个标准治疗。然而,单药 5-FU 在胃癌中的有效率太低,目前出现了很多有效率更高的化疗方案,可以作为更好的放疗增敏剂,及用于全身治疗。

同步放化疗中是否有更好的化疗方案取代 FL/LV 方案,Leong 等在放疗同步 5-FU 输注治疗的前后使用 ECF 方案用于胃癌的辅助治疗,并采用多野放疗。3 或 4 级毒性反应发生率分别为 38%、15%,主要毒性表现为骨髓抑制(3~4 级发生率为 23%),胃肠道反应(3 级发生率为 19%)。FUehs 等在一个含 ECF 方案的同步放化疗研究也观察到相似的毒性反应,3~4 级的粒细胞减少及胃肠道反应分别为 29%、29%。目前,一个大型的 III 期临床研究(Trial 80101)正在进行。该研究将根治性胃癌切除术的患者随机分为两组,术后的辅助治疗分别 FU/LV+放疗(45 GY)/输注的 5-FU+FU/LV 方案及 ECF+放疗(45 GY)/输注的 5-FU+ECF。其结果值得期待。

(三)生物治疗

随着分子生物学、细胞生物学和免疫学等研究的进展,胃癌的治疗已形成了除以手术治疗为主,辅以放疗、化疗外,还包括生物治疗在内的综合治疗。

胃癌生物治疗主要基于以下几个方面:①给予免疫调节剂、细胞因子或效应细胞,调动或重建受损免疫系统。增强机体抗癌能力并提高对放、化疗的耐受。②通过各种手段,促进癌细胞特异抗原表达、递呈或对免疫杀伤的敏感性,增强机体抗癌的攻击靶向力与杀伤效率。③对癌细胞生物学行为进行调节,抑制其增殖、浸润和转移,促进其分化或死亡。

代表性的治疗方法有单细胞因子和多细胞因子疗法,IL-2/LAK 疗法、TIL/IL-2 疗法、单细胞抗体导向抗胃癌疗法、胃癌疫苗、主动性特异性免疫疗法及基因治疗。

1.免疫调节剂治疗

对免疫功能抑制程度较轻,一般状态较好者有一定疗效。具有代表性的免疫调节剂有卡介苗、K-432、短棒杆菌菌苗、左旋咪唑及多糖类中的云芝多糖、香菇多糖等。能够非特异性提高胃癌患者单核-巨噬细胞活性与细胞因子产生,调动机体免疫系统,促进残存癌细胞的清除,减少复发与转移,支持进一步的放、化疗。

2.单克隆抗体及其交联物导向治疗

该疗法将单克隆抗体与化疗药物、毒素或放射性核素相耦联,利用抗体对癌细胞的特殊亲和力。定向杀伤癌细胞,适用于清除亚临床病灶或术后微小残存病灶,减少胃癌复发和转移。用于胃癌治疗研究的抗体主要针对其癌相关抗原或与细胞生物学行为相关的抗原。如癌胚抗原(CEA)、细胞膜转铁蛋白受体(TFR)、细胞膜表面 Fas 蛋白、与细胞恶性转化相关的表皮生长因子受体及与癌组织血管形成密切相关的血管内皮生长因子(VEGF)及其受体等。但胃癌专一特异性抗体尚未发现。

目前,该疗法临床应用并不令人满意,原因可能有鼠源性抗体,选择性不高及异源蛋白拮抗;胃癌抗原免疫性弱。异质性强.致使单抗导向力降低;抗体半衰期短,与药物交联的稳定性及其生物活性间存在相互影响;抗体转运生理屏障与循环抗原封闭等。近年应用基因工程开发的人-鼠嵌合抗体、人源性单克隆抗体、单链抗体和双特异抗体等可显著提高对癌细胞的导向与亲和力。其临床效果尚有待观察。

3.细胞因子治疗

该方法适用于免疫功能损害较严重,外源性免疫调节剂已很难刺激机体产生免疫应答的患者。用于胃癌治疗的基因重组细胞因子主要有:白细胞介素-2(IL-2)、干扰素-α(IFN-α)。肿瘤坏死因子-a(TNF-a)、粒细胞集落刺激因子(G-CSF)、粒-巨噬细胞集落刺激因子(GM-CSF)。临床上多将细胞因子与放、化疗及其他生物疗法联用;也可在瘤内或区域内给药,以减轻毒副作用。细胞因子治疗研究目前多集中在:现有临床方案的改进;细胞因子结构的改良(分子修饰,提高生物活性、降低毒性);通过分子生物学技术,构造出癌特异性抗体-细胞因子融合蛋白或细胞因子基因转移等。

4.肿瘤疫苗

免疫治疗是生物治疗的主要组成部分之一。肿瘤疫苗是肿瘤特异性的主动免疫治疗,其诱导的机体特异性主动免疫应答,增强机体抗肿瘤能力的作用在动物试验中取得了肯定,许多肿瘤疫苗已进入临床实验研究,显示出良好的前景。对于胃癌的免疫研究,将有助于胃癌综合治疗的实施、消灭残癌、预防复发与转移、提高患者的生活质量和生存率。胃癌的肿瘤疫苗主要有以下几种。

(1)肿瘤抗原肽疫苗。近年来,应用肿瘤相关抗原(TAA)或肿瘤特异性抗原进行主动免疫治疗的研究发展较快。由于免疫效应细胞识别的是由抗原呈递细胞吞噬、并经 MHC 分子呈递的肽段,因此免疫活性肽的发现为肿瘤主动免疫治疗提供了新的思路,出现了以不同抗原肽为靶点的肿瘤疫苗。

(2)胚胎抗原疫苗。癌胚抗原(CEA)是最早发现的 TAA,属胚胎性癌蛋白,也是与胃癌相关的研究最多的 TAA。Zaremba 等对 CEA 肽联 CAP1 的部分氨基酸残基进行替换得到 CAP1-6D,其不仅能在体外致敏 CEA 特异的细胞毒性 T 细胞(CTL),在体内也能诱导 CEA 特异的 CTL,目前部分 CEA 疫苗已进入 I 期临床试验。曾有研究表明:在胃癌组织中分别可在胞核,胞质中识别到特异性对抗黑色素瘤抗原基因(MAGE 基因)蛋白的单克隆抗体 77B 和 57B,且 MAGE 可在大多胃癌患者中发现,故其可作为特异性免疫治疗胃癌的靶基因。但亦有报道认为 MAGE 基因多发生于进展期胃癌的晚期,在肿瘤免疫治疗中的价值值得再考虑。国内也有报道,多为混合性多价疫苗。邵莹等研究发现,应用 MAGE-3-HLA-A2 肿瘤肽疫苗可诱导产生对表达 MAGE-3 胃癌细胞特异性 CTL,这种 CTL 对胃癌细胞杀伤力很强,具有临床应用价值。

（3）其他肿瘤抗原肽疫苗。应用肿瘤细胞裂解产物经生物化学方法可以提取出肿瘤细胞的特异性抗原肽,目前这方面的研究较多。Nabeta 等从胃癌提纯了一种肿瘤抗原,称为 F4.2(一种肽),经体内、外试验证实:应用 F4.2 肿瘤肽疫苗可以诱导产生抗胃癌的特异性 CTL 细胞,有望作为一种 HLA-A31 结合性肽疫苗用于胃癌治疗。

（4）独特型抗体疫苗。抗独特型抗体(AID)具有模拟抗原及免疫调节的双重作用,同时能克服机体免疫抑制,打破免疫耐受,故能代替肿瘤抗原诱发特异性主动免疫。目前学者已成功构建了拟用于胃癌治疗的抗独特型抗体。何凤田等应用噬菌体抗体库技术成功地将胃癌单克隆抗体 MG7 改造成抗独特型抗体的单链可变区片段(SeFv),因为抗独特型抗体的 SeFv 组成及功能域的排序理想足以模拟初始抗原来激发机体的抗肿瘤免疫反应,所以其研究为应用抗独特型抗体 SeFv 治疗胃癌创造了条件。抗独特型抗体在实际应用中也存在一些问题,如肿瘤抗原决定簇出现变化时会影响抗独特型抗体疫苗的效果;大量有效抗独特型抗体的制备过程还存在一定困难及若使用人单抗则可出现人体杂交瘤细胞不稳定、产量低等现象。这些均需通过进一步的研究解决。

（5）病毒修饰的肿瘤细胞疫苗。德国癌症中心研究开发了新城鸡瘟病毒(NDV)修饰的自体肿瘤疫苗,是目前研究较多的一种病毒修饰肿瘤细胞疫苗。主要方法是将 NDV 病毒转染肿瘤细胞,待其增生后灭活作为疫苗皮下注射。现该治疗方法在全世界范围内多中心多种癌症的临床治疗研究中取得了良好的效果,在胃癌也有应用,疗效亦较满意。

（6）树突细胞(DC)肿瘤疫苗。树突状细胞(DCs)即是体内最有效的专业抗原提呈细胞,也是抗原特异性免疫应答的始动者,具有摄取、加工、递呈抗原至 T 细胞的能力,表达高水平的 MHCⅠ、Ⅱ和 CD80,CD86 等共刺激分子,在免疫应答中起关键作用。以 DCs 为基础的各种疫苗在胃癌免疫治疗中取得了很大的成就。

临床采用外周血单个核细胞及自体肿瘤抗原在体外制备 DCs 疫苗,采用临床随机对照研究将50 例胃癌术后患者随机分为两组,对照组予以常规化疗;疫苗治疗组常规化疗 2 周后进行 DCs 疫苗皮下注射,每周 1 次、共 4 次。在治疗前后相应各时相点采取患者外周血检测白细胞介素-12(IL-12)、IL-4 及干扰素 γ(IFNγ)的水平。结果疫苗治疗组患者 DCs 注射前及注射后 2 周、4 周和 8 周的外周血 IL-12 的水平分别为(37±4)pg/mL,(68±6)pg/mL,(96±12)pg/mL 和(59±9)pg/mL;IFNγ 的水平分别为(61±12)pg/mL,(134±19)pg/mL,(145±20)pg/mL 和(111±15)pg/mL;IL-4 的水平分别为(55±7)pg/mL,(49±6)pg/mL,(46±5)pg/mL 和(50±8)pg/mL。而常规治疗组患者外周血 IL-12,IFNγ 及 IL-4 的水平分别为(39±7)pg/mL,(45±9)pg/mL,(44±10)pg/mL,(44±6)pg/mL;(63±10)pg/mL,(61±13)pg/mL,(62±11)pg/mL,(61±7)pg/mL;(52±11)pg/mL,(55±9)pg/mL,(53±10)pg/mL,(55±8)pg/mL。疫苗治疗组患者外周血 IL-12 及 IFNγ 水平在疫苗治疗后明显提高,与同期正常对照组相比差异有显著意义($P<005$)。结论 DCs 疫苗可提高胃癌患者术后外周血 IL-12 的水平,并促进 T 细胞向 Th1 方向发展,临床应用无明显不良反应。

Sadanaga 等用负载 MAGE-3 肽的自身 DCs 治疗 12 例胃肠道肿瘤(胃癌 6 例),患者临床表现均有改观。其中 7 例患者的肿瘤标志物表达下降,3 例患者肿瘤有消退现象,未发现毒副作用,表明用 DCs 负载肿瘤 MAGE-3 治疗胃肠道肿瘤安全有效。目前,DC 作为体内最强的抗原呈递细胞,是肿瘤治疗的研究热点,以 DCs 为中心的肿瘤疫苗是否能给胃癌生物治疗开辟新途径尚需深入研究,尤其是更深入的临床应用研究,相信 DC 肿瘤疫苗必将给胃癌的治疗带来新的曙光。

(7)DNA 疫苗。日前,一项国家自然科学基金资助项目——构建以胃癌 MG7-Ag 模拟表位为基础的 DNA 疫苗,在第四军医大学西京医院全军消化病研究所完成。这项研究成果为胃癌的免疫治疗提供了一条新途径。胃癌 MG7-Ag 是西京医院全军消化病研究所发现的一种特异性较好的胃癌标志物,并已初步证实可以诱导抗肿瘤免疫。研究人员希望能利用 PADRE 高效辅助作用的 DNA 疫苗制备容易,诱导免疫持久、广谱的特点,研制出一种新型的胃癌疫苗应用于胃癌免疫治疗。

(四)营养治疗

恶性肿瘤患者多存在营养不良。营养不良既是癌症的并发症,又是使其恶化造成患者死亡的主要原因之一,因此癌症患者需要营养支持以改善其生活质量。其基本方法有胃肠内营养及胃肠外营养两种。全胃及近端切除术后患者术后经肠内营养支持治疗方便、有效、安全、可靠。能改善术后患者的营养状态,在临床上有很好的应用价值。

肠内营养制剂有管饲混合奶及要素饮食两种。由于管饲混合奶渗透压及黏度高,需要肠道消化液消化。不适合术后早期肠内营养支持。要素饮食具有营养全面,易于吸收、无须消化、残渣少、黏度低及 pH 适中等特点。临床应用要素饮食过程中,未出现由于营养制剂所导致的水、电解质失衡及肠痉挛等。说明术后应用要素膳进行肠内营养治疗是一种安全、可靠的方法。因而术后早期肠内营养的制剂以要素膳为首选。

关于肠内营养开始时间及滴速的选择,Nachlas 等认为胃肠道术后短期功能障碍主要局限于胃、结肠麻痹,其中胃麻痹 1～2 天,结肠麻痹 3～5 天,而小肠功能术后多保持正常。近年来,有不少学者提倡术后早期(24 小时后)即开始肠内营养。临床采用术后 48 小时后滴入生理盐水 200 mL,如无不良反应,即于术后 72 小时开始逐渐增加滴入总量、速度及浓度直至达到需要量。由于术后患者处于应激状态,患者在大手术后的急性期内分解代谢旺盛,机体自身的保护性反应使机体动员体内的蛋白质、脂肪贮存来满足急性期代谢需要。因而,此时机体的代谢状况较混乱,不宜过早给予肠内营养支持。术后 72 小时开始为佳,这与山中英治的观点一致。

肠内营养滴注速度以 30 mL/h 的滴速开始,以后逐渐增加至 100～125 mL/h,此后维持这一速度。根据患者的耐受情况,逐步增加灌注量。全组患者在营养治疗过程中虽早期出现轻度腹胀,在继续滴注过程中腹胀均逐渐减轻,且未出现较严重的腹泻。因此,我们认为术后短期进行肠内营养治疗时,滴入速度及浓度应遵循循序渐进的原则,只要使用得当,多可取得较满意的效果。

(五)中西医结合治疗

采用化疗与中药扶正抗癌冲剂治疗Ⅲ～Ⅳ期胃癌患者,术后五年生存率达 73.8%,中位生存期为 54.8±3.18 mo,明显高于单纯化疗。通过中西医结合达到治疗胃癌的最佳疗效。

六、预防

胃癌的病因还不完全清楚,但流行病学调查发现促使胃癌发生的可疑因素有食物中长期缺少新鲜蔬菜,食物霉变,长期食用富含亚硝酸盐的咸菜、酸菜、咸鱼等。许多证据说明在低酸及无酸的胃内致癌N-亚硝基化合物的合成及真菌毒素的产生可能在胃癌的病因中起重要作用。近 30 年来世界性胃癌发病率下降可能主要与饮食习惯的改变及食物储存方式的变化有关。改变饮食及普遍采用冷冻保鲜储存食物,包括减少食物中的盐分,增加牛奶、乳制品、新鲜蔬菜及水果,每天食用低盐的豆浆、汤等应成为胃癌一级预防的基本措施。

国内的研究发现,食蔬基类蔬菜,如蒜、葱及绿茶对胃癌有明显的保护作用,产蒜区胃癌的发病率低,大蒜的年食用量与胃癌发病率呈明显负相关。进食大蒜后胃泌酸功能增加,胃内亚硝酸盐含量及真菌、细菌的检出率明显下降。大蒜素能降低硝基胍类化合物对大鼠的胃癌诱发率,杀伤体外培养的胃癌细胞,抑制裸鼠体内移植的胃癌。大蒜和绿茶价廉、易得,也易于被群众接受,因此在胃癌高发区可作为干预胃癌发生的食物。

近期发现幽门螺杆菌(HP)感染作为环境因素之一,可能是胃癌和胃黏膜相关性淋巴样组织淋巴瘤发生的重要始发因素,更有学者预言通过清除 HP 感染,可使胃癌发病率下降 30%,但也有一些资料不支持这种观点。我们认为对 HP 感染者是否应进行治疗以防癌变,应视具体情况采取措施。在 HP 作为胃癌的病因尚未完全肯定之前,可先在胃癌高发区或有明显癌变家族史者进行 HP 感染的筛选,阳性者尤其是同时伴有胃黏膜腺体萎缩、肠化或异型增生者,应行清除 HP 的治疗。关于清除 HP 后是否会减少胃癌危险性,有待进一步的前瞻性研究。在动物试验中,HP 疫苗对 HP 感染有明显的预防和治疗作用,我国是胃癌高发区,HP 感染率高,研制我国自己的 HP 疫苗已成为迫切的课题。

(刘春龙)

第七节 消化性溃疡

消化性溃疡(peptic ulcer)主要指发生在胃和十二指肠的慢性溃疡,即胃溃疡(gastric ulcer,GU)和十二指肠溃疡(duodenal ulcer,DU),因溃疡形成与胃酸/胃蛋白酶的消化作用有关而得名。溃疡的黏膜缺损超过黏膜肌层,不同于糜烂。

一、流行病学

消化性溃疡是全球性常见病。西方国家资料显示,自 20 世纪 50 年代以后,消化性溃疡发病率呈下降趋势。我国临床统计资料提示,消化性溃疡患病率在近十多年来亦开始呈下降趋势。本病可发生于任何年龄,但中年最为常见,DU 多见于青壮年,而 GU 多见于中老年,后者发病高峰比前者约迟 10 年。男性患病比女性较多。临床上 DU 比 GU 为多见,两者之比为(2~3):1,但有地区差异,在胃癌高发区 GU 所占的比例有增加。

二、病因和发病机制

在正常生理情况下,胃十二指肠黏膜经常接触有强侵蚀力的胃酸和在酸性环境下被激活、能水解蛋白质的胃蛋白酶,此外,还经常受摄入的各种有害物质的侵袭,但却能抵御这些侵袭因素的损害,维持黏膜的完整性,这是因为胃、十二指肠黏膜具有一系列防御和修复机制。目前认为,胃十二指肠黏膜的这一完善而有效的防御和修复机制,足以抵抗胃酸/胃蛋白酶的侵蚀。一般而言,只有当某些因素损害了这一机制才可能发生胃酸/胃蛋白酶侵蚀黏膜而导致溃疡形成。近年的研究已经明确,Hp 和非甾体抗炎药是损害胃十二指肠黏膜屏障从而导致消化性溃疡发病的最常见病因。少见的特殊情况,当过度胃酸分泌远远超过黏膜的防御和修复作用也可能导致消化性溃疡发生。现将这些病因及其导致溃疡发生的机制分述如下。

(一)幽门螺杆菌

确认幽门螺杆菌为消化性溃疡的重要病因主要基于两方面的证据:①消化性溃疡患者的幽门螺杆菌检出率显著高于对照组的普通人群,在 DU 的检出率约为 90%、GU 为 70%～80%(幽门螺杆菌阴性的消化性溃疡患者往往能找到 NSAID 服用史等其他原因)。②大量临床研究肯定,成功根除幽门螺杆菌后溃疡复发率明显下降,用常规抑酸治疗后愈合的溃疡年复发率为50%～70%,而根除幽门螺杆菌可使溃疡复发率降至 5%以下,这就表明去除病因后消化性溃疡可获治愈。至于何以在感染幽门螺杆菌的人群中仅有少部分人(约 15%)发生消化性溃疡,一般认为,这是幽门螺杆菌、宿主和环境因素三者相互作用的不同结果。

幽门螺杆菌感染导致消化性溃疡发病的确切机制尚未阐明。目前比较普遍接受的一种假说试图将幽门螺杆菌、宿主和环境 3 个因素在 DU 发病中的作用统一起来。该假说认为,胆酸对幽门螺杆菌生长具有强烈的抑制作用,因此正常情况下幽门螺杆菌无法在十二指肠生存,十二指肠球部酸负荷增加是 DU 发病的重要环节,因为酸可使结合胆酸沉淀,从而有利于幽门螺杆菌在十二指肠球部生长。幽门螺杆菌只能在胃上皮组织定植,因此在十二指肠球部存活的幽门螺杆菌只有当十二指肠球部发生胃上皮化生才能定植下来,而据认为十二指肠球部的胃上皮化生是十二指肠对酸负荷的一种代偿反应。十二指肠球部酸负荷增加的原因,一方面与幽门螺杆菌感染引起慢性胃窦炎有关,幽门螺杆菌感染直接或间接作用于胃窦 D、G 细胞,削弱了胃酸分泌的负反馈调节,从而导致餐后胃酸分泌增加;另一方面,吸烟、应激和遗传等因素均与胃酸分泌增加有关(详后述)。定植在十二指肠球部的幽门螺杆菌引起十二指肠炎症,炎症削弱了十二指肠黏膜的防御和修复功能,在胃酸/胃蛋白酶的侵蚀下最终导致 DU 发生。十二指肠炎症同时导致十二指肠黏膜分泌碳酸氢盐减少,间接增加十二指肠的酸负荷,进一步促进 DU 的发生和发展过程。

对幽门螺杆菌引起 GU 的发病机制研究较少,一般认为是幽门螺杆菌感染引起的胃黏膜炎症削弱了胃黏膜的屏障功能,胃溃疡好发于非泌酸区与泌酸区交界处的非泌酸区侧,反映了胃酸对屏障受损的胃黏膜的侵蚀作用。

(二)NSAID

NSAID 是引起消化性溃疡的另一个常见病因。大量研究资料显示,服用 NSAID 患者发生消化性溃疡及其并发症的危险性显著高于普通人群。临床研究报道,在长期服用 NSAID 患者中 10%～25%可发现胃或十二指肠溃疡,有 1%～4%的患者发生出血、穿孔等溃疡并发症。NSAID 引起的溃疡以 GU 较 DU 多见。溃疡形成及其并发症发生的危险性除与服用 NSAID 种类、剂量、疗程有关外,尚与高龄、同时服用抗凝血药、糖皮质激素等因素有关。

NSAID 通过削弱黏膜的防御和修复功能而导致消化性溃疡发病,损害作用包括局部作用和系统作用两方面,系统作用是主要致溃疡机制,主要是通过抑制环氧合酶(COX)而起作用。COX 是花生四烯酸合成前列腺素的关键限速酶,COX 有两种异构体,即结构型 COX-1 和诱生型 COX-2。COX-1 在组织细胞中恒量表达,催化生理性前列腺素合成而参与机体生理功能调节;COX-2 主要在病理情况下由炎症刺激诱导产生,促进炎症部位前列腺素的合成。传统的NSAID 如阿司匹林、吲哚美辛等旨在抑制COX-2 而减轻炎症反应,但特异性差,同时抑制了COX-1,导致胃肠黏膜生理性前列腺素 E 合成不足。后者通过增加黏液和碳酸氢盐分泌、促进黏膜血流增加、细胞保护等作用在维持黏膜防御和修复功能中起重要作用。

NSAID 和幽门螺杆菌是引起消化性溃疡发病的两个独立因素,至于两者是否有协同作用则尚无定论。

(三)胃酸和胃蛋白酶

消化性溃疡的最终形成是由于胃酸/胃蛋白酶对黏膜自身消化所致。因胃蛋白酶活性是 pH 依赖性的,在 pH>4 时便失去活性,因此在探讨消化性溃疡发病机制和治疗措施时主要考虑胃酸。无酸情况下罕有溃疡发生及抑制胃酸分泌药物能促进溃疡愈合的事实均确证胃酸在溃疡形成过程中的决定性作用,是溃疡形成的直接原因。胃酸的这一损害作用一般只有在正常黏膜防御和修复功能遭受破坏时才能发生。

DU 患者中约有 1/3 存在五肽胃泌素刺激的最大酸排量(MAO)增高,其余患者 MAO 多在正常高值,DU 患者胃酸分泌增高的可能因素及其在 DU 发病中的间接及直接作用已如前述。GU 患者基础酸排量(BAO)及 MAO 多属正常或偏低。对此,可能解释为 GU 患者多伴多灶萎缩性胃炎,因而胃体壁细胞泌酸功能已受影响,而 DU 患者多为慢性胃窦炎,胃体黏膜未受损或受损轻微因而仍能保持旺盛的泌酸能力。少见的特殊情况如胃泌素瘤患者,极度增加的胃酸分泌的攻击作用远远超过黏膜的防御作用,而成为溃疡形成的起始因素。近年来非幽门螺杆菌、非 NSAID(也非胃泌素瘤)相关的消化性溃疡报道有所增加,这类患者病因未明,是否与高酸分泌有关尚有待研究。

(四)其他因素

下列因素与消化性溃疡发病有不同程度的关系。

(1)吸烟:吸烟者消化性溃疡发生率比不吸烟者高,吸烟影响溃疡愈合和促进溃疡复发。吸烟影响溃疡形成和愈合的确切机制未明,可能与吸烟增加胃酸分泌、减少十二指肠及胰腺碳酸氢盐分泌、影响胃十二指肠协调运动、黏膜损害性氧自由基增加等因素有关。

(2)遗传:遗传因素曾一度被认为是消化性溃疡发病的重要因素,但随着幽门螺杆菌在消化性溃疡发病中的重要作用得到认识,遗传因素的重要性受到挑战。例如,消化性溃疡的家族史可能是幽门螺杆菌感染的“家庭聚集”现象;O 型血胃上皮细胞表面表达更多黏附受体而有利于幽门螺杆菌定植。因此,遗传因素的作用尚有待进一步研究。

(3)急性应激可引起应激性溃疡已是共识。但在慢性溃疡患者,情绪应激和心理障碍的致病作用却无定论。临床观察发现长期精神紧张、过劳,确实易使溃疡发作或加重,但这多在慢性溃疡已经存在时发生,因此情绪应激可能主要起诱因作用,可能通过神经内分泌途径影响胃十二指肠分泌、运动和黏膜血流的调节。

(4)胃十二指肠运动异常:研究发现部分 DU 患者胃排空增快,这可使十二指肠球部酸负荷增大;部分 GU 患者有胃排空延迟,这可增加十二指肠液反流入胃,加重胃黏膜屏障损害。但目前认为,胃肠运动障碍不大可能是原发病因,但可加重幽门螺杆菌或 NSAID 对黏膜的损害。

概言之,消化性溃疡是一种多因素疾病,其中幽门螺杆菌感染和服用 NSAID 是已知的主要病因,溃疡发生是黏膜侵袭因素和防御因素失平衡的结果,胃酸在溃疡形成中起关键作用。

三、病理

DU 发生在球部,前壁比较常见;GU 多在胃角和胃窦小弯。组织学上,GU 大多发生在幽门腺区(胃窦)与泌酸腺区(胃体)交界处的幽门腺区一侧。幽门腺区黏膜可随年龄增长而扩大(假幽门腺化生和/或肠化生),使其与泌酸腺区之交界线上移,故老年患者 GU 的部位多较高。溃疡一般为单个,也可多个,呈圆形或椭圆形。DU 直径多小于 10 mm,GU 要比 DU 稍大。亦可见到直径大于 2 cm 的巨大溃疡。溃疡边缘光整、底部洁净,由肉芽组织构成,上面覆盖有灰白色或灰黄色纤维渗出物。活动性溃疡周围黏膜常有炎症水肿。溃疡浅者累及黏膜肌层,深者达肌层甚至浆膜层,溃破血管时引起出血,穿破浆膜层时引起穿孔。溃疡愈合时周围黏膜炎症、水肿消退,边缘上皮细胞增生覆盖溃疡面,其下的肉芽组织纤维转化,变为瘢痕,瘢痕收缩使周围黏膜皱襞向其集中。

四、临床表现

上腹痛是消化性溃疡的主要症状,但部分患者可无症状或症状较轻甚至不为患者所注意,而以出血、穿孔等并发症为首发症状。典型的消化性溃疡有如下临床特点:①慢性过程,病史可达数年至数十年。②周期性发作,发作与自发缓解相交替,发作期可为数周或数月,缓解期亦长短不一,短者数周、长者数年;发作常有季节性,多在秋冬或冬春之交发病,可因精神情绪不良或过劳而诱发。③发作时上腹痛呈节律性,表现为空腹痛即餐后 2~4 小时和/或午夜痛,腹痛多为进食或服用抗酸药所缓解,典型节律性表现在 DU 多见。

(一)症状

上腹痛为主要症状,性质多为灼痛,亦可为钝痛、胀痛、剧痛或饥饿样不适感。多位于中上腹,可偏右或偏左。一般为轻至中度持续性痛。疼痛常有典型的节律性如上述。腹痛多在进食或服用抗酸药后缓解。

部分患者无上述典型表现的疼痛,而仅表现为无规律性的上腹隐痛或不适。具或不具典型疼痛者均可伴有反酸、嗳气、上腹胀等症状。

(二)体征

溃疡活动时上腹部可有局限性轻压痛,缓解期无明显体征。

五、特殊类型的消化性溃疡

(一)复合溃疡

复合溃疡指胃和十二指肠同时发生的溃疡。DU 往往先于 GU 出现。幽门梗阻发生率较高。

(二)幽门管溃疡

幽门管位于胃远端,与十二指肠交界,长约 2 cm。幽门管溃疡与 DU 相似,胃酸分泌一般较高。幽门管溃疡上腹痛的节律性不明显,对药物治疗反应较差,呕吐较多见,较易发生幽门梗阻、出血和穿孔等并发症。

(三)球后溃疡

DU 大多发生在十二指肠球部,发生在球部远端十二指肠的溃疡称球后溃疡。多发生在十二指肠乳头的近端。具 DU 的临床特点,但午夜痛及背部放射痛多见,对药物治疗反应较差,较易并发出血。

(四)巨大溃疡

巨大溃疡指直径大于 2 cm 的溃疡。对药物治疗反应较差、愈合时间较慢,易发生慢性穿透或穿孔。胃的巨大溃疡注意与恶性溃疡鉴别。

(五)老年人消化性溃疡

近年,老年人发生消化性溃疡的报道增多。临床表现多不典型,GU 多位于胃体上部甚至胃底部,溃疡常较大,易误诊为胃癌。

(六)无症状性溃疡

约 15% 消化性溃疡患者可无症状,而以出血、穿孔等并发症为首发症状。可见于任何年龄,以老年人较多见;NSAID 引起的溃疡近半数无症状。

六、实验室和其他检查

(一)胃镜检查

胃镜检查是确诊消化性溃疡首选的检查方法。胃镜检查不仅可对胃十二指肠黏膜直接观察、摄像,还可在直视下取活组织做病理学检查及幽门螺杆菌检测,因此胃镜检查对消化性溃疡的诊断及胃良、恶性溃疡鉴别诊断的准确性高于 X 线钡餐检查。例如,在溃疡较小或较浅时钡餐检查有可能漏诊;钡餐检查发现十二指肠球部畸形可有多种解释;活动性上消化道出血是钡餐检查的禁忌证;胃的良、恶性溃疡鉴别必须由活组织检查来确定。

内镜下消化性溃疡多呈圆形或椭圆形,也有呈线形,边缘光整,底部覆有灰黄色或灰白色渗出物,周围黏膜可有充血、水肿,可见皱襞向溃疡集中。内镜下溃疡可分为活动期(A)、愈合期(H)和瘢痕期(S)3 个病期,其中每个病期又可分为 1 和 2 两个阶段。

(二)X 线钡餐检查

适用于对胃镜检查有禁忌或不愿接受胃镜检查者。溃疡的 X 线征象有直接和间接两种:龛影是直接征象,对溃疡有确诊价值;局部压痛、十二指肠球部激惹和球部畸形、胃大弯侧痉挛性切迹均为间接征象,仅提示可能有溃疡。

(三)幽门螺杆菌检测

幽门螺杆菌检测应列为消化性溃疡诊断的常规检查项目,因为有无幽门螺杆菌感染决定治疗方案的选择。检测方法分为侵入性和非侵入性两大类。前者需通过胃镜检查取胃黏膜活组织进行检测,主要包括快速尿素酶试验、组织学检查和幽门螺杆菌培养;后者主要有 ^{13}C 或 ^{14}C 尿素呼气试验、粪便幽门螺杆菌抗原检测及血清学检查(定性检测血清抗幽门螺杆菌 IgG 抗体)。

快速尿素酶试验是侵入性检查的首选方法,操作简便、费用低。组织学检查可直接观察幽门螺杆菌,与快速尿素酶试验结合,可提高诊断准确率。幽门螺杆菌培养技术要求高,主要用于科研。^{13}C 或 ^{14}C 尿素呼气试验检测幽门螺杆菌敏感性及特异性高而无须胃镜检查,可作为根除治疗后复查的首选方法。

应注意,近期应用抗生素、质子泵抑制剂、铋剂等药物,因有暂时抑制幽门螺杆菌作用,会使上述检查(血清学检查除外)呈假阴性。

(四)胃液分析和血清胃泌素测定

一般仅在疑有胃泌素瘤时作鉴别诊断之用。

七、诊断和鉴别诊断

慢性病程、周期性发作的节律性上腹疼痛,且上腹痛可为进食或抗酸药所缓解的临床表现是诊断消化性溃疡的重要临床线索。但应注意,一方面有典型溃疡样上腹痛症状者不一定是消化性溃疡,另一方面部分消化性溃疡患者症状可不典型甚至无症状。因此,单纯依靠病史难以作出可靠诊断。确诊有赖胃镜检查。X线钡餐检查发现龛影亦有确诊价值。

鉴别诊断本病主要临床表现为慢性上腹痛,当仅有病史和体检资料时,需与其他有上腹痛症状的疾病如肝、胆、胰、肠疾病和胃的其他疾病相鉴别。功能性消化不良临床常见且临床表现与消化性溃疡相似,应注意鉴别。如做胃镜检查,可确定有无胃十二指肠溃疡存在。

胃镜检查如见胃十二指肠溃疡,应注意与引起胃十二指肠溃疡的少见特殊病因或以溃疡为主要表现的胃十二指肠肿瘤鉴别。其中,与胃癌、胃泌素瘤的鉴别要点如下。

(一)胃癌

内镜或X线检查见到胃的溃疡,必须进行良性溃疡(胃溃疡)与恶性溃疡(胃癌)的鉴别。Ⅲ型(溃疡型)早期胃癌单凭内镜所见与良性溃疡鉴别有困难,放大内镜和染色内镜对鉴别有帮助,但最终必须依靠直视下取活组织检查鉴别。恶性溃疡的内镜特点:①溃疡形状不规则,一般较大。②底凹凸不平、苔污秽。③边缘呈结节状隆起。④周围皱襞中断。⑤胃壁僵硬、蠕动减弱(X线钡餐检查亦可见上述相应的X线征)。活组织检查可以确诊,但必须强调,对于怀疑胃癌而一次活检阴性者,必须在短期内复查胃镜进行再次活检;即使内镜下诊断为良性溃疡且活检阴性,仍有漏诊胃癌的可能,因此对初诊为胃溃疡者,必须在完成正规治疗的疗程后进行胃镜复查,胃镜复查溃疡缩小或愈合不是鉴别良、恶性溃疡的最终依据,必须重复活检加以证实。

(二)胃泌素瘤

胃泌素瘤亦称 Zollinger-Ellison 综合征,是胰腺非 β 细胞瘤分泌大量胃泌素所致。肿瘤往往很小(直径<1cm),生长缓慢,半数为恶性。大量胃泌素可刺激壁细胞增生,分泌大量胃酸,使上消化道经常处于高酸环境,导致胃、十二指肠球部和不典型部位(十二指肠降段、横段、甚或空肠近端)发生多发性溃疡。胃泌素瘤与普通消化性溃疡的鉴别要点是该病溃疡发生于不典型部位,具难治性特点,有过高胃酸分泌(BAO 和 MAO 均明显升高,且 BAO/MAO>60%)及高空腹血清胃泌素(>200 pg/mL,常>500 pg/mL)。

八、并发症

(一)出血

溃疡侵蚀周围血管可引起出血。出血是消化性溃疡最常见的并发症,也是上消化道大出血最常见的病因(约占所有病因的50%)。

(二)穿孔

溃疡病灶向深部发展穿透浆膜层则并发穿孔。溃疡穿孔临床上可分为急性、亚急性和慢性3种类型,以第一种常见。急性穿孔的溃疡常位于十二指肠前壁或胃前壁,发生穿孔后胃肠的内容物漏入腹腔而引起急性腹膜炎。十二指肠或胃后壁的溃疡深至浆膜层时已与邻近的组织或器官发生粘连,穿孔时胃肠内容物不流入腹腔,称为慢性穿孔,又称为穿透性溃疡。这种穿透性溃疡改变了腹痛规律,变得顽固而持续,疼痛常放射至背部。邻近后壁的穿孔或游离穿孔较小,只引起局限性腹膜炎时称亚急性穿孔,症状较急性穿孔轻而体征较局限,且易漏诊。

(三)幽门梗阻

幽门梗阻主要是由 DU 或幽门管溃疡引起。溃疡急性发作时可因炎症水肿和幽门部痉挛而引起暂时性梗阻,可随炎症的好转而缓解;慢性梗阻主要由于瘢痕收缩而呈持久性。幽门梗阻临床表现为餐后上腹饱胀、上腹疼痛加重,伴有恶心、呕吐,大量呕吐后症状可以改善,呕吐物含发酵酸性宿食。严重呕吐可致失水和低氯低钾性碱中毒。可发生营养不良和体重减轻。体检可见胃型和胃蠕动波,清晨空腹时检查胃内有振水声。进一步做胃镜或 X 线钡剂检查可确诊。

(四)癌变

少数 GU 可发生癌变,DU 则否。GU 癌变发生于溃疡边缘,据报道癌变率在 1‰左右。长期慢性GU 病史、年龄在 45 岁以上、溃疡顽固不愈者应提高警惕。对可疑癌变者,在胃镜下取多点活检做病理检查;在积极治疗后复查胃镜,直到溃疡完全愈合;必要时定期随访复查。

九、治疗

治疗的目的是消除病因、缓解症状、愈合溃疡、防止复发和防治并发症。针对病因的治疗如根除幽门螺杆菌,有可能彻底治愈溃疡病,是近年消化性溃疡治疗的一大进展。

(一)一般治疗

生活要有规律,避免过度劳累和精神紧张。注意饮食规律,戒烟、酒。服用 NSAID 者尽可能停用,即使未用亦要告诫患者今后慎用。

(二)治疗消化性溃疡的药物及其应用

治疗消化性溃疡的药物可分为抑制胃酸分泌的药物和保护胃黏膜的药物两大类,主要起缓解症状和促进溃疡愈合的作用,常与根除幽门螺杆菌治疗配合使用。现就这些药物的作用机制及临床应用分别简述如下。

1.抑制胃酸药物

溃疡的愈合与抑酸治疗的强度和时间成正比。抗酸药具中和胃酸作用,可迅速缓解疼痛症状,但一般剂量难以促进溃疡愈合,故目前多作为加强止痛的辅助治疗。H_2 受体拮抗剂(H_2RA)可抑制基础及刺激的胃酸分泌,以前一作用为主,而后一作用不如 PPI 充分。使用推荐剂量各种 H_2RA 溃疡愈合率相近,不良反应发生率均低。西咪替丁可通过血-脑屏障,偶有精神异常不良反应;与雄性激素受体结合而影响性功能;经肝细胞色素 P450 代谢而延长华法林、苯妥英钠、茶碱等药物的肝内代谢。雷尼替丁、法莫替丁和尼扎替丁上述不良反应较少。已证明 H_2RA 全天剂量于睡前顿服的疗效与 1 天 2 次分服相仿。由于该类药物价格较 PPI 低,临床上特别适用于根除幽门螺杆菌疗程完成后的后续治疗,及某些情况下预防溃疡复发的长程维持治疗。质子泵抑制剂(PPI)作用于壁细胞胃酸分泌终末步骤中的关键酶 H^+,K^+-ATP酶,使其不可逆失活,因此抑酸作用比 H_2RA 更强且作用持久。与 H_2RA 相比,PPI 促进溃疡愈合的速度较快、溃疡愈合率较高,因此特别适用于难治性溃疡或 NSAID 溃疡患者不能停用 NSAID 时的治疗。对根除幽门螺杆菌治疗,PPI 与抗生素的协同作用较 H_2RA 好,因此是根除幽门螺杆菌治疗方案中最常用的基础药物。使用推荐剂量的各种 PPI,对消化性溃疡的疗效相仿,不良反应均少。

2.保护胃黏膜药物

硫糖铝和胶体铋目前已少用作治疗消化性溃疡的一线药物。枸橼酸铋钾因兼有较强抑制幽门螺杆菌作用,可作为根除幽门螺杆菌联合治疗方案的组分,但要注意此药不能长期服用,因会过量蓄积而引起神经毒性。米索前列醇具有抑制胃酸分泌、增加胃十二指肠黏膜的黏液及碳酸氢盐分泌和增加黏膜血流等作用,主要用于 NSAID 溃疡的预防,腹泻是常见不良反应,因会引起子宫收缩故孕妇忌服。

(三)根除幽门螺杆菌治疗

对幽门螺杆菌感染引起的消化性溃疡,根除幽门螺杆菌不但可促进溃疡愈合,而且可预防溃疡复发,从而彻底治愈溃疡。因此,凡有幽门螺杆菌感染的消化性溃疡,无论初发或复发、活动或静止、有无并发症,均应予以根除幽门螺杆菌治疗。

1.根除幽门螺杆菌的治疗方案

已证明在体内具有杀灭幽门螺杆菌作用的抗生素有克拉霉素、阿莫西林、甲硝唑(或替硝唑)、四环素、呋喃唑酮、某些喹诺酮类如左氧氟沙星等。PPI及胶体铋体内能抑制幽门螺杆菌,与上述抗生素有协同杀菌作用。目前尚无单一药物可有效根除幽门螺杆菌,因此必须联合用药。应选择幽门螺杆菌根除率高的治疗方案力求一次根除成功。研究证明以PPI或胶体铋为基础加上两种抗生素的三联治疗方案有较高根除率。这些方案中,以PPI为基础的方案所含PPI能通过抑制胃酸分泌提高口服抗生素的抗菌活性从而提高根除率,再者PPI本身具有快速缓解症状和促进溃疡愈合作用,因此是临床中最常用的方案。而其中,又以PPI加克拉霉素再加阿莫西林或甲硝唑的方案根除率最高。幽门螺杆菌根除失败的主要原因是患者的服药依从性问题和幽门螺杆菌对治疗方案中抗生素的耐药性。因此,在选择治疗方案时要了解所在地区的耐药情况,近年世界不少国家和我国一些地区幽门螺杆菌对甲硝唑和克拉霉素的耐药率在增加,应引起注意。呋喃唑酮(200 mg/d,分2次)耐药性少见、价廉,国内报道用呋喃唑酮代替克拉霉素或甲硝唑的三联疗法亦可取得较高的根除率,但要注意呋喃唑酮引起的周围神经炎和溶血性贫血等不良反应。治疗失败后的再治疗比较困难,可换用另外两种抗生素(阿莫西林原发和继发耐药均极少见,可以不换)如PPI加左氧氟沙星(500 mg/d,每天1次)和阿莫西林,或采用PPI和胶体铋合用再加四环素(1 500 mg/d,每天2次)和甲硝唑的四联疗法。

2.根除幽门螺杆菌治疗结束后的抗溃疡治疗

在根除幽门螺杆菌疗程结束后,继续给予一个常规疗程的抗溃疡治疗(如DU患者予PPI常规剂量、每天1次、总疗程2～4周,或H_2RA常规剂量、疗程4～6周;GU患者PPI常规剂量、每天1次、总疗程4～6周,或H_2RA常规剂量、疗程6～8周)是最理想的。这在有并发症或溃疡面积大的患者尤为必要,但对无并发症且根除治疗结束时症状已得到完全缓解者,也可考虑停药以节省药物费用。

3.根除幽门螺杆菌治疗后复查

治疗后应常规复查幽门螺杆菌是否已被根除,复查应在根除幽门螺杆菌治疗结束至少4周后进行,且在检查前停用PPI或铋剂2周,否则会出现假阴性。可采用非侵入性的^{13}C或^{14}C尿素呼气试验,也可通过胃镜在检查溃疡是否愈合的同时取活检做尿素酶和/或组织学检查。对未排除胃恶性溃疡或有并发症的消化性溃疡应常规进行胃镜复查。

(四)NSAID溃疡的治疗、复发预防及初始预防

对服用NSAID后出现的溃疡,如情况允许应立即停用NSAID,如病情不允许可换用对黏膜损伤少的NSAID如特异性COX-2抑制剂(如塞来昔布)。对停用NSAID者,可予常规剂量常规疗程的H_2RA或PPI治疗;对不能停用NSAID者,应选用PPI治疗(H_2RA疗效差)。因幽门螺杆菌和NSAID是引起溃疡的两个独立因素,因此应同时检测幽门螺杆菌,如有幽门螺杆菌感染应同时根除幽门螺杆菌。溃疡愈合后,如不能停用NSAID,无论幽门螺杆菌阳性还是阴性都必须继续PPI或米索前列醇长程维持治疗以预防溃疡复发。对初始使用NSAID的患者是否应常规给药预防溃疡的发生仍有争论。已明确的是,对于发生NSAID溃疡并发症的高危患者,如既往有溃疡病史、高龄、同时应用抗凝血药(包括低剂量的阿司匹林)或糖皮质激素者,应常规予抗溃疡药物预防,目前认为PPI或米索前列醇预防效果较好。

（五）溃疡复发的预防

有效根除幽门螺杆菌及彻底停服 NSAID,可消除消化性溃疡的两大常见病因,因而能大大减少溃疡复发。对溃疡复发同时伴有幽门螺杆菌感染复发(再感染或复燃)者,可予根除幽门螺杆菌再治疗。下列情况则需用长程维持治疗来预防溃疡复发:①不能停用 NSAID 的溃疡患者,无论幽门螺杆菌阳性还是阴性(如前述)。②幽门螺杆菌相关溃疡,幽门螺杆菌感染未能被根除。③幽门螺杆菌阴性的溃疡(非幽门螺杆菌、非 NSAID 溃疡)。④幽门螺杆菌相关溃疡,幽门螺杆菌虽已被根除,但曾有严重并发症的高龄或有严重伴随病患者。长程维持治疗一般以 H_2RA 或 PPI 常规剂量的半量维持,而 NSAID 溃疡复发的预防多用 PPI 或米索前列醇,已如前述。

（六）外科手术指征

由于内科治疗的进展,目前外科手术主要限于少数有并发症者,包括:①大量出血经内科治疗无效。②急性穿孔。③瘢痕性幽门梗阻。④胃溃疡癌变。⑤严格内科治疗无效的顽固性溃疡。

十、预后

由于内科有效治疗的发展,预后远较过去为佳,病死率显著下降。死亡主要见于高龄患者,死亡的主要原因是并发症,特别是大出血和急性穿孔。

（王 敏）

第八节 溃疡性结肠炎

一、病因和发病机制

（一）病因
本病病因尚不十分明确,可能与基因因素、心理因素、自身免疫因素、感染因素等有关。

（二）发病机制
肠道菌群失调后,一些肠道有害菌或致病菌分泌的毒素、脂多糖等激活了肠黏膜免疫和肠道产酪酸菌减少,引起易感患者肠免疫功能紊乱造成的肠黏膜损伤。

二、临床表现

（一）临床症状
本病多发病缓慢,偶有急性发作者,病程多呈迁延发作与缓解期交替发作。

1.消化系统表现
腹泻、腹痛和便血为最常见症状。初期症状较轻,粪便表面有黏液,以后大便次数增多,粪中常混有脓血和黏液,可呈糊状软便。重者腹胀、食欲缺乏、恶心、呕吐,体检可发现左下腹压痛,可有腹肌紧张、反跳痛等。

2.全身表现
全身表现可有发热、贫血、消瘦和低蛋白血症、精神焦虑等。急性暴发型重症患者,出现发热、水电解质失衡、维生素和蛋白质从肠道丢失、贫血、体重下降等。

3.肠外表现

肠外表现可有关节炎、结节性红斑、口腔黏膜复发性溃疡、巩膜外层炎、前葡萄膜炎等。这些肠外表现在结肠炎控制或结肠切除后可以缓解和恢复;强直性脊柱炎、原发性硬化性胆管炎及少见的淀粉样变性等可与溃疡性结肠炎共存,但与溃疡性结肠炎本身的病情变化无关。

(二)体征

轻型患者除左下腹有轻压痛外,无其他阳性体征。重症和暴发型患者,可有明显鼓肠、腹肌紧张、腹部压痛和反跳痛。有些患者可触及痉挛或肠壁增厚的乙状结肠和降结肠,肠鸣音亢进,肝脏可因脂肪浸润或并发慢性肝炎而肿大。直肠指检常有触痛,肛门括约肌常痉挛,但在急性中毒症状较重的患者可松弛,指套染血。

(三)并发症

并发症主要包括中毒性巨结肠、大出血、穿孔、癌变等。

三、诊断要点

(一)症状

有持续或反复发作的腹痛、腹泻,排黏液血便,伴里急后重,重者伴有恶心、呕吐等症状,病程多在4周以上。可有关节、皮肤、眼、口及肝胆等肠外表现。需再根据全身表现来综合判断。

(二)体征

轻型患者常有左下腹或全腹压痛伴肠鸣音亢进。重型和暴发型患者可有腹肌紧张、反跳痛,或可触及痉挛或肠壁增厚的乙状结肠和降结肠。直肠指检常有压痛。

(三)实验室检查

血常规示小细胞性贫血,中性粒细胞增高。血沉增快。清蛋白降低,球蛋白升高。严重者可出现电解质紊乱,低血钾。大便外观有黏液脓血,镜下见红、白细胞及脓细胞。

(四)放射学钡剂检查

急性期一般不宜做钡剂检查。特别注意的是重度溃疡性结肠炎在做钡灌肠时,有诱发肠扩张与穿孔的可能性。钡灌肠对本病的诊断和鉴别诊断有重要价值。尤其对克罗恩病、结肠恶变有意义。临床静止期可做钡灌肠检查,以判断近端结肠病变,排除克罗恩病者宜再做全消化道钡餐检查。钡剂灌肠检查可见黏膜粗糙水肿、多发性细小充盈缺损、肠管短缩、袋囊变浅或消失呈铅管状等。

(五)内镜检查

临床上多数病变在直肠和乙状结肠,采用乙状结肠镜检查很有价值,对于慢性或疑为全结肠患者,宜行纤维结肠镜检查。内镜检查有确诊价值,通过直视下反复观察结肠的肉眼变化及组织学改变,既能了解炎症的性质和动态变化,又可早期发现恶变前病变,能在镜下准确地采集病变组织和分泌物以利排除特异性肠道感染性疾病。检查可见病变,病变多从直肠开始呈连续性、弥漫性分布,黏膜血管纹理模糊、紊乱或消失、充血、水肿、质脆、出血、脓性分泌物附着,亦常见黏膜粗糙,呈细颗粒状或炎症表现。病变明显处可见弥漫性、多发性糜烂或溃疡。重者有多发性糜烂或溃疡,缓解期患者结肠袋囊变浅或消失,可有假息肉或桥形黏膜等。肠镜图片见图5-3、图5-4。

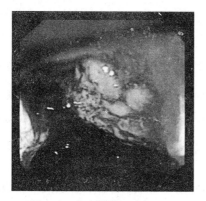

图 5-3　溃疡性结肠炎(一)

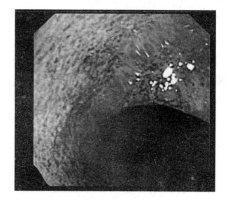

图 5-4　溃疡性结肠炎(二)

(六)黏膜活检和手术取标本

1.黏膜组织学检查

本病活动期和缓解期有不同表现。

(1)活动期表现:①固有膜内有弥漫性慢性炎性细胞、中性粒细胞、嗜酸性粒细胞浸润。②隐窝有急性炎性细胞浸润,尤其是上皮细胞间有中性粒细胞浸润及隐窝炎,甚至形成隐窝脓肿,脓肿可溃入固有膜。③隐窝上皮增生,杯状细胞减少。④可见黏膜表层糜烂、溃疡形成和肉芽组织增生。

(2)缓解期表现:①中性粒细胞消失,慢性炎性细胞减少。②隐窝大小、形态不规则,排列紊乱。③腺上皮与黏膜肌层间隙增宽。④潘氏细胞化生。

2.手术切除标本病理检查

手术切除标本病理检查可根据黏膜组织学特点进行。

(七)诊断方法

在排除细菌性痢疾、阿米巴痢疾、慢性血吸虫病、肠结核等感染性结肠炎及结肠 CD、缺血性结肠炎、放射性结肠炎等疾病基础上,具体诊断方法如下。

(1)具有临床表现、肠镜检查及放射学钡剂检查三项之一者可拟诊。

(2)如果加上黏膜活检或手术取标本做病理者可确诊。

(3)初发病例、临床表现和结肠镜改变均不典型者,暂不诊断为 UC,但须随访 3～6 个月,观察发作情况。

(4)结肠镜检查发现的轻度慢性直、乙状结肠炎不能与 UC 等同,应观察病情变化,认真寻找病因。

四、治疗原则

UC 的治疗应掌握好分级、分期、分段治疗的原则。分级指按疾病的严重度,采用不同药物和不同治疗方法;分期指疾病分为活动期和缓解期,活动期以控制炎症及缓解症状为主要目标,缓解期应继续维持缓解,预防复发;分段治疗指确定病变范围以选择不同给药方法,远端结肠炎可采用局部治疗,广泛性结肠炎或有肠外症状者则以系统性治疗为主。溃疡性直肠炎治疗原则和方法与远端结肠炎相同,局部治疗更为重要,优于口服用药。

（一）一般治疗

休息，进柔软、易消化富营养的食物，补充多种维生素。贫血严重者可输血，腹泻严重者应补液，纠正电解质紊乱。

（二）药物治疗

1.活动期的治疗

（1）轻度 UC：可选用柳氮磺吡啶（SASP）制剂，每天 3～4 g，分次口服；或用相当剂量的 5-氨基水杨酸（5-ASA）制剂。病变分布于远端结肠者可酌用 SASP 栓剂 0.5～1.0 g，2 次/天。氢化可的松琥珀酸钠盐100～200 mg保留灌肠，每晚 1 次。亦可用中药保留灌肠治疗。

（2）中度 UC：可用上述剂量水杨酸类制剂治疗，疗效不佳者，适当加量或改口服类固醇皮质激素，常用泼尼松 30～40 mg/d，分次口服。

（3）重度 UC：①如患者尚未用过口服类固醇激素，可用口服泼尼松 40～60 mg/d，观察 7～10 天。亦可直接静脉给药。已使用者应静脉滴注氢化可的松 300 mg/d 或甲泼尼龙 48 mg/d。②肠外应用广谱抗生素控制肠道继发感染，如氨苄西林、硝基咪唑及喹诺酮类制剂。③应嘱患者卧床休息，适当补液、补充电解质，防止电解质紊乱。便血量大者应考虑输血。营养不良病情较重者进要素饮食，必要时可给予肠外营养。④静脉类固醇激素使用 7～10 天后无效者可考虑应用环孢素静脉滴注，每天 2～4 mg/kg。应注意监测血药浓度。⑤慎用解痉剂及止泻剂，避免诱发中毒性巨结肠。如上述药物治疗效果不佳时，应及时予以内外科会诊，确定结肠切除手术的时机与方式。

综上所述，对于各类型 UC 的药物治疗方案可以总结见表5-2。

表 5-2　各类型溃疡性结肠炎药物治疗方案

类型	药物治疗方案
轻度 UC	柳氮磺吡啶片 1.0 g，po，qid 或相当 5-ASA
中度 UC	柳氮磺吡啶片 1.0 g，po，qid 或相当 5-ASA 醋酸泼尼松片 10 mg，Po，bid
重度 UC	甲泼尼龙 48 mg/d（或者氢化可的松 300 mg/d）静脉滴注 广谱抗生素（喹诺酮或头孢类＋硝基咪唑类）

2.缓解期的治疗

症状缓解后，维持治疗的时间至少 1 年，一般认为类固醇类无维持治疗效果，在症状缓解后逐渐减量，应尽可能过渡到用 SASP 维持治疗。维持治疗剂量一般为口服每天 1.0～3.0 g，亦可用相当剂量的 5-氨基水杨酸类药物。6-巯基嘌呤（6-MP）或硫唑嘌呤等用于对上述药物不能维持或对类固醇激素依赖者。

（三）手术治疗

大出血、穿孔、明确的或高度怀疑癌变者；重度 UC 伴中毒性巨结肠，静脉用药无效者；内科治疗症状顽固、体能下降、对类固醇类药物耐药或依赖者应考虑手术治疗。

（王　敏）

第九节 十二指肠炎

十二指肠炎(duodenitis,DI)是指由各种原因引起的急性或慢性十二指肠黏膜的炎症性疾病。十二指肠炎可单独存在,也可以和胃炎、消化性溃疡、胆囊炎、胰腺炎、寄生虫感染等其他疾病并存。据统计,十二指肠炎的内镜检出率为10%～30%,临床将十二指肠炎分为原发性和继发性两类。

一、原发性十二指肠炎

原发性十二指肠炎又称非特异性十二指肠炎,临床上我们一般所说的十二指肠炎就属该型。近年来随着消化内镜检查的逐渐普及,病例发现人数的增加,才引起人们的关注。该疾病男性多见,男女比例为3:1～4:1,可发生于各年龄组,以青年最多见,城镇居民多于农村居民。原发性十二指肠炎发生于壶腹最多见,约占35%,其他依次发生于乳头部、十二指肠降部、纵行皱襞等部位。胃酸测定提示该病患者的基础胃酸分泌、最大胃酸分泌均低于十二指肠溃疡患者;预后也不形成瘢痕,随访发现患者多不发展为十二指肠溃疡。目前认为DI是一种独立的疾病。

(一)病因和发病机制

最新研究成果表明,幽门螺杆菌(Hp)与十二指肠炎的发病有着密切的关系。Hp感染、胃上皮化生、十二指肠炎三者之间有着高度相关性。研究表明,胃上皮细胞可能存在与Hp特异结合的受体,胃上皮细胞的化生反过来又为Hp的定植提供了条件;同时十二指肠炎是胃上皮化生的基础。Hp感染时,其产生的黏液酶、脂酶、磷脂酶及其他产物,破坏十二指肠黏膜的完整性,降解十二指肠的黏液,使黏膜的防御机制降低,胃液中的氢离子反弥散入黏膜,引起十二指肠炎症,有时甚至发生十二指肠溃疡。国内外许多学者研究发现,组织学正常的十二指肠黏膜未发现Hp感染,相反,活动性十二指肠炎患者的黏膜不仅可以发现Hp感染,而且与十二指肠炎的严重程度呈正相关。

同样,胃酸在DI发病过程中也发挥着重要的作用。有人观察,十二指肠炎患者的胃酸分泌是正常的,因此胃酸过多并不是DI的根本原因。研究显示,吸烟、饮酒、刺激性食物、药物、放射线照射及其他应激因素可以使十二指肠黏膜对胃酸的抵抗力下降,进入十二指肠的胃酸未被稀释和中和,发生反弥散,刺激肥大细胞释放组胺等血管活性物质,引起十二指肠黏膜的充血、水肿,炎性细胞浸润,发生炎症。

研究表明,DI和DU虽然属于两种独立的疾病,但两者之间存在密切的联系。两者的组织学表现及内镜下表现有相似之处,且常常合并存在,可以互相演变。Rivers提出十二指肠炎是十二指肠溃疡的前驱表现,而十二指肠溃疡可能是整个炎症过程的一部分。Cheli认为DI是一种独立疾病,而糜烂性十二指肠炎是属于消化性DI。十二指肠炎进展加重可以使黏膜对于胃酸分泌的反馈抑制作用减弱,导致高胃酸分泌,为十二指肠溃疡的发生提供了条件;同时炎症使上皮细胞破坏,隐窝部细胞增生,当出现所谓的高增殖衰竭时,在高胃酸因素作用下,黏膜产生糜烂,甚至形成溃疡。

（二）病理

十二指肠炎光镜下可见充血、水肿、出血、糜烂、炎性细胞浸润，活动期时多以中性粒细胞为主。研究发现，DI 的病理变化主要有绒毛缩短、肠腺延长和有丝分裂增加；上皮细胞核过度染色，呈假分层现象；周围层内淋巴细胞、浆细胞、嗜酸性粒细胞、嗜中性粒细胞和上皮层内淋巴细胞及嗜中性粒细胞数量增加。另外，胃上皮化生是 DI 的重要病理特征，常发生在矮小、萎缩的绒毛上。其中绒毛萎缩变短、十二指肠隐窝细胞活性增加、黏膜固有层炎症细胞浸润具有一定的诊断意义。

许多学者将多核细胞数增加作为组织学证实十二指肠炎的证据，当十二指肠黏膜上皮细胞中发现中性多核细胞时，更具诊断意义。绒毛的形态对于诊断也极为重要，重度十二指肠炎时绒毛可呈败絮状或虫蚀样改变。

Cheli 等依照组织学将十二指肠炎分为 3 型。①浅表型：炎症细胞浸润局限于绒毛层，绒毛变形或扩大，上皮细胞变性较少，可伴有嗜银网状纤维增生。②萎缩型：炎症细胞可以扩展至整个黏膜层，上皮细胞变性严重，肠腺减少或消失。③间质型：炎症细胞局限在腺体之间，与黏膜肌层中的黏膜紧邻。

有学者把十二指肠黏膜的组织学改变分为 5 级：0 级是指黏膜表面完整无损，无细胞浸润；1 级是指炎症细胞浸润较轻；2 级是指固有膜层中度炎症细胞浸润；3 级是指炎症细胞浸润伴血管增多；4 级是指弥漫性炎症细胞浸润，表层上皮细胞被黏液细胞替代。0～2 级者可视为正常十二指肠黏膜，3 级以上可诊断为十二指肠炎。

（三）临床表现

十二指肠炎症可以使黏膜对酸、胆汁及其他损害因素敏感性增强，可出现上腹痛，伴有反酸、胃灼热、嗳气，有时酷似十二指肠溃疡的空腹痛，进食后可以缓解；十二指肠炎引起的烧灼样上腹痛，可被抑酸药缓解；部分十二指肠炎患者可无特异性症状，当合并胃炎、食管炎、胆囊炎、胰腺炎等疾病时，可表现为合并疾病的临床症状，少数严重患者可以发生上消化道出血，表现为呕血、黑便。据此我们将 DI 依照临床表现分为 3 种类型。

1.胃炎型

患者临床症状与胃炎相似，如上腹隐痛、饱胀、胃灼热等。

2.溃疡型

溃疡型伴有较为典型的十二指肠溃疡症状，如规律性上腹痛（饥饿痛、夜间痛），进食后疼痛可减轻，反胃、反酸、嗳气等。

3.上消化道出血型

患者以呕血、黑便为首发或主要临床表现，其多具有起病隐匿，多无明显诱因；常年发病，无季节性；出血前病程多较长；出血方式以黑便为主；预后良好等临床特点。

（四）辅助检查

1.十二指肠引流术

十二指肠引流的胆汁（即十二指肠液）可表现为浑浊、有黏液，镜检可见较多的白细胞及上皮细胞。十二指肠液化验分析有助于排除寄生虫感染等。

2.超声检查

正常情况下，患者禁食、禁水 8 小时，对十二指肠进行超声检查时，可见十二指肠壶腹呈圆形、椭圆形或三角形的"靶环"征，外层为强回声浆膜层之光环，中间为低回声之肌层，内层为较强回声黏膜层之光环。

当发现十二指肠内气体消失，代之以长 2～4 cm，宽 1.3～2 cm 的液性暗区，其内可见食糜回声光点时，为异常现象。

考虑小肠排空时间 3～8 小时，当十二指肠远端不完全梗阻或狭窄时，导致十二指肠近端不同程度扩张，同时可使十二指肠排空延迟，十二指肠内容物长时间停留在十二指肠肠腔内，引起十二指肠黏膜的炎症性改变。但超声检查只是间接的诊断方式，对十二指肠黏膜炎症侵犯程度及炎症类型无法明确，有很大局限性和非特异性，其诊断价值远远低于胃镜。

3.X 线钡餐检查

DI 的 X 线钡餐检查缺乏特异性征象，诊断符合率不高。十二指肠炎常常具有十二指肠溃疡 X 线改变的一些间接征象，如十二指肠有激惹、痉挛、变形，黏膜紊乱、增粗，十二指肠壶腹边缘毛糙，呈锯齿样改变。因此易被误诊为十二指肠溃疡，但是 DI 缺乏特征性龛影等直接的 X 线征象，不会出现固定畸形及持久性的壶腹变形，低张或增加十二指肠壶腹充盈压力可恢复正常形态。

4.内镜检查

内镜下 DI 的改变表现为黏膜充血、水肿，充气后不能消失的增厚皱褶，假息肉形成，糜烂，渗出，黏膜苍白或黏膜外血管显露等。

内镜下把十二指肠炎分为炎症型、活动型和增殖型 3 型。①炎症型：黏膜红白相间，呈点片状花斑，黏膜表面粗糙不平，色泽变暗或毛细血管显露。②活动型：黏膜有片状充血、水肿、渗出物附着、糜烂、出血。③增殖型：黏膜有颗粒形成，小结节增生或肉阜样增厚、球腔变形。

Venables 根据炎症程度和范围用打分来评估炎症轻重，程度分为 3 级。① Ⅰ 级：红斑。② Ⅱ 级：红斑伴黏膜水肿，或同时伴有接触性出血。③ Ⅲ 级：在 Ⅱ 级基础上黏膜颜色发灰。依照炎症累及范围分为3度：＜33％、33％～66％、＞66％，各打 1、2、3 分，最高积分可达 9 分。

DI 的诊断在内镜和组织学之间有一定差异，不能单纯根据充血诊断为炎症。有些内镜下无异常变化，但组织学上却有十二指肠炎的表现，有些内镜下黏膜呈明显充血水肿，但病理组织学却无炎症细胞浸润，其原因可能为肉眼不能辨认黏膜的轻度变化；内镜医师主观性影响，镜下观察有误；内镜下观察到的充血、血管网显露，可能是由于黏膜血流改变所致，而组织学无实质性改变。

需要指出的是，粗糙隆起或结节不都是炎症性改变，其他可能原因如下。①胃黏膜异位：内镜下可见直径 1～5 mm 的粉红色小结节，紧密簇集在一起致黏膜粗糙隆起，常局限于球后壁。偶可表现为单个结节，直径大于 5 mm。内镜下喷洒刚果红，具有泌酸功能的异位胃黏膜变黑，可予以确诊。组织学显示十二指肠黏膜全层被类似于胃底黏膜覆盖，含有主细胞和壁细胞，无炎症细胞浸润，黏膜活检无 Hp 感染。②十二指肠腺增生：多见于壶腹，降部少见。组织学显示十二指肠腺位于黏膜固有层中部以上，50％病例十二指肠腺可达黏膜表面上皮。内镜下可见单个或多个圆形、椭圆形结节，直径在 5～15 mm，密集成堆或散在分布，顶端可见潮红，将其大致分为 3 类：局限性增生（增生的十二指肠腺仅在壶腹）、弥漫性增生（十二指肠腺增生可发生于大部分十二指肠）、腺瘤样增生（十二指肠腺增生表现为有蒂或无蒂的息肉）。③淋巴滤泡增生：多个大小不等结节，散在分布，多位于壶腹，直径在 1～5 mm，颜色较周围正常黏膜淡，有明显的生发中心，但无炎症及上皮细胞损害表现。临床上，我们强调内镜检查必须结合组织学活检来诊断十二指肠炎。

5.Hp 检测

活动期患者 Hp 检测多呈阳性,检出率可达 90% 以上。

6.其他

糜烂性十二指肠炎患者常伴有十二指肠胃反流,分析可能是由炎症造成十二指肠压力明显高于正常及幽门闭合功能下降引起的。患者外周血皮质醇、胃泌素、胰岛素、T_3、促甲状腺激素等分泌高于正常水平。

(五)诊断

原发性十二指肠炎有下列特征有助于诊断和鉴别诊断。

1.症状

多有类似十二指肠溃疡症状,如上腹痛、反酸、嗳气、食欲缺乏等,也可表现为出血,但一般不发生穿孔或幽门梗阻。

2.X 线钡餐检查

十二指肠激惹、痉挛、变形,黏膜增粗紊乱,无特征性龛影,此可与十二指肠溃疡鉴别。

3.内镜检查

内镜检查可见十二指肠黏膜充血、水肿、糜烂、渗出伴炎性分泌物、出血、血管显露,黏膜粗糙不平、黏膜皱襞粗大呈颗粒状、息肉样改变,十二指肠壶腹变形,但无溃疡。

4.黏膜活检

绒毛上皮变性,扁平萎缩,固有膜内大量炎性细胞浸润,胃上皮化生等。

具备 1、2 条为疑似诊断,同时具备 3、4 条可确诊。

(六)治疗

DI 治疗上与十二指肠溃疡处理相同,目前认为应用 H_2 受体拮抗剂和 PPI 可以缓解和改善临床症状,但是不能逆转十二指肠黏膜的病理学异常。国内外研究显示,慢性十二指肠炎患者内镜下糜烂者、组织学检查呈重度炎症者,其 Hp 感染率显著升高,很多学者认为根除 Hp 可以降低发病率和该疾病的复发率,甚至可以预防十二指肠溃疡的发生。

目前抗 Hp 的抗生素及胶体铋的应用在治疗上也很广泛,但缺乏大样本的临床调查,尚缺乏规范的治疗策略和方案。

中医学认为,十二指肠炎的治疗上需审证求因,辨证论治,以健脾和胃、理气止痛为主要治疗原则。十二指肠炎属于中医胃脘痛的范畴。单方验方治疗:如马齿苋、辣蓼草、紫珠叶、桃仁、五灵脂、百合、丹参等,中成药有附子理中丸、香砂养胃丸、逍遥散、加味柴胡汤、加味四逆散等,其他,如针灸、耳针、推拿按摩也有一定疗效。

有人提出,对药物治疗无效者,可行迷走神经切断术、幽门成形术或高度选择性迷走神经切除术等处理。

二、继发性十二指肠炎

继发性十二指肠炎,顾名思义是指继发于十二指肠以外的各类疾病,包括各种感染、十二指肠邻近器官及腹腔其他脏器疾病、烧伤、中毒、各种应激条件、全身性疾病等,可能由于邻近器官病变的直接影响或原发疾病的致病因素作用于十二指肠黏膜致黏膜损害引起。继发性十二指肠炎根据病程分为急性和慢性十二指肠炎;根据病因又分为感染性和非感染性十二指肠炎。

(一)急性感染性十二指肠炎

急性感染性十二指肠炎由细菌和病毒感染引起。细菌感染多为金黄色葡萄珠菌感染性胃肠炎、沙门菌感染、霍乱、痢疾、败血症等疾病。病毒感染多见于轮状病毒、脊髓灰质炎病毒、诺瓦克病毒、肝炎病毒、鼻病毒等。儿童巨细胞病毒感染时，可以并发十二指肠炎。

(二)急性非感染性十二指肠炎

非感染性十二指肠炎可见于急性心肌梗死、急性肝衰竭、肾衰竭、急性胰腺炎、烧伤、脑外伤、手术、严重创伤等。急性心肌梗死合并十二指肠炎可以表现为十二指肠出血；急性肝衰竭、肾衰竭可有十二指肠黏膜充血、糜烂、多发浅溃疡；急性胰腺炎引起的十二指肠炎主要改变是降部及壶腹黏膜充血、水肿。

精神刺激、药物(如阿司匹林、非甾体抗炎药)、大量饮酒等均可引起该疾病,且常同时伴有胃黏膜病变。

(三)慢性感染性十二指肠炎

结核分枝杆菌感染、十二指肠淤滞、憩室炎、十二指肠盲襻等因细菌滞留、过度增殖而发病。少见的尚有并存于胃梅毒的十二指肠梅毒、长期应用 H_2 受体拮抗剂、PPI、激素、广谱抗生素及免疫抑制剂激发引起或继发于慢性消耗性疾病及年老体弱者的白色假丝酵母(念珠菌)等真菌感染,内镜下典型表现为白色点片状或斑块状隆起,呈弥漫性分布。

曼氏及日本血吸虫病常因门静脉高压或肝内门静脉分支阻塞,使虫卵逆行至胃幽门静脉和十二指肠静脉,可与胃血吸虫病并存。炎症起始于壶腹,越远越重。蓝氏贾第鞭毛虫可侵入十二指肠远端及空肠黏膜。钩虫卵在泥土中发育,钩蚴可由皮肤感染,引起钩蚴皮炎,再由小静脉、淋巴管进入肺泡、气管,经吞咽动作经胃肠道,十二指肠是钩虫感染最易侵犯的部位之一,成虫吸附在十二指肠黏膜上,可致黏膜出血和小溃疡,多为 3～5 mm 散在的出血、糜烂,临床上有明显的上腹痛、饱胀、消化道出血和贫血、腹泻或便秘等改变。蛔虫卵进入十二指肠后,幼虫穿过十二指肠黏膜进入血液循环,第一阶段可致十二指肠炎症。

(四)慢性非感染性十二指肠炎

偶可见到单独侵犯十二指肠的克罗恩病、嗜酸性粒细胞性炎症、Whipple 病等。邻近器官疾病,如胰腺炎、胆管感染、化脓性胆管炎等可合并十二指肠炎。ERCP 时由于造影剂注入十二指肠可以引起十二指肠黏膜炎症,甚至坏死。阿司匹林和非甾体抗炎药等引起的慢性十二指肠损伤并非少见。

继发性十二指肠炎的临床表现和原发性十二指肠炎相同,但往往被原发性所掩盖,不易引起注意。各型继发性十二指肠炎的治疗原则是积极治疗原发疾病,药物所致的损伤除及时停药外,应同时给予黏膜保护药。

三、儿童十二指肠炎

随着胃镜检查的普及,临床上确诊为十二指肠炎的儿童患者逐渐增多,因其叙述病史不清楚、不详尽,症状和体征不典型,因此常常被误诊为肠道寄生虫、胃肠痉挛、胃炎或被漏诊。

儿童十二指肠炎发病年龄在 2～14 岁,病程 1 个月～3 年,临床上常以腹痛就诊,其他消化道症状少见。给予相应对症治疗后,腹痛症状往往可以得到缓解,但类似腹痛常反复发作。因此,临床上对于此类患儿,要引起高度重视,对反复上腹痛并排除其他诊断者,要联想到该病。

儿童十二指肠炎的发病机制目前还不十分清楚,分析多与不良饮食习惯(包括喜吃零食、挑食、喝饮料、进食不规律等)、作息时间不规律、睡眠差、精神紧张及服用对黏膜损害药物有关。

长期不良饮食习惯,可使迷走神经兴奋,一方面释放乙酰胆碱与壁细胞上受体结合,刺激胃酸分泌;另一方面,通过迷走神经-胃泌素作用促进胃酸大量分泌,使胃内 pH 明显降低,激活胃蛋白酶,引起胃酸、胃蛋白酶对黏膜的侵蚀加重,同时十二指肠黏膜损害,黏膜防御机制下降,导致黏膜充血水肿、糜烂。

有研究显示该疾病与遗传因素,对食物、药物的变态反应,人工喂养等因素相关。另外,寄生虫感染在儿童十二指肠炎的发病中的作用也值得注意。

胃镜可见十二指肠黏膜充血、水肿、散在多发糜烂。但胃镜有一定痛苦,儿童不易接受,且对于呕吐患者及幽门水肿、十二指肠壶腹狭窄、变形者检查效果不佳,X 线钡餐检查可以弥补胃镜的这些不足。

X 线钡餐检查提示十二指肠壶腹充盈欠佳,黏膜增粗、紊乱,边缘毛糙,可见十二指肠激惹征及不规则痉挛,但无龛影。在慢性十二指肠炎活动期,血清中游离唾液酸和 IgA 均可以升高。

治疗上同前述十二指肠炎。无特殊治疗,积极去除病因,纠正不良饮食习惯,避免精神紧张,保持良好睡眠,避免用口咀嚼食物喂养儿童,避免对胃十二指肠黏膜有刺激性的食物和药物。可给予抑酸、保护黏膜的药物对症治疗,对有 Hp 感染者,应给予规范的抗 Hp 治疗方案,疗程结束后复查。

四、十二指肠白点综合征

十二指肠白点综合征(duodenal white spot syndrome,DWSS)是日本学者根据内镜下所见提出的一种疾病新概念,是指十二指肠黏膜呈现散在的粟粒样大小的白点或白斑,不同于十二指肠溃疡的霜样溃疡。由于在活检病理检查时均有十二指肠炎存在,因此国内大部分学者认为其实质是一种十二指肠炎的特殊类型,而不是一种独立疾病,也称为白点型十二指肠炎,有报道本疾病的内镜检出率为 4%～12%。

(一)病因及发病机制

DWSS 的病因及临床意义尚未清楚。有学者认为是由于胃酸分泌减少,胰液分泌也下降,胰液中的胰酶不足,加重了脂肪消化、吸收和转运障碍,使脂质储存在吸收上皮细胞或黏膜固有层而呈现白色病变。临床上易出现脂肪泻。但是我国萎缩性胃炎患者病变部位多位于胃窦部,胃窦部并无分泌胃酸的壁细胞,因此临床上见到的萎缩性胃炎胃酸分泌多正常;同时在十二指肠白点处活检,病理组织学呈炎症表现,故研究认为该疾病是一种特殊的十二指肠炎。

有研究认为,DWSS 伴有脂肪吸收不良及脂肪泻是脂肪吸收转运障碍所致,使脂肪潴留于肠吸收上皮或黏膜固有层而呈现白色的绒毛。但病理活检提示,脂肪吸收运转障碍似乎不是本症的病因,这可能是由于炎症影响细胞内脂肪代谢所致。尽管在电镜下十二指肠白点处组织可见淋巴管扩张等改变,但可能只是局部炎症的表现,而非全身脂肪代谢紊乱的表现。

有人认为,DWSS 与慢性胆道疾病、胰腺疾病有关,目前还缺乏流行病学及临床调查支持。但多数研究显示,DWSS 与十二指肠溃疡无明确因果关系。

(二)病理

1.光镜检查

镜下可见白点处十二指肠黏膜呈慢性炎症改变。主要表现为淋巴细胞、浆细胞、单核细胞及嗜酸性粒细胞浸润,绒毛间质中的淋巴管和血管扩张,十二指肠肠腔扩大,绒毛末端呈现灶状透亮空泡分布。冷冻切片检查可见有脂肪沉着。这些改变都提示了本疾病的发生过程是一种慢性炎症。

2.电镜检查

正常十二指肠绒毛呈现指状或分叶状,隐窝紧密相靠。十二指肠炎时,绒毛排列紊乱,不规则,绒毛增粗变短,隐窝体积及相互间距扩大。特征性改变是肠黏膜吸收上皮细胞内大量脂质储存。

随着炎症加重,可观察到储存脂质可对细胞核、细胞器挤压的现象。细胞器内亚微结构退行性变,电子密度减低。细立体变性、增多,密集分布在细胞核周围。粗面内质网扩张成囊状或球状,滑面内质网代偿性增多。个别染色体呈凝集现象。

(三)临床表现

本病发病以青壮年多见,男性多于女性。临床上多无特异性症状,常表现为无规则的上腹部疼痛或不适,恶心、胃灼热、嗳气、食欲缺乏,消化道出血少见。

有少数患者可表现为典型的脂肪泻:大便量较多,不成形,呈棕黄色或略发灰色,恶臭,表面有油脂样光泽,镜检可见大量脂肪球。

临床上观察,一部分患者伴有慢性胃炎、消化道溃疡、慢性胆囊炎、胆石症、慢性胰腺炎等,临床上 DWSS 更容易与其他消化道疾病相混淆,要与十二指肠息肉、Brunner 腺增生症、十二指肠霜样溃疡、十二指肠淀粉样变性等疾病相鉴别,因此大部分患者在内镜检查前往往难以预测有十二指肠白点综合征的存在。

(四)辅助检查

1.实验室检查

实验室检查多无明显异常,少数老年患者生化检查可提示有血脂升高,部分患者粪常规可见脂肪球。Hp 检测结果显示该疾病似与 Hp 感染无关。

2.内镜检查

内镜下十二指肠黏膜白点多位于壶腹,特别是前壁大弯侧,后壁较少发生,少数位于十二指肠上角或降部,病变部位可能与血管、淋巴管的走行有关。

白点可密集成簇或散在稀疏分布,圆形或椭圆形,直径在 1～3 mm,多数平坦,少数微突出于黏膜表面呈斑块状或轻度凹陷呈脐状,表面乳白色或灰白色,为脂肪储存、淋巴管扩张所致。边界清晰,多无分泌物,从淡黄色十二指肠炎黏膜过渡到正常黏膜。白点或白斑表面光滑,质地硬,反光增强。镜下观察斑块可呈绒毛状,有些可被胆汁染成黄白色,用水冲洗后无变化。病变周围的十二指肠黏膜可有充血水肿、粗糙不平、花斑样改变,失去正常绒毛外观。由于十二指肠炎常伴有慢性胃炎、消化性溃疡,因此在内镜检查时,要仔细、完整地观察整个上消化道,避免遗漏其他病变,作出正确的内镜诊断。

内镜下需要鉴别的疾病主要有十二指肠炎性息肉、十二指肠布氏腺增生症、十二指肠霜样溃疡。十二指肠炎性息肉多为广基、扁平样隆起,表面充血,息肉周围的十二指肠黏膜呈现不同程度的炎症表现。十二指肠布氏腺增生症内镜下表现为结节状多发性微隆起,表面色泽正常。十二指肠霜样溃疡多呈点片状糜烂,溃疡表浅,多散在分布,之间黏膜充血、水肿,溃疡表面可覆薄白膜,似霜降样,故此得名。

(五)治疗

治疗原则同前述十二指肠炎,多数针对症状采取相应治疗措施。

对有明显胃灼热、上腹痛,胃酸检测偏高的患者可应用抑制胃酸药物,常用 PPI 类或 H_2 受体拮抗剂类药物,多可取得满意疗效;对有上腹部不适、腹胀、食欲缺乏的患者,内镜下诊断明确后,可给予改善胃动力药物(多潘立酮、莫沙必利);配合黏膜保护药也可对缓解症状有帮助。

目前,关于 Hp 感染在该病发病机制中的作用尚不清楚,有报道称,十二指肠白点综合征经抑酸、抗幽门螺杆菌治疗,可使十二指肠白点减少或消失,相关研究有待进一步深入。

(王　敏)

第十节　病毒性肝炎

病毒性肝炎(简称肝炎)是由多种肝炎病毒引起的以肝脏炎症和坏死病变为主的一组消化道传染病。肝炎分为甲、乙、丙、丁、戊等型,这是根据引起发病的病毒类型不同而区分的。其中乙型肝炎、丙型肝炎危害最大,部分乙型肝炎病毒或丙型肝炎病毒携带者可发展为肝硬化,少部分慢性肝病患者还会转变为肝细胞癌。临床上以乏力、食欲减退、肝大和肝功能异常为主要表现。

肝炎的传染源主要是急性肝炎患者和肝炎病毒携带者,其中甲型肝炎主要是经消化道传染,患者发病前曾接触过甲型肝炎患者,或到甲型肝炎暴发地区工作、旅行并进食,或直接来自流行地区。也有的无明显接触史,如到公共的餐饮食堂里进食,由于食具消毒不彻底而被感染者。乙、丙、丁型肝炎患者多于半年内接受过血及血制品治疗(如输血、注射人血球蛋白等),或有任何医疗损伤(如不洁的注射器、针灸、穿刺、手术等),或与乙型肝炎患者或乙型肝炎病毒携带者有密切接触。丁型肝炎患者必须是乙型肝炎患者或病毒携带者,因为丁型肝炎病毒寄生在乙型肝炎病毒上。

一、诊断

(一)病毒性肝炎的临床表现

(1)临床特点按病变轻重及病程经过,可分为急性肝炎、慢性肝炎、重型肝炎、淤胆型肝炎、肝炎后肝硬化五大类。各型肝炎的潜伏期长短不一:甲型肝炎为 2~6 周(平均 1 个月),乙型肝炎为 8 周至 6 个月(一般约 3 个月),丙型肝炎为 2 周至 5 个月(平均 7.4 周),戊型肝炎为 1~10 周(平均约 6 周)。一般有黄疸的肝炎容易被发现,而无黄疸的(如乙型肝炎多数没有黄疸)就很易被忽视。有时肝炎症状和感冒相似,部分患者无症状,而是在体检时发现,所以必须抽血进行实验室的肝功能、肝炎病毒标志物检测等,以了解肝脏损害情况及确定肝炎类型。

急性肝炎:可分为急性黄疸型肝炎和急性无黄疸型肝炎。

急性黄疸型肝炎:病程为 2~3 个月,以甲型肝炎多见,分为三期。

黄疸前期:起病急,多数患者有发热畏寒,体温在 38~39 ℃,伴以全身乏力、食欲缺乏、厌油、恶心呕吐、左上腹胀痛、便秘或腹泻;少数患者以上呼吸道感染症状为主要表现,末期尿色逐渐加深呈浓茶色。本期持续 5~7 天。肝脏可轻度肿大,伴有触痛及叩击痛。

黄疸期:尿继续加深,热退后巩膜及皮肤出现黄染,多于数天至 2 周达高峰,但此时患者自觉症状明显好转。在黄疸明显时可出现皮肤瘙痒、大便颜色变浅、心动过缓等症状。本期肝大,有明显触痛及叩击痛,部分病例且有轻度脾大。肝功能改变明显。本期持续 2~6 周。

恢复期：黄疸逐渐消退，精神及食欲好转。肿大的肝脾逐渐回缩，触痛及叩击痛消失。肝功能逐渐恢复正常。本期持续 2～16 周，平均 1 个月。

急性无黄疸型肝炎：大多缓慢起病，症状相对较轻，无黄疸，仅表现乏力、食欲缺乏、恶心、肝区痛和腹胀等症状。体征多有肝大，伴触痛及叩击痛，少数有脾大。肝功能改变主要是丙氨酸氨基转移酶（ALT）升高，多于 3 个月内逐渐恢复，部分乙型及丙型肝炎病例可发展为慢性肝炎。

慢性肝炎：指肝炎病程超过 6 个月或既往为 HBsAg（乙型肝炎病毒表面抗原）携带者或发病日期不明，目前临床有慢性肝炎表现者，可诊断为慢性肝炎。可根据肝病炎症活动程度、肝功能损伤程度及胶原合成程度将慢性肝炎分为轻、中、重度。①症状：表现为乏力、食欲缺乏、腹胀等症状，可出现黄疸、蜘蛛痣、肝掌及面部毛细血管扩张。②体征：肝大，质较硬，伴有触痛及叩击痛，脾多肿大。③肝外器官损害：如慢性多发性关节炎，慢性肾小球炎，慢性溃疡性结肠炎，结节性多动脉炎，桥本甲状腺炎等。

重型肝炎：可分为急性重型肝炎、亚急性重型肝炎、慢性重型肝炎。①急性重型肝炎：亦称暴发型肝炎，起病似急性黄疸型肝炎。起病急，病情发展迅猛，多于 10 天内出现肝性脑病。患者常有高热、严重消化道症状（厌食、恶心、频繁呕吐、腹胀等）、高度乏力。在起病数天内出现神经、精神症状（如性格改变、行为反常、嗜睡、烦躁不安、日夜倒错等），病情严重者可出现昏迷、抽搐、脑水肿及脑疝。黄疸迅速加深，出血倾向明显（鼻出血、瘀斑、呕血、便血等）。肝脏常迅速缩小，可有肝臭，亦出现腹水及肾功能不全。②亚急性重型肝炎：起病初期似急性黄疸型肝炎，但病情进行性加重，出现明显乏力、重度厌食、频繁呕吐、黄疸迅速加深。常有顽固性腹胀及腹水（易并发腹膜炎），多有出血现象。许多患者可出现神经、精神症状，后期多出现肝肾综合征和肝性脑病，肝脏无明显缩小。病程可达数周至数月，易发展为坏死后肝硬化。③慢性重型肝炎：与亚急性重型肝炎相似，起病是在慢性肝炎及肝硬化基础上发生，更倾向于肝硬化的表现，常伴蜘蛛痣、肝掌、脾大等。

淤胆型肝炎：亦称毛细胆管型肝炎或胆汁淤积型肝炎。以梗阻性黄疸为主要表现。起病及临床表现类似急性黄疸型肝炎，自觉症状较轻，黄疸重者持久，有皮肤瘙痒、大便色浅等梗阻性黄疸的表现。肝脏肿大明显，伴触痛及肝区叩击痛。

肝炎后肝硬化：患者有消化道及门静脉高压症状，如食欲缺乏、恶心、呕吐、食管静脉曲张、腹水、脾功能亢进、肝性脑病、上消化道出血等。诊断依赖于腹部 B 超及组织病理学检查。

（2）有些肝炎以肝外症状为主，容易误诊，以致延误治疗。常见肝外表现：①心慌，心跳加快，自觉症状以心慌或心前区疼痛为多，也有少数患者心电图发生异常，呈病毒性心肌炎改变。②腰痛，少数乙型肝炎患者表现双侧腰部隐痛，有的以右侧为主，化验小便可有血尿、蛋白尿，但肾功能无明显改变，血沉、抗链球菌溶血素"O"试验正常。③关节酸痛，肝脏病理变化使血液中清蛋白减少，关节腔内渗出液较多，使关节肿胀、酸痛。④皮疹，乙型肝炎皮疹近年来的发生率呈增高趋势，多在躯干部位散在性出现大小不等的皮肤损害，可有瘙痒和色素沉着。⑤咳嗽，少数患者以呼吸道感染为首发症状，甚至表现为典型的病毒性肺炎，随后才出现肝炎症状。

需注意的是，上述特殊症状的出现，与肝炎病毒感染后形成免疫复合物在某些部位沉积有关，一般不需治疗，会随肝炎症状好转而自愈。但需要定期做肝功能检测。

（3）乙型肝炎病毒（HBV）感染常见血清学标志物的结果。

(二)病毒性肝炎的诊断

1.甲型肝炎的诊断标准

(1)急性甲型肝炎诊断标准如下。

急性无黄疸型甲型肝炎诊断标准。①流行病学:发病前45天内有吃不洁食物史或饮不洁水或与甲型肝炎急性患者有密切接触史。②症状:近1周左右出现无其他原因可解释的发热、乏力,以及厌食、恶心、呕吐等消化道症状。③体征:肝脏肿大,伴有触痛或叩痛。④肝功能检测:ALT明显异常。⑤HAV标志物检测:血清抗HAV-IgM阳性或抗HAV-IgG双份血清呈4倍升高者。符合②+④者为疑似病例,符合②+④+⑤者可确诊。

急性黄疸型甲型肝炎。凡符合急性无黄疸型甲型肝炎诊断条件,且血清总胆总胆红素高于17.1 μmol/L,尿胆红素阳性,或临床上有巩膜、皮肤黄染并排除其他疾病所致黄疸者可确诊。

(2)淤胆型甲型肝炎诊断标准如下。①起病类似急性黄疸型甲型肝炎,但自觉症状常较轻。②肝功能检测血清总胆红素明显升高,以结合胆红素为主,同时伴碱性磷酸酶、γ-谷氨酰转移酶、胆固醇等明显增高,ALT中度增高。③表现为梗阻性黄疸持续3周以上,并能排除其他原因所致的肝内外梗阻性黄疸。④HAV标志物检测:血清抗HAV-IgM阳性或抗HAV-IgG双份血清呈4倍升高者。⑤肝脏病理学特点。符合①+②+③者为疑似病例,符合①+②+③+④或者④+⑤者可确诊。

(3)重型甲型肝炎诊断标准如下。

急性重型甲型肝炎诊断标准。①急性起病,严重消化道症状,并在起病后10天内迅速出现精神神经症状(用Smith分类法出现Ⅱ度以上的肝性脑病),而排除其他原因引起者。②体征:肝脏迅速缩小。③肝功能异常,数天内血清胆红素>17.1 μmol/L,或每天升高值>17.1 μmol/L,凝血酶原活动度<10%。④HAV标志物检测:血清抗HAV-IgM阳性或抗HAV-IgG双份血清呈4倍升高者。⑤肝脏病理学特点。符合①+②+③者为疑似病例;符合①+②+③+④或②+⑤者可确诊。

亚急性重型甲型肝炎诊断标准。①以急性甲型肝炎起病,临床上有极度乏力,严重食欲缺乏,黄疸迅速加深,出现腹水及出血倾向,肝脏进行性缩小。病程在10天以上,8周以内,出现意识障碍(以Smith分类法出现Ⅱ度以上的肝性脑病)。②肝功能明显异常,胆酶分离,清蛋白(或)球蛋白比值倒置,胆固醇降低,凝血酶原活动度<40%。③HAV标志物检测:血清抗HAV-IgM阳性或抗HAV-IgG双份血清呈4倍升高者。④肝脏病理学特点。符合①+②者为疑似病例,符合①+②+③或③+④者可确诊。

2.乙型肝炎的诊断标准

解决初次根除Hp失败的要点是,联合更有效的抑酸剂如埃索美拉唑、雷贝拉唑等,并更换敏感的抗菌药物,规范Hp检测方法和根除方案,降低继发耐药。耐药率方面,甲硝唑或替硝唑>克拉霉素>阿莫西林。对多种抗菌药物耐药的Hp感染者,可采用新的PPI+其他两种抗菌药物(如呋喃唑酮、左氧氟沙星等),补救疗法中可选用利福布汀或RBC+两种抗菌药物治疗。三联疗法治疗失败者可试用PPI+铋剂+两种抗菌药物治疗。此治疗失败的患者重新启动治疗时往往效果更差,治疗难度加大,建议转上级医院进行药物敏感试验给予相应治疗。

根据流行病学、临床症状、体征、实验室检查和/或肝活体组织检查等手段进行综合分析,动态观察予以诊断。

(1)急性乙型肝炎诊断标准如下。

急性无黄疸型乙型肝炎诊断标准。①流行病学资料:半年内接受过血及血制品或曾有其他医源性感染,生活中的密切接触,尤其是性接触而未采用避孕套者。②症状:指近期出现的无其他原因可解释的持续1周以上的明显乏力和消化道症状。③体征:主要指肝脏肿大,伴有触痛或叩痛。④肝功能检测:ALT明显增高。⑤HBV标志物检测:病程中HBsAg由阳性转为阴性,或HBsAg由阳性转为阴性且出现抗-HBs阳转。抗-HBcIgM滴度高水平,而抗-HBcIgG阴性或低水平。⑥病理组织学特点:如鉴别诊断需要,有条件者可解决初次根除Hp失败的要点是,联合更有效的抑酸剂如埃索美拉唑、雷贝拉唑等,并更换敏感的抗菌药物,规范Hp检测方法和根除方案,降低继发耐药。耐药率方面,甲硝唑或替硝唑>克拉霉素>阿莫西林。对多种抗菌药物耐药的Hp感染者,可采用新的PPI+其他两种抗菌药物(如呋喃唑酮、左氧氟沙星等),补救疗法中可选用利福布汀或RBC+两种抗菌药物治疗。三联疗法治疗失败者可试用PPI+铋剂+两种抗菌药物治疗。此治疗失败的患者重新启动治疗时往往效果更差,治疗难度加大,建议转上级医院进行药物敏感试验给予相应治疗。做肝活检。在以上各项中,病原学指标、症状和肝功能异常为必备条件,流行病学资料和体征为参考条件。符合②+④者为疑似病例,符合②+④+⑤者可确诊。

急性黄疸型乙型肝炎诊断标准。①流行病学资料:半年内接受过血及血制品或曾有其他医源性感染,生活中的密切接触,尤其是性接触而未采用避孕套者。②指近期出现无其他原因可解释的、持续1周以上的明显乏力、消化道症状及尿液色黄。③体征:皮肤巩膜黄染,肝大,伴有触痛或叩痛。④肝功能检测:ALT升高,血清总胆红素>17.1 μmol/L和/或尿胆红素阳性,并排除其他疾病所致的黄疸。⑤HBV标志物检测:病程中HBsAg由阳性转为阴性,或HBsAg由阳性转为阴性且出现抗HBs阳转。抗HBCIgM滴度高水平,而抗-HBcIgG阴性或低水平。⑥病理组织学特点:如鉴别诊断需要,有条件者可以做肝活检。符合②+③+④者为疑似病例;符合②+③+④+⑤者可确诊。

(2)慢性迁延性乙型肝炎(简称慢迁肝)诊断标准。①急性乙肝病程超过半年尚未痊愈者,如无急性乙型肝炎病史,肝炎病程超过半年未愈者,病情较轻不足以诊断慢性活动性肝炎者。②肝功能检测:ALT持续或间歇异常。③HBV标志物检测:抗-HBcIgM滴度不高或阴性,但血清HBsAg或HBV-DNA任何一项阳性病程持续半年以上。④肝脏病理组织学特点。符合①+②+③者为疑似病例;符合①+②+③+④或③+④者可确诊。

(3)慢性活动型乙型肝炎(简称慢活肝)诊断标准。①有明显的肝炎症状。②体征:可有肝病面容、肝掌、蜘蛛痣、脾大或黄疸等(排除其他原因)。③肝功能检测:ALT反复和/或持续升高,人血清蛋白降低,A/G比例失常,γ-球蛋白升高和/或胆红素长期或反复异常。④HBV标志物检测:抗HBcIgM滴度不高或阴性,但血清HBsAg或HBV-DNA任何一项阳性,病程持续半年以上。⑤肝脏病理组织学特点。临床上慢活肝轻型与慢迁肝很难区别,确诊须借助于病理组织学特征与临床表现相结合加以鉴别。符合①+②+③+④者为疑似病例;符合①+②或③+④+⑤或④+⑤者可确诊。

(4)重型乙型肝炎诊断标准如下。

急性重型乙型肝炎诊断标准。①既往无乙型肝炎病史,以急性黄疸型乙型肝炎起病,并在起病后10天内迅速出现精神神经症状(Ⅱ度以上的肝性脑病),而排除其他原因引起者。此外还有黄疸迅速加深,严重的消化道症状。②体征:肝浊音界迅速缩小等。③肝功能异常,特别是凝血酶原时间延长,凝血酶原活动度低于40%。④HBV标志物检测:病程中HBsAg由阳性转为阴性,或HBsAg由阳性转为阴性且出现抗-HBs阳转。抗HBcIgM滴度高水平,而抗-HBcIgG阴性或低水平。但HBsAg可阴性而早期出现抗-HBs阳性和抗-HBe阳性。⑤肝脏病理组织学特点:有条件者可做肝活检。符合①+②+③者为疑似病例;符合①+②+③+④或①+②+③+④+⑤者可确诊。

亚急性重型乙型肝炎诊断标准。①以急性黄疸型乙型肝炎起病,病程在10天以上8周以内,出现意识障碍(Ⅱ度以上的肝性脑病)。同时黄疸迅速升高,并有出血倾向。②实验室检查:肝功能全面损害,血清总胆红素>17.1 μmol/L,或每天上升>17.1 μmol/L,胆固醇降低,凝血酶原活动度<40%。③HBV标志物检测:病程中HBsAg由阳性转为阴性,或HBsAg由阳性转为阴性且出现抗-HBs阳转。抗-HBcIgM滴度高水平,而抗-HBcIgG阴性或低水平。④肝脏病理组织学特点。符合①+②者为疑似病例;符合①+②+③或①+②+③+④者可确诊。

慢性重型乙型肝炎:在慢活肝或乙型肝炎后肝硬化基础上发生,临床表现和肝功能变化基本上同亚急性重型肝炎。

(5)淤胆型乙型肝炎诊断标准如下。①急性黄疸型乙型肝炎起病,黄疸持续2~4个月或更长。②临床表现为肝内梗阻性黄疸,并能排除其他原因所致的肝内外梗阻性黄疸。③实验室检查:血清总胆红素升高,以结合胆红素为主,碱性磷酸酶、γ-GT、胆固醇明显升高。④HBV标志物检测:病程中HBsAg由阳性转为阴性,或HBsAg由阳性转为阴性且出现抗-HBs阳转。抗HBcIgM滴度高水平,而抗HBcIgG阴性或低水平。⑤肝脏病理组织学特点:必要时可以做肝活检。符合①+②+③者为疑似病例;符合①+②+③+④或①+②+③+④+⑤者可确诊。

3.丙型肝炎的诊断标准

依据流行病学资料,症状、体征及实验室检查进行综合诊断,确诊则依赖病原血清学或病原学检查。

(1)急性丙型肝炎(黄疸型或无黄疸型)诊断标准如下。①流行病学资料:半年内接受过血、血制品,人体成分治疗或有血液透析史者或与HCV感染者有性接触史,或携带HCV母亲所生的婴儿,或有不洁注射史。②症状体征:近期出现明显乏力和食欲缺乏等消化道症状且不能以其他原因解释者,或肝脏肿大伴有触痛或叩击痛。③血清ALT、明显升高,不能以其他原因解释者。④血清总胆红素>17.1 μmol/L或尿胆红素阳性,不能以其他原因解释者。⑤血清抗丙型肝炎病毒抗体(抗HCV-IgG)阳性和/或血清HCV的核糖核酸(HCV-RNA)阳性。⑥血清病原学排除甲、乙、戊型肝炎病毒感染者。⑦肝组织病理检查符合急性肝炎改变,肝组织HCV-RNA检测阳性。符合①或②+③+⑥者为疑似病例;符合"疑似病例+⑤"或"疑似病例+⑦"者可确诊,若同时伴有④者为黄疸型,无④者为无黄疸型。

(2)慢性丙型肝炎诊断标准如下。①流行病学资料:过去有输血、使用血制品和体成分治疗史,或性伴侣携带HCV或与HCV感染者有非常密切的接触史者。②症状体征:长期乏力,有食欲缺乏等消化道症状,或肝(脾)大,有触痛或叩击痛。③ALT升高或正常与升高反复波动持续半年以上。④排除现症不是乙型肝炎病毒感染所致者。⑤血清抗HCV或HCV-RNA阳性。⑥肝组织病理检查为慢性肝炎特征或肝组织HCV-RNA检测阳性。符合①+③或③+④,并参考②者,为疑似病例;符合疑似病例+⑤或⑥者,可确诊。

(3)重型丙型肝炎诊断标准如下。

亚急性重型丙型肝炎诊断标准:①近期出现明显乏力和食欲缺乏等消化道症状且不能以其

他原因解释者,或肝脏肿大伴有触痛或叩击痛。起病 10 天以上。②高度乏力和明显食欲减退或恶心呕吐,皮肤和巩膜明显黄染,重度腹胀或腹水。③数天内血清总胆红素上升＞17.1 μmol/L,或每天升高值＞17.1 μmol/L者。④凝血酶原时间显著延长,凝血酶原活动度＜40％。⑤意识障碍(肝性脑病)。符合①＋②＋③者为疑似病例;符合①＋②＋⑤＋④,参考⑤者,可确诊。

慢性重型丙型肝炎诊断标准:有慢性丙型肝炎病史,疑似病例与确诊病例的依据同亚急性重型丙型肝炎。

4.丁型肝炎的诊断标准

(1)流行病学资料:半年内接受过血及血制品或曾有其他医源性感染,生活中的密切接触,尤其是性接触而未采用避孕套者,或与丁型肝炎患者有密切接触史。HBsAg 阳性者更应注意。

(2)症状体征。①丁型肝炎病毒抗原(HDV)/HBV 同时感染:大多数表现为急性自限性肝炎经过,症状体征和急性乙型肝炎相同,如患者有 ALT 及胆红素双相升高,更应怀疑为同时感染。少数患者表现为急性重型肝炎。②HDV/HBV重叠感染:原来为血清 HBsAg 阳性者(包括HBsAg 携带者及慢性乙型肝炎患者),病情突然活动,或进行性发展为肝硬化者,重型肝炎均应注意重叠 HDV 感染之可能。

(3)肝功能检测:同急性、慢性或重型乙型肝炎之肝功能检测。

(4)HDV 感染标志物检测:①血清丁型肝炎病毒抗原阳性,必要时亦可检测肝内 HDVAg。②血和/或肝内 HDV-RNA 阳性。③血清丁型肝炎病毒抗体阳性。

(5)HBV 感染标志物检测。

上述各项中,(5)中 HBsAg 阳性,(4)中 1 项或 1 项以上阳性及(3)中肝功能异常,即可确诊为丁型肝炎,(1)和(2)作为参考。

在(4)及(5)中,如临床及病原学诊断符合急性乙型肝炎,伴 HDV 标志物中 1 项或 1 项以上阳性,可诊断为 HDV/HBV 同时感染。如果临床及病原学诊断符合慢性乙型肝炎,伴 HDV 标志物中 1 项或 1 项以上阳性,则可诊断为HDV/HBV重叠感染。

5.戊型肝炎的诊断标准

依据流行病学资料,症状体征及实验室检查进行综合诊断,确诊则依赖病原血清学或病原学检查。

急性戊型肝炎(黄疸型或无黄疸型):①流行病学资料显示发病前 2～6 周接触过戊型肝炎患者或饮用过被粪便垃圾污染的水或外出就餐,到戊型肝炎高发区或流行区。②无其他原因可解释的持续 1 周以上乏力、食欲减退或其他消化道症状或肝大伴有触痛或叩击痛。③血清 ALT明显升高。④血清病原学排除急性甲、乙、丙、庚型肝炎。⑤皮肤、巩膜黄染,血清总胆红素＞17.1 μmol/L或尿胆红素阳性,并排除其他疾病所致的黄疸。⑥病原血清学检测,抗HEV-IgM阳性或抗 HEV-IgG 由阴转阳,或滴度由低转高,或高转低 4 倍以上者。符合②＋③＋④者为疑似病例;符合⑥者可确诊。其中,有⑤者为黄疸型,无⑤者为无黄疸型。

二、治疗

由于急性肝炎、重型肝炎与淤胆型肝炎的病情较重,具有一定传染性,因此此类患者的治疗应在上级综合性医院传染科或传染病专科医院进行,病情稳定以后的康复阶段可在社区医疗机构进行治疗与随访监测。慢性肝炎与肝炎后肝硬化患者多已经过上级医院的规范化诊治,且其病程较长,需要接受较长时期的治疗,故乡村应成为其治疗随访与康复的主要场所。对于多数患者,乡村医师的主要职责是督促患者按照上级医院所制订的治疗方案坚持正规治疗,并在生活与康复方面予以必要的指导。本章虽然简要介绍各型肝炎的基本治疗原则与常用药物,但如上文所述由于急性肝炎、重型肝炎和淤胆型肝炎病情较重且不稳定,应及时转上级医院诊治。

急性与慢性肝炎的治疗原则:适当休息、注意饮食和选择性使用药物。

(一)药物治疗

由于许多化学药物都是在肝脏内解毒的,使用不当、用药过多或时间过长容易增加肝脏负担,因此选择用药适应证更为谨慎。常用药物主要有以下几种。

1.维生素类

维生素 B_1 和维生素 C 能增加食欲和消化、抵抗能力,维生素 B_6 能减轻恶心呕吐,维生素 B_{12} 帮助促进能量代谢,维生素 K 可以帮助减少出血倾向。

2.去脂保肝类药物

可选用胆碱和复方胆碱、肌醇、肝宁、葡醛内酯等,但应限用其中的 1～2 种。

3.中药类

肝炎可以分为黄疸型和无黄疸型两大类,以患者有无黄疸为标志。黄疸型又有阳黄、阴黄、急黄之分,黄疸型病毒性肝炎的治疗,必先清除黄疸,再用清肝解郁之剂,或在消除黄疸的同时,佐以疏肝解郁之药。阴黄则宜温补化湿为主,阳黄则以清热利湿利小便为主。无黄疸型又有肝郁气滞、肝脾不和、脾气虚弱、肝肾阴虚之分,可用清热开郁、健脾疏肝、解毒活血利湿为主的方法,或苦辛淡渗法兼通泄法,或苦辛淡清法。实证宜用清肝、化瘀、泄热、和胃为主的药物;虚证宜用补气和胃、疏肝化瘀为主的药物。如对急性黄疸型肝炎,热重者用茵陈蒿汤,湿重者用茵陈胃苓汤,湿热并重者和急性无黄疸型用五苓汤等。针对迁延性和慢性肝炎的中药一般以理气、化瘀、养阴、清热为主,逍遥散(柴胡 15 g,当归15 g,白芍 15 g,白术 15 g,茯苓 15 g,生姜 13 g,薄荷 6 g,炙甘草 6 g)、一贯煎(北沙参 10 g,麦冬 10 g,当归 10 g,生地黄 30 g,枸杞子 12 g,川楝子 5 g)、杞菊地黄汤(熟地黄 20 g,山药 15 g,山茱萸 15 g,牡丹皮 12 g,泽泻 15 g,茯苓 12 g,枸杞子 12 g,菊花 13 g,女贞子 20 g,黄精 15 g,葛根 15 g,丹参 15 g,炒枣仁 20 g)等都很有效。重症肝炎时可考虑用安宫牛黄丸等。

4.抗病毒药物

目前许多抗病毒药物被用于治疗以乙型肝炎为主所引起的慢性活动性肝炎。

(1)注射用干扰素类:聚乙二醇干扰素需要每天 1 次或者隔天 1 次;长效干扰素每周 1 次,但疗效并不满意,疗程(3 个月)结束时,HBeAg 和 HBV-DNA 阴转率为 30%～50%,停药半年至1 年的远期疗效为 20%～25%,可能出现发热、乏力、脱发等不良反应,有肝硬化腹水的患者不能用。

(2)抗病毒的口服核苷类似物:现上市的有拉米夫定、阿德福韦、恩替卡韦、替比夫定,每天1 片,达到大三阳转成小三阳之后继续巩固治疗 1 年,对于 HBeAg 阴性,本来就小三阳的患者,达到病毒转阴和氨基转移酶正常后,观察一年半以上可以停药。

5.免疫调节药物

免疫核糖核酸:皮下注射,每周注射 2～4 次,每次 2～4 mg,注射于腋窝或腹股沟淋巴结四周,3 个月为 1 个疗程。转移因子:皮下注射(在淋巴回流较丰富的上臂内侧或大腿内侧腹股沟下端为宜,也可皮下注射于上臂三角肌处),一次 1～2 支,1～2 周一次。胸腺素:肌内注射每次2～10 mg,每天或隔天一次,注意在注射前或停药后再次注射时须做皮试。

6.强力宁和泼尼松龙

这两种药用于免疫抑制,对乙型肝炎抗原阴性的慢性活动型肝炎有效。小剂量(如泼尼松龙≤10 mg/d)一般无明显不良反应。但是大剂量、长疗程用药导致不良反应增加,如药源性皮质醇增多症、水肿、高血压、低钾血症、精神异常、抵抗力降低、糖代谢异常和骨质疏松。

(二)非药物措施

1.适当休息

在目前无特效药的情况下,休息是治疗急性肝炎的主要措施。急性肝炎早期患者应卧床休息,因为安静卧床可增加肝脏血流量,降低代谢率,有利于炎症病变的恢复。在发病后1个月内,除进食、洗漱、排便外,其余时间应卧床休息,其他体力、脑力劳动均应停止。慢性肝炎的活动期也应卧床,待症状好转后再逐渐起床活动,活动强度以不感到疲劳为准。症状基本消失、肝功能检测正常(需有2~3个月的定期重复测定,到稳定后为止),才能逐渐恢复学习、活动。学习负担要减轻,午间要躺卧休息,晚间睡眠时间不得少于9小时,应避免过劳及重体力劳动,养成良好的卫生习惯。

慢性肝炎且病情稳定的,一般不必卧床,应适当活动,可恢复课堂学习。适当的体力活动有助于增强体质,可加速肝炎的康复过程。

2.注意饮食

(1)合理的营养、适宜的饮食也是治疗急性肝炎的重要措施:因合理的饮食可以改善患者的营养状况,促进肝细胞再生及修复,有利于肝脏功能恢复。

急性肝炎患者早期胃口一般较差,应进易消化、清淡的食物,少量多餐,应含多量维生素、足够热量和适量蛋白质,每天糖类(碳水化合物)需200~400 g,并多吃水果、蔬菜等富含维生素的食物。呕吐严重、吃饭太少的患者可静脉滴注10%葡萄糖注射液,每天1 000 mL左右,内可加维生素C 0.5~1.0 g等。

慢性或迁延性肝炎注意均衡补充动植物蛋白质,包括鱼类、蛋类、奶类、动物的瘦肉及豆制品,每天蛋白质需要量100 g左右,较多于正常人,但防止脂肪过多、热量过高,诱发脂肪肝和糖尿病,最好能维持体重在病前水平或略有增加。

暴发型或较严重的肝炎则应严格限制蛋白质摄入,水量也不宜太多。

(2)禁酒:肝炎患者应禁饮酒,因酒精能严重损害肝脏,使肝炎加重或使病程迁延变成慢性肝炎。

3.皮肤护理

黄疸型肝炎患者由于胆盐沉着,刺激皮肤神经末梢,可引起瘙痒。应指导患者进行皮肤护理。

(1)应穿布制柔软、宽松的内衣裤,经常换洗,并保持床单清洁、干燥,使皮肤有舒适感,可减轻瘙痒。

(2)每天用温水擦拭全身皮肤1次,不用有刺激性的肥皂与化妆品。

(3)瘙痒重者可局部涂擦止痒剂,也可口服抗组胺药:氯苯那敏,口服,4 mg,每天3次,或肌内注射,每次5~20 mg,赛庚啶,口服,2~4 mg,每天1次;阿司咪唑10 mg,口服,每天1次。

(4)及时修剪指甲,避免搔抓,以防止皮肤损害破损,如已有破损应注意保持局部清洁、干燥,预防感染。

(5)必要时可采用转移患者注意力的方法减轻皮肤瘙痒。

(三)并发症的处理

1.肝性脑病的防治

(1)氨中毒的防治:静脉滴注谷氨酸钠或盐酸精氨酸、口服乳果糖 30～60 mL/d,以酸化及保持大便通畅。

(2)维持氨基酸平衡,输入支链氨基酸或以支链氨基酸为主的六合氨基酸。

(3)防治脑水肿,应用 20%甘露醇进行脱水治疗。

2.出血的防治

使用止血药物;也可输入新鲜血、血小板或凝血因子等。

3.继发感染的防治

诊断感染后,应进一步根据药物敏感试验选用抗菌药物。

4.肾功能不全的防治

应注意避免诱发因素,如消化道出血、过量利尿、严重感染、血容量不足等均可诱发肾功能不全。已有肾功能不全者转诊专科医院做相应处理。

三、康复

(1)根据患者的文化程度、接受能力及知识缺乏程度安排教育计划。向患者讲解病毒性肝炎的类型、临床经过及预后等疾病知识。

(2)急性传染期应住传染病医院治疗,家属尽量少探视,以免相互传染。

(3)按医嘱应用保肝药,不滥用药物,特别应禁用损害肝脏的药物。

(4)保持乐观情绪急性肝炎患者如过分忧郁、焦虑、情绪波动,会造成中枢神经系统功能紊乱,免疫功能减退,不利于肝脏功能恢复,故应指导患者正确对待疾病,常用支持性心理疗法、放松疗法、暗示疗法、气功疗法、音乐绘画疗法,也就是在音乐、自然环境或气功等的配合下,渐进性地从头到脚放松,使机体处于一种松弛状态,产生轻松和安宁感。经常高歌一曲或哼唱小曲或听听优雅的歌曲都有利于促进肝脏的血液循环,加快肝细胞的恢复。为了帮助患者保持稳定情绪、安心养病,护理人员应细心、耐心、热心地关怀与照顾,要认真对待患者的"唠叨",千万不要表现出厌烦,因患者暗示性很强,给患者举同样病治愈的例子,使患者看到前景,提高患者积极性,促其病情缓解和改善。

(5)婚姻急性肝炎患者病情稳定 1 年后方可结婚,已婚者应节制性生活。育龄妇女不要怀孕,以利肝脏恢复。

(6)预防各种感染,避免疲乏,劳逸结合。

(7)定期复查,急性肝炎患者出院后第 1 个月复查一次,以后每 1～2 个月复查一次,半年后每 3 个月复查一次,定期复查 1～2 年。

四、健康教育

通过对病毒性肝炎患者进行健康教育,提高患者和家属对疾病的认识,积极配合治疗,同时增强卫生观念。

(一)甲、戊型肝炎

主要经粪-口传染。肝炎病毒对温度和化学药品抵抗力较强。病毒经100 ℃,20 分钟灭活,一般含氯消毒剂均有消毒效果。患者的呕吐、腹泻物要与漂白粉或其他含氯消毒剂混合后静置消毒1～2小时再倾倒,消毒剂的用量为吐、泻物的1倍。污染了的手,不论是患者或家属,可以用75％乙醇或含氯消毒剂消毒。食具、水碗、毛巾、餐巾等可以用0.3％～0.5％的优氯净或1％～5％的氯消毒剂浸泡15分钟再用清水冲净药液。其他污染了的个人用品及室内家具等可用上述药液擦拭消毒。患者的衣服、床单要分开使用,单独消毒后清洗(消毒方法如同毛巾、餐巾),特别是内裤必须做到消毒后清洗。衣物织品最好是白色,因氯能脱色。

患者住院后或在家痊愈后,要做一次全面消毒。除患者接触过的一切用品消毒外,还要用0.3％～0.5％的优氯净喷雾、擦拭室内地面、墙壁,做一次终末消毒。

(二)乙型肝炎

主要是通过输血和血制品、注射、母婴垂直传播,还有性接触传播和密切接触的水平传播,后者表现在乙型肝炎的家庭聚集性感染上。故家庭中的隔离与消毒就显得至关重要。

常用的方法:个人用具(如餐具、水杯、洗漱用具等)专用;搞好家庭环境与个人卫生,勤洗澡、勤换衣、勤洗晒被褥,注意保持室内空气清新,消灭蚊蝇;对自身血液、唾液及其他分泌物污染的物品尽量要自己清洗并加以消毒,不需清洗的物品可烧毁消毒;夫妻间一方是乙肝,另一方是健康者,在性生活时应注意采用避孕套进行隔离与避孕。唾液、乳汁等体液不会通过完整的皮肤和黏膜传播乙型肝炎病毒。没有证据表明乙型肝炎病毒可经过共餐、蚊子叮咬及日常生活的接触进行传播。

要充分认识乙型肝炎的危害,目前,还没有真正有效的抗乙型肝炎病毒的药物,很多广告宣传的彻底清除乙肝病毒和转阴的说法都是不科学的,而且一些做法可能还是有害的,要到正规医疗预防机构咨询和诊治。因为乙型肝炎传播途径复杂,所以通过切断传播途径控制乙型肝炎的发病是很困难的,因此注射乙型肝炎疫苗才是预防控制乙型肝炎的最有效措施,它可刺激机体产生相应的抗体,从而起到保护作用。这种疫苗的效果和安全性是绝对可靠的。此外,乙型肝炎疫苗还是唯一能预防肝癌的制剂。

除了注射乙型肝炎疫苗外,生活中预防乙型肝炎应采取以下措施:不用未检测乙型肝炎指标的血液及血制品;不到黑窝点去献血;不要从事男同性恋和宿娼活动;不要用不洁的注射器、穿刺针、针灸针、牙钻、内镜等介入性医疗仪器;不要用不消毒的剃须刀、穿耳针、文身针等进行美容活动;不要和乙型肝炎患者及乙型肝炎病毒携带者共用毛巾、牙刷、被褥等,以防生活接触性感染。

五、预防保健

(一)管理传染源

1.患者和病原体携带者的隔离

甲型、戊型肝炎自起病日起隔离3周;乙型、丙型肝炎由急性期隔离至体内病毒消失。从事饮食、托幼、自来水等工作的肝炎患者和病原体携带者,应暂时调离原工作岗位。

2.对接触者的管理

接触甲型、戊型肝炎患者的儿童应检疫40天。密切接触急性乙型、丙型肝炎者亦应进行医学观察,期限为60天。

3.献血员管理

各型肝炎患者及病毒携带者严禁献血。有肝炎病史及肝功能异常者亦禁止献血。健康人献血前应按规定进行健康检查。

（二）切断传播途径

1.甲型和戊型肝炎

重点在于切断传播途径，如注意个人卫生，不食用生的或未煮熟的海产品（如毛蚶、蛤蜊等）。做到饭前、便后用肥皂和流动水洗手；对患者用物及排泄物进行消毒，做好饮水消毒和食品卫生工作，搞好环境和个人卫生。

2.乙型、丙型、丁型肝炎

重点在于防止通过血液和体液的传播。

(1)加强血源管理，保证血液、血制品及生物制品的安全生产与供应。

(2)医疗及预防用的注射器应实行"一人一针一管制"，各种医疗器械应进行严格消毒。

(3)加强托幼单位和服务行业卫生管理，洗漱用具专用。公用茶具、面巾、理发用具应按规定进行消毒处理。

（三）保护易感人群

1.主动免疫

(1)甲型肝炎：易感人群可接种甲型肝炎减毒活疫苗。

(2)乙型肝炎：对于血清 HBsAg 和抗-HBs（乙型肝炎病毒表面抗体）阴性的人，尤其是儿童，可接种乙型肝炎疫苗。初种后隔 1 个月、6 个月复种，共接种 3 次，1 个月左右产生抗体。

2.被动免疫

(1)甲型肝炎：对甲型肝炎患者的接触者，可应用甲型肝炎疫苗预防发病，注射时间越早越好，不宜迟于接触后 7～14 天。其中国产疫苗是减毒活疫苗，皮下注射 1 针（1 mL），1 个月后产生抗体，1 年后抗体逐渐减少，但价格较低。进口疫苗是灭活死疫苗，每支 0.5 mL，16 岁以下儿童每次注射 1 支，成人每次注射 2 支共 1 mL，第 1 次注射后，隔 6 个月再注射一次，1 周到 10 天可产生抗体，可维持 20 年或终身免疫，但价格较高。

(2)乙型肝炎：适用于已暴露于 HBV 的易感者，包括 HBsAg 阳性、HBeAg 阳性的母亲所生婴儿，应在出生后立即注射高效价乙型肝炎免疫球蛋白和乙型肝炎疫苗。

（四）其他

重点行业（饮食、托幼、水源等行业）的患者必须待症状消失、肝功能正常后，方可恢复不接触食品、食具或幼儿的工作，如改做管理、后勤、门卫等工作。并观察半年，每隔 3 个月做一次肝功能检查，连续 3 次均为正常者，方可恢复原工作。慢性、迁延性肝炎和慢性活动性肝炎患者一律调离直接接触入口食品、食具、婴幼儿的工作。乙型肝炎病毒表面抗原携带者，无症状、体征，各项肝功能检查正常，除不能献血外，可正常工作和学习。但乙型肝炎病毒表面抗原和核心抗原同时阳性者，不宜做直接接触入口食品及婴幼儿工作。重点行业从业人员应每年进行预防性体检，以期早期发现可疑患者。

六、转诊

近期出现食欲减退、恶心、厌油、乏力、巩膜黄染、茶色尿、肝脏肿大、肝区痛等不能排除其他疾病患者，以及与肝炎患者有密切接触史者，应到有条件医院进行特异血清检验，以明确诊断，肝炎急性传染期及时隔离，积极治疗。重症肝炎、淤胆型肝炎与肝炎后肝硬化病情较重且不稳定，治疗方案较为复杂，故应转上级医院诊治。

（王　敏）

第十一节　肝　硬　化

肝硬化是一种或多种病因长期或反复作用造成的弥漫性肝脏损害。病理组织学上有广泛的肝细胞变性、坏死，纤维组织弥漫性增生，并有再生小结节形成，正常肝小叶结构和血管解剖的破坏，导致肝脏逐渐变形，变硬而形成肝硬化。临床上早期可无症状，后期可出现肝功能减退、门脉高压和各系统受累的各种表现。

肝硬化原因很多。国内以病毒性肝炎最为常见。本节着重介绍病毒性肝炎肝硬化的发生机制，病理学特点，临床表现，诊断、治疗。

一、发病机制

近年来随着分子生物学及细胞生物学的深入发展，有关肝硬化发病机制的研究不断加深。然而，HBV、HCV 和 HBV/HDV 感染人体后导致肝硬化的机制却远远没有阐明。根据现有研究，可能与下列因素有关。

（一）病毒抗原持续存在

病毒性肝炎，若病毒及时清除，病情就会稳定，不致进展为肝硬化；如果病毒持续或反复复制，病情持续或反复活动，发生肝硬化的可能性极大。众所周知，HBV 在肝细胞内复制并不损伤肝细胞，只有人体对侵入的 HBV 发生免疫反应时才出现肝脏病变。因此，人体感染 HBV 后，肝损伤是否发生及其类型，并非单独由病毒本身所致，而是由病毒、宿主及其相互作用决定的。

1.病毒的作用

感染嗜肝病毒后是否发生慢性化，进而发展为肝硬化，主要与下列因素有关。

（1）病毒类型：已知 HAV、HEV 感染极少慢性化，HBV、HCV 或 HBV/HDV 感染与肝硬化关系密切。

（2）感染类型：急性 HBV 感染大多痊愈，大约 10% 进展为慢性，约 3% 呈进行性。HBeAg 阳性的慢性肝炎较易发生肝硬化，第 5 年时至少有 15% 发生肝硬化，以后每年以 2% 的频率递增；除非发生 HbeAg/抗-HBe 自发性血清转换，即抗-HBe 持续阳性，HBV DNA 持续阴性。抗-HBe 阳性的肝炎，如果 HBV DNA 高水平持续阳性，证实为前 C 区基因突变株感染者，与肝硬化关系更密切。值得注意的是儿童慢性 HBV 感染者一旦出现症状，其中 80% 肝脏组织学有明显改变，半数为慢性肝炎，半数为肝硬化。在亚洲国家，HCV 感染为肝硬化的第二大病因，急性 HCV 感染约 80% 转变为慢性，20%～25% 成为肝硬化。肝硬化出现时间早者丙肝发病后4 个月至 1 年，多数出现于第 2～4 年。

（3）病毒水平：单一病毒株感染时，病毒高水平持续和反复复制是影响病情发展为肝硬化的极重要因素，如 HBV 感染，无论何种类型，HBVDNA 持续或反复高水平阳性者发生肝硬化的可能性极大。

（4）重叠感染：HBV、HCV、HDV 感染均容易慢性化，如果三者出现二重甚至三重感染或合并 HIV 感染均可促使病情活动，加剧发展为肝硬化的倾向。HBV/HDV 同时感染者大多痊愈，约 2.4% 发展为慢性肝病；HBV/HDV 重叠感染者 90% 慢性化，60% 以上可发展为慢性肝病或肝硬化。

(5)病毒基因型：HBV 基因具有高度异质性，似乎没有遗传学上完全一致的两种病毒分离物。HBV 感染可引起不同临床类型的乙型肝炎，例如急性自限性乙型肝炎多为 HBV 野生株感染，而前 C 区基因突变株感染常导致重症乙肝、慢性重度肝炎和肝硬化。HBV 的基因型可能与 HBV 所致疾病谱有关。但临床上也不乏相同变异株(特殊基因型)引起完全不同临床表现者。HBV 基因型是决定临床疾病谱的影响因素，但不是决定因素。

2.宿主免疫功能

临床上 HBV 感染后，在暴发性肝衰竭时，HBV 复制水平可能低下，而肝损害较轻的慢性无症状 HBV 携带者中，其 HBV DNA 水平可能很高。HBV 感染后，决定事态发展和演变的主要因素可能是宿主的免疫反应，宿主免疫功能正常，病毒及时清除，肝损伤不致慢性化，肝硬化也不会发生。反之亦然。病毒不能及时、有效、永久清除的宿主因素主要有：①细胞毒性 T 细胞(CTL)功能低下；②肝细胞 HLA 异常表达；③IFN 生成缺陷；④NK 细胞活性降低；⑤抗病毒抗体生成不足。

3.自身免疫反应

自身免疫性肝炎(AIH)和原发性胆汁性肝硬化(PBC)均属典型自身免疫性疾病，具有高度肝硬化倾向；慢性丙肝与 AIH 的表现有许多重叠，有时甚至泾渭难分，而 HCV 所致慢性肝炎的临床表现，血清学及其结局与 AIH 有许多相近相似之处，甚至有时 HCV 感染可作为 AIH 的始动因素；HAV 感染之所以不容易慢性化，是因为 HAV 感染是病毒对肝细胞直接损害而不是一种免疫反应过程，一旦 HAV 启动自身免疫反应也同样可发生 AIH；至于酒精性肝病，血吸虫肝病和药物性肝病的发生，自身免疫反应均可起到举足轻重的作用，因而自身免疫反应是促使感染者的病情活动及肝硬化发生发展的重要影响因素。

肝脏含有两种特异性抗原，即肝特异性脂蛋白(LSP)和肝细胞膜抗原(LMAg)，二者均可刺激机体产生相应的抗体，抗-LSP 和 LMA。后二者虽然主要见于 AIH，但在 HBsAg 阳性慢性肝病中也可检出，尤其是抗-LSP。它们不仅对肝细胞有直接损害作用，而且可通过 T 细胞介导的免疫反应和介导抗体依赖性淋巴细胞毒作用(ADCC)导致肝细胞损伤。

(二)肝内胶原纤维合成与降解失衡

肝纤维化是多种慢性肝病共有的组织学变化，既是慢性肝病向肝硬化发展的必经之路，又贯穿于肝硬化始终。

肝纤维化是由于细胞外基质(extracellular matrix，ECM)合成和降解比例失衡所致。该过程由肝细胞损伤启动，炎症反应使之持续存在，多种细胞因子、介导的细胞间相互作用激活星状细胞(HSC)，后者是生成 ECM 的主要细胞；库普弗细胞功能受抑，胶原酶合成与分泌减少，在肝纤维化形成中起辅助作用。

1.细胞因子与 ECM 合成

各种细胞因子(包括单核因子和淋巴因子)及各种生长因子，是以往所谓胶原刺激因子和调节因子。对肝纤维化影响最大的是 TGFβ、IL-1 和 TNF。这些因子既由肝炎病毒刺激，激活单核巨噬细胞系统(包括库普弗细胞)和淋巴细胞所释放，也由肝细胞损伤刺激内皮细胞、库普弗细胞、血小板、肝细胞和肌成纤维细胞而分泌；它们既参与病毒清除和肝细胞损伤，也激活 HSC、成纤维细胞和肝细胞，使之合成、分泌 ECM，抑制库普弗细胞合成分泌胶原酶，对抗 HGF，阻止、延缓肝细胞再生，参与肝硬化形成。

(1)TGF-β₁:是启动和调控肝脏胶原代谢的主要因子,由淋巴细胞、单核巨噬细胞、内皮细胞、血小板和肝细胞等合成。它在肝纤维化形成中的作用表现在:①激活 HSC,诱导成纤维细胞的增殖;②促进 HSC,成纤维细胞、肝细胞等合成、分泌 ECM;③调节各种细胞连接蛋白受体的表达及其与 ECM 的结合;④抑制 ECM 的降解;⑤促进 HSC 和肝细胞自分泌大量 TGF-β₁,构成局部正反馈循环。肝纤维化时,TGF-β₁ mRNA 水平显著升高,与胶原蛋白 mRNA 水平呈正相关。临床上,TGF-β₁ 明显升高的同时,总是伴随胶原、非胶原糖蛋白和蛋白多糖的增加。

(2)IL-1:主要由单核巨噬细胞产生,从基因水平上调节胶原蛋白的合成,激活并促使 HSC 和成纤维细胞增殖,促进 ECM 合成和分泌。

(3)TNF:是机体免疫反应导致组织损伤的重要细胞因子,在肝纤维化过程中,不仅激活各种免疫细胞,促使其释放细胞因子,而且促进 HSC 和成纤维细胞增殖及合成、分泌胶原蛋白。慢性肝病时,侵入肝脏的单核巨噬细胞产生大量 TNFα,其水平与肝脏病变的活动程度相关,而且 TNFα 着色的单核细胞主要集中于门管区,该区域正是肝纤维化形成的好发部位之一。

2.参与 ECM 合成的细胞

HSC 是正常肝脏及肝脏纤维化时的主要产胶原细胞,库普弗细胞与肝纤维化过程关系极为密切。

HSC 位于 Disse 间隙,嵌入相邻细胞之间的隐窝中,树状胞质突起环绕肝窦内皮细胞边缘。类似其他组织的血管周细胞。在正常肝脏,HSC 分裂活性低下,HSC 指数为 3.6~6.0(HSC/100 个肝细胞之比),主要功能是贮存脂肪和维生素 A,并以旁分泌形式分泌 HGF,促进肝细胞再生。HSC 可被库普弗细胞等多种非实质细胞分泌的 TNFβ 等细胞因子激活,也可被病变肝细胞激活。

活化的 HSC 几乎丧失全部原有功能,表现全新的生物特性:①表达 ECM 基因,合成大量病理性 ECM,如胶原、蛋白多糖及各种非胶原糖蛋白;②表达许多细胞因子和生长因子,如 TGFβ₁、TGFα、FGF、单核细胞趋化肽 1(MCP-1)、内皮素 1(ET-1)、胰岛素样生长因子 1(IGF-1)等,其中 TGFβ₁ 的分泌释放,可促使 HSC 周而复始地繁殖;③分泌金属蛋白组织抑制物(TIMP-1),TIMP 能与激活的基质金属蛋白酶(MMP)发生可逆性结合而抑制其降解 ECM 的活性。HSC 的活化是启动肝纤维化过程的关键环节。

库普弗细胞与肝纤维化过程关系极为密切。在肝纤维化启动阶段,库普弗细胞在受到刺激后,释放大量细胞因子,如 TGF-α、TGF-β、TNF-α、血小板衍生的生长因子(PDGF)、IL-1 等均可激活 HSC,同时这些毒性细胞因子、氧自由基和蛋白酶又可直接造成肝细胞损害,后者进而激活 HSC,启动肝纤维化。但是,库普弗细胞又可能是肝内唯一既不分泌 ECM 又合成分泌胶原酶的细胞。遗憾的是至肝硬化形成之后,无论何种肝硬化,尽管库普弗细胞的形态没有明显改变,但其数量却显著减少而且库普弗细胞释放的胶原酶还受到 HSC 分泌的 TIMP-1 的抑制,TGFβ1 对 ECM 的降解也有很强抑制作用。结果,肝脏胶原代谢总是合成大于降解,促使肝纤维化向不可逆性方向发展,最终形成肝硬化。

3.肝细胞再生不良

肝细胞再生不良是肝硬化的重要组织学特征。有研究证实,正常鼠在肝部分切除之后,肝脏酮体生成迅速增加,而肝硬化鼠则无明显改变,说明肝硬化时存在肝细胞再生迟缓。肝细胞再生迟缓是肝硬化发生发展的重要组成部分,其确切机制尚不清楚,可能与下列因素有关。

(1)营养缺乏:肝硬化患者大多有显著营养不良,机体内部存在严重能量代谢障碍,不能为肝细胞再生提供必需的原料和足够的能量。如氨基酸代谢不平衡、有氧代谢障碍、维生素和微量元素的缺乏和失衡均不利于肝细胞再生。

（2）血液循环障碍：肝硬化时不仅有显著全身及门脉血液循环障碍，门-体分流、血栓形成及Disse 间隙胶原化和肝窦毛细血管化所致的肝内弥散滤过屏障的形成，都将严重破坏局部微环境，影响肝细胞再生。

（3）促肝细胞生长因子和抑肝细胞生长因子比例失衡：肝损伤之后肝脏的修复是肝细胞再生为主还是胶原沉积为主，关键取决于两大系列因子之间的平衡。其中，最为重要的是肝细胞生长因子（HGF）和 TGFβ 之间的平衡。已如前述，HGF 的主要来源是 HSC。在慢性肝病时，HSC转变为肌成纤维细胞，此时，不仅表达 HGF mRNA 的能力丧失，不再释放 HGF，相反，表达TGFβ mRNA 增加，大量释放 TGFβ。后者不仅消除了 HGF 对肝细胞的促有丝分裂作用，而且诱导 HSC 及肝细胞生成大量 ECM，促进胶原沉积，抑制胶原降解，形成肝纤维化、肝硬化。

二、病理改变

(一)病理学特点

包括 4 方面：①广泛肝细胞变性坏死，肝小叶纤维支架塌陷；②残存肝细胞不沿原支架排列再生，形成不规则结节状肝细胞团，称为再生结节；③门管区和肝包膜大量结缔组织增生，形成纤维束和纤维隔，进一步改建为假小叶；④肝内血液循环紊乱如血管床缩小、闭塞或扭曲，肝内动静脉出现吻合支，导致门脉高压并进一步加重肝细胞的营养障碍。

(二)肝纤维化分期

目前按表 5-3 分期。

表 5-3　肝纤维化分期

分期	病理表现
0	无异常表现
1	门管区扩大，纤维化
2	门管区周围纤维化，纤维隔形成，小叶结构保留
3	纤维隔形成伴小叶结构紊乱
4	早期肝硬化或肯定肝硬化

(三)病理形态分类

1.小结节性肝硬化

特征是结节大小相等，直径＜3 mm，纤维间隔较窄，均匀。

2.大结节性肝硬化

结节大小不一，直径＞3 mm，也可达数厘米，纤维间隔粗细不等，一般较宽。

3.大小结节混合性肝硬化

为上述两项的混合，严格地说，绝大多数肝硬化都属于这一类。

4.不完全分隔性肝硬化

多数肝小叶被纤维组织包围形成结节，纤维间隔可向小叶延伸，但不完全分隔小叶，再生结节不明显。

三、临床表现

主要包括三方面：①与肝细胞坏死有关的症状和体征,此与急慢性肝炎患者相似,如黄疸、恶心、食欲缺乏、腹胀等；②肝硬化并发症的症状和体征,主要有门脉高压症的相应表现(侧支循环、腹水和脾功能亢进)、肝性脑病、肝肾综合征、肝肺综合征等；③全身表现,如内分泌功能失调的表现,出血征象等。

有些学者将肝硬化的临床表现分为肝功能代偿期和肝功能失代偿期,此种分期对临床分析病情有一定帮助,但因两期分界并不明显或有重叠现象,不应机械地套用。

(一)肝功能代偿期

症状较轻,常缺乏特征性。可有乏力、食欲减退、消化不良、恶心、呕吐、右上腹隐痛和腹泻等症状。体征不明显,肝脏常肿大,部分患者伴脾大,并可出现蜘蛛痣和肝掌,肝功能检查多在正常范围内或有轻度异常。

(二)肝功能失代偿期

1.症状

(1)食欲减退:为最常见的症状,有时伴有恶心、呕吐,多由于胃肠阻性充血,胃肠道分泌与吸收功能紊乱所致,晚期腹水形成,消化道出血和肝衰竭将更加严重。

(2)体重减轻:为多见症状,主要因食欲减退,进食不够,胃肠道消化吸收障碍,体内清蛋白合成减少。

(3)疲倦乏力:也为早期症状之一,其程度自轻度疲倦感觉至严重乏力,与肝病的活动程度一致,产生乏力的原因:①进食热量不足；②碳水化合物、蛋白质、脂肪等中间代谢障碍,致能量产生不足；③肝脏损害或胆汁排泄不畅时,血中胆碱酯酶减少,影响神经、肌肉的正常生理功能；④乳酸转化为肝糖原过程发生障碍,肌肉活动后,乳酸蓄积过多。

(4)腹泻:相当多见,多由肠壁水肿,肠道吸收不良(以脂肪为主),烟酸的缺乏及寄生虫感染等因素所致。

(5)腹痛:引起的原因有脾周围炎、肝细胞进行性坏死、肝周围炎、门静脉血栓形成和/或门静脉炎等。腹痛在大结节性肝硬化中较为多见,占60%～80%。疼痛多在上腹部,常为阵发性,有时呈绞痛性质。腹痛也可因伴发消化性溃疡、胆道疾病、肠道感染等引起。与腹痛同时出现的发热、黄疸和肝区疼痛常与肝病本身有关。

(6)腹胀:为常见症状,可能由低钾血症、胃肠胀气、腹水和肝脾大所致。

(7)出血:肝功能减退影响凝血酶原和其他凝血因子合成,脾功能亢进又引起血小板的减少,故常出现牙龈、鼻腔出血,皮肤和黏膜有紫斑或出血点或有呕血与黑便,女性常月经过多。

(8)神经精神症状:如出现嗜睡、兴奋和木僵等症状,应考虑肝性脑病的可能。

2.体征

(1)面容:面色多较病前黝黑,可能由于雌激素增加,使体内硫氨基对酪氨酸酶的抑制作用减弱,因而酪氨酸变成黑色之量增多所致；也可能由于继发性肾上腺皮质功能减退和肝脏不能代谢垂体前叶所分泌的黑色素细胞刺激素所致。除面部(尤其是眼周围)外手掌纹理和皮肤皱褶等处也有色素沉着。晚期患者面容消瘦枯萎,面颊有小血管扩张、口唇干燥。

(2)黄疸:出现黄疸表示肝细胞有明显损害,对预后的判断有一定意义。

(3)发热:约1/3活动性肝硬化的患者常有不规则低热,可能由于肝脏不能灭活致热性激素,例如还原尿睾酮或称原胆烷醇酮所致。此类发热用抗生素治疗无效,只有在肝病好转时才能消失,如出现持续热,尤其是高热,多数提示并发呼吸道、泌尿道或腹水感染,革兰阴性杆菌败血症等,合并结核病的也不少见。

(4)腹壁静脉曲张:由于门静脉高压和侧支循环建立与扩张,在腹壁与下胸壁可见到曲张的皮下静脉,脐周围静脉突起形成的水母头状的静脉曲张,或静脉上有连续的静脉杂音等体征均属罕见。

(5)腹水:腹水的出现常提示肝硬化已属于晚期,在出现前常先有肠胀气。一般病例腹水聚积较慢,而短期内形成腹水者多有明显的诱发因素,如有感染、上消化道出血、门静脉血栓形成和外科手术等诱因时,腹水形成迅速,且不易消退。出现大量腹水而腹内压力显著增高时,脐可突出而形成脐疝。由于膈肌抬高,可出现呼吸困难和心悸。

(6)胸腔积液:腹水患者伴有胸腔积液者不太少见,其中以右侧胸腔积液较多见,双侧者次之,单纯左侧者最少。胸腔积液产生的机制还不明确,可能与下列因素有关:①低清蛋白血症;②奇静脉、半奇静脉系统压力增高;③肝淋巴液外溢量增加以致胸膜淋巴管扩张、淤积和破坏,淋巴液外溢而形成胸腔积液;④腹压增高,膈肌腱索部变薄,并可以形成孔道,腹水即可漏入胸腔。

(7)脾大:脾脏一般为中度肿大,有时可为巨脾,并发上消化道出血时,脾脏可暂时缩小,甚至不能触及。

(8)肝脏情况:肝硬化时,肝脏的大小、硬度与平滑程度不一,与肝内脂肪浸润的多少,以及肝细胞再生、纤维组织增生和收缩的程度有关。早期肝脏肿大,表面光滑,中度硬度,晚期缩小、坚硬,表面呈结节状,一般无压痛,但有进行性肝细胞坏死或并发肝炎和肝周围炎时可有触痛与叩击痛。

(9)内分泌功能失调的表现:当肝硬化促性腺激素分泌减少时可致男性睾丸萎缩,睾丸素分泌减少时可引起男性乳房发育和阴毛稀少。女性患者有月经过少和闭经、不孕,雌激素过多,可使周围毛细血管扩张而产生蜘蛛痣与肝掌。蜘蛛痣可随肝功能的改善而消失,而新的蜘蛛痣出现,则提示肝损害有发展。肝掌是手掌发红,特别在大鱼际、小鱼际和手指末端的肌肉肥厚部,呈斑状发红。

(10)出血征象:皮肤和黏膜(包括口腔、鼻腔及痔核)常出现瘀点、瘀斑、血肿及新鲜出血灶,为肝功能减退时,某些凝血因子合成减少和/或脾功能亢进时血小板减少所致。

(11)营养缺乏表现:如消瘦、贫血、皮肤粗糙、水肿,舌光滑、口角炎、指甲苍白或呈匙状,多发性神经炎等。

综上所述,肝硬化早期表现隐匿,晚期则有明显的症状出现:①门静脉梗阻及高压所产生的侧支循环形成,包括脾大、脾功能亢进及腹水等;②肝功能损害所引起的血浆清蛋白降低,水肿、腹水、黄疸和肝性脑病等。

四、并发症

(一)上消化道出血

上消化道出血最常见,多突然发生大量呕血或黑便,常引起出血性休克或诱发肝性脑病,病死率很高。出血病因除食管胃底静脉曲张破裂外,部分为并发急性胃黏膜糜烂或消化性溃疡所致。

（二）肝性脑病

肝性脑病是本病最为严重的并发症，亦是最常见的死亡原因。

（三）感染

肝硬化患者抵抗力低下，常并发细菌感染，如肺炎、胆道感染、大肠埃希菌败血症和自发性腹膜炎等。自发性腹膜炎的致病菌多为革兰阴性杆菌，一般起病较急，表现为腹痛、腹水迅速增长，严重者出现中毒性休克，起病缓慢者多有低热、腹胀或腹水持续不减；体检发现轻重不等的全腹压痛和腹膜刺激征；腹水常规检验白细胞数增加，以中性粒细胞为主，腹水培养常有细菌生长。

（四）肝肾综合征

失代偿期肝硬化出现大量腹水时，由于有效循环血容量不足等因素，可发生功能性肾衰竭，又称肝肾综合征。其特征为自发性少尿或无尿、氮质血症、稀释性低钠血症和低尿钠，但肾却无重要病理改变。引起功能性肾衰竭的关键环节是肾血管收缩，导致肾皮质血流量和肾小球滤过率持续降低。

（五）原发性肝癌

并发原发性肝癌者多在大结节性或大小结节混合性肝硬化基础上发生。如患者短期内出现肝迅速增大、持续性肝区疼痛、肝表面发现肿块或腹水呈血性等，应怀疑并发原发性肝癌，应做进一步检查。

（六）电解质和酸碱平衡紊乱

肝硬化患者在腹水出现前已有电解质紊乱，在出现腹水和并发症后，紊乱更趋明显。

1.低钠血症

长期钠摄入不足（原发性低钠）、长期利尿或大量放腹水导致钠丢失、抗利尿激素增多致水潴留超过钠潴留（稀释性低钠）。

2.低钾低氯血症与代谢性碱中毒

摄入不足、呕吐腹泻、长期应用利尿剂或高渗葡萄糖液、继发性醛固酮增多等，均可促使或加重血钾和血氯降低；低钾低氯血症可导致代谢性碱中毒，并诱发肝性脑病。

（七）门静脉血栓形成

约10%结节性肝硬化可并发门静脉血栓形成。血栓形成与门静脉梗阻时门静脉内血流缓慢、门静脉硬化，门静脉内膜炎等因素有关。如血栓缓慢形成，局限于肝外门静脉，且有机化或侧支循环丰富，则可无明显临床症状。如突然产生完全梗阻，可出现剧烈腹痛、腹胀、便血呕血、休克等。此外，脾脏常迅速增大，腹水加速形成，并常诱发肝性脑病。

五、实验室和其他检查

（一）血常规

在代偿期多正常，失代偿期有轻重不等的贫血。脾亢时白细胞和血小板计数减少。

（二）尿常规

代偿期一般无变化，有黄疸时可出现胆红素，并有尿胆原增加。有时可见到蛋白管型和血尿。

（三）肝功能试验

代偿期大多正常或有轻度异常，失代期患者则多有较全面的损害，重症者血清胆红素有不同程度增高。转氨酶常有轻、中度增高，一般以 ALT 增高较显著，肝细胞严重坏死时则 AST 活力常高于 ALT,胆固醇酯亦常低于正常。血清总蛋白正常、降低或增高,但清蛋白降低、球蛋白增高,在血清蛋白电泳中,清蛋白减少,γ-球蛋白增高。凝血酶原时间在代偿期可正常,失代偿期则有不同程度延长,经注射维生素 K 亦不能纠正。

(四)肝纤维化血清指标

无特异性。联合检测有助于诊断。

1.PⅢP

PⅢP 是细胞内合成的Ⅲ型前胶原分泌至细胞外后受内切肽酶切去的氨基端肽,其浓度升高反映Ⅲ型胶原合成代谢旺盛,故血清 PⅢP 升高主要反映活动性肝纤维化。

2.Ⅳ型胶原

检测指标有血中Ⅳ型前胶原羧基端肽(NCl)及氨基端肽(7S-Ⅳ型胶原)。肝纤维化时Ⅳ型胶原升高,两者相关性较好。

3.层粘连蛋白

层粘连蛋白是基膜的主要成分,血清层粘连蛋白升高,说明其更新率增加,与肝纤维化有良好的相关性。

4.脯氨酰羟化酶

脯氨酰羟化酶是胶原纤维生物合成的关键酶,肝硬化时增高。

(五)肝炎病毒血清标志物

乙型,丙型或乙型加丁型肝炎病毒血清标记一般呈阳性反应(个别患者也可呈阴性反应,但既往呈阳性)。

(六)免疫功能

肝硬化时可出现以下免疫功能改变:①细胞免疫检查可发现半数以上的患者 T 细胞数低于正常,CD_3、CD_4 和 CD_8 细胞均有降低;②体液免疫发现免疫球蛋白 IgG、IgA、IgM 均可增高,一般以 IgG 增高最为显著,与 γ-球蛋白的升高相平行;③部分患者还可出现非特异性自身抗体,如抗核抗体、抗平滑肌抗体、抗线粒体抗体等。

(七)腹水检测

一般为漏出液,如并发自发性腹膜炎,则腹水透明度降低,比重介于漏出液和渗出之间,Rivalta试验阳性,白细胞数增多,常在 $300 \times 10^6 /L$ 以上,分类以中性粒细胞为主,并发结核性腹膜炎时,则以淋巴细胞为主;腹水呈血性应高度怀疑癌变,宜做细胞学检查。当疑诊自发性腹膜炎时,须床边做腹水细菌培养,可提高阳性率,并以药物敏感试验作为选用抗生素的参考。

(八)超声波检查

肝硬化的声像图改变无特异性,早期可见肝脏肿大,常因肝内脂肪性及纤维性变,使肝实质内回声致密,回声增强、增粗。晚期肝脏缩小、肝表面凹凸不平,常伴有腹水等改变。大结节性肝硬化可见肝实质为反射不均的弥漫性斑状改变,或呈索条状、结节样光带、光团改变,门脉高压者有脾大,门静脉主干内径>13 mm,脾静脉内径>8 mm,肝圆韧带内副脐静脉重新开放及腹内脏器与后腹壁之间有侧支循环的血管影像。超声多普勒检查能定量检测门脉的血流速度、血流方向和门脉血流量。肝硬化患者空腹及餐后门脉最大血流速度及流量均较正常人显著减少,具有较好的诊断价值。

(九)食管钡餐 X 线检查

食管静脉曲张时,由于曲张的静脉高出黏膜,钡剂在黏膜上分布不均匀而呈现虫蚀状或蚯蚓状充盈缺损及纵行黏膜皱襞增宽,胃底静脉曲张时,吞钡检查可见菊花样缺损。

(十)内镜检查

可直接看见静脉曲张及其部位和程度,阳性率较 X 线检查为高;在并发消化道出血时,急诊胃镜检查可判明出血部位和病因,并可进行止血治疗。

(十一)CT 及 MRI 检查

对本病有一定的诊断价值,早期肝硬化 CT 图像显示有肝大,晚期肝缩小,肝门扩大和肝纵裂增宽,左右肝叶比例失调,右叶常萎缩,左叶及尾叶代偿性增大,外形因纤维瘢痕组织的收缩,再生结节隆起及病变不均匀的分布而呈不规整,凹凸不平。肝密度降低增强后,可见肝内门静脉、肝静脉、侧支血管和脾大,从而肯定门脉高压的诊断。也可见脾周围和食管周围静脉曲张、腹水、胆囊和胆总管等,对于随诊十分有用。

MRI 与 CT 相似,能看到肝外形不规则,肝左、右叶比例失调、脂肪浸润、腹水及血管是否通畅。如有脂肪浸润则 T_1 值增高可达 $280\sim480$ 毫秒,在图像上呈暗黑色的低信号区。肝硬化门脉压力升高,脾大,脾门处静脉曲张,如有腹水,则在肝脾周围呈带状低信号区。

(十二)肝穿刺活组织检查

病理学诊断是肝纤维化的金标准。但肝组织学活检有创伤,难以反复取材和做到动态观察纤维化的变化,且无可靠的方法确定胶原的含量而使其应用受到限制。目前有人提出形态测量学和半定量计分系统可弥补这一不足。

(十三)腹腔镜检查

可直接观察肝外形、表面、色泽、边缘及脾等改变,亦可用拨棒感触其硬度,直视下对病变明显处做穿刺活组织检查,对鉴别肝硬化、慢性肝炎和原发性肝癌,以及明确肝硬化的病因很有帮助。

六、诊断和鉴别诊断

(一)诊断

主要根据:①有病毒性肝炎病史;②有肝功能减退和门脉高压的临床表现;③肝脏质地坚硬有结节感;④肝功能试验常有阳性发现;⑤肝活体组织检查见假小叶形成。

失代偿期患者有明显上述临床表现及肝功能异常,诊断并不困难,但在代偿期诊断常不容易。因此,对长期迁延不愈的肝炎患者、原因未明的肝脾大等,应随访观察,密切注意肝大小和质地,及肝功能试验的变化,必要时进行肝穿刺活组织病理检查。再对肝硬化程度作出分级,目前临床应用最广泛的是Child-Pugh分级,表 5-4。

表 5-4　Child-Pugh 分级

	1 分	2 分	3 分
肝性脑病	无	Ⅰ～Ⅱ度	Ⅲ～Ⅳ度
腹水	无	易消除	顽固
胆红素(μmol/L)	<34	35～50	>51
清蛋白(g/L)	>35	28～34	<28
凝血酶原时间(s)	<14	14～18	>18

注:5～8 分为 A 级,9～11 分为 B 级,12～15 分为 C 级。

(二)鉴别诊断

1.与表现为肝大的疾病鉴别

主要有慢性肝炎、原发性肝癌、华支睾吸虫病、肝棘球蚴病、某些累及肝的代谢疾病和血液病等。

2.与引起腹水和腹部胀大的疾病鉴别

如结核性腹膜炎、缩窄性心包炎、慢性肾炎、腹腔内肿瘤和巨大卵巢囊肿等。

3.与肝硬化并发症的鉴别

(1)上消化道出血:应与消化性溃疡、糜烂出血胃炎、胃癌等鉴别。

(2)肝性脑病:应与低血糖、尿毒症、糖尿病酮症酸中毒等鉴别。

(3)功能性肾衰竭:应与慢性肾炎、急性肾小管坏死等鉴别。

七、预后

取决于患者的营养状况、有无腹水、有无肝性脑病、血清胆红素高低、清蛋白水平及凝血酶原时间 Child-PughC 级者预后很差。还与病因、年龄和性别有关。一般说来,病毒性肝炎引起的肝硬化预后较差;年龄大者,男性预后较差,肝性脑病、合并食管静脉大出血、严重感染等则病情危急,预后极差。

八、治疗

(一)一般治疗

1.休息

肝功能代偿期患者可参加一般轻工作,肝功能失代偿期或有并发症者,须绝对卧床休息。

2.饮食

以高热量、高蛋白质、维生素丰富而易消化的食物为宜。严禁饮酒。脂肪尤其是动物脂肪不宜摄入过多。如肝功能显著减退或有肝性脑病先兆时应严格限制蛋白质食物。有腹水者,应予以少钠盐或无钠盐饮食,有食管胃底静脉曲张者,应避免进食坚硬、粗糙的食物。

(二)抗肝纤维化治疗

由于目前对肝纤维化的早期诊断尚有困难,考虑到肝内炎症,细胞变性坏死是肝纤维化的激发因素,故在某些易于慢性化的肝病,如乙型肝炎、丙型肝炎,在积极进行病因治疗的同时,应酌情采取抗肝纤维化治疗措施。目前治疗肝纤维化的药物有以下几种。

1.干扰素

体内外研究表明,γ 干扰素(IFNγ)能抑制成纤维细胞的增生及胶原的产生,抑制胶原基因的转录,促进前列腺素 E_2 的生成,有较明显的抗肝纤维化作用。α 干扰素具有较强的抗病毒作用及抗炎症作用,临床研究表明,α 干扰素可能也具有抗肝纤维化作用,对 α 干扰素治疗有反应者其肝纤维化有改善,表明α 干扰素的抗肝纤维化作用与其抗病毒及抗炎症作用有关。目前关于干扰素抗肝纤维化的作用尚无标准方案,现在一般倾向较大剂量及长疗程效果比较好,建议300 万单位,3 次/周,疗程为 12 个月左右。

2.秋水仙碱

秋水仙碱是一种抗微管药物,能抑制微管蛋白聚合,从而抑制胶原生成细胞分泌前胶原。同时促进细胞内前胶原降解,刺激胶原酶,抑制细胞有丝分裂,还有抗炎作用。部分临床应用表明该药具有抗肝纤维化作用,但临床应用有不良反应。每天口服 1 mg,5 次/周,注意复查血常规,监测白细胞,白细胞低于4×10^9/L时停药。

3.中药

鳖甲软肝片、齐墩果酸、丹参滴丸在临床已广泛应用,有一定抗肝纤维作用。

4.其他

据报道 D-青霉胺、马洛替酯、前列腺素 E_2、钙通道拮抗剂等也有抗肝维化作用,确切疗效尚未肯定。

(三)保护肝细胞促进肝功恢复

常用药物有门冬氨酸钾镁、易善力、甘利欣、还原型谷胱甘肽、维生素类等。

(四)腹水的治疗

基本措施应着手于改善肝功能,10%～15%的患者在卧床休息、增加营养、加强支持疗法、适当低盐饮食后即能使腹水消退。进水量一般限制在每天 1 000 mL 左右,显著低钠血症者,如上述措施腹水仍不能消退,则加用利尿剂,醛固酮阻滞剂——螺内酯为首选,亦可用氨苯蝶啶,无效时加用呋塞米或氢氯噻嗪,利尿速度不宜过猛,以每周减轻体重不超过 2 kg 为宜,以免诱发肝昏迷,肝肾综合征等严重并发症。服排钾利尿剂时需补充氯化钾。螺内酯初始剂量为20 mg,每天用 3 次,5 天后疗效不佳,剂量加倍,如效果仍不佳可加用呋塞米,每天 40～60 mg。也可用测定尿中钠/钾比值调整螺内酯用量,如比值>1,用量 50 mg/d 或加用呋塞米;比值在 0.1～1.0,螺内酯用量增加至 300 mg/d;如比值<0.1,醛固酮显著增加,用量就更大,可达 1.0 g/d。低钠血症者,除适当限水外,可用螺内酯 400 mg/d,或 20%甘露醇 200 mL/d 快速静脉滴注,可使钠恢复正常。患者有酸碱中毒或合并感染时,利尿剂效果明显降低,应迅速控制酸碱中毒及控制感染,不宜盲目加大利尿剂用量而引起不良反应。对顽固性腹水,治疗极为困难,要注意排除以下因素:钠摄入过多,肾灌注不足,血浆清蛋白过低,醛固酮异常增加,水、电解质紊乱,腹水并发感染等,除此之外,在基础治疗和合理使用利尿剂的基础上,可选择性采用如下辅助疗法:①糖皮质激素对部分肝硬化患者有效,可通过抑制醛固酮作用及改善肾功能而发挥作用,常用泼尼松 30 mg/d,持续 2 周。②血浆清蛋白<35 g/L 时输入无盐或低盐人体清蛋白,初始剂量为每天 10～15 g,以后每周输 10 g,亦可少量多次输入新鲜血液。③腹水量大造成呼吸困难时,可少量排放腹水,每次 2 000～3 000 mL,每周不超过 2 次为宜。④腹水回输是促进自由水排除、控制顽固性腹水,治疗低钠血症的有效方法。单纯腹水回输方法简便易行,但有造成循环剧增而引起肺水肿之弊。国内常用有国产平板回输机、浓缩腹水回输、腹水冰冻回输、超滤浓缩回输等。腹水回输大多很安全,但有腹水感染和癌变的患者应列为禁忌。近年来日本将腹水回输机加以改进,可清除细菌及癌细胞而扩大了应用范围。⑤腹腔-颈内静脉分流术可用于顽固性腹水和肝肾综合征的病例。也有人采用心钠素、莨菪类药物,口服甘露醇配合利尿剂获得较好疗效。

(五)门脉高压的治疗

主要为手术治疗,旨在降低门脉压力和消除脾功能亢进,掌握适当的手术适应证及把握良好的手术时机选择恰当的手术方式是降低手术死亡率和提高远期疗效、降低手术并发症的关键。出现大量腹水、黄疸、肝功能严重损害、清蛋白<30 g/L、凝血酶原时间明显延长者,应列为手术禁忌证。近年来应用药物治疗门脉高压也起到了一定疗效。

(六)食道静脉曲张破裂出血的治疗

(1)输血应以鲜血为宜,且输入量不宜过大,以免诱发肝昏迷和门脉压增高致使再出血。

（2）加压素能使脾脏及网膜动脉收缩，减少门脉系统及奇静脉的血流量，近年来使用的三甘酰加压素，对心脏无毒副作用，其他不良反应较血管升压素小。普萘洛尔及硝酸甘油也能降低门脉压达到止血目的。

（3）生长抑素能选择性地作用于内脏平滑肌使内脏循环血流量降低，从而减少门脉血流量降低门静脉压，不良反应少，用法首次静脉注射 250 μg，继之 100～250 $\mu g/h$ 持续静脉滴注，适用于肝硬化上消化道出血原因不明或合并溃疡病出血。

（4）胃食管气囊填塞法一般用于以上治疗无效者或反复大出血等待手术者或不具备手术指征的患者。

（5）内镜下硬化疗法可用于急诊止血，也可用于预防性治疗，近 10 年来经前瞻性对照观察，急诊止血疗效达 85%～95%，重复治疗的病例，再出血发生率为 36%～43%，并发症也较三腔管压迫止血组低。经内镜透明气囊压迫止血优于旧式三腔管压迫止血。内镜下喷洒止血药物，如去甲肾上腺素，10%～25%孟氏液、凝血酶等，也有一定疗效。

（七）自发性腹膜炎的治疗

对自发性腹膜炎应积极加强支持治疗及使用抗生素。抗生素的使用原则为早期、足量、联合应用，腹水细菌培养未出报道前，一般选用针对革兰阴性杆菌并兼顾革兰阳性球菌的抗生素。常用的有头孢菌素、庆大霉素、青霉素，选用 2～3 种联合应用，待细菌培养结果回报后，根据培养结果及治疗反应考虑调整抗生素，如果腹水浓稠，还应进行腹腔冲洗。

（王　敏）

第十二节　脂　肪　肝

脂肪肝是指各种原因引起的肝细胞内脂肪堆积，最早于 1842 年由 W.Bowman 提出，随后的研究资料主要来自肝活检病理学报道。20 世纪 80 年代起，随着 B 超和 CT 检查的普及，脂肪肝作为一种常见的影像学发现而渐引起临床关注，但真正将脂肪肝作为一种临床综合征或者独立性疾病来对待，还是在 1986 年 F.Schafner 等提出脂肪性肝病（fatty liver disease，FLD）概念之后。病理上，FLD 指病变主体位于肝小叶，并以肝细胞大泡性脂肪变性和脂肪贮积为主要改变的广泛疾病谱，包括单纯性脂肪肝、脂肪性肝炎、脂肪性肝硬化三种主要类型，临床上则有酒精性脂肪性肝病（alcoholic liver disease，ALD）（简称酒精性肝病）和非酒精性脂肪性肝病（nonalcoholic fatty liver disease，NAFLD）之分。

一、概念

脂质是生物体内的一类重要物质，主要分为脂肪和类脂两大类。前者即中性脂肪-甘油三酯（triglyceride，TG），后者包括磷脂、胆固醇/胆固醇酯、类固醇及糖脂。正常人每 100 g 肝脏湿重含 4～5 g 脂质，主要用于构成生物膜的脂质双层结构，其中磷脂占 50%以上，TG 占 20%，游离脂肪酸（free fatty acid，FFA）占 20%，胆固醇占 7%，其余为胆固醇酯等。

肝脏是人体内脂质代谢最为活跃的器官，肝细胞在体内脂质的摄取、转运、代谢及排泄中起着重要作用。在正常肝组织内，仅贮存维生素 A 的肝星状细胞胞质内含有少量脂滴，而肝细胞由于其脂质合成与排泄保持动态平衡，一般并无脂质堆积，仅偶见营养良好者肝小叶内散在性肝细胞脂滴存在（一般不超过 5％）。

当肝内脂肪含量超过肝脏湿重的 5％，或肝组织切片光镜下每单位面积见 30％以上肝细胞有脂滴存在时，称为脂肪肝。脂肪肝时肝细胞内异常蓄积的脂质 50％以上为 TG，其他脂类成分、糖原含量、蛋白质及水分也相应增加，但磷脂／胆固醇酯比例常下降。

绝大多数的脂肪肝是由于 TG 在肝内积聚所致；但也可由其他脂质引起，如由于脂代谢酶的遗传性缺陷而导致类脂在单核巨噬细胞系统异常沉积的类脂质沉积病、Wolman 病、胆固醇酯贮积病、Gaucher 病（葡萄糖脑苷脂堆积）等，以及由于胺碘酮、环己哌啶等药物诱发的肝细胞溶酶体磷脂沉积病。通常所述脂肪肝主要指肝细胞胞质内 TG 堆积，根据其脂滴大小不同分为小泡性、大泡性及混合性脂肪肝三种类型，前者因呈急性经过故有急性脂肪肝或特殊类型脂肪肝之称，狭义的脂肪肝即 FLD 主要指慢性大泡性或大泡性为主的混合性脂肪肝。丙型肝炎、自身免疫性肝病、Wilson 病等有时虽也可引起肝细胞内 TG 异常堆积，但因其有特定疾病命名，故亦不属于 FLD 范畴。

二、病理学

大体观察脂肪肝的肝脏外形常呈弥漫性肿大，边缘钝而厚，质如面团，压迫时可出现凹陷，表面色泽苍白或带灰黄色，切面呈黄红或淡黄色，有油腻感。肝组织切片 H.E 染色或油红 O 染色光镜下示肝细胞肿大，胞质内含有数量不等及大小不一的脂滴或脂肪空泡。多数病例脂滴首先累及肝腺泡 3 区，但亦有以肝腺泡 1 区病变为主者，严重时脂滴弥漫累及整个肝腺泡。

根据肝脏脂肪含量占肝湿重的比例，或肝组织切片 HE 染色或脂肪染色光学显微镜下脂肪变性肝细胞占视野内总体肝细胞的百分比，可将脂肪肝分为轻度、中度和重度三种类型（表 5-5）。光镜下肝小叶内不足 30％视野的肝细胞内有脂滴存在称为肝细胞脂肪变性。根据肝细胞脂肪变性累及的范围可将脂肪肝分为常见的弥漫性脂肪肝和弥漫性脂肪肝伴正常肝岛，以及少见的局灶性脂肪肝。

表 5-5　脂肪肝的组织学分型

类型	脂肪/肝重（％）	脂变肝细胞/总的肝细胞（％）
轻度	≥5	≥30
中度	≥10	≥50
重度	≥25（～50）	≥75

起初肝细胞内蓄积的脂质呈多个无膜包绕的微球状，直径 1～3 μm，位于肝细胞质无结构区域，胞核居中。当脂滴数量增多、直径增大至 5 μm 时，光镜下可见脂滴呈串珠状聚集在肝细胞窦面，进而细胞质内充满这些微小脂滴，此即小泡性脂肪变。随着肝内脂肪含量增加，微小脂滴大小可保持不变或迅速融合成单个或多个直径大于 25 μm 的大脂滴，将细胞核和细胞器挤压至细胞边缘，此即大泡性脂肪变。大泡性脂肪变在吸收消散时往往先变成多个小的脂滴。因此，小泡性脂肪变可为大泡性脂肪变的轻型、前期或恢复期的表现形式。

小泡性脂肪肝一般不伴有肝细胞坏死和炎症，但其线粒体损害明显。而大泡性脂肪肝常呈慢性经过，病程早期表现为单纯性脂肪肝，肝活检仅示肝细胞脂肪变性；进一步为发展为脂肪性肝炎，即在脂肪变的基础上合并肝细胞气球样变、小叶内炎症，并常伴有肝细胞点状坏死及肝纤维化；晚期可通过进展性肝纤维化最终发生脂肪性肝硬化。

三、病因学

(一)大泡性脂肪肝

大泡性脂肪肝的主要病因如下。

(1)营养缺乏，如恶性营养不良病、消瘦、全胃肠外营养(total parenteral nutrition，TPN)、热带儿童肝硬化、重度贫血、低氧血症及短期饥饿、体重急剧下降等。

(2)营养过剩，包括肥胖、2型糖尿病、高脂血症及短期内体重增长过快等。

(3)药物性，包括氨丝氨酸、博莱霉素、嘌呤霉素、四环素等抗生素，天冬酰胺、氮胞苷、氮尿苷、甲氨蝶呤等细胞毒性药物，以及华法林、二氯乙烷、乙硫胺酸、溴乙烷、雌激素、糖皮质激素、酰肼、降糖氨酸、雄激素、黄樟醚等其他药物。

(4)中毒性，包括锑、钡盐、硼酸盐、二硫化碳、铬酸盐、低原子量的稀土、铊化物、铀化物、有机溶剂、毒性蘑菇，以及乙醇及其代谢产物乙醛等。

(5)先天代谢性疾病，如脂质萎缩性糖尿病、家族性肝脂肪变、半乳糖血症、糖原累积病、遗传性果糖不耐受、高胱氨酸尿症、系统性肉碱缺乏症、高酪氨酸血症、Resfum病、Schwachman综合征、Weber-Christian综合征、Wilson病等。

(6)其他，如丙型肝炎、炎症性肠病、胰腺疾病、获得性免疫缺陷综合征、结核病，以及空-回肠旁路术、胃成形术、广泛小肠切除术、胆胰转流术等外科手术。其中肥胖症、空-回肠短路手术、TPN、糖尿病、乙醇、大剂量雌激素等因素可引起脂肪性肝炎，而其他因素一般只引起单纯性脂肪肝。

(二)小泡性脂肪肝

小泡性脂肪肝的主要病因有妊娠急性脂肪肝，Reye综合征，牙买加人呕吐病，丙戊酸钠、四环素、水杨酸、fialuridine等药物中毒，磷、蜡样芽孢杆菌毒素中毒，先天性尿素酶缺乏症，线粒体脂肪酸氧化基因缺陷，乙醇性泡沫样脂肪变性，以及丁型肝炎等。

(三)肝磷脂沉积症

肝磷脂沉积症主要由于溶酶体内磷脂内堆积，常见病因包括Wolman病，胆固醇酯贮积病，以及胺碘酮、环己哌啶等药物中毒，后者尚可引起脂肪性肝炎。

各种致病因素与其肝脂肪变类型之间虽有一定相关性，但有时并不尽然。例如，酗酒主要引起大泡性脂肪肝，但偶亦可导致小泡性脂肪肝，同样妊娠和AIDS既可引起小泡性脂肪肝也可导致大泡性脂肪变。就肝病理学改变而言，至今无法准确区分酒精性和非酒精性FLD。尽管现有检测手段十分先进，但至今仍有20%左右的脂肪肝病因不明。

四、发病机制

脂肪肝的发病机制复杂，主要涉及正常的肝细胞发生TG堆积、脂肪变性的肝细胞发生气球样变和点状坏死、小叶内炎症及脂肪肝并发纤维化等诸方面。

(一)单纯性脂肪肝

各种致病因素可通过影响以下一个或多个环节导致肝细胞TG堆积。①由于高脂饮食、高脂血症及外周脂肪组织动员增加导致脂肪的合成原料FFA输送入肝增多；②线粒体功能障碍导致肝细胞FFA氧化磷酸化及β氧化减少；③肝细胞合成TG能力增强或从碳水化合物转化为

TG 增多,或肝细胞从肝窦乳糜微粒残核内直接摄取 TG 增多;④极低密度脂蛋白(very low density lipoprotein,VLDL)合成及分泌减少导致 TG 转运出肝障碍。

小泡性脂肪肝主要由于线粒体功能障碍导致 FFA 氧化利用减少所致,而大泡性脂肪肝则与肝细胞脂质合成与排泄失衡有关,其中胰岛素抵抗相关的营养过剩性脂肪肝主要由于脂肪合成显著增多所致,而营养不良及某些药物和毒性物质则主要通过影响 VLDL 的合成与分泌而诱发脂肪肝。肝脏局部血流供应异常可能与局灶性脂肪肝及弥漫性脂肪肝伴正常肝岛有关。

(二)脂肪性肝炎

单纯性脂肪肝是 FLD 的早期阶段,尽管脂肪变性的肝细胞尚能存活,但其对各种继发打击特别敏感。单纯性脂肪肝时伴存或继发的胰岛素抵抗、FFA 增多、肝脏细胞色素 P450(cytochrome P450,CYP)2E1 和 CYP4A 表达增强、氧应激和脂质过氧化损伤、肠源性内毒素血症或肝脏对内毒素敏感性增强、枯否细胞激活及其释放的炎性细胞因子和介质等,均可导致脂肪变的肝细胞发生气球样变性、点状坏死,同时吸引中性粒细胞和淋巴细胞趋化至肝小叶内,从而形成脂肪性肝炎。此外,氧应激可通过形成活性氧引起肝细胞内蛋白质、DNA 和脂质变性并积聚,进而形成 Malory 小体并激发自身免疫反应。因此,氧应激/脂质过氧化损伤在脂肪性肝炎的发生中可能起重要作用。

(三)脂肪性肝纤维化

与酒精性脂肪肝可直接导致肝纤维化不同,非酒精性脂肪肝必须通过脂肪性肝炎这一中间阶段过渡才能进展为肝硬化,提示导致脂肪性肝炎的各种因素及其所致炎症本身为脂肪性肝纤维化发生的前提条件。脂肪肝时肝组织内异常增加的脂质(特别是过氧化脂质)、FFA,以及可能并存的铁负荷过重和高瘦素血症,均可通过增强脂质过氧化反应和/或刺激 Kupffer 细胞释放炎症介质,进而促进星状细胞激活、转化及合成大量细胞外基质,从而诱发进展性肝纤维化。肝微循环障碍、肝细胞缺血缺氧等因素也参与脂肪性肝纤维化的发病。

临床病理研究表明,绝大多数 FLD 处于单纯性脂肪肝阶段,仅有部分病例并发脂肪性肝炎,而进展性肝纤维化和肝硬化者则更少见。为此,Day 和 James 的“多重打击”学说认为,胰岛素抵抗等初次打击主要导致肝细胞脂肪变性并启动细胞适应程序,而这些适应反应可增加细胞对其他应激的反应性,结果通过氧应激/脂质过氧化损伤等二次打击诱发肝细胞坏死和炎症浸润。而接着增加的炎症介质可激活肝星状细胞诱发肝纤维化。除非能够及时阻止炎症-坏死循环,引起细胞外基质的降解超过合成,否则将会发生肝硬化。

五、流行病学

急性脂肪肝非常少见,普通人群患病率一般低于 10/100 000,但其分布国家和地区广泛。1984 年美国产妇妊娠急性脂肪肝发病率为 1/13 328,怀孕双胞胎、初产妇及后代为男性者发病率相对较高,病因不明,部分病例可能与静脉滴注大剂量四环素有关。1973 年美国报道 Reye 综合征 2 900 例,其中 800 例死亡,并且 98%患者年龄小于 20 岁,当时推测其发病率为 2.8%~4.7%。流感病毒、水痘病毒感染和/或服用阿司匹林及宿主的易感性可能与其发病有关。近来随着对其发病危险因素的控制,Reye 综合征发病率明显下降,在 1980—1997 年间新发 Reye 综合征 1 207 例。我国仅有妊娠急性脂肪肝、Reye 综合征及四氯化碳中毒性脂肪肝的零星报道。

通常流行病学所调查的脂肪肝为慢性脂肪肝。在西欧、日本和美国,B 超普查显示普通成人脂肪肝检出率高达 25%,脂肪肝现已成为健康体检人群血清转氨酶升高的常见原因,嗜酒和肥胖与脂肪肝的高发密切相关,地理分布和尸体解剖学显示,肝硬化的流行率在肥胖的嗜酒者中最高,提示长期饮酒和肥胖对脂肪肝的发病有协同作用。目前脂肪肝的起病渐趋低龄化,日本儿童脂肪肝的患病率高达 2.6%。

我国目前已有多篇通过 B 超调查脂肪肝患病率的报道,由于所调查人群的样本对象、年龄和性别构成比不同,各组报道结果差异较大。有学者曾对上海市 4 009 名机关职员进行调查,结果脂肪肝患病率为 12.9%,随着年龄增大,脂肪肝患病率增加,50 岁以前男性脂肪肝患病率显著高于女性,其后性别差异不明显。相关分析表明,肥胖(特别是内脏性肥胖)、高血脂、高血糖、高血压及年老等指标与脂肪肝密切相关;而血清 HBsAg 阳性率与脂肪肝患病率之间虽有相关性,但随着年龄增大,两者的发展趋势正好相反。进一步的病例对照研究显示,嗜酒、高脂高蛋白饮食、临睡前加餐、睡眠过多或白天精神萎靡、嗜睡,以及有肥胖症和/或糖尿病、脂肪肝家族史等为脂肪肝的危险因素;而有一定的工作节奏和劳动强度,经常参加体育锻炼,以及少量饮酒则为脂肪肝的保护因素。

六、临床表现

脂肪肝的临床表现与其病因、病理类型及其伴随疾病状态密切相关。根据起病方式可将脂肪肝分为急性和慢性两大类。前者病理上多表现为小泡性脂肪肝,而后者则为大泡性或以大泡性为主的混合性脂肪肝。

(一)急性脂肪肝

急性脂肪肝临床表现类似急性或亚急性重症病毒性肝炎,但愈合后一般不会发展为慢性肝病。患者常有疲劳、恶心、呕吐和不同程度黄疸,甚至出现意识障碍和癫痫大发作。严重病例短期内迅速发生低血糖、肝性脑病、腹水、肾衰竭及弥散性血管内凝血(disseminated intravascular coagulation,DIC),最终可死于脑水肿和脑疝。当然,也有部分急性脂肪肝病例临床表现轻微,仅有一过性呕吐及肝功能损害的表现。

妊娠期急性脂肪肝一般发生于妊娠第 7~9 个月,常于上呼吸道感染后起病,主要表现为伴有出血倾向和暴发性肝衰竭的多脏器功能不全,常伴有高血压、蛋白尿、少尿及急性胰腺炎。尽管黄疸明显但罕见皮肤瘙痒。

Reye 综合征主要见于儿童,多在流行性感冒或水痘后出现,某些患者有近期服用水杨酸盐类药物史。患儿在出现剧烈的恶心、呕吐后迅速发生昏迷。肝脏可肿大,但无黄疸和局灶性神经体征。

(二)慢性脂肪肝

慢性脂肪肝主要为肥胖、糖尿病和慢性酒精中毒所致的 FLD,起病隐匿,临床症状轻微且乏特异性。即使已发生脂肪性肝炎甚至肝硬化,有时症状仍可缺如,故多在评估其他疾病或健康体检做肝功能及影像学检查时偶然发现。肝大为慢性脂肪肝的常见体征,发生率可高达 75% 以上,多为轻至中度肿大,表面光滑、边缘圆钝、质地正常或稍硬而无明显压痛。门静脉高压等慢性肝病体征相对少见,脾大检出率在脂肪性肝炎病例一般不超过 25%。局灶性脂肪肝由于病变范围小,临床表现多不明显。

部分慢性脂肪肝患者在其漫长病程中,除有其原发疾病表现外,可出现肝区疼痛、腹胀、乏力、食欲缺乏等主诉,主要与肝脂肪浸润导致肝大、肝包膜过度伸张有关。在肝内脂肪浸润消退、肝大回缩后,相关症状可缓解。极少数酒精性和糖尿病性脂肪肝因肝细胞脂肪迅速沉积或并发脂肪性肝炎,可出现右上腹疼痛、局部肌紧张和反跳痛,同时伴发热、外周血白细胞总数增加及中性粒细胞核左移等全身炎症反应表现,易误诊为外科急腹症。

像大多数其他慢性肝病一样,FLD 患者的临床表现与其组织学改变相关性差。在 FLD 某一阶段缺乏肝病相关征象并不提示其预后良好,因为许多脂肪性肝炎甚至肝硬化患者在肝衰竭和门脉高压并发症发生之前往往呈"良性"临床经过。

恶性营养不良病引起的脂肪肝一般见于饮食中蛋白质摄入不足的儿童,常有右上腹触痛、水肿、腹水和生长发育迟缓,可出现肝纤维化但不会进展为肝硬化。饮食中补充蛋白质后肝脏病变可迅速逆转。蛋白质-热量营养不良引起的脂肪肝见于饥饿状态或某些胃肠道疾病,如严重的吸收不良,多仅表现为转氨酶轻度升高。肥胖者行空回肠旁路减肥手术引起的脂肪肝部分是因蛋白质-热量不足所致,常发生亚急性脂肪性肝炎,如果不加干预则病变可迅速进展为失代偿期肝硬化。

皮质类固醇等药物引起的单纯性脂肪肝,临床表现轻如,停药后病变恢复,临床意义不大;但胺碘酮、甲氨蝶呤等药则易导致脂肪性肝炎,并可发生亚急性肝衰竭和失代偿期肝硬化。

七、实验室改变

脂肪肝患者的血液学、生化指标与其肝活检组织学检查结果的相关性较差,仅 20%～30% 经肝活检证实的脂肪肝病例有 1 项或多项肝功能生化指标异常。并且,至今尚无理想的定性和定量反映脂肪肝有无及其程度的实验指标。但是,血液实验室检查指标的检测确实有助于判断脂肪肝的病因、病理类型及其病情轻重和预后。

急性小泡性脂肪肝患者如出现肝、肾功能不全及 DIC 相关的血液学指标改变,常提示病情严重。慢性大泡性脂肪肝其血清转氨酶(ALT 和 AST)、碱性磷酸酶(ALP)、γ-谷氨酰转肽酶(GGT)及 C 反应蛋白等可轻度升高,转氨酶升高幅度一般不超过正常值上限的 2～4 倍;而血清胆红素、清蛋白和凝血酶原时间(prothrombin time;PT)及靛青绿(ICG)清除率一般正常。如果血清转氨酶持续升高或明显异常则提示并发脂肪性肝炎,胆红素升高和 PT 延长可反映脂肪性肝炎的程度较重。Ⅲ型前胶原肽、Ⅳ型胶原-7S 成分、透明质酸等多种血清纤维化指标的联合检测,可反映是否已并发脂肪性肝纤维化和肝硬化。

肥胖、糖尿病引起的营养过剩性脂肪肝患者血清 AST/ALT 比值多小于 1,GGT 升高常不明显。血清胆碱酯酶和卵磷脂胆固醇酰基转移酶活性在营养过剩性脂肪肝时常升高,而其他原因性脂肪肝多无明显变化,甚至呈下降趋势。空腹血液葡萄糖、胰岛素、脂质和尿酸水平升高也常反映机体营养过剩。低血浆蛋白(包括清蛋白、转铁蛋白)及低胆固醇血症,常提示蛋白质能量缺乏所致的营养不良性脂肪肝。酒精性脂肪肝时转氨酶很少超过正常值的 6 倍,AST/ALT 比值常大于 2,线粒体 AST(ASTm)和 GGT 显著升高,GGT/ALP 比值大于 2。此外,平均红细胞容积和免疫球蛋白 A 选择性升高(IgA_1/IgA_2 比值降低),血清糖类缺乏性转铁蛋白(carbohydrate deficient transferrin;dTF)及其与总转铁蛋白比值升高等有助于酒精性脂肪肝的诊断。血清铜蓝蛋白浓度降低,而与清蛋白结合的血清铜含量增加提示 Wilson 病。HCV 等血清学标志物的检测可明确有无肝炎病毒现症感染。

八、放射/影像学改变

肝脏实时超声、计算机体层摄影(computer tomography;CT)、磁共振显像(magnetic resonance imaging；MRI）等检查可见脂肪肝患者有肝脏肿大和弥漫性或局灶性肝脏灰度/密度的改变，现已广泛用于判断脂肪肝的有无及肝内脂肪的分布类型。由于影像学检查对肝内脂肪浸润程度的判断不够精确，并且对肝内炎症和纤维化的识别能力极差，只有在发现肝脏萎缩变小、肝脏硬度增加及脾大等门脉高压征象时才提示并发脂肪性肝硬化。因此，现有影像学检查虽对单纯性脂肪肝的诊断有帮助，但它既不能检出脂肪性肝炎也不能早期发现脂肪性肝纤维化和肝硬化。

(一)实时超声

肝组织脂肪变弥漫性累及 10％的肝细胞时，实时超声（B 超）图像便可出现异常改变；当组织学脂肪沉积于肝超过 30％的肝细胞时，B 超即可检出脂肪肝；肝脂肪含量达 50％以上的脂肪肝，超声诊断的敏感性高达 90％。对于 B 超诊断为胆囊结石合并脂肪肝的患者行胆囊切除的同时取肝组织活检，89.9％有不同程度的肝细胞脂肪变性。

B 超诊断脂肪肝有以下特征：①可见致密的点状高回声，又称明亮肝（bright liver）；②肝深部即远场回声衰减，肝肾回声对比度加大；③肝内管腔结构模糊不清；④肝脏肿大，饱满，肝缘变钝。近来趋于把这些标准量化，以综合积分判断脂肪肝的程度。彩色多普勒超声对局灶性脂肪肝的鉴别诊断和肝内血流异常的发现有一定参考价值。鉴于 B 超检查具有简便、价廉及无创伤和无危害等优点，目前 B 超已作为诊断脂肪肝和随访其病情演变的首选方法，并已广泛用于人群脂肪肝的流行病学调查。但应注意 B 超诊断脂肪肝的特异性不够理想，超声诊断之脂肪肝与其肝组织学变化之间并不总是呈正相关关系。其原因主要为超声缺乏客观性定量指标，且各检查医师对脂肪肝的判定标准也不统一；此外，肝脏回声强度可受肝纤维化的程度、超声检查仪的质量及患者皮下脂肪厚度等许多因素的影响。

(二)计算机体层摄影

CT 平扫正常肝脏密度（CT 值）高于脾脏和肝内血管，肝脏的 CT 值较脾脏一般要高出 7～8 Hu。弥漫性脂肪肝在 CT 图像上表现为肝脏的密度普遍低于脾脏、肾脏和肝内血管的密度，重度脂肪肝时其肝脏 CT 值甚至变为负值。由于 CT 值的高低与肝内脂肪浸润程度呈负相关，而脾脏 CT 值多较固定，故可根据肝/脾 CT 比值来衡量脂肪肝的程度，或作为随访疗效的客观依据。脂肪肝时可见脾脏的 CT 值较肝脏高，肝/脾 CT 值之比小于 0.9；并且，肝内门静脉或肝静脉像清晰可见。有报道认为，脂肪肝患者在肝脂肪变性累及 40％以上的肝细胞时，CT 方可作出脂肪肝的诊断。因此，CT 对脂肪肝诊断的敏感性低于 B 超，但相比而言，CT 诊断脂肪肝的特异性及对局灶性脂肪肝判断的准确性远高于 B 超。近来已有探索用 CT 图像的面罩式覆盖法定量分析肝内脂肪浸润的报道。

(三)MRI 和 DSA

MRI 对脂肪肝的确诊并不敏感，无论从信号强度，还是计算弛豫时间，均难以将脂肪肝与正常肝组织相区分，这与脂肪肝肝脏含水量不增加有关。临床上可利用这一缺点，鉴别 CT 上难以与肝脏恶性肿瘤区分的局灶性脂肪肝和弥漫性脂肪肝伴正常肝岛，其中位相磁共振（phase-contrast MRI）对局灶性脂肪肝的诊断最为可靠。由于 MRI 缺乏 CT 值那样的定量分析指标，故仅凭 MRI 确诊脂肪肝确实很困难。脂肪肝的数字减影血管造影（digital sub traction angiography；DSA）检查可表现为肝动脉轻度扩张，全部分支呈现充血倾向，但病灶中的血管形态、走行和分布均无异常，并且无病理性血管征象。目前 MRI 和 DSA 主要用于实时超声及 CT 检查确诊困难者，特别是局灶性脂肪肝难以与肝脏肿瘤鉴别而又不愿接受肝活检组织学检查者。

九、诊断与鉴别诊断

脂肪肝的完整诊断应包括脂肪肝的病因及其诱因、程度和分期,以及伴随疾病状态等诸方面,并需排除其他各种脂肪性及非脂肪性肝脏疾病,以便制定有效的治疗方案并估计患者的预后。

(一)诊断

随着各种影像学检测技术的发展,单纯依赖影像学技术即可作出脂肪肝的诊断。进一步的血液学实验室检查有助于判断脂肪肝的病因及其是否合并肝功能损害(脂肪性肝炎)、肝纤维化,对于急性脂肪肝则可明确有无多脏器功能不全的征象。但是准确判断脂肪肝的病期及明确脂肪肝的少见病因,可能仍需依靠肝活检组织学检查。现多主张在 B 超引导下经皮肝穿刺活检,这远较过去的盲目肝穿法准确安全,对于局灶性脂肪肝或弥漫性脂肪肝伴正常肝岛与肝癌鉴别有困难时尤具优越性。由于肝活检组织病理学观察有时也有误导现象,并且即使确诊也缺乏有效的治疗措施,以及伴随肝活检的费用和危险性等种种原因,因此目前认为肝活检组织学检查仅用于某些特殊的临床情况,而对一般患者则无须肝活检证实其脂肪肝的诊断。

最近 James OFW 建议对于 B 超和/或 CT 检查确诊的脂肪肝,在粗略判断肝内脂肪浸润的程度和分布类型后,需通过仔细询问饮酒史,结合酒精中毒和血清学肝炎病毒现症感染指标的检测,排除酒精性脂肪肝及丙型肝炎等脂肪性肝病,以确保非酒精性脂肪肝诊断的正确无误。对于非酒精性脂肪肝患者,如出现无其他原因可解释的血清 ALT、GGT 和/或 TG 持续异常,需考虑已并发 NASH。通过详细了解工业毒物接触和特殊药物应用、胃肠外营养、减肥手术及伴随疾病状态等病史资料,并测量患者体重指数、腹围/臀围比值、血压,以及血液葡萄糖、脂质、尿酸、蛋白质等指标,有助于客观分析非酒精性脂肪肝可能的病因和诱因,以及伴随疾病状态。对于少数病例最后可能还需决定是否需做肝活检组织学检查。对所取肝活检组织需综合评估脂肪肝的病理改变以帮助了解其病因、肝结构损害程度和预后。完整的病理学评估包括肝细胞内脂滴的类型,累及肝腺泡的部位,以及脂肪肝的分型和分期。

(二)鉴别诊断

NASH 需与慢性病毒性肝炎、自身免疫性肝炎、不典型的 Wilson 病等相鉴别。根据前者肝细胞损害、炎症和纤维化主要位于肝小叶内并且病变以肝腺泡 3 区为重,而其他疾病的肝组织学改变主要位于汇管区门脉周围等病理特征不难作出鉴别诊断。详细的病史资料、肝炎病毒血清学标志物、各种自身抗体和铜蓝蛋白的检测有助于相关疾病的明确诊断。但应注意这些慢性肝病患者可因营养过度、缺乏运动或并存肥胖和糖尿病等情况同时合并脂肪肝。

非酒精性脂肪性肝病的肝病理学改变与酒精性肝病极其相似,通过向患者及其家属和同事询问其饮酒史,对于两者的鉴别诊断价值极大。酒精性肝病一般发生于每天饮用酒精量超过 30 g(女性为 20 g)持续 5 年以上的长期嗜酒者。此外,短期内大量饮酒亦可导致酒精性肝损伤。由于种族和个体差异及伴存疾病的影响,个体对酒精的安全阈值相差很大。因此,只有每周酒精消耗量小于 20 g 的患者才不考虑其肝损为酒精所致。对于部分可能隐瞒饮酒史者,酒精中毒相关实验指标的检测有助于明确其脂肪性肝疾病的病因。

十、预防和治疗

脂肪肝的防治宜联合应用饮食治疗、运动治疗、行为修正治疗及中西药物辅助等综合措施,其中去除病因和诱因,积极控制原发基础疾病最为关键。对于大多数脂肪肝患者,有时通过节制饮食、坚持中等量的有氧运动和戒酒等非药物治疗措施,就可达到控制体重和血糖、降低血脂及促进肝组织学改变逆转的目的。由于营养过剩性脂肪肝易合并动脉粥样硬化性心、脑血管疾病,而这些疾病的防治往往比脂肪肝本身的治疗更为重要,故在考虑脂肪肝的诊疗方案时,应有整体的观点,需根据患者脂肪肝的分型和分期及其伴随疾病状态和严重程度,制订个体化治疗方案。急性小泡性脂肪肝一旦确诊,需立即收住重症监护病房,在去除病因的同时给予综合性抢救措施,以防治多脏器功能衰竭,提高患者的存活率。局灶性脂肪肝除针对其可能的病因进行治疗外,一般无须特殊处理。

慢性脂肪肝的药物治疗目前尚处于经验积累阶段,现主要用于伴有肝损害的脂肪性肝炎患者,旨在促进肝内脂肪和炎症的消退,防治肝细胞坏死和纤维化。由于脂肪肝的病因和发病机制复杂,许多问题尚在研究之中,迄今尚未找到防治脂肪肝的特效药物。复合维生素 B、胆碱和蛋氨酸等传统去脂药物,临床实践证明疗效并不肯定,现仅用于营养不良等特殊类型的脂肪肝。在综合治疗的基础上,熊去氧胆酸、必需磷脂、维生素 E、水飞蓟素和牛磺酸等药物,可能有助于改善脂肪肝患者的临床症状、血液生化指标并促进其肝组织学改变康复。国内各地有关脂肪性肝疾病的中成药及中药验方很多,其中可能不乏疗效良好者,具体有待正规临床试验证实其确切疗效及安全性。

鉴于脂肪肝与高脂血症关系密切,降血脂药物对脂肪肝的影响引人关注。尽管如此,至今国外尚无降血脂药物防治脂肪肝有效的临床报道,并且降脂药物应用不当极易诱发肝损伤,甚至加剧肝内脂肪沉积。因此,目前认为不伴有高脂血症的脂肪肝原则上不用降血脂药物,高脂血症与脂肪肝并存时则需根据其基础病因、对综合治疗措施的反应及发生冠心病的危险性等因素,综合考虑是否需要针对其血脂异常类型进行降血脂药物治疗。此外,通过防治肠源性内毒素血症、限制 Kupffer 细胞激活、保护肝细胞的能量贮备及抑制 CYP2E1 活性的各种药物和措施,不久可望用于脂肪肝的临床验证。

十一、预后和转归

脂肪肝的自然转归和预后主要取决于其病因及病理类型。各种原因所致的急性小泡性脂肪肝的临床表现和预后与急性重症肝炎相似,常有进行性肝性脑病、肾衰竭和 DIC,严重病例在起病数小时至数天内死亡,总的病死率高达 60%。但是此类患者罕见发生大块肝组织坏死,因此如能得到及时有效的处理,病情可望迅速好转,几乎不留任何后遗症。

绝大多数慢性大泡性脂肪肝患者肝组织学改变进展缓慢甚至呈静止状态,预后相对良好。部分患者即使已并发脂肪性肝炎和肝纤维化,如能得到及时诊治,肝组织学改变仍可逆转,罕见因脂肪囊肿破裂并发脂肪栓塞而死亡。尽管流行病学研究显示,随着患者肥胖程度和血糖水平的增加,病死率显著升高,预期寿命明显缩短,但死因多非肝源性。因此,影响肥胖、糖尿病、高脂血症相关性脂肪肝患者预后的主要因素,可能并非肝脏疾病本身,而是同时并存的动脉粥样硬化性心、脑血管疾病。但是接受空-回肠旁路减肥手术及体重和血糖波动较大的脂肪肝患者,因并发亚急性脂肪性肝炎可很快进展为失代偿期肝硬化,最终死于肝衰竭、肝癌及其相关并发症。少数慢性 NASH 患者可缓慢进展为肝硬化,一旦发生肝硬化则其预后与一般门脉性肝硬化相同。但非酒精性脂肪性肝硬化多见于 50 岁以上的 NASH 患者,而 40 岁以下的 NASH 很少合并肝纤维化,至今尚无儿童脂肪肝并发肝硬化的报道。局灶性脂肪肝常为一可逆性改变,在随访中有的可见到病灶形态改变或消失,故其对患者的健康并不构成危害。肝炎后脂肪肝的预后主要取决于病毒性肝炎本身的进程,但同时合并的肥胖、糖尿病相关性脂肪肝可能有助于促进其肝病进展。酒精性脂肪肝因可直接通过中央静脉周围纤维化或合并酒精性肝炎进展为失偿期肝硬化,因此预后相对较非酒精性脂肪肝差,患者多数死于肝病相关并发症,偶尔也可死于脂肪栓塞、低血糖和重症胰腺炎。

(文甜甜)

第十三节　原发性肝癌

原发性肝癌是指发生在肝细胞或肝内胆管细胞的癌肿,其中肝细胞癌占我国原发性肝癌中的绝大多数,胆管细胞癌不足 5%。本病死亡率高,远期疗效取决于能否早期诊断及早期治疗,甲胎蛋白及影像学检查是肝癌早期诊断的主要辅助手段。

一、流行病学

近年来原发性肝癌的发病率有逐年增加趋势,全世界平均每年约有 100 万人死于肝癌。我国肝癌病例数约占世界肝癌总数的 43.7%,男女比例约 3∶1,死亡率在男性仅次于胃癌,居恶性肿瘤死亡率的第 2 位,在女性次于胃癌和食管癌,居第 3 位。发病率有明显的地域性,亚洲男性的发病率(35.5/10 万)明显高于北欧(2.6/10 万)及北美(4.1/10 万)。国内沿海高于内地,东南和东北高于西北、华北和西南,其中江苏启东、福建同安、广东顺德、广西扶绥是高发区。

二、病因和发病机制

原发性肝癌的病因尚不完全清楚,可能是多因素协同作用的结果。根据流行病学的调查,多认为与以下易患因素有关。

(一)病毒性肝炎

病毒性肝炎是原发性肝癌诸多致病因素中的最主要因素。我国约有 1.2 亿 HBsAg 阳性者,因此也就成为世界上肝癌发病率最高的国家。我国肝癌患者中 HBV 的检出率为 90%,HCV 为 10%~20%,部分患者为 HBV、HCV 混合感染。近年来由于丙型肝炎在我国的发病率已明显增加,因此预计在今后的20 年中由 HCV 感染而诱发肝癌的发生率必将呈上升趋势。

1.HBV-DNA 的分子致癌机制

其致癌机制比较复杂,目前多认为 HBV 可能通过与生长调控基因相互作用而促进肝细胞的异常增殖,抑制肝细胞的凋亡,最终使肝癌得以发生和发展,因为已有研究证实肝癌细胞中有多种癌基因(如C-MYC、C-FOS、C-ERB-B2、H-RAS、N-RAS 等)的激活、生长因子和生长因子受体基因(如 IGFⅡ、IGFⅡR、CSFIR 即 C-FMS、EGF-R、TGF-α 等)的异常表达及抗癌基因(P53、TRR 即转甲状腺素基因)的失活。进一步的研究还表明虽然 HBV 本身并不携带癌基因,但HBV-DNA 与宿主 DNA 整合后就会使肝细胞基因组丧失稳定性,诱导 DNA 重排或缺失,从而激活或抑制细胞生长调控基因的表达引起肝细胞恶变。我国肝癌患者存在整合型 HBV-DNA者占 51.5%,整合位点无规律;某些肝癌患者的癌组织及癌旁组织中存在 HBV 游离复制型缺陷病毒,此类病毒具有激活或抑制生长调控基因的作用;HBV-DNA 通过某些病毒基因产物如 HBxAg,激活细胞生长调控基因的转录;HBV-DNA 在引起肝细胞损伤、坏死和再生的同时,还影响 DNA 的修复,破坏肝细胞的遗传稳定性,使其对致癌因素的易感性增加。

不同基因型 HBV 在不同地域及不同人群中的致癌作用存在差异。美国阿拉斯加人 HBV F 基因型感染者发生肝癌的危险性较非 F 基因型感染者增加 9 倍,且多见于年轻人。亚洲肝癌患者中 HBV B 及 C 基因型检出率高。

2.HCV 的分子致癌机制

其致癌机制不同于 HBV。HCV 属单链 RNA 病毒,在复制中没有 DNA 中间产物,无逆转录过程,所以 RNA 核酸序列似乎不可能整合入宿主染色体 DNA,而且也未发现 HCV 的其他直接致癌证据。目前普遍认为 HCV 可能是通过其表达产物间接影响细胞的增殖分化而诱发肝细胞恶变。

HCV 基因 1 型感染者更易发生肝癌已是国内外共识,可能与基因 1 型 HCV 对抗病毒治疗的应答率低有一定关系。

(二)肝硬化

存在肝硬化是大多数肝细胞癌的共同特征,约 70％的原发性肝癌发生在肝硬化的基础上,且多数是慢性乙型和慢性丙型肝炎发展而成的结节型肝硬化。有调查表明平均每年有 3％～6％的慢性乙型肝炎肝硬化患者和 1％～7％的慢性丙型肝炎肝硬化患者发展为肝癌。病毒感染持续时间、病毒载量、性别、年龄、是否为 HBV 和 HCV 混合感染,以及是否接受过规范的抗病毒治疗都与肝癌的发生发展密切相关。抗病毒治疗有助于阻止慢性乙型和丙型肝炎进展为肝硬化,不过一旦形成肝硬化,即使采用规范的抗病毒治疗也很难阻止肝癌的发生。

30％的严重酒精性肝硬化患者可并发肝癌,如合并 HBV、HCV 感染,发生肝癌的可能性更大。

(三)肥胖和糖尿病

肥胖所致的脂肪肝是隐源性肝硬化的前期病变,故肥胖被认为是隐源性肝硬化并发肝癌的重要危险因素。体重指数(body mass index,BMI)＞30 kg/m^2,尤其是存在胰岛素抵抗和 2 型糖尿病时并发肝癌的概率更高。糖尿病患者的高胰岛素血症及高水平的血清胰岛素样生长因子(insulin like growth factor,IGF)被认为在促进肝细胞的异常增殖、诱发癌变的过程中起着重要作用。

(四)环境、化学及物理因素

非洲、东南亚及我国肝癌高发区的粮油及食品受黄曲霉毒素 B_1(AFB$_1$)污染较重,流行病学的资料表明食物中 AFB$_1$ 的含量及尿中黄曲霉毒素 M_1(AFM$_1$)的排出量与肝癌病死率呈正相关。黄曲霉毒素在肝脏的代谢产物可与肝细胞 DNA 分子上的鸟嘌呤碱基在 N7 位共价结合,干扰 DNA 的正常转录并形成 AF-DNA 加合物。AF-DNA 加合物及 HBV DNA 与宿主细胞的整合可能是肝细胞癌变的协同始动因子和促发因素。池塘中蓝绿藻产生的藻类毒素污染水源可能也与肝癌发生有关。华支睾吸虫感染可刺激胆管上皮增生,是导致原发性胆管细胞癌的原因之一。

某些化学物质和药物如亚硝胺类、偶氮芥类、有机氯农药、雄激素、某些类固醇类药物等均是致肝癌危险因素。HBV 或 HCV 感染者若长期服用避孕药可增加肝癌发生的危险性。

长期持续接受辐射也有诱发肝细胞癌的危险。

(五)遗传

C28ZY HFE 基因突变所致铁代谢异常而诱发的血色病,以及高酪氨酸血症、α_1-抗胰蛋白酶缺乏、毛细血管扩张性运动失调等遗传性疾病都被认为与肝癌的发生有一定关系,但患者只有发展为肝硬化才有可能进展为肝癌。肝细胞癌的家庭聚集现象常见于慢性乙型肝炎患者,可能与乙型肝炎的垂直及水平传播有一定关系。

(六)其他因素

除铁代谢异常外,低硒、低钼、低锰、低锌,以及高镍、高砷也都被认为可能与肝癌的发生相关。HBV 或 HCV 感染者在重度吸烟的基础上更易发生癌变。近来还有研究者发现肝癌患者 Hp 的感染率明显增高。

三、病理

(一)分型

根据大体形态可将原发性肝癌分为块状型、结节型、弥漫型。①块状型:肿块直径≥5 cm,分单块、多块和融合块状。若≥10 cm 称巨块型。过去巨块型最为常见,近年随着诊断技术的进步,此型较过去有所减少。②结节型:肿块直径<5 cm,分单结节、多结节或融合结节,多伴有肝硬化。若单个结节<3 cm,或相邻两个癌结节直径之和<3 cm 称为小肝癌,若≤1 cm 时又被称为微小肝癌。③弥漫型:癌结节小且弥漫分布于整个肝脏,常与肝硬化结节难以区别,此型少见。

根据组织学特征又可将原发性肝癌分为肝细胞型、胆管细胞型、混合型及特殊类型。肝细胞型占原发性肝癌的 90% 以上,胆管细胞癌不足 5%,混合型更少见,特殊类型如纤维板层型和透明细胞癌型罕见。

(二)微小肝癌和小肝癌的形态学和生物学特征

将微小肝癌、小肝癌的诊断标准分别定为 1 cm 及 3 cm 以下,并不单纯是大体形态上的界限,而更主要的是根据分化程度等生物学特性而定。绝大多数微小肝癌为高分化癌,随着肿瘤的发展,分化程度可降低。当肿瘤继续增长时,两者的比例逐渐发生变化,最终高分化的癌细胞将被中、低分化癌细胞所取代。微小肝癌包膜完整,罕见有侵犯门静脉及肝内播散。小肝癌包膜也多完整,癌栓发生率低。通过流式细胞技术进行肝癌细胞 DNA 倍体分析可以发现随着肿瘤的发展,肝癌细胞可由二倍体向异倍体方向发展。异倍体癌细胞较二倍体癌细胞更易发生转移。

(三)肝内转移与多中心发生的鉴别

与原发肝癌灶相比肝内转移癌应由相同或较低分化程度的癌组织构成,而多中心发生肝癌应是高分化癌组织,即便存在低分化癌细胞也应被包围在高分化的癌细胞结节中,并与原发肝癌病灶处在不同的肝段上。鉴于多中心发生的原发性肝癌结节可发生在不同的时间段,故又有同时性发生或异时性发生的区别。异时性多中心发生更常见,同时性多中心发生仅见于肝硬化患者,非肝硬化者罕见。术后短期内复发多源于最初的肝癌病灶,若术后较长时间如 3~4 年后复发则常为多中心异时性发生肝癌。DNA 倍体分析已被公认有助肝内转移和多中心发生的鉴别。

(四)肝癌的转移途径

1.肝内转移

肝癌细胞有丰富的血窦,癌细胞有向血窦生长的趋势而且极易侵犯门静脉分支,形成门静脉癌栓,导致肝内播散。多先在同侧肝叶内播散,之后累及对侧肝叶。进一步发展时癌栓可波及门静脉的主要分支或主干,可引起门静脉高压,并可导致顽固性腹水。

2.肝外转移

肝癌细胞通过肝静脉进入体循环转移至全身各部,最常见转移部位为肺,此外还可累及肾上腺、骨、脑等器官。淋巴道转移中以肝门淋巴结最常见,此外也可转移到主动脉旁、锁骨上、胰、脾等处淋巴结。肝癌也可直接蔓延,浸润至邻近腹膜及器官组织如膈肌、结肠肝曲和横结肠、胆囊及胃小弯。种植转移发生率较低,如种植于腹膜可形成血性腹水,女性患者尚可种植在卵巢形成较大肿块。

四、临床表现

原发性肝癌起病隐匿,早期症状常不明显,故也称亚临床期。出现典型的临床症状和体征时一般已属中、晚期。

(一)症状

1.肝区疼痛

多为肝癌的首发症状,表现为持续钝痛或胀痛。疼痛是由于癌肿迅速生长使肝包膜被牵拉所致。如肿瘤生长缓慢或位于肝实质深部也可完全无疼痛表现。疼痛部位常与肿瘤位置有关,若肿瘤位于肝右叶疼痛多在右季肋部;肿瘤位于左叶时常表现为上腹痛,故易误诊为胃部疾病;当肿瘤位于肝右叶膈顶部时,疼痛可牵涉右肩。癌结节破裂出血可致剧烈腹痛和腹膜刺激征,出血量大时可导致休克。

2.消化道症状

食欲减退、腹胀、恶心、呕吐、腹泻等消化道症状,可由肿瘤压迫、腹水、胃肠道淤血及肝功能损害而引起。

3.恶性肿瘤的全身表现

进行性乏力、消瘦、发热、营养不良和恶病质等。

4.伴癌综合征

伴癌综合征指机体在肝癌组织自身所产生的异位激素或某些活性物质影响下而出现的一组特殊症状,可与临床表现同时存在,也可先于肝癌症状。以自发性低血糖、红细胞增多症为常见,有时还可伴有高钙血症、高脂血症、类癌综合征、血小板增多、高纤维蛋白原血症等。

5.转移灶症状

发生肝外转移时常伴转移灶症状,肺转移可引起咳嗽、咯血,胸腔转移以右侧多见,可出现胸腔积液征。骨骼或脊柱转移时可出现局部疼痛或神经受压症状,颅内转移可出现相应的定位症状和体征。

(二)体征

1.肝大

为中晚期肝癌的主要体征,最为常见。多在肋缘下触及,呈局限性隆起,质地坚硬。左叶肝癌则表现为剑突下包块。如肿瘤位于肝实质内,肝表面可光滑,伴或不伴明显压痛。肝右叶膈面肿瘤可使右侧膈肌明显抬高。

2.脾大

常为合并肝硬化所致。肿瘤压迫或门静脉、脾静脉内癌栓也能引起淤血性脾大。

3.腹水

腹水为草黄色或血性,多数是在肝硬化的基础上合并门静脉或肝静脉癌栓所致。癌浸润腹膜也是腹水的常见原因。

4.黄疸

多为晚期征象,以弥漫型肝癌或胆管细胞癌为常见。癌肿广泛浸润可引起肝细胞性黄疸。当侵犯肝内胆管或肝门淋巴结肿大压迫胆管时,可出现梗阻性胆汁淤积。

5.其他

由于肿瘤本身血管丰富,再加上癌肿压迫大血管故可在肝区出现血管杂音。肝区摩擦音提示肿瘤侵及肝包膜。肝外转移时则有转移部位相应的体征。

五、临床分期

肝癌分期的目的是为了有利于选择治疗方案和估计预后。国际多采用 Okuda 或国际抗癌联盟(UICC)制定的肝癌分期标准,但日本及欧美等国家亦有各自的分期标准。中国抗癌协会肝癌专业委员会于 2001 年 9 月修订的原发性肝癌分期标准如下。

Ⅰa 期:单个肿瘤,最大直径≤3 cm,无癌栓,无腹腔淋巴结及远处转移;肝功能分级 Child-Pugh A。

Ⅰb 期:单个或两个位于同侧半肝且最大直径之和≤5 cm 的肿瘤,无癌栓,无腹腔淋巴结及远处转移;肝功能分级 Child-Pugh A。

Ⅱa 期:单个或两个位于同侧半肝且最大直径之和≤10 cm,或两个分别位于左、右半肝且最大直径之和≤5 cm 肿瘤,无癌栓,无腹腔淋巴结及远处转移;肝功能分级 Child-Pugh A。

Ⅱb 期:单个或两个肿瘤,最大直径之和虽然>10 cm,但仍位于同侧半肝,或两个肿瘤最大直径之和>5 cm,位于左右半肝,或虽然为多个肿瘤但无癌栓,无腹腔淋巴结及远处转移;肝功能 Child-Pugh A。无论肿瘤状况如何,但仅有门静脉分支、肝静脉或胆管癌栓,肝功能 Child-Pugh B,也可被列为Ⅱb 期内。

Ⅲa 期:无论肿瘤状况如何,但已有门静脉主干或下腔静脉癌栓,有腹腔淋巴结或远处转移;肝功能分级 Child-Pugh A 或 B。

Ⅲb 期:无论肿瘤状况如何,无论有无癌栓或远处转移,肝功能分级 Child-Pugh C。

六、并发症

(一)肝性脑病
常是肝癌终末期并发症,占死亡原因的 1/3。

(二)消化道出血
其约占肝癌死亡原因的 15%。合并肝硬化或门静脉、肝静脉癌栓者则可因门静脉高压导致食管胃底静脉曲张破裂出血。胃肠道黏膜糜烂、凝血功能障碍也可以是上消化道出血的原因。

(三)肝癌结节破裂出血
发生率为 9%～14%。肝癌组织坏死液化可自发破裂,也可在外力作用下破裂。如限于包膜下可有急骤疼痛,肝迅速增大,若破入腹腔可引起急性腹痛和腹膜刺激征,严重者可致出血性休克或死亡。小量出血则表现为血性腹水。

（四）继发感染

因癌肿长期消耗，尤其在放疗、化疗后白细胞减少的情况下，抵抗力减弱，再加长期卧床等因素，易并发各种感染，如肺炎、肠道感染、真菌感染等。

七、实验室和辅助检查

（一）肝癌标志物检查

1.甲胎蛋白

甲胎蛋白（alpha-fetoprotein，AFP）是最具诊断价值的肝癌标志物，但除原发性肝癌外，慢性活动性肝炎和肝硬化、少数来源于消化系统的转移性肝癌、胚胎细胞癌，以及孕妇、新生儿的AFP也可升高。利用肝癌细胞产生的AFP与植物血凝素（LCA）具有亲和性的原理，采用电泳法可分离出LCA结合型AFP，又称AFP-L3，其对肝癌诊断的敏感性为96.9%，特异性为92.0%。AFP的异质体AFP-L1来自慢性活动性肝炎和肝硬化，AFP-L2主要来自孕妇和新生儿。

应用RT-PCR检测原发性肝癌特异性甲胎蛋白mRNA有利于间接推测是否有肝癌转移。正常人血细胞不表达AFP mRNA，外周血AFP mRNA是来自癌灶脱落入血的完整癌细胞，持续阳性者预示有远处转移的可能。

2.γ-谷氨酰转肽酶同工酶Ⅱ

GGT的同工酶GGTⅡ对原发性肝癌的诊断较具特异性，阳性率可达90%，特异性97.1%。此酶出现比较早，与AFP水平无关，可先于超声或CT的影像学改变，在小肝癌中的阳性率达78.6%，在AFP阴性肝癌中的阳性率也可达72.7%，故有早期诊断价值，若能检测GGTⅡmRNA，则更有助于早期诊断和鉴别诊断。

3.异常凝血酶原（DCP）

肝癌细胞微粒体内维生素K依赖性羧化体系功能障碍，使肝脏合成的凝血酶原前体羧化不全，从而形成异常凝血酶原。此外，肝癌细胞自身也具有合成和释放异常凝血酶原的功能。由于此酶在慢性活动性肝炎及转移性肝癌阳性率极低，而在AFP阴性肝癌的阳性率可达65.5%，在小肝癌的阳性率可达62.2%，故在肝癌的诊断中有较重要价值。

4.α-L-岩藻糖苷酶（α-AFU）

肝癌患者血清α-AFU活性明显升高。虽然其在慢性活动性肝炎及肝硬化患者血清中活性也可升高，但人们公认α-AFU对AFP阴性肝癌及小肝癌有着重要的诊断价值，其阳性率分别可达76%和70%。

5.其他

M$_2$型丙酮酸激酶同工酶（M$_2$-Pyk）、同工铁蛋白（AIF）、α$_1$-抗胰蛋白酶（AAT）、醛缩酶同工酶A（ALD-A）、碱性磷酸酶（ALP）对肝癌与良性肝病的鉴别也有一定的价值。高尔基膜蛋白GP-73作为新的肝癌标志物已开始引起人们的关注。

上述肝癌标志物在肝癌诊断中的价值存在着差异，其中有肯定诊断价值的是AFP及其异质体LCA结合型AFP-L3、GGTⅡ、DCP；有一定诊断价值但特异性尚不高的是α-AFU、AAT、AIF，此类标志物对AFP阴性肝癌有重要的辅助诊断价值；M$_2$-Pyk等其他标志物对肝癌诊断有一定提示作用，但需和前两类标志物联合应用。

(二)影像学检查

1.超声显像

一般可显示直径为 2 cm 以上肿瘤。除显示肿瘤大小、形态、部位及与血管的关系外,还有助于判断肝静脉、门静脉有无癌栓等。结合 AFP 检查,有助于肝癌早期诊断,因此被广泛用于普查肝癌。彩色多普勒血流成像除显示占位病变外,还可分析病灶血供情况,有助于鉴别病变性质。经肝动脉导管注入二氧化碳微泡后再行超声检查对直径小于 1 cm 病灶的检出率高达 67%,接近于肝动脉造影。

2.电子计算机 X 线断层显像(CT)

CT 是补充超声显像,估计病变范围的首选非侵入性诊断技术,一般可显示直径 2 cm 以上肿瘤,如结合静脉注射碘造影剂进行扫描对 1 cm 以下肿瘤的检出率可达 80% 以上,是目前诊断小肝癌和微小肝癌的最佳方法。

3.磁共振显像(MRI)

MRI 与 CT 相比其优点是能获得横断面、冠状面、矢状面三种图像,对肿瘤与肝内血管的关系显示更佳,而且对显示子瘤和瘤栓有重要价值。MRI 对肝癌与肝血管瘤、囊肿及局灶性、结节性增生等良性病变的鉴别价值优于 CT。

4.肝动脉造影

肝动脉造影是目前诊断小肝癌的最佳方法。采用超选择性肝动脉造影、滴注法肝动脉造影或数字减影肝血管造影可显示 0.5~1.0 cm 的微小肿瘤。但由于检查有一定创伤性,一般不列为首选,多在超声显像或 CT 检查不满意时进行。

5.正电子发射型计算机断层扫描

利用 ^{11}C、^{15}O、^{13}N 和 ^{18}F 等放射性核素标记的配体与相应特异性受体相结合,进行组织器官和代谢分析,能比解剖影像更早探测出组织代谢异常。此外,正电子发射型计算机断层扫描(PET)还对监测肿瘤发展、选择治疗方案有重要指导意义。

(三)肝穿刺活体组织学检查

若通过上述检查仍不能作出诊断时,可在超声或 CT 引导下用细针穿刺进行活体组织学检查。肝穿刺最常见的并发症为出血,此外穿刺还可造成癌肿破裂和针道转移等。

八、诊断和鉴别诊断

(一)诊断

典型肝癌临床诊断并不难,对小肝癌的诊断除依据 AFP、影像学检查外,有时尚需借助肝穿刺活体组织学检查。

1.非侵入性诊断标准

(1)影像学标准:两种影像学检查均显示有>2 cm 的肝癌特征性占位性病变。

(2)影像学结合 AFP 标准:一种影像学检查显示有>2 cm 的肝癌特征性占位性病变,同时伴有 AFP≥400 μg/L。

2.组织学诊断标准

对影像学检查尚不能确定诊断的<2 cm 的结节影应通过活体组织学检查以发现肝癌的组织学特征。

（二）鉴别诊断

存在原发性肝癌的易患因素和上述临床特征时，诊断并不困难，但要注意与下述疾病相鉴别。

1.肝硬化及活动性肝炎

原发性肝癌多发生在肝硬化基础上，两者鉴别常有困难。肝硬化发展较慢，肝功能损害显著，少数活动性肝炎也可有 AFP 升高，但通常为一过性，且往往伴有转氨酶显著升高。肝癌患者则血清 AFP 持续上升，常超过 $400~\mu g/L$，与转氨酶曲线呈分离现象。甲胎蛋白异质体 LCA 非结合型含量＞75％，提示活动性肝炎。

2.继发性肝癌

继发性肝癌常有原发癌肿病史，以消化道恶性肿瘤最常见，其次为呼吸道、泌尿生殖系统、乳腺等处的癌肿。与原发性肝癌比较，继发性肝癌病情发展较缓慢，症状较轻，除少数原发于消化道的肿瘤外，AFP 一般为阴性。确诊的关键在于找到肝外原发癌的证据。

3.肝脏良性肿瘤

甲胎蛋白阴性肝癌尚需与肝血管瘤、多囊肝、棘球蚴病、脂肪瘤、肝腺瘤等肝脏良性肿瘤相鉴别。鉴别主要依赖于影像学检查。肝血管瘤是肝脏最常见的良性肿瘤，CT 对其有重要诊断价值，平扫时显示密度均匀一致的软组织肿块，增强扫描对肿瘤有明显强化并呈现一系列连续性变化。

4.肝脓肿

急性细菌性肝脓肿较易与肝癌鉴别，慢性肝脓肿吸收机化后有时不易鉴别，但多有感染病史，必要时在超声引导下行诊断性穿刺。慢性肝脓肿经抗感染治疗多可逐渐吸收变小。

九、治疗

原发性肝癌治疗方法的选择应视肿瘤状况、肝功能代偿情况及全身状态而定。

（一）手术治疗

一期切除即早期根治性切除，是改善肝癌预后的最关键因素。凡肿瘤局限于一叶的肝功能代偿者，均应不失时机争取根治性切除。肿瘤越小，5 年生存率越高，其中小于 3 cm 的单发小肝癌行根治术后效果最好。选择不规则局部根治性切除方式，可在切除肿瘤的同时最大限度地保留肝组织，有利于术后恢复，降低手术死亡率。近年来外科手术指征不断扩大，对伴门静脉癌栓或胆管内癌栓的肝癌，只要肿块可以切除，就可选择手术治疗方法。对合并严重门静脉高压者在肿块切除的同时行断流和脾切除，也常取得满意的效果。

肝移植适用于合并严重肝硬化的小肝癌患者，出现静脉癌栓、肝内播散或肝外器官转移者应列为禁忌。

（二）非手术治疗

1.肝动脉栓塞化疗

肝动脉栓塞（trans-arterial chemoembolization，TACE）化疗是非手术治疗的首选方法，尤其是以右叶为主或多发病灶或术后复发而不能手术切除者。对于不能根治切除的肝癌，经过多次肝动脉栓塞治疗后，如肿瘤明显缩小，应积极争取二期切除。肝癌根治性切除术后采用肝动脉栓塞化疗可进一步清除肝内可能残存的肝癌细胞，降低复发高峰期的复发率。对姑息性切除术后残癌或根治术后复发病例亦可采用该治疗方法，但该治疗方法对门静脉癌栓及已播散病灶的疗效有限。

2.经皮穿刺瘤内局部治疗

超声引导下经皮穿刺瘤内注射无水乙醇已在临床广泛应用。适用于肿瘤≤5 cm,病灶一般未超过3处者。因肿瘤位于肝门部大血管附近、全身状况差、切除后复发而不能耐受手术者都可选择该治疗方法。小肝癌组织成分单一,结缔组织少,乙醇弥散完全,疗效可与手术切除相近,对部分病例可获根治效果。严重出血倾向、重度黄疸、中等以上腹水、边界不清的巨大肿瘤及由其他原因而不能耐受者为本治疗方法的禁忌证。

近年经皮穿刺瘤内注射乙酸、盐水或蒸馏水,或经皮穿刺瘤内射频消融、微波固化、氩氦靶向(氩氦刀)治疗技术发展较快,也已在临床广泛应用。

3.化学药物治疗

尽管近年来新的化疗药物不断出现,但对肝癌的全身化疗效果尚未得到肯定。通过肝动脉灌注将化疗药物与栓塞剂合并应用提高局部浓度,减少全身毒性的治疗方法已得到肯定。

4.生物治疗

生物治疗的基本理论依据是通过调节或增强机体本来就具有的内在性防御机制达到抑制和杀伤肿瘤细胞或促进恶性细胞分化,降低肿瘤恶性度的目的。目前在临床应用较为普遍的是重组人细胞因子干扰素(IFN)、白细胞介素-2(IL-2)、胸腺肽 α(Tα_1)和肿瘤坏死因子(TNF)等,此外还有免疫效应细胞治疗,如淋巴因子激活的杀伤细胞(LAK)、肿瘤浸润淋巴细胞(TIL)、激活的杀伤性巨噬细胞(AKM)等。

近年来人们利用生长抑素可与某些肿瘤细胞表达的生长抑素受体(SSTR)结合进而抑制促肿瘤生长激素或细胞因子的产生和调整瘤体血供的原理,在临床开展生长抑素类似物治疗肝癌的研究并已表明其的确可提高部分晚期肝癌患者的生活质量并可延长生存时间。肝癌疫苗尤其是树突状细胞疫苗已进入临床试验。基因治疗的实验研究亦取得较大进展,有望在近期内应用于临床。

5.放疗

近年来新发展起来的离子束治疗可靶向聚焦肝癌组织,既提高肝癌细胞对照射的敏感性,又减少其对正常组织的损伤性,大大改善了以往放疗效果。另外,通过对肝癌细胞有亲和力的生长抑素或单克隆抗体进行靶向放疗已进入临床试验研究并获得较好效果。

6.高强度聚焦超声

高强度聚焦超声是通过波长短、易于穿透组织的特点,聚焦于深部肝癌,在短时间内产生高温而杀伤肿瘤组织。因聚焦区域小,受影响因素较多,且需反复治疗,故疗效有待于进一步证实。

十、预后

预后主要取决于能否早期诊断及早期治疗。肝癌切除术后 5 年生存率为 30%～50%,其中小肝癌切除后 5 年生存率为 50%～60%。体积小、包膜完整、尚未形成癌栓及转移、肝硬化程度较轻、免疫状态尚好且手术切除彻底者预后较好。中晚期肝癌如经积极综合治疗也能明显延长其生存时间。

十一、预防

由 HBV 和 HCV 感染引起的病毒性肝炎和肝硬化是原发性肝癌诸多致病因素中被公认的

最主要因素,因此通过注射疫苗预防乙型肝炎、采取抗病毒治疗方案中止慢性乙型和丙型肝炎的进展对预防原发性肝癌的发生有着至关重要的作用。

（刘春龙）

第十四节　胆道良性肿瘤

胆道良性肿瘤多见于胆囊,而胆管中则少见。胆囊中最常见为胆囊息肉。胆囊息肉或称胆囊息肉样病变、胆囊隆起样病变,是向胆囊腔内突出的局限性息肉样病变的总称。本病自 B 超广泛应用于临床后发现率明显增加,其中以非肿瘤性息肉占绝大多数,如胆固醇息肉、炎性息肉、腺肌瘤样增生。

胆囊息肉可发生在胆囊黏膜上任何部位,大部分为多发,呈蒂状或疣状,向胆囊腔内突出,其基底部与正常胆囊黏膜相连,形态不一,大小不等。但大部分直径＜10 mm。

一、病理

(一)胆固醇息肉

胆固醇息肉最为常见,特点为胆囊黏膜上可见众多的小结节,疣状或带小蒂的赘生物,有的聚集,有的分散;黄色、透明、分叶状;质软易碎,直径一般＜10 mm。镜检可见表面为柱状上皮细胞,极少有纤维成分。扫描电镜下可见黏膜表面微绒毛上附有胆固醇结晶。

(二)炎性息肉

炎性息肉单发或多发,有蒂或无蒂,呈乳头状,直径＜10 mm;外观苍白,呈慢性炎症改变,周围胆囊壁有明显炎症。镜检见表面柱状上皮呈单层或少数呈多层覆盖,部分黏膜呈炎性坏死;黏膜下有淋巴细胞及单核细胞为主的炎性细胞浸润。扫描电镜下提示黏膜表面的绒毛减少、变短或缺损,呈"剥脱"状。

(三)腺瘤样增生

腺瘤样增生也叫增生性息肉,来源于上皮,通常无蒂,表面光滑,直径约 5 mm。单发或多发,多见于胆囊体、底部。组织学的特征为黏膜化生的上皮细胞增生为主,伴有上皮细胞增生,无异型性倾向。

(四)腺肌瘤样增生

腺肌瘤样增生多见于胆囊底部,呈一狭窄环,局部胆囊壁呈局限性增生、肥厚,直径平均为10 mm。有的可见息肉样物向腔内突出,也有的仅呈颗粒状,肉眼所见有时很难与胆囊癌鉴别。切面呈蜂窝状结构;镜检胆囊黏膜及平滑肌均明显增厚,腺腔由柱状上皮细胞构成,周围有数量不等的平滑肌增生、环绕。

二、临床表现与诊断

本病一般少有明显症状,部分病例可有上腹部不适或右季肋部疼痛,位于胆囊颈部的长蒂息肉或合并结石时可出现疼痛。

由于息肉类型较多,缺乏特异性临床表现,所以术前确诊困难。B 超为首选检查方法,表现为胆囊壁上附着固定的光团而不伴声影,其中胆固醇息肉呈颗粒状或桑葚状不均的高回声,多发常见,直径<5 mm;炎性息肉或腺瘤多呈类圆形或乳头状实质性低回声,无蒂,直径<10 mm;腺肌瘤病的胆囊壁呈局限性增厚,突向腔内,肥厚的胆囊壁中呈小圆形囊泡影像和散在的回声光点;腺癌呈乳头状或结节状肿块向胆囊腔内突出,无蒂,边缘不整齐,回声不均匀的实质性光团,多数直径>15 mm。CT 对胆囊息肉病变的诊断价值不如 B 超,内镜超声扫描(EUS)包括经皮肝穿刺胆囊双重造影(PTDCC)和胆囊镜检查(PTDCCS)可以进一步提高胆囊黏膜病变的定性诊断率,其确诊率高达 90%。

三、治疗

对胆囊息肉的治疗方法尚无一致意见,一般认为有临床特征能排除恶变者。如 B 超所见息肉直径<10 mm,多发为主;B 超图像显示布满强回声光点,表面不光滑,常有细蒂垂于胆囊内;年龄<45 岁;不合并结石,也无明显主诉症状可暂缓手术,B 超随访观察。因为胆囊息肉,尤其是最多见的胆固醇息肉迄今尚未见癌变报道,且胆囊切除并非完全没有危险,所以手术指征还应从严掌握。对症状明显,影响工作和生活者,合并慢性胆囊炎及结石者;息肉单发,直径超过 10 mm,基底较大或有蒂位于胆囊颈部者是胆囊切除的适应证。但目前由于本病术前确诊困难,患者常有恐癌心理,医者存在防止贻误恶变的想法,从而有使手术扩大化的趋势。

(杨 彬)

第十五节　原发性胆管癌

原发性胆管癌主要指左右肝管、肝总管、胰腺上胆总管及胆管末端的原发性恶性肿瘤。一般将胆管末端癌肿归入壶腹周围癌中一并讨论,而由肝内胆小管发生的胆管细胞癌,则归入原发性肝癌中讨论。根据西方文献记载,胆管癌在常规尸检时的发现率为 0.01%～0.46%,胆管癌在胆管手术中的发病率平均为 0.29%～0.73%,但是胆管癌的发病率在日本和我国均较高;根据发病的部位,则以上段胆管癌的发病率高,国内外均有共同特点。本病发病年龄多为 50～70 岁,40 岁以下少见,患者中以男性为多,男性与女性的比为(2～2.5)∶1。

胆管癌的预后不佳。手术切除组一般平均生存期为 13 个月,很少存活 5 年。单纯胆管内引流或外引流,其平均生存期仅 6～7 个月,很少超过 1 年。一般认为做胆肠内引流的患者较外引流者生存率高。

一、病因

胆管癌的确切病因尚不清楚。临床资料统计显示,胆管癌合并胆管结石者,国内文献统计报道为 16.9%,国外为 20%～57%。各类胆管癌中以中段胆管癌伴发结石较高,约占 35.3%。因此认为胆总管长时间受到结石的慢性刺激,上皮发生增生性改变,可能与胆管癌的发生有关。有人提出慢性溃疡性结肠炎、肝脏华支睾吸虫感染及先天性胆总管囊肿患者较易发生胆管癌。慢性溃疡性结肠炎约有 9%的病例并发胆管癌,而先天性胆总管囊肿的癌变率为 1%～5%,较正常人高 20 倍,尤其以 I 型胆总管囊肿病例更多见。如做囊肿肠道内引流术,在残留的囊肿内继发癌肿的发生率可高达 50％,5％～7％癌肿发生在囊肿的后壁。至于原发性硬化性胆管炎和胆管癌的关系,迄今仍无定论,据统计 20％～30％的长期罹患 PCC 的患者可发生胆管癌,这可能与胆汁淤滞和感染有关,使胆管上皮长期遭受胆汁中的有毒物质、致癌物质,以及慢性炎症的反复损害和刺激,胆管上皮细胞可异型增生和肠上皮化生,甚至诱发癌变。但也有学者认为根本不存在原发性硬化性胆管炎,因经长期随访或术中多次的取样活检,最后结果都证实为癌肿,因而原发性硬化性胆管炎的本质就是一种进展缓慢的胆管癌。

二、病理

胆管癌可发生在胆管的任何部位。①上段癌:癌肿位于肝总管和左右肝管汇总处及其近侧胆管的癌,又称 Klastkin 肿瘤,其发生率在胆管癌中占 40％～76％。②中段癌:指癌肿位于胆囊管到十二指肠上缘一段的胆总管癌。③下段癌:癌肿位于十二指肠下缘一段的胆总管癌。

胆管癌通常表现为 3 种形态。①乳头状型:最少见,可发生于胆管的任何部位,癌组织除主要向管腔内生长外,亦可进一步向管壁浸润性发展,如能早期切除,成功率高,预后较好。但此型病灶有时波及胆管的范围较大,或呈多发性病灶。②管壁浸润型:可见于胆管的任何部位,此型最多见。癌肿可在肝内、外胆管广泛浸润,难以确定肿瘤的原发部位,切除困难,预后不佳。③结节型:较管壁浸润型少见。肿瘤呈结节状向管腔内突出,基底宽,向周围浸润程度较轻,手术切除率较高,预后较好。

胆管癌的组织学类型最主要为分化较好的腺癌。①高分化胆管腺癌:占胆管癌 60％～70％,癌组织在胆管壁内缓慢而呈浸润性生长,可环绕整个管壁,也容易向胆管壁上下蔓延而无明显界限,或肿瘤呈团块状生长。②乳头状腺癌:占胆管癌 15％～20％,多数为分化较好的腺癌,癌组织有同时向胆管腔内和胆管壁内浸润生长的现象。③低分化腺癌:少见,癌组织部分呈腺体结构,部分为不规则的实质肿块,亦可在管壁内浸润生长。④未分化腺癌:较少见,癌细胞在胆管壁内弥漫性浸润,间质少,癌组织侵袭性较大,常可浸及胆管周围脂肪组织或邻近器官。⑤印戒细胞癌:罕见。其他罕见的如鳞状细胞癌、类癌等偶见报道。胆管癌的早期,多数肿瘤生长缓慢,发生转移者少见,其转移主要是沿着胆管壁向上、向下缓慢地浸润扩散。少数肿瘤生长迅速,早期即可发生转移,可累及整个胆管。上段胆管癌可直接侵及肝脏,中下段胆管癌可直接扩展至胆囊、肝总管、胆总管甚至整个胆管,其部位有时难以确定。区域性胆管周围淋巴结常有侵犯,最常见的淋巴转移为肝门部淋巴结,并向胰十二指肠和腹腔内及肠系膜上血管的周围淋巴结扩散。高位胆管癌易侵犯门静脉,并可形成癌性血栓,导致肝内转移。胆管癌经血液发生远隔器官转移者较少。

三、临床表现

60 岁以上男性发病较多。其主要症状有进行性加重的梗阻性黄疸伴上腹部胀痛、恶心、呕吐、体重减轻、皮肤瘙痒、发热等。少数患者出现胆管炎的表现,部分患者出现食欲缺乏,尿色深黄,粪便呈陶土色等,如癌肿破溃可出现胆管出血、黑便、贫血等。检查皮肤、巩膜黄染、肝大、质硬,胆囊是否肿大,随胆管癌的部位而异。胆管癌如位于胆囊颈管与肝总管汇合处肝总管的近端,胆囊即不出现肿大。由于胆管癌多发生于上 1/3 胆管处,故胆囊肿大者不多见。胆管癌到了晚期可出现腹水和门静脉高压症状。实验室检查血清胆红素和碱性磷酸酶(AKP)增高明显。Tompkins 发现 91％的早期胆管癌血清胆红素超过0.05 mmol/L,50％的患者血清胆红素超过

3.4 mmol/L。病情进一步发展者则会出现肝功能损害改变,如转氨酶、γ-谷氨酰转肽酶增高。

四、诊断与鉴别诊断

胆管癌诊断方面应根据上述临床表现,体格检查,再辅以辅助性检查,基本上能得以确诊。由于 B 超及经皮穿刺肝胆道成像(PTC)的应用,胆管癌的诊断在手术前已变得可能。凡黄疸患者,首选 B 超检查。B 超检查可区别黄疸是肝外型或肝内型,可确定癌肿部位、形态和范围,但 B 超不能确定病变性质,也难以判别胆管狭窄或肿块是肿瘤还是炎性肿块。因而如发现肝外梗阻而又不是结石时,应进一步选用 PTC 检查以确定诊断。PTC 在诊断胆管癌方面有较高价值。它能显示胆管癌部位近端胆管不同形态及癌肿侵犯情况,还可以判断病灶范围。有报道其确诊率达 94%～100%。术前根据 PTC 影像可提供手术方式选择,以减少术中的盲目性探查。此外经内镜逆行胆胰管成像(ERCP)可观察胆管下端乳头部位癌灶,并可活检以明确病理学诊断,ERCP 配合 PTC 可明确癌灶浸润胆管的范围。但如果胆管完全梗阻时,造影不能了解癌肿的近侧浸润范围,是 ERCP 不如 PTC 之处。CT 在胆管癌的诊断方面能显示癌灶部位、大小及肝内胆管扩张情况。但 CT 不能显示胆道全貌影像,因而对胆管癌的临床实用价值不高。MRI 和 CT 的效果相当。可做不同切面的成像图以增加对肝内胆管系统改变的立体影像。CT 和 MRI 可通过系列的肝门部位体层扫描,系统了解肝内胆管的改变、肿瘤的范围、有无肝转移。为了清楚了解肝门部入肝血流情况及胆管癌与肝门部诸血管的关系,以及门静脉有无被肿瘤侵犯或癌栓有无形成,可应用选择性肝动脉造影和经肝门静脉造影。胆管癌多属血供较少的肿瘤,血管造影一般不能对肿瘤的性质及范围作出诊断,主要显示肝门处血管是否受到侵犯。若肝固有动脉及门静脉主干受侵犯,则表示肿瘤有肝外扩展,难以施行根治性切除,但还需区别血管是受转移还是肿瘤直接侵犯,以便在手术前初步判断定癌肿能否切除或做何种手术,从而预先做好充分准备。血管造影术可较好地判定胆管癌能否被切除,但血管造影不能显示已经癌转移的情况。我们认为,如果上述检查仍不能确定是否为恶性肿瘤的病例,应早期进行剖腹探查,并取术中病理以防误诊。但有时亦会发生困难,由于胆管癌常在胆管壁内呈潜行性生长,故较难取到合适的标本,切片中常显现为一堆癌细胞被致密的纤维细胞包围,此时常不易与原发性硬化性胆管炎相鉴别,往往经多次多处取病理切片检查,才能明确诊断。测定血清中糖抗原 CA19-9 和 CA50 的浓度来协助诊断,有一定参考价值。

在鉴别诊断方面,胆管癌致黄疸应与黄疸型肝炎相鉴别,及时 B 超检查如发现肝内胆管扩张,胆管内有不伴声影响的光团时,要行 PTC 或 ERCP 检查。胆管癌又常与肝胆管结石并存,国内统计为16.9%。如果肝胆管结石手术治疗时,如探查发现肝胆管壁增厚、狭窄、变硬明显,术中应选快速病理切片检查,以明确诊断。胆管炎患者,尤其是高龄者,胆管炎经抗感染治疗体温下降,而黄疸不见好转且加深者,要考虑为胆管癌可能。此外胆管癌应与胰头癌,壶腹部癌相鉴别。

五、治疗

目前治疗胆管癌最有效的手段仍为手术切除。其目的为清除肿瘤和恢复胆管的通畅。但由于胆管癌的生物学行为,决定了其手术切除率较低的临床特征。特别是上部胆管癌由于解剖关系复杂,切除难度更大,文献报道能手术切除的胆管癌为 5%～50%,平均为 20%。手术切除能得到最佳治疗效果,因此提出以下几点。①局部转移,腹膜种植不包括在切除范围内;②肝蒂外淋巴结转移;③双侧肝内转移;④双侧二级以上肝管侵犯;⑤肝固有动脉或左右肝动脉同时受累

（血管造影发现）；⑥双侧门静脉干受累（血管造影发现）等情况外，所有肝门部胆管癌患者宜积极手术探查，争取切除。胆管癌的治疗原则是早期病例以手术切除为主，术后配合放疗及化疗，以巩固和提高手术治疗效果；而对于不能切除的晚期病例，应施行胆管引流手术，以解除胆管梗阻，控制胆管感染，改善肝功能，减少并发症，改善患者生活质量，延长患者生命。凡能耐受手术的患者，都应考虑手术治疗。

（一）术前准备

由于胆管癌所致的胆管梗阻，因而患者肝功均有不同程度的受损。高胆红素血症，低蛋白血症，免疫功能低下和/或合并的胆管感染等。术后并发症亦明显增多。为提高手术效果，减少并发症，降低手术死亡率，术前应根据病情给予必要的术前准备。

具体措施：①营养支持。给予大量维生素 C、维生素 K，纠正电解质、酸碱平衡紊乱，护肝治疗。低蛋白血症、贫血者，应补充新鲜血、清蛋白及支链氨基酸等，力争使血色素上升达10 g/L，清蛋白＞30 g/L。同时，术前 3 天经静脉途径给予广谱抗生素和甲硝唑。②患者情况较差，黄疸时间长，有腹水者，还要应用内科治疗方法消除腹水。③关于术前胆管减压，目前仍有不同看法，有人主张对深度黄疸患者（胆红素超过171 μmol/L时）术前行 PTCD 或鼻胆管引流，经过 10～14 天引流，血清胆红素水平下降到一定程度后考虑手术。但有些患者虽经胆管减压而胆红素下降并不理想，这即延误了手术时间又要承担 PTCD 引流本身带来的一些并发症，特别是胆管感染的风险，因此不主张术前采用 PTCD 减黄，而强调术前做好充分准备的前提下尽早手术解除梗阻，大多数学者更趋向后一种主张。

（二）手术切除可能性的判断

一般根据术前 PTC、CT 和 SCAG 初步估计肿瘤可否切除，但最后仍需依赖术中所见和术中超声，还可采用术小经肝穿刺胆管造影加以判断。

Iwasaki 认为具有下列条件的胆管癌有切除的可能性：①门静脉和肝动脉未被肿瘤侵犯；②非肿瘤侧的门静脉和肝动脉未被癌肿侵犯；③远端胆总管应有足够长的正常胆总管以便切除；④胆管癌侵犯近端胆管，至少必须有一侧胆管的二级分支联合部是正常的。

如遇下列情况则不宜行根治性切除：①局部肿瘤转移，如腹膜表面或大网膜上有肿瘤转移结节；②肝、十二指肠韧带外的肝胆管受累；③血管造影显示双侧肝动脉及主干受累；④血管造影显示双侧门静脉其主干受累。

（三）切除的手术方式

一般根据肿瘤所在的部位不同及分型不同而采取相应的式式。上段胆管癌，由于其解剖位置特殊，肿瘤易侵犯肝门区的重要血管、肝胆管和肝实质致使手术复杂且切除困难，是胆管癌手术治疗中存在的主要问题和困难。由于诊疗技术的进步，手术技巧的提高，胆管癌的切除率已由过去的 15％～20％提高到50％～60％，有的甚至达到 75％左右，手术死亡率降至 0～9％，1 年、3 年、5 年生存率分别为 48％、29％～30％、6％～12.5％。手术切除的范围包括十二指肠上方的整个胆管、胆囊管、胆囊、肿瘤和近端的肝管，以及十二指肠上方的肝十二指肠韧带内的组织和相应的淋巴结；对于浸润较广泛的肿瘤，可能需行肝切除，然后行肝管-空肠 Rouxen-Y 吻合以重建胆汁流通道。具体地讲，对左、右肝管汇合部以下（Ⅰ型）的胆管癌，可采用肝门部胆管、胆总管及胆囊切除，胆肠吻合术；对肝总管癌或肝管分叉部癌（Klatskin 瘤）（Ⅰ型或Ⅱ型），可采用肝方型叶或加部分右前叶切除及肝门部胆管、肝管切除，胆肠吻合术；对左肝管及肝总管的胆管癌（Ⅲ型），可采用肝方型叶或左半肝切除及肝门部胆管、肝外胆管切除、胆肠吻合术；对来源于右肝管,侵犯肝总管的胆管癌(Ⅳ型),可采用肝方型叶或右半肝切除及肝门部胆管、肝外胆管切除,胆肠吻合术;对侵犯左、右二级分支以上肝管并侵犯尾状叶肝管的胆管癌(Ⅴ型),可采用超半肝或三叶肝切除及肝门部胆管、肝外胆管、部分尾状叶切除、胆肠吻合术。肝门部胆管癌连同肝叶和尾状叶切除,是肝胆外科很复杂的手术,创伤大,病死率高。在术中探查时,可先切开上部胆管,在直视下观察尾状叶肝管开口,然后沿肝总管与门静脉间隙向肝门部分离,显露门静脉汇合部及左右干前壁,触诊其上方,若有肿块,再切除肝方叶或半肝及肝门部胆管和尾状叶。

胆管癌病变可沿黏膜下浸润,为防止肝侧残留病变。至少应在距肿瘤 1.0 cm 处切断胆管,且在术中应行肝侧胆管断端快速病理检查,以排除残留病变。

部分学者不同意对胆管癌进行根治性切除,其理由是胆管癌的生物学特征已决定患者预后不佳,切除术并不能使之改善,建议用姑息手术加其他辅助治疗作为主要治疗手段,究竟如何选择治疗方案,还应根据具体病例、医院条件、医师的技术水平等情况加以确定。

(四)姑息性手术治疗

由于胆管癌起病隐匿,根治困难,国内资料报道,高位胆管癌切除率仅为10.4%左右,而达到根治目的的病例更少,因而对无法行根治切除的胆管癌,多数学者主张术中应设法解除胆管梗阻和建立通畅的胆肠内引流,据报道,经胆管引流减压后,可使患者生存期自 9.9 个月延长到25.3 个月,同时胆管梗阻解除后,可使患者肝功能得到改善,进而改善患者的生活质量,并为其他治疗创造条件。单纯胆管外引流不仅可引起大量胆汁丧失,尚可引起胆管感染、结石形成,进而阻塞引流管等,故现已很少采用此种方法。

1.胆肠内引流术

术式较多,主要根据肿瘤的部位而选择相应的术式。如为中下部胆管癌可选择胆总管、空肠 Roux-en-Y 手术,也可用胆总管加十二指肠内引流术。但应注意无论选用何种术式,吻合口均应尽量远离肿瘤部位以免发生阻塞。对于上段胆管癌的内引流问题较多,如肿瘤尚未侵及肝门,则不行肝管或左右肝管汇合部、空肠 Roux-en-Y 吻合术。如肿瘤已侵及肝门者,可行 Longmine 手术,即经肝左叶第Ⅱ肝管行胆肠内引流术。但从手术需切除肝左外叶,创伤大,且不适用于分叉部阻塞的肝管癌。如果肝左叶尚正常,可采用经肝圆韧带途径行左第Ⅲ肝管、空肠 Roux-en-Y 吻合术。如果左右肝管分叉部受肿瘤浸润梗阻,则须同时行双侧胆肠吻合术。如果左侧肝管阻塞,右侧代偿扩张时,可单独引流右侧肝管。由于右肝管较短,很难直接做胆肠吻合术,此时可经肝右叶第Ⅴ肝管途径实现内引流术。即将空虚的胆囊在肝脏腹膜连接处切除,从肝脏上分离下来,保留胆囊血供,显露肝裸面,在胆囊床部进行穿刺,寻找肝内胆管,分开肝实质显露扩大的右肝前叶胆管支,将肝管与胆囊进行吻合。再做胆囊空肠 Roux-en-Y 吻合术。

2.桥式胆肠内引流术

(1)体外:选择肿瘤上方扩张的胆管后,置入 T 或 V、Y 形管,然后行空肠造瘘,术后 1 周将T 形管与空肠造瘘管连接,但胆汁经导管转流入肠道。采用此法行千余例高位胆管癌患者,手术创伤小,术后恢复快,多用于晚期高位胆管癌或胆囊癌无法根治切除患者。

(2)体内:探查胆管癌上方扩张的胆管与十二指肠降部中点的距离,再加 10 cm 为架桥所需管长。选择22～24 号 T 形管,长壁端 4 cm 范围内剪 3～4 个侧孔。纵行切开肿瘤上方扩张的胆管的前壁 1.5 cm,吸净胆汁、置入已修剪过的 T 形管短臂,间断缝合胆管壁。在十二指肠降部外侧浆肌层做一荷包缝合,剪开肠壁,插入 T 管长臂,收紧荷包,缝合固定管壁后填入大网膜,完成桥式内引流。桥式内引流术式简单,手术创伤小,又达到了内引流之目的,避免了胆汁丧失,水电解质和酸碱平衡紊乱、肠道菌群失调和消化不良等并发症的发生,尤其适合晚期胆管癌无法行根治性手术或技术条件所限的广大基层医院。

3.置管外引流术

可采用将 T 形管或 V、Y 形管等通过肿瘤占据的管腔达到梗阻上方的扩张肝管和下方的肠管,并将该管引出体外,以便减压、注药或更换新管。此类手术较为简单,在无条件行内引流术时可考虑应用。

(五)辅助性放疗

辅助性放疗对肝门部胆管癌的治疗效果还存在争议。有肿瘤残留或不能切除的胆管癌,有人建议采用常规放疗,但对生存期的益处还没有被证实。外线束放疗或管腔内的近距离放射疗法在小样本病例研究中已表明可能有作用。它可以降低胆管压力及缓解疼痛。但是当前,还没有足够的数据支持某一措施作为常规治疗。放疗的不同强化方法比如近距离放射疗法、术中放射疗法,以及化疗和放疗结合已经应用。最常见的放疗形式是外线束放疗。

外线束放疗的效果也存在争议。有人认为它是新辅助或辅助(手术前或后)治疗或非手术胆汁引流后控制肿瘤的一种确定性治疗方法,通常的剂量是 42～50 Gy。最近有人将 91 例患者分成 3 组:单独切除病灶;切除病灶＋外线束放疗;以及切除病灶＋外线束放疗＋近距离放射疗法,结果发现外线束放疗对生存期有益。胆管置入支架(经内镜或经皮肝穿刺)后。也可采用外线束放疗,据报道可以延长平均生存期、减少支架阻塞和提高生活质量。而 Johns Hopkins 研究所的前瞻性研究(到目前是唯一的)了 50 例胆管癌患者,其中行病灶切除 31 例;胆汁引流 19 例。分别接受外线束放疗 23 例;非放疗 27 例。结果发现外线束放疗无论对生存期还是生活质量都没有益处。

回顾性研究已表明外线束放疗与近距离放射疗法联合使用对生存期有帮助。通过这种联合治疗,10％～20％的患者可存活 2 年。其主要局限性是并发症发生率高,比如 Roux 臂狭窄、上消化道出血、门静脉阻塞、腹水和胆管炎(发生率达 40％～50％)。

从理论上,采用术中放疗伴外线束放疗。可对高度危险复发区域——肝管残端、门静脉、肝动脉分支和肝脏实质产生单次大剂量的辐射(27.5～35 Gy)。63 例ⅣA 期胆管癌患者采用术中放疗结合外线束放疗,5 年生存率有明显的改善(单纯切除病灶的 5 年生存率是 10.5％;而病灶切除＋外线束放疗＋术中放疗的 5 年生存率是 33.9％,$P=0.01$)。有回顾性分析表明:切缘组织学检查为阳性的患者 5 年生存率可因接受术后体外放疗而增加。然而,这一结论还未被其他研究证实,且缺乏前瞻性随机试验。

(六)辅助性化疗

有远处转移的患者是全身化疗候选者。但目前胆管癌的化疗经验有限,仅有一些Ⅱ期临床试验。最近统计的部分研究病例数少,均为回顾性、单中心研究,缺乏对照组,所以数据质量差。迄今为止,化疗还未表现出对胆管癌患者的生存率有实质性改善。大部分胆管癌的化疗研究是针对单独采用氟尿嘧啶、或与其他药物比如顺铂、甲氨蝶呤、亚叶酸钙、丝裂霉素 C 或干扰素 α 等联合用药。单独使用氟尿嘧啶并没有什么效果。有研究认为氟尿嘧啶与顺铂联合使用是标准治疗之一,据报道反应率为 20％～40％,其他药物比如干扰素 α 和丝裂霉素 C 与氟尿嘧啶联用时反应率是 10％～30％。最近,正在研究一些不同的、新的抗癌药物用于治疗进展期胆管癌。据报道其中有一种核苷类似物(吉西他滨)对治疗进展期胆管癌有效果。

（七）新的辅助性放化疗

从理论上,放疗和化疗的结合对于不能切除胆管癌的治疗是非常有吸引力的。由于手术姑息切除肝门部胆管癌后,放、化疗亦不能延长生存期或提高生活质量,故有人提出了新的辅助性放化疗,即先化疗,随后手术,术后再行化疗及放疗。其理论基础是术前或放疗前行有效地联合化疗,尽可能地杀死大量的敏感肿瘤细胞,然后再手术切除或放疗破坏残存的包括对化疗不敏感的癌细胞。达到治愈肿瘤的目的。现有学者将此方案用于治疗肝门部胆管癌。氟尿嘧啶的潜在放射敏感效应提示:放化疗的联合应用要比单独运用有效。然而这种放化疗的联合使用还没有相关的前瞻性研究结果。

（杨　彬）

第六章

肾内科疾病诊治

第一节　原发性肾病综合征

一、原发性肾病综合征的诊断

（一）肾病综合征的概念及分类

肾病综合征（nephrotic syndrome，NS）指各种原因导致的大量蛋白尿（＞3.5 g/d）、低清蛋白血症（＜30 g/L）、水肿和/或高脂血症。其中大量蛋白尿和低清蛋白血症是诊断的必备条件，具备这两条再加水肿和/或高脂血症，肾病综合征诊断即可成立。

肾病综合征可分为原发性、继发性和遗传性三大类（也有学者将遗传性归入继发性肾病综合征）。继发性肾病综合征很常见，在我国常由糖尿病肾病、狼疮性肾炎、乙肝病毒相关性肾炎、过敏性紫癜性肾炎、恶性肿瘤相关性肾小球病、肾淀粉样变性和汞等重金属中毒引起。遗传性肾病综合征并不多见，在婴幼儿主要见于先天性肾病综合征（芬兰型及非芬兰型），此外，少数 Alport 综合征患者也能呈现肾病综合征。

（二）原发性肾病综合征的诊断及鉴别诊断

原发性肾病综合征是原发性肾小球疾病最常见的临床表现，符合肾病综合征诊断标准，并能排除各种病因的继发性肾病综合征和遗传性疾病所致肾病综合征，方可诊断为原发性肾病综合征。

以下要点能帮助原发性与继发性肾病综合征鉴别。

1.临床表现

应参考患者的年龄、性别及临床表现特点，有针对性地排除继发性肾病综合征，如儿童应重点排除乙肝病毒相关性肾炎及过敏性紫癜肾炎所致肾病综合征；老年患者则应着重排除淀粉样变性肾病、糖尿病肾病及恶性肿瘤相关性肾小球病所致肾病综合征；女性尤其青中年患者均需排除狼疮性肾炎；对于使用不合格美白或祛斑美容护肤品的病理诊断为肾小球微小病变病（minimal change disease，MCD）或膜性肾病（membranous nephropathy，MN）的年轻女性肾病综合征患者，应注意排除汞中毒可能。认真进行系统性疾病的有关检查，在必要时进行肾穿刺病理活检可资鉴别。

2.病理表现

原发性肾病综合征的主要病理类型为 MN(常见于中老年患者)、MCD(常见于儿童及部分老年患者)及局灶节段性肾小球硬化(focal segmental glomerular sclerosis,FSGS),另外,某些增生性肾小球肾炎如 IgA 肾病、系膜增生性肾炎、膜增生性肾炎、新月体肾炎等也能呈现肾病综合征表现。各种继发性肾小球疾病的病理表现在多数情况下与这些原发性肾小球疾病的病理表现不同,再结合临床表现进行分析,鉴别并不困难。

近年,利用免疫病理技术鉴别原发性(或称特发性)MN 与继发性 MN(在我国常见于狼疮性MN、乙肝病毒相关性 MN、恶性肿瘤相关性 MN 及汞中毒相关性 MN 等)已有较大进展。现在认为,原发性 MN 是自身免疫性疾病,其中抗足细胞表面的磷脂酶 A2 受体(phospholipase A2 rreceptor,PLA2R)抗体是重要的自身抗体之一,它主要以 IgG4 形式存在,但是外源性抗原及非肾自身抗原诱发机体免疫反应导致的继发性 MN 却并非如此。基于上述认识,现在已用抗 IgG亚类(包括 IgG1、IgG2、IgG3 和 IgG4)抗体及抗 PLA2R 抗体对肾组织进行免疫荧光或免疫组化检查,来帮助鉴别原发性 MN 与继发性 MN。

国内外研究显示,原发性 MN 患者肾小球毛细血管壁上沉积的 IgG 亚类主要是 IgG4,并常伴 PLA2R 沉积;而狼疮性 MN 及乙肝病毒相关性 MN 患者肾小球毛细血管壁上沉积的 IgG 主要是 IgG1、IgG2 或 IgG3,且不伴 PLA2R 沉积;恶性肿瘤相关性 MN 及汞中毒相关性 MN 患者肾小球毛细血管壁上沉积的 IgG 亚类也非 IgG4 为主,是否有 PLA2R 沉积目前尚无研究报道。不过,并非所有检测结果都绝对如此,文献报道原发性 MN 患者肾小球毛细血管壁上以 IgG4 亚类沉积为主者占 81%~100%,有 PLA2R 沉积者占 69%~96%,所以仍有部分原发性 MN 患者可呈阴性结果,另外阳性结果也与继发性 MN 存在一定交叉。为此 IgG 亚类及 PLA2R 的免疫病理检查结果仍然需要再进行综合分析,才能最后判断它在鉴别原发性 MN 与继发性 MN 上的意义。

3.实验室检查

近年来,研究还发现一些原发性肾小球疾病病理类型的血清标志物,它们在一定程度上对鉴别原发性与继发性肾病综合征也有帮助。

(1)血清 PLA2R 抗体:美国 Beck 等研究显示 70%的原发性 MN 患者血清中含有抗 PLA2R抗体,而狼疮性肾炎、乙肝病毒相关性肾炎等继发性 MN 患者血清无此抗体,显示此抗体对于原发性 MN 具有较高的特异性。此后欧洲及中国的研究显示,原发性 MN 患者血清 PLA2R 抗体滴度还与病情活动度相关,病情缓解后抗体滴度降低或消失,复发时滴度再升高。不过,在原发性 MN 患者中,此血清抗体的阳性率为 57%~82%,所以阴性结果仍不能除外原发性 MN。

(2)可溶性尿激酶受体(soluble urokinase receptor,suPAR):Wei 等检测了 78 例原发性FSGS、25 例 MCD、16 例 MN、7 例先兆子痫和 22 例正常人血清中 suPAR 的浓度,结果发现原发性 FSGS 患者血清中 suPAR 浓度明显高于正常对照和其他肾小球疾病的患者,提示 suPAR 可能是原发性 FSGS 的血清学标志物。Huang 等的研究基本支持 Wei 的看法,同时发现随着FSGS 病情缓解,血清 suPAR 水平也明显降低,但是他们的研究结果并不认为此检查能鉴别原发性及继发性 FSGS。为此,今后还需要更多的研究来进一步验证。就目前已发表的资料看,约2/3 的原发性 FSGS 患者血清 suPAR 抗体阳性,但是其检测结果与其他肾小球疾病仍有一定重叠,这些在分析试验结果时应该注意。

二、原发性肾病综合征的治疗原则、进展与展望

(一)治疗原则

原发性肾病综合征的治疗原则主要有以下内容。①主要治疗:原发性肾病综合征的主要治疗药物是糖皮质激素和/或免疫抑制剂,但是具体应用时一定要有区别地制定个体化治疗方案。原发性肾病综合征的不同病理类型在药物治疗反应、肾损害进展速度及肾病综合征缓解后的复发上都存在很大差别,所以,首先应根据病理类型及病变程度来有区别地实施治疗;另外,还需要参考患者年龄、体重、有无激素及免疫抑制剂使用禁忌证、是否有生育需求、个人意愿采取不同的用药。有区别地个体化地制定激素和/或免疫抑制剂的治疗方案,是现代原发性肾病综合征治疗的重要原则。②对症治疗:水肿(重时伴腹水及胸腔积液)是肾病综合征患者的常见症状,利尿治疗是主要的对症治疗手段。利尿要适度,以每天体重下降 0.5~1.0 kg 为妥。如果利尿过猛可导致电解质紊乱、血栓栓塞及肾前性急性肾损害(acute kidney injury,AKI)。③防治并发症:加强对感染、血栓栓塞、蛋白质缺乏、脂代谢紊乱及 AKI 等并发症的预防与治疗。④保护肾功能:要努力防治疾病本身及治疗措施不当导致的肾功能恶化。

(二)具体治疗药物及措施

1.免疫抑制治疗

(1)糖皮质激素:对免疫反应多个环节都有抑制作用。能抑制巨噬细胞对抗原的吞噬和处理;抑制淋巴细胞 DNA 合成和有丝分裂,破坏淋巴细胞,使外周淋巴细胞数量减少;抑制辅助性 T 细胞和 B 细胞,使抗体生成减少;抑制细胞因子如 IL-2 等生成,减轻效应期的免疫性炎症反应等。激素于 20 世纪 50 年代初开始应用于原发性肾病综合征治疗,至今仍是最常用的免疫抑制治疗药物。

我国在原发性肾病综合征治疗中激素的使用原则如下。①起始足量:常用药物为泼尼松(或泼尼松龙)每天 1 mg/kg(最高剂量 60 mg/d),早晨顿服,口服 8~12 周,必要时可延长至 16 周(主要适用于 FSGS 患者);②缓慢减药:足量治疗后每 2~3 周减原用量的 10%左右,当减至 20 mg/d 左右的肾病综合征易反复,应更缓慢减量;③长期维持:最后以最小有效剂量(10 mg/d 左右)再维持半年或更长时间,以后再缓慢减量至停药。这种缓慢减药和维持治疗方法可以巩固疗效、减少肾病综合征复发,更值得注意的是这种缓慢减药方法是预防肾上腺皮质功能不全或危象的较为有效的方法。激素是治疗原发性肾病综合征的"王牌",但是不良反应也很多,包括感染、消化道出血及溃疡穿孔、高血压、水钠潴留、升高血糖、降低血钾、股骨头坏死、骨质疏松、精神兴奋、库欣综合征及肾上腺皮质功能不全等,使用时应密切监测。

(2)环磷酰胺:此药是烷化剂类免疫抑制剂。能破坏 DNA 的结构和功能,抑制细胞分裂和增殖,对 T 细胞和 B 细胞均有细胞毒性作用,由于 B 细胞生长周期长,故对 B 细胞影响大。环磷酰胺是临床上治疗原发性肾病综合征最常用的细胞毒类药物,可以口服使用,也可以静脉注射使用,由于口服与静脉治疗疗效相似,因此治疗原发性肾病综合征最常使用的方法是口服。具体用法为,每天 2 mg/kg(常用 100 mg/d),分 2~3 次服用,总量 6~12 g。用药时需注意适当多饮水及避免睡前服药,并应对药物的各种不良反应进行监测及处理。常见的药物不良反应有骨髓抑制、出血性膀胱炎、肝损伤、胃肠道反应、脱发与性腺抑制(可能造成不育)。

(3)环孢素 A:是由真菌代谢产物提取得到的 11 个氨基酸组成环状多肽,可以人工合成。能选择性抑制 T 辅助细胞及 T 细胞毒效应细胞,选择性抑制 T 辅助性细胞合成 IL-2,从而发挥免

疫抑制作用。不影响骨髓的正常造血功能,对 B 细胞、粒细胞及巨噬细胞影响小。已作为 MN 的一线用药,以及难治性 MCD 和 FSGS 的二线用药。常用量为每天 3～5 mg/kg,分两次空腹口服,服药期间需监测药物谷浓度并维持在 100～200 ng/mL。近年来,有研究显示用小剂量环孢素 A(每天 1～2 mg/kg)治疗同样有效。该药起效较快,在服药 1 个月后可见到病情缓解趋势,3～6 个月后可以缓慢减量,总疗程为 1～2 年,对于某些难治性并对环孢素 A 依赖的病例,可采用小剂量每天 1～1.5 mg/kg 维持相当长时间(数年)。若治疗 6 个月仍未见效果,再继续应用,患者获得缓解机会不大,建议停用。当环孢素 A 与激素联合应用时,激素起始剂量常减半,如泼尼松或泼尼松龙每天 0.5 mg/kg。环孢素 A 的常见不良反应包括急性及慢性肾损害、肝毒性、高血压、高尿酸血症、多毛及牙龈增生等,其中造成肾损害的原因较多(如肾前性因素所致 AKI、慢性肾间质纤维化所致慢性肾功能不全等),且有时此损害发生比较隐匿,值得关注。当血肌酐较基础值增长超过 30%,不管是否已超过正常值,都应减少原药量的 25%～50% 或停药。

(4)他克莫司:又称 FK-506,与红霉素的结构相似,为大环内酯类药物。其对免疫系统的作用与环孢素 A 相似,两者同为钙调神经磷酸酶抑制剂,但其免疫抑制作用强,属高效新型免疫抑制剂。主要抑制 IL-2、IL-3 和干扰素 γ 等淋巴因子的活化和 IL-2 受体的表达,对 B 细胞和巨噬细胞影响较小。主要不良反应是糖尿病、肾损害、肝损害、高钾血症、腹泻和手颤。腹泻可以致使本药血药浓度升高,又可以是其一种不良反应,需要引起临床医师关注。该药物费用昂贵,是治疗原发性肾病综合征的二线用药。常用量为每天 0.05～0.1 mg/kg,分两次空腹服用。服药物期间需监测药物谷浓度并维持在 5～10 ng/mL,治疗疗程与环孢素 A 相似。

(5)吗替麦考酚酯:商品名骁悉。在体内代谢为吗替麦考酚酯,后者为次黄嘌呤单核苷酸脱氢酶抑制剂,抑制鸟嘌呤核苷酸的从头合成途径,选择性抑制 T、B 细胞,通过抑制免疫反应而发挥治疗作用。诱导期常用量为 1.5～2.0 g/d,分 2 次空腹服用,共用 3～6 个月,维持期常用量为 0.5～1.0 g/d,维持 6～12 个月。该药对部分难治性肾病综合征有效,但缺乏随机对照试验(RCT)的研究证据。该药物价格较高,由于缺乏 RCT 证据,现不作为原发性肾病综合征的一线药物,仅适用于一线药物无效的难治性病例。主要不良反应是胃肠道反应(腹胀、腹泻)、感染、骨髓抑制(白细胞计数减少及贫血)及肝损害。特别值得注意的是,免疫功能低下的患者应用吗替麦考酚酯,可出现卡氏肺孢子虫肺炎、腺病毒或巨细胞病毒等严重感染,甚至威胁生命。

(6)来氟米特:商品名爱若华,是一种有效的治疗类风湿关节炎的免疫抑制剂,在国内其适应证还扩大到治疗系统性红斑狼疮。此药通过抑制二氢乳清酸脱氢酶活性,阻断嘧啶核苷酸的生物合成,从而达到抑制淋巴细胞增殖的目的。国外尚无使用来氟米特治疗原发性肾病综合征的报道,国内小样本针对 IgA 肾病合并肾病综合征的临床观察显示,激素联合来氟米特的疗效与激素联合吗替麦考酚酯的疗效相似,但是,后者本身在 IgA 肾病治疗中的作用就不肯定,因此,这个研究结果不值得推荐。新近一项使用来氟米特治疗 16 例难治性成人 MCD 的研究显示,来氟米特对这部分患者有效,并可以减少激素剂量。由于缺乏 RCT 研究证据,指南并不推荐用来氟米特治疗原发性肾病综合征。治疗类风湿关节炎等病的剂量为 10～20 mg/d,共用 6 个月,以后缓慢减量,总疗程为 1～1.5 年。主要不良反应为肝损害、感染和过敏,国外有肺间质纤维化的报道。

2.利尿消肿治疗

如果患者存在有效循环血容量不足,则应在适当扩容治疗后再予利尿剂治疗;如果没有有效循环血容量不足,则可直接应用利尿剂。

(1)利尿剂治疗:轻度水肿者可用噻嗪类利尿剂联合保钾利尿剂口服治疗,中、重度水肿伴或不伴体腔积液者,应选用襻利尿剂静脉给药治疗(此时肠道黏膜水肿,会影响口服药吸收)。襻利尿剂宜先从静脉输液小壶滴入一个负荷量(如呋塞米 20~40 mg,使髓襻的药物浓度迅速达到利尿阈值),然后再持续泵注维持量(如呋塞米 5~10 mg/h,以维持髓襻的药物浓度始终在利尿阈值上),如此才能获得最佳利尿效果。每天呋塞米的使用总量不超过 200 mg。"弹丸"式给药间期髓襻药物浓度常达不到利尿阈值,此时会出现"利尿后钠潴留"(髓襻对钠重吸收增强,出现"反跳"),致使襻利尿剂的疗效变差。另外,现在还提倡襻利尿剂与作用于远端肾小管及集合管的口服利尿剂(前者如氢氯噻嗪,后者如螺内酯及阿米洛利)联合治疗,因为应用襻利尿剂后,远端肾单位对钠的重吸收会代偿增强,使襻利尿剂利尿效果减弱,并用远端肾单位利尿剂即能克服这一缺点。

(2)扩容治疗:对于合并有效血容量不足的患者,可静脉输注胶体液提高血浆胶体渗透压扩容,从而改善肾脏血流灌注,提高利尿剂疗效。临床常静脉输注血浆代用品右旋糖酐来进行扩容治疗,应用时需注意:①用含糖而不用含钠的制剂,以免氯化钠影响利尿疗效。②应用相对分子质量为 20~40 kDa 的制剂(即右旋糖酐-40),以获得扩容及渗透性利尿双重疗效。③用药不宜过频,剂量不宜过大。一般而言,可以一周输注 2 次,每次输注 250 mL,短期应用,而且如无利尿效果就应及时停药。盲目过大量、过频繁地用药可能造成肾损害(病理显示近端肾小管严重空泡变性呈"肠管样",化验血清肌酐增高,原来激素治疗敏感者变成激素抵抗,出现利尿剂抵抗)。④当尿量<400 mL/d 时禁用,此时药物易滞留并堵塞肾小管,诱发急性肾衰竭。

由于人血制剂(血浆及清蛋白)来之不易,而且难以完全避免变态反应及血源性感染,因此在一般情况下不提倡用人血制剂来扩容利尿。只有当患者尿量<400 mL/d,又必须进行扩容治疗时,才选用血浆或清蛋白。

(3)利尿治疗疗效不好的常见原因如下:①有效血容量不足的患者,没有事先静脉输注胶体液扩容,肾脏处于缺血状态,对襻利尿剂反应差;而另一方面滥用胶体液包括血浆制品及血浆代用品导致严重肾小管损伤(即前述的肾小管呈"肠管样"严重空泡变性)时,肾小管对襻利尿剂可完全失去反应,常需数月时间,待肾小管上皮细胞再生并功能恢复正常后,才能重新获得利尿效果。②呋塞米的血浆蛋白(主要为清蛋白)结合率高达 91%~97%。低清蛋白血症可使其血中游离态浓度升高,肝脏对其降解加速;另外,结合态的呋塞米又能随清蛋白从尿排出体外。因此,低清蛋白血症可使呋塞米的有效血浓度降低及作用时间缩短,故而利尿效果下降。③襻利尿剂没有按前述要求规范用药:中重度肾病综合征患者仍旧口服给药,肠黏膜水肿致使药物吸收差;间断静脉"弹丸"式给药,造成给药间期"利尿后钠潴留";不配合服用作用于远端肾单位的利尿剂,削弱了襻利尿剂疗效。④肾病综合征患者必须严格限盐(摄取食盐2~3 g/d),而医师及患者忽视限盐的现象在临床十分普遍,不严格限盐上述药物的利尿效果会显著减弱。临床上,对于少数利尿效果极差的难治性重度水肿患者,可采用血液净化技术进行超滤脱水治疗。

3.血管紧张素Ⅱ受体阻滞剂治疗

大量蛋白尿是肾病综合征的最核心问题,由它引发肾病综合征的其他临床表现(低蛋白血症、高脂血症、水肿和体腔积液)和各种并发症。此外,持续性大量蛋白尿本身可导致肾小球高滤过,增加肾小管蛋白重吸收,加速肾小球硬化,加重肾小管损伤及肾间质纤维化,影响疾病预后。因此减少尿蛋白在肾病综合征治疗中十分重要。

近年来,常用血管紧张素转化酶抑制剂(ACEI)或血管紧张素Ⅱ受体阻滞剂(ARB)作为肾病综合征患者减少尿蛋白的辅助治疗。研究证实，ACEI 或 ARB 除具有降压作用外，还有确切的减少尿蛋白排泄（可减少 30%）和延缓肾损害进展的肾脏保护作用。其独立于降压的肾脏保护作用机制：①对肾小球血流动力学的调节作用。此类药物既扩张入球小动脉，又扩张出球小动脉，但是后一作用强于前一作用，故能使肾小球内高压、高灌注和高滤过降低，从而减少尿蛋白排泄，保护肾脏。②非血流动力学的肾脏保护效应。此类药能改善肾小球滤过膜选择通透性，改善足细胞功能，减少细胞外基质蓄积，故能减少尿蛋白排泄，延缓肾小球硬化及肾间质纤维化。因此，具有高血压或无高血压的原发性肾病综合征患者均宜用 ACEI 或 ARB 治疗，前者能获得降血压及降压依赖性肾脏保护作用，而后者可以获得非降压依赖性肾脏保护效应。

应用 ACEI 或 ARB 应注意如下事项：①肾病综合征患者在循环容量不足（包括利尿、脱水造成的血容量不足，及肾病综合征本身导致的有效血容量不足）情况下，应避免应用或慎用这类药物，以免诱发 AKI。②肾功能不全和/或尿量较少的患者服用这类药物，尤其与保钾利尿剂（螺内酯等）联合使用时，要监测血钾浓度，谨防高钾血症发生。③对激素及免疫抑制剂治疗敏感的患者，如 MCD 患者，蛋白尿能很快消失，无必要也不建议服用这类药物。④不推荐 ACEI 和 ARB 联合使用。

三、不同病理类型的治疗方案

（一）MN

应争取将肾病综合征治疗缓解或者部分缓解，无法达到时，则以减轻症状、减少尿蛋白排泄、延缓肾损害进展及防治并发症作为治疗重点。MN 患者尤应注意防治血栓栓塞并发症。

本病不提倡单独使用激素治疗；推荐使用足量激素（如泼尼松或泼尼松龙始量每天 1 mg/kg）联合细胞毒类药物（环磷酰胺）治疗，或较小剂量激素（如泼尼松或泼尼松龙始量每天 0.5 mg/kg）联合环孢素 A 或他克莫司治疗；激素相对禁忌或不能耐受者，也可以单独使用环孢素 A 或他克莫司治疗。对于使用激素联合环磷酰胺治疗无效的病例可以换用激素联合环孢素 A 或他克莫司治疗，反之亦然；对于治疗缓解后复发的病例，可以重新使用原方案治疗。

2012 年改善全球肾脏病预后组织（KDIGO）制定的《肾小球肾炎临床实践指南》，推荐 MN 所致肾病综合征患者应用激素及免疫抑制剂治疗的适应证如下：①尿蛋白持续超过 4 g/d，或是较基线上升超过 50%，经抗高血压和抗蛋白尿治疗 6 个月未见下降（1B 级证据）；②出现严重的、致残的、或威胁生命的肾病综合征相关症状（1C 级证据）；③诊断 MN 后的 6～12 个月内肌酐上升≥30%，能除外其他原因引起的肾功能恶化（2C 级证据）。而出现以下情况建议不用激素及免疫抑制剂治疗：①肌酐持续 > 3.5 mg/dL（> 309 μmol/L）或估算肾小球滤过率 < 30 mL/(min·1.73 m²)；②超声检查肾脏体积明显缩小（如长径 < 8 cm）；③合并严重的或潜在致命的感染。

（二）微小病变肾病

应力争将肾病综合征治疗缓解。本病所致肾病综合征对激素治疗十分敏感，治疗后肾病综合征常能完全缓解，但是缓解后肾病综合征较易复发，而且多次复发即可能转型为 FSGS，这必须注意。

初治病例推荐单独使用激素治疗；对于多次复发或激素依赖的病例，可选用激素与环磷酰胺联合治疗；担心环磷酰胺影响生育者或者经激素联合环磷酰胺治疗后无效或仍然复发者，可选用较小剂量激素（如泼尼松或泼尼松龙始量每天 0.5 mg/kg）与环孢素 A 或他克莫司联合治疗，或单独使用环孢素 A 或他克莫司治疗;对于环磷酰胺、环孢素 A 或他克莫司等都无效或不能耐受的病例,可改用吗替麦考酚酯治疗。对于激素抵抗型患者需重复肾活检,以排除 FSGS。

(三)局灶节段性肾小球硬化

应争取将肾病综合征治疗缓解或部分缓解,但是无法获得上述疗效时,则应改变目标将减轻症状、减少尿蛋白排泄、延缓肾损害进展及防治并发症作为治疗重点。既往认为本病治疗效果差,但是,近年来的系列研究显示约有 50% 的患者应用激素治疗仍然有效,但显效较慢。其中,顶端型 FSGS 的疗效与 MCD 相似。

目前,推荐使用足量激素治疗,如果肾病综合征未缓解,可持续足量服用4 个月,完全缓解后逐渐减量至维持剂量,再服用 0.5~1 年;对于激素抵抗或激素依赖病例可以选用较小剂量激素(如泼尼松或泼尼松龙始量每天 0.5 mg/kg)与环孢素 A 或他克莫司联合治疗,经治疗有效的病例环孢素 A 可在减量至每天 1~1.5 mg/kg后,维持服用 1~2 年。激素相对禁忌或不能耐受者,也可以单独使用环孢素 A 或他克莫司治疗。不过对肌酐升高及有较明显肾间质的患者,使用环孢素 A 或他克莫司要谨慎。应用细胞毒药物(如环磷酰胺)、吗替麦考酚酯治疗本病目前缺乏循证医学证据。

(四)系膜增生性肾炎

非 IgA 肾病的系膜增生性肾炎在西方国家较少见,而我国病例远较西方国家多。本病所致肾病综合征的治疗方案,要根据肾小球的系膜病变程度,尤其是系膜基质增多程度来决定。轻度系膜增生性肾炎所致肾病综合征的治疗目标及方案与 MCD 相同,且疗效及转归与 MCD 也十分相似;而重度系膜增生性肾炎所致肾病综合征可参考原发性 FSGS 的治疗方案治疗。

(五)膜增生性肾炎

原发性膜增生性肾炎较少见,疗效很差。目前并无循证医学证据基础上的有效治疗方案可被推荐,临床上可以试用激素加环磷酰胺治疗,无效者还可试用较小量糖皮质激素加吗替麦考酚酯治疗。如果治疗无效,则应停用上述治疗。

(六)IgA 肾病

约 1/4 的 IgA 肾病患者可出现大量蛋白尿(>3.5 g/d),而他们中仅约 1/2 的患者呈现肾病综合征。现在认为,部分呈现肾病综合征的 IgA 肾病实际为 IgA 肾病与 MCD 的重叠(免疫荧光表现符合 IgA 肾病,而光镜及电镜表现支持 MCD),这部分患者可参照 MCD 的治疗方案进行治疗,而且疗效及转归也与 MCD 十分相似;而另一部分患者是 IgA 肾病本身导致肾病综合征(免疫荧光表现符合 IgA 肾病,光镜及电镜表现为增生性肾小球肾炎或 FSGS),这部分患者似可参照相应的增生性肾小球肾炎及 FSGS 的治疗方案进行治疗。

应当指出的是,上述多数治疗建议是来自西方国家的临床研究总结,值得从中借鉴,但是是否完全符合中国情况还必须通过我们自己的实践来进一步验证及总结,不应该教条地盲目应用。同时还应指出,上述治疗方案是依据疾病普遍性面对群体制订的,而在临床实践中患者情况多种多样,必须具体问题具体分析,个体化地实施治疗。

四、难治性肾病综合征的治疗

(一)难治性肾病综合征的概念

目前,尚无难治性肾病综合征一致公认的定义。一般认为,难治性肾病综合征包括激素抵抗性、激素依赖性及频繁复发性的原发性肾病综合征。激素抵抗性肾病综合征是指用激素规范化治疗8周（FSGS病例需16周）仍无效者；激素依赖性肾病综合征是指激素治疗缓解病例，在激素撤减过程中或停药后14天内肾病综合征复发者；频繁复发性肾病综合征是指经治疗缓解后半年内复发≥2次，或1年内复发≥3次者。难治性肾病综合征的患者由于病程较长，病情往往比较复杂，临床治疗上十分棘手。

（二）难治性肾病综合征的常见原因

遇见难治性肾病综合征时，应仔细寻找原因。可能存在如下原因。

1.诊断错误

误将一些继发性肾病（如淀粉样变性肾病等）和特殊的原发性肾病（如脂蛋白肾病、纤维样肾小球病等）当成了普通原发性肾小球疾病应用激素治疗，当然不能取得满意疗效。

2.激素治疗不规范

（1）重症肾病综合征患者仍然口服激素治疗，由于肠黏膜水肿药物吸收差，激素血浓度低影响疗效。

（2）未遵守"足量、慢减、长期维持"的用药原则，例如始量不足、"阶梯式"加量、或减药及停药过早过快，都会降低激素疗效。

（3）忽视药物间相互作用，例如卡马西平和利福平等药能使泼尼松龙的体内排泄速度增快，血药浓度降低过快，影响激素治疗效果。

3.静脉输注胶体液不当

过频输注血浆制品或血浆代用品导致肾小管严重损伤（肾小管呈"肠管样"严重空泡变性）时，患者不但对利尿剂完全失去反应，而且原本激素敏感的病例（如MCD）也可能变成激素抵抗。

4.肾脏病理的影响

激素抵抗性肾病综合征常见于膜增生性肾炎及部分FSGS和MN；频繁复发性肾病综合征常见于MCD及轻度系膜增生性肾炎（包括IgA肾病及非IgA肾病），而它们多次复发后也容易变成激素依赖性肾病综合征，甚至转换成FSGS变为激素抵抗。

5.并发症的影响

肾病综合征患者存在感染、肾静脉血栓、蛋白营养不良等并发症时，激素疗效均会降低。年轻患者服激素后常起痤疮，痤疮上的"脓头"就能显著影响激素疗效，需要注意。

6.遗传因素

近10余年研究发现，5%～20%的激素抵抗性肾病综合征患者的肾小球足细胞存在某些基因突变，它们包括导致nephrin异常的 *NPHS*1基因突变、导致podocin异常的 *NPHS*2基因突变、导致CD2相关蛋白异常的 *CD*2*AP* 基因突变、导致细胞骨架蛋白α-辅肌动蛋白4异常的 *ACTIN*4基因突变，以及导致WT-1蛋白异常的 *WT*-1基因突变等。

（三）难治性肾病综合征的治疗对策

难治性肾病综合征的病因比较复杂，有的病因如基因突变难以克服，但多数病因仍有可能改变，从而改善肾病综合征难治状态。对难治性肾病综合征的治疗重点在于明确肾病诊断，寻找可逆因素，合理规范用药。现将相应的治疗措施分述如下。

1.明确肾病诊断

临床上常见的误诊原因：①未做肾穿刺病理检查；②进行了肾穿刺活检，但是肾组织未做电镜检查（如纤维样肾小球病等将漏诊）及必要的特殊组化染色（如刚果红染色诊断淀粉样变病）和免疫组化染色检查（如载脂蛋白ApoE抗体染色诊断脂蛋白肾病）；③病理医师与临床医师沟通不够,没有常规进行临床-病理讨论。所以,凡遇难治性肾病综合征,都应仔细核查有无病理诊断不当或错误的可能,必要时应重复肾活检,进行全面的病理检查及临床-病理讨论,以最终明确疾病诊断。

2.寻找及纠正可逆因素

某些导致肾病综合征难治的因素是可逆的,积极寻找及纠正这些可逆因素,就可能改变"难治"状态。①规范化应用激素和免疫抑制剂:对于激素使用不当的 MCD 患者,在调整激素用量和/或改变给药途径后,就能使部分激素"抵抗"患者变为激素有效。MN 应避免单用激素治疗,从开始就应激素联合环磷酰胺或环孢素 A 治疗;多次复发的 MCD 也应激素联合环磷酰胺或环孢素 A 治疗。总之,治疗规范化极重要。②合理输注胶体液:应正确应用血浆代用品或血浆制剂扩容,避免滥用导致严重肾小管损伤,而一旦发生就应及时停用胶体液,等待受损肾小管恢复(常需数月),只有肾小管恢复正常后激素才能重新起效。③纠正肾病综合征并发症:感染、肾静脉血栓、蛋白营养不良等并发症都可能影响激素疗效,应尽力纠正。

3.治疗无效病例的处置

尽管已采取上述各种措施,仍然有部分难治性肾病综合征患者病情不能缓解,尤其是肾脏病理类型差(如膜增生性肾炎和部分 MN 及 FSGS)和存在某些基因突变者。这些患者应该停止激素及免疫抑制剂治疗,而采取 ACEI 或 ARB 治疗及中药治疗,以期减少尿蛋白排泄及延缓肾损害进展。大量蛋白尿本身就是肾病进展的危险因素,因此,对这些患者而言,能适量减少尿蛋白就是成功,就可能对延缓肾损害进展有利。而盲目地继续应用激素及免疫抑制剂,不但不能获得疗效,反而可能诱发严重感染等并发症,危及生命。

五、对现有治疗的评价及展望

综上所述,实施有区别的个体化治疗是治疗原发性肾病综合征的重要原则及灵魂所在。首先应根据肾病综合征患者的病理类型及病变程度,其次要考虑患者年龄、体重、有无用药禁忌证、有无生育需求及个人用药意愿,来有区别地个体化地制订治疗方案。现在国内肾穿刺病理检查已逐渐推广,这就为实施有区别的个体化的治疗、提高治疗效果奠定了良好基础。

激素及免疫抑制剂用于原发性肾病综合征治疗已经 60 余年,积累了丰富经验。新的药物及制剂不断涌现,尤其环磷酰胺、环孢素 A、他克莫司、吗替麦考酚酯等免疫抑制剂的先后问世,也为有区别地进行个体化治疗提供了更多有效手段。

尽管原发性肾病综合征的治疗取得了很大进展,但是,治疗药物至今仍主要局限于激素及某些免疫抑制剂。用这样的治疗措施,不少病理类型和病变程度较重的患者仍不能获得良好的治疗效果,一些治疗有效的患者也不能克服停药后的疾病复发,而且激素及免疫抑制剂都有着各种不良反应,有些不良反应甚至可以致残或导致死亡。所以开发新的治疗措施及药物,提高治疗疗效,减少治疗不良反应仍是亟待进行的工作,且任重而道远。

继续深入研究阐明不同类型肾小球疾病的发病机制,进而针对机制的不同环节寻求相应干预措施,是开发新药的重要途径。例如,近年已发现肾小球足细胞上的 PLA2R 能参与特发性 MN 发病,而 suPAR 作为血清中的一种通透因子也能参与 FSGS 致病,如果今后针对它们能够发掘出有效的干预方法及治疗药物,即可能显著提高这些疾病的治疗疗效。最近已有使用利妥昔单抗(抗 CD20 分子的单克隆抗体)治疗特发性 MN 成功的报道,经过利妥昔单抗治疗后,患者血清抗 PLA2R 抗体消失,MN 获得缓解,而且不良反应少。

治疗措施和药物的疗效及安全性需要高质量的临床 RCT 试验进行验证。但是在治疗原发性肾病综合征上我国的 RCT 试验很少，所以我国肾病学界应该联手改变这一状态，以自己国家的多中心 RCT 试验资料，来指导医疗实践。

六、原发性肾病综合征的常见并发症

原发性肾病综合征的常见并发症包括感染、血栓和栓塞、急性肾损伤、高脂血症及蛋白质代谢紊乱等。所有这些并发症的发生都与肾病综合征的核心病变——大量蛋白尿和低清蛋白血症具有内在联系。由于这些并发症常使患者的病情复杂化，影响治疗效果，甚至危及生命，因此，对它们的诊断及防治也是原发性肾病综合征治疗中非常重要的一部分。

(一)感染

感染是原发性肾病综合征的常见并发症，也是导致患者死亡的重要原因之一。随着医学的进展，现在感染导致患者死亡已显著减少，但在临床实践中它仍是我们需要警惕和面对的重要问题。特别是对应用激素及免疫抑制剂治疗的患者，感染常会影响治疗效果和整体预后，处理不好仍会危及生命。

原发性肾病综合征患者感染的发生主要与以下因素有关：①大量蛋白尿导致免疫球蛋白及部分补体成分从尿液丢失，如出现非选择性蛋白尿时大量 IgG 及补体 B 因子丢失，导致患者免疫功能受损。②使用激素和/或免疫抑制剂治疗导致患者免疫功能低下。③长期大量蛋白尿导致机体营养不良，抵抗力降低。④严重皮下水肿乃至破溃，细菌容易侵入引起局部软组织感染；大量腹水容易发生自发性腹膜炎。它们严重时都能诱发败血症。

常见的感染为呼吸道感染、皮肤感染、肠道感染、尿路感染和自发性腹膜炎，病原微生物有细菌（包括结核菌）、真菌、病毒、支原体和卡氏肺孢子虫等。

有关预测原发性肾病综合征患者发生感染的临床研究还很缺乏。一项儿科临床观察显示，若患儿血浆清蛋白 < 15 g/L，其发生感染的相对危险度(relative risk,RR)是高于此值患儿的 9.8 倍，因此尽快使肾病综合征缓解是预防感染发生的关键。一项日本的临床研究表明，成人肾病综合征患者感染发生率为 19%，其危险因素是血清 IgG < 6 g/L(RR = 6.7)，肌酐 > 176.8 μmol/L(2 mg/dL)(RR = 5.3)。对于血清 IgG < 600 mg/dL 的患者，每 4 周静脉输注丙种球蛋白 10~15 g，可以明显地预防感染发生。

需要注意，正在用激素及免疫抑制剂治疗的患者，其发生感染时临床表现可能不典型，患者可无明显发热，若出现白细胞计数升高及轻度核左移也容易被误认为是激素引起，因此对这些患者更应提高警惕，应定期主动排查感染，包括一些少见部位的感染如肛周脓肿。

感染的预防措施：①注意口腔护理，可以使用抑制细菌及真菌的漱口液定时含漱，这对使用强化免疫抑制治疗(如甲泼尼龙冲击治疗)的患者尤为重要。对于严重皮下水肿致皮褶破溃渗液的患者，需要加强皮肤护理，防治细菌侵入。②使用激素及免疫抑制剂时，要严格规范适应证、药量及疗程，并注意监测外周血淋巴细胞及 $CD4^+$ 淋巴细胞总数的变化，当淋巴细胞计数 < 600/μL 和/或 $CD4^+$ 淋巴细胞计数 < 200/μL 时，可以给予复方磺胺甲噁唑（即复方新诺明）预防卡氏肺孢子虫感染，具体用法为每周两次，每次两片（每片含磺胺甲噁唑400 mg和甲氧苄啶80 mg）。③对于血清 IgG < 6 g/L 或反复发生感染的患者，可以静脉输注丙种球蛋白来增强体液免疫；对于淋巴细胞计数 < 600/μL 和/或 $CD4^+$ 淋巴细胞计数 < 200/μL 的患者，可以肌内注射或静脉输注胸腺素来改善细胞免疫。④对于反复发生感染者，还可请中医辨证施治，予中药调理预防感染。

虽然在临床实践中,我们发现中药调理能够发挥预防感染的作用,但是,目前还缺乏循证医学证据支持。

需要指出的是,若使用激素及免疫抑制剂的患者发生了严重感染,可以将这些药物尽快减量或者暂时停用,因为它们对控制感染不利,而且合并感染时它们治疗 NS 的疗效也不佳。但是,某些重症感染如卡氏肺包虫肺炎却不宜停用激素,因为激素能减轻间质性肺炎,改善缺氧状态,降低病死率。

(二)血栓和栓塞

肾病综合征合并血栓、栓塞的发生率为 10%～42%,常见肾静脉血栓(RVT)、其他部位深静脉血栓和肺栓塞。动脉血栓较为少见。血栓和栓塞的发生率与肾病综合征的严重程度、肾小球疾病的种类有关,但检测手段的敏感性也影响本病的发现。

1.发病机制

肾病综合征易并发血栓、栓塞,主要与血小板活化、凝血及纤溶异常、血液黏稠度增高相关。临床观察发现:①肾病综合征患者血小板功能常亢进,甚至数量增加,患者血清血栓素(TXA2)及血管假性血友病因子(vWF)增加,可促使血小板聚集、黏附功能增强并被激活。②低清蛋白血症刺激肝脏合成蛋白,导致血中大分子的凝血因子Ⅰ、Ⅱ、Ⅴ、Ⅶ、Ⅷ、Ⅹ浓度升高;而内源性抗凝物质(凝血酶Ⅲ及蛋白 C、S)因相对分子质量小随尿丢失至血浓度降低。③纤溶酶原相对分子质量较小随尿排出,血清浓度降低,而纤溶酶原激活物抑制物(PAI-1)及纤溶酶抑制物 α2-巨球蛋白血浓度升高。上述变化导致血栓易于形成而不易被溶解。④肾病综合征患者有效血容量不足、血液浓缩及出现高脂血症等,会致使血液黏稠度增高,也是导致血栓发生的危险因素。此外,不适当地大量利尿及使用激素治疗也能增加血栓形成的风险。

肾小球疾病的病理类型也与血栓、栓塞并发症有关:MN 的发生率最高,为 29%～60%,明显高于 MCD 和 FSGS(分别为 24.1% 和 18.8%),MN 合并血栓的风险是 IgA 肾病的 10.8 倍,并易发生有临床症状的急性静脉主干血栓如肾静脉、肺血管主干血栓,原因至今未明。

研究认为,能预测肾病综合征患者血栓、栓塞并发症风险的指标:①血浆清蛋白<20 g/L,新近发现,MN 患者血浆清蛋白<28 g/L 血栓栓塞风险即明显升高;②病理类型为 MN;③有效血容量明显不足。

2.临床表现与影像学检查

血栓、栓塞并发症的临床表现可能非常不明显,以肾静脉血栓为例,多数分支小血栓并没有临床症状。因此,要对肾病综合征患者进行认真细致地观察,必要时及时做影像学检查,以减少漏诊。患者双侧肢体水肿不对称,提示水肿较重的一侧肢体有深静脉血栓的可能;腰痛、明显血尿、B 超发现一侧或双侧肾肿大及不明原因的 AKI,提示肾静脉血栓;胸闷、气短、咯血和胸痛提示肺栓塞。

在肾静脉血栓诊断方面,多普勒超声有助于发现肾静脉主干血栓,具有方便、经济和无损伤的优点,但是敏感性低,而且检查的准确性较大程度地依赖操作者技术水平。CT 及磁共振肾静脉成像有较好的诊断价值,而选择性肾静脉造影仍是诊断的金标准。在肺栓塞诊断上,核素肺通气/灌注扫描是较为敏感、特异的无创性诊断手段。CT 和磁共振肺血管成像及超声心动图也可为诊断提供帮助,后者可发现肺动脉高压力、右心室和/或右心房扩大等征象。肺动脉造影是诊断肺栓塞的金标准,发现栓塞后还可以局部溶栓。上述血管成像检查均需要使用对比剂(包括用于 X 线检查的碘对比剂及用于磁共振检查的钆对比剂),故应谨防对比剂肾损害,尤其是对已有肾损害的患者。

3.预防与治疗

原发性肾病综合征并发血栓、栓塞的防治至今没有严格的 RCT 临床研究报道,目前的防治方案主要来自小样本的临床观察。

(1)血栓、栓塞并发症的预防:比较公认的观点是,肾病综合征患者均应服用抗血小板药物,而当血浆清蛋白<20 g/L 时即开始抗凝治疗。对于 MN 患者抗凝指征应适当放宽一些。Lionaki S 等研究显示,MN 患者血浆清蛋白≤28 g/L 时,其深静脉血栓形成的风险是>28 g/L者的 2.5 倍,血浆清蛋白每降低10 g/L,深静脉血栓的风险增加 2 倍,因此,目前有学者建议 MN 患者血浆清蛋白<28 g/L 时即应予以预防性抗凝治疗。抗凝药物常采用肝素或低分子肝素皮下注射或口服华法林。口服华法林时应将凝血酶原时间的国际标准化比率(INR)控制在 1.5～2.0,华法林与多种药物能起相互反应,影响(增强或减弱)抗凝效果,用药时需要注意。

(2)血栓、栓塞并发症的治疗:血栓及栓塞并发症一旦发生即应尽快采用以下治疗。

溶栓治疗:引起急性肾衰竭的急性肾静脉主干大血栓,或导致收缩压下降至<12.0 kPa(90 mmHg)的急性肺栓塞,均应考虑进行溶栓治疗。既往常用尿激酶进行溶栓,最适剂量并未确定,可考虑用 6 万～20 万 U 稀释后缓慢静脉滴注,每天 1 次,10～14 天为 1 个疗程;现在也可采用重组人组织型纤溶酶原激活物治疗,它能选择性地与血栓表面的纤维蛋白结合,纤溶效力强,用量为 50 mg 或100 mg,开始时在 1～2 分钟内静脉推注 1/10 剂量,剩余的 9/10 剂量在稀释后缓慢静脉滴注,2 小时滴完。使用重组人组织型纤溶酶原激活物要监测血清纤维蛋白原浓度,避免过低引起出血。国内多中心研究结果显示,50 mg 和/或100 mg 两种剂量的疗效相似,而前者出血风险明显降低。

抗凝治疗:一般而言,原发性肾病综合征患者出现血栓、栓塞并发症后要持续抗凝治疗半年,若肾病综合征不缓解且清蛋白仍<20 g/L 时,还应延长抗凝时间,否则血栓、栓塞并发症容易复发。用口服华法林进行治疗时,由于华法林起效慢,故需在开始服用的前 3～5 天,与肝素或低分子肝素皮下注射重叠,直至 INR>2.0 后才停用肝素或低分子肝素。在整个服用华法林期间都一定要监测 INR,控制 INR 在 2.0～2.5 范围。若使用重组人组织型纤溶酶原激活进行溶栓治疗,则需等血清纤维蛋白原浓度回复正常后,才开始抗凝治疗。

(三)急性肾损伤

由原发性肾病综合征引起的 AKI 主要有如下 2 种:①有效血容量不足导致的肾前性 AKI,常只出现轻、中度氮质血症。②机制尚不清楚的特发性 AKI,常呈现急性肾衰竭(ARF)。至于肾小球疾病本身(如新月体性肾小球肾炎)引起的 AKI、治疗药物诱发的 AKI(如药物过敏所致急性间质性肾炎或肾毒性药物所致急性肾小管坏死),以及肾病综合征并发症(如急性肾静脉主干血栓)所致 AKI,均不在此讨论。

1.急性肾前性氮质血症

严重的低清蛋白血症导致血浆胶体渗透压下降,水分渗漏至皮下及体腔,致使有效循环容量不足,肾灌注减少,会诱发急性肾前性氮质血症。临床上出现血红蛋白增高、体位性心率及血压变化(体位迅速变动如从卧到坐或从坐到站时,患者心率加快、血压下降,重时出现直立性低血压,乃至虚脱)、化验血尿素氮(BUN)与肌酐升高,但是 BUN 升高幅度更大(两者均以 mg/dL 作单位时,BUN 与肌酐之比值>20:1,这是由于肾脏灌注不足时,原尿少在肾小管中流速慢,其中尿素氮被较多地重吸收入血所致)。急性肾前性氮质血症者应该用胶体液扩容,然后利尿,扩容利尿后肾功能即能很快恢复正常。盲目增加襻利尿剂剂量,不但不能获得利尿效果,反而可能造成肾素-血管紧张素系统及交感神经系统兴奋,进一步损害肾功能。而且,这类患者不能用 ACEI 或 ARB 类药物,它们也会加重肾前性氮质血症。

2.特发性急性肾衰竭

特发性 ARF 最常见于复发性 MCD,也可有时见于其他病理类型,机制不清,某些病例可能与大量尿蛋白形成管型堵塞肾小管和/或肾间质水肿压迫肾小管相关。患者的临床特点是年龄较大(有文献报道平均 58 岁),尿蛋白量大(常>10 g/d),血浆清蛋白低(常<20 g/L),常在肾病综合征复发时出现 AKI(经常为少尿性急性肾衰竭)。特发性 ARF 要用除外法进行诊断,即必须一一排除各种病因所致 ARF 后才能诊断。对特发性 ARF 的治疗措施:①积极治疗基础肾脏病。由于绝大多数患者的基础肾脏病是 MCD,故应选用甲泼尼龙冲击治疗(每次 0.5～1.0 g 稀释后静脉滴注,每天或隔天 1 次,3 次为 1 个疗程),以使 MCD 尽快缓解,患者尿液增多冲刷掉肾小管中管型,使肾功能恢复。②进行血液净化治疗。血液净化不但能清除尿毒素、纠正水和电解质及酸碱平衡紊乱,为维持生命赢得治疗时间;而且还能通过超滤脱水,使患者达到干体重,减轻肾间质水肿,促进肾功能恢复。③口服或输注碳酸氢钠,可碱化尿液,防止肾小管中蛋白凝固成管型,并可纠正肾衰竭时的代谢性酸中毒。大多数患者经上述有效治疗后肾功能可完全恢复正常,但往往需要较长恢复时间(4～8 周)。必须注意,此 AKI 并非有效血容量不足引起,盲目输注胶体液不但不能使 AKI 改善,反而可能引起急性肺水肿。

(四)脂肪代谢紊乱

高脂血症是肾病综合征的表现之一。统计表明约有 80% 的患者存在高胆固醇血症、高低密度脂蛋白血症及不同程度的高甘油三酯血症。高脂血症不仅可以进一步损伤肾脏,而且还可使心脑血管并发症增加,因此,合理有效地控制血脂,也是原发性肾病综合征治疗的重要组成部分。

肾病综合征合并高脂血症的机制尚未完全阐明,已有的研究资料提示:高胆固醇血症发生的主要原因是肾病综合征时肝脏脂蛋白合成增加(大量蛋白尿致使肝脏合成蛋白增加,合成入血的脂蛋白因相对分子质量大不能从肾滤过排除,导致血浓度增高),而高甘油三酯血症发生的主要原因是体内降解减少(肾病综合征时脂蛋白脂酶从尿中丢失,使其在活性下降,导致甘油三酯的降解减少)。

对于激素治疗反应良好的肾病综合征病理类型(如 MCD),不要急于应用降脂药,肾病综合征缓解后数月内血脂往往即能自行恢复正常,这样可使患者避免发生不必要的药物不良反应及增加医疗花费。若应用激素及免疫抑制剂治疗,肾病综合征不能在短期内缓解甚至无效时(如某些 MN 患者),则应予降脂药物治疗。以高胆固醇血症为主要表现者,应选用羟甲基戊二酰辅酶 A 还原酶抑制剂,即他汀类药物,每晚睡前服用,服药期间要注意肝及肌肉损害(严重者可出现横纹肌溶解)不良反应。以高甘油三酯血症为主要表现者,应选用纤维酸衍生物类药,即贝特类药物,用药期间注意监测肝功能。另外,所有高脂血症患者均应限制脂肪类食物摄入,高甘油三酯血症患者还应避免糖类摄入过多。

(五)甲状腺功能减退

相当一部分原发性肾病综合征患者血清甲状腺素水平低下,这是由于与甲状腺素结合的甲状腺结合球蛋白(相对分子质量为 60 kDa)从尿液中大量丢失而导致。观察表明,约 50% 的患者血中的总 T3 及总 T4 下降,但是游离 T3(FT3)、游离 T4(FT4)及促甲状腺素(TSH)正常。患者处于轻度的低代谢状态,这可能有利于肾病综合征患者的良性调整,避免过度能量消耗,因此不需要干预。

不过,个别患者可出现甲状腺功能减退症的表现,以致使本来激素敏感的病理类型使用激素治疗不能获得预期效果。这时需要仔细监测患者的甲状腺功能,若 FT3、FT4 下降,特别是 TSH 升高时,在认真排除其他病因导致的甲状腺功能减退症后,可给予小剂量甲状腺素治疗(左甲状腺素 25~50 μg/d),常能改善患者的一般状况及对激素的敏感性。虽然这种治疗方法尚缺乏 RCT 证据,但在临床实践中具有一定效果。这一经验治疗方法还有待于今后进一步的临床试验验证。

(刘 迅)

第二节 急性肾小球肾炎

急性肾小球肾炎简称急性肾炎,是一种常见的原发性肾小球疾病。本病大多呈急性起病,临床表现为血尿、蛋白尿、高血压、水肿、少尿及氮质血症。因其表现为一组临床综合征,为此又称为"急性肾炎综合征"。急性肾小球肾炎常见于多种致病微生物感染之后发病,尤其是链球菌感染,但也有部分患者由其他微生物感染所致,如葡萄球菌、肺炎链球菌、伤寒杆菌、梅毒、病毒、原虫及真菌等引起。通常临床所指的急性肾小球肾炎即指链球菌感染后肾小球肾炎,本节也以此为重点阐述。

一、急性肾小球肾炎发病机制与临床表现

(一)发病因素机制

本病发病与抗原抗体介导的免疫损伤密切相关。当机体被链球菌感染后,其菌体内某些有关抗原与相应的特异抗体于循环中形成抗原-抗体复合物,随血流抵达肾脏,沉积于肾小球而致病。但也可能是链球菌抗原中某些带有阳电荷的成分通过与肾小球基膜(GBM)上带有阴电荷的硫酸类肝素残基作用,先植于 GBM,然后通过原位复合物方式而致病。当补体被激活后,炎症细胞浸润,导致肾小球免疫病理损伤而致疾病。肾小球毛细血管的免疫性炎症使毛细血管腔变窄,甚至闭塞,并损害肾小球滤过膜。可出现血尿、蛋白尿及管型尿等,并使肾小球滤过率下降。因而对水钠各种溶质(包括含氮代谢产物、无机盐)的排泄减少,而发生水钠潴留,继而引起细胞外液容量增加。因此,临床上有水肿、尿少、全身循环充血状态、呼吸困难、肝大、静脉压增高等表现。本病引发的高血压目前认为是由于血容量增加所致,同时,也可能与肾素-血管紧张素-醛固酮系统活力增强有关。

本病急性期表现为弥漫性毛细血管内增生性肾小球肾炎、肾小球增大,并含有细胞成分,内皮细胞肿胀,系膜细胞浸润。电镜下可见上皮下沉淀物呈驼峰状。免疫荧光检查可见弥漫的呈颗粒状的毛细血管襻或系膜区的 IgG、C_3 和备解素的免疫沉着,偶有少量 IgM 和 C_4。

(二)临床表现

急性肾小球肾炎可发生于各年龄组,但以儿童及青少年多见。本证起病较急,病情轻重不一,多数病例患病前有链球菌感染史。感染灶以上呼吸道及皮肤为主,如扁桃体炎、咽炎、气管炎、鼻窦炎等。在上述前驱感染后,有 1~3 周无症状的间歇期。间歇期后,即急性起病,首发症

状多为水肿和血尿,是典型性急性肾炎综合征。重症者可发生急性肾衰竭。

1.全身症状

发病时症状轻重不一,患者常有头痛、食欲减退、恶心呕吐、腰困、疲乏无力,部分患者先驱感染没有控制,可有发热、咽喉疼痛、咳嗽、体温一般在 38 ℃上下,发热以儿童多见。

2.水肿、少尿

水肿、少尿常为本病的首发症状,占患者的 80%～90%,在发生水肿之前,患者都有少尿。轻者仅晨起眼睑水肿,或伴有双下肢轻度可凹性水肿,面色较苍白。重者可延及全身,体重增加。水肿出现的部位主要取决于两个因素,即重力作用和局部组织张力。儿童皮肤及皮下组织较紧密,则水肿的凹陷性不十分明显。另外,水肿的程度还与钠盐的食入量有密切关系。钠盐入量多则水肿加重,严重者可有胸腔积液、腹水。

3.血尿

几乎全部患者均有肾小球源性血尿,是本病常见的初起症状。尿是浑浊棕红色,洗肉水样色。一般在数天内消失,也可持续 1～2 周转为镜下血尿。经治疗后一般镜下血尿多在 6 个月内完全消失。也可因劳累、紧张、感染后反复出现镜下血尿,也有持续 1～2 年才完全消失。

4.蛋白尿

多数患者有不同程度的蛋白尿,以清蛋白为主。极少数患者表现为肾病综合征。蛋白尿持续存在提示病情迁延或有转为慢性肾炎的可能。

5.高血压

大部分患者可出现一过性轻、中度高血压。收缩压、舒张压均增高,往往与血尿、水肿同时存在。一般持续 2～3 周,多随水肿消退而降至正常。产生原因主要与水钠潴留、血容量扩张有关。经利尿消肿后血压随之下降,少数患者可出现重度高血压,并可并发高血压脑病、心力衰竭或视网膜病变,出现充血性心力衰竭、肺水肿等。

6.肾功能异常

少数患者可出现少尿(<400 mL/24 h)、肾功能一过性受损,表现为轻度氮质血症。于 2 周后尿量增加,肾功能于利尿后数天内可逐渐恢复,仅有极少数患者可表现为急性肾衰竭。

二、急性肾小球肾炎的诊断与鉴别诊断

(一)诊断

1.前驱感染史

一般起病前有呼吸道或皮肤感染,也可能有其他部位感染。

2.尿常规及沉渣检查

(1)血尿:为急性肾炎重要表现,肉眼血尿或镜下血尿,尿中红细胞多为严重变形红细胞,这是由于红细胞通过病变毛细血管壁和流经肾小管过程中,因渗透压改变而变形。此外,还可见红细胞管型,表示肾小球有出血渗出性炎症,是急性肾炎的重要特点。

(2)管型尿:尿沉渣中常见有肾小管上皮细胞、白细胞,偶有白细胞管型及大量透明和颗粒管型,一般无蜡样管型及宽大管型,如果出现此类管型,提示原肾炎急性加重,或全身系统性疾病,如红斑狼疮或血管炎。

(3)尿蛋白:通常为(+)～(++),24 小时蛋白总量<3.0 g,尿蛋白多属非选择性。

(4)尿少与水肿:本病急性发作期 24 小时尿量一般在 1 000 mL 以下,并伴有面部及下肢轻

度水肿。

3.血常规检查

白细胞计数可正常或增加,此与原感染性是否仍继续存在有关。急性期血沉常增快,一般在30～60 mm/h,常见轻度贫血,此与血容量增大、血液稀释有关,于利尿消肿后即可恢复,但也有少数患者有微血管溶血性贫血。

4.肾功能及血生化检查

急性期肾小球滤过率(GFR)呈不同程度下降,但肾血浆流量常可正常。因此滤过分数常下降。与肾小球功能受累相比,肾小管功能相对良好,肾浓缩功能仍多保持正常。临床常见一过性氮质血症,血中尿素氮、肌酐轻度增高,尿钠和尿钙排出减少,不限进水的患者可有轻度稀释性低钠血症。此外,还可出现高血钾和代谢性酸中毒症。

5.有关链球菌感染的细胞学和血清学检查

链球菌感染后,机体对菌体成分及其产物相应的抗体,如抗链球菌溶血素O抗体(ASO),其阳性率可达50%～80%,常借助检测此抗体以证实前期的链球菌感染。通常在链球菌感染后2～3周出现,3～5周滴度达高峰,半年内可恢复正常,75%患者1年内转阴。在判断所测结果时应注意,ASO滴度升高仅表示近期内曾有链球菌感染,与急性肾炎发病的可能性及病情严重性不直接相关。经有效抗生素治疗者其阳性率降低,皮肤感染灶患者阳性率也低。另外,部分患者起病早期循环免疫复合物及血清冷球蛋白可呈阳性,但应注意病毒所致急性肾炎者可能前驱期短,一般为3～5天,以血尿为主要表现,C_3 不降低,ASO不增高,预后好。

血浆补体测定除个别病例外,肾炎病程早期,血总补体及 C_3 均明显下降,6周后可恢复正常,此规律性变化为急性肾炎的典型表现。血清补体下降程度与急性肾炎病情轻重无明显相关,但低补体血症持续8周以上者,应考虑有其他类型肾炎的可能,如膜增生性肾炎、冷球蛋白血症或狼疮性肾炎等。

6.血浆蛋白和脂质测定

本症患者有少数清蛋白常轻度降低,这是由于水钠潴留的血容量增加和血液稀释造成,并不是由尿蛋白丢失而致,经利尿消肿后可恢复正常。有少数患者伴有 α_2、β 脂蛋白增高。

7.其他检查

如少尿一周以上或进行性尿量减少伴肾功能恶化者、病程超过两个月而无好转趋势者、急性肾炎综合征伴肾病综合征者,应考虑进行肾活检以明确诊断,指导治疗。

8.非典型病例的临床诊断

最轻的亚临床病例可全无水肿、高血压和肉眼血尿,仅于链球菌感染后或急性肾炎紧密相接触者,行尿常规检查而发现镜下血尿,甚或尿检也正常,仅血中 C_3 呈典型的规律性改变,即急性期明显降低,而6～8周恢复正常。此类患者如行肾活检可呈典型的毛细血管内增生及特征性驼峰病变。

(二)鉴别诊断

1.发热性尿蛋白

急性感染发热患者可出现蛋白尿、管型及镜下血尿,极易与不典型或轻度急性肾炎患者相混淆,但前者无潜伏期,无水肿和高血压,热退后尿常规迅速恢复正常。

2.急进性肾炎

起病初与急性肾炎很难鉴别,本病在数天或数周内出现进行性肾功能不全、少尿或无尿,可帮助鉴别,必要时需采用肾穿刺病理检查,如表现为新月体肾炎可资鉴别诊断。

3.慢性肾炎急性发作

大多数慢性肾炎往往起病隐匿,急性发作常继发感染后,前驱期往往较短,1～2天即出现水肿、少尿、氮质血症等,严重者伴有贫血、高血压,肾功能持续损害常常可伴有夜尿增多,尿比重常低。

4.IgA肾病

IgA肾病主要以反复发作性血尿为主要表现,ASO、C_3往往正常,肾活检可以明确诊断。

5.膜性肾炎

膜性肾炎常以急性肾炎样起病,但常常蛋白尿明显,血清补体持续下降＞8周,本病恢复不及急性肾炎明显,必要时行肾穿活检明确诊断。

6.急性肾盂肾炎或尿路感染

尿常规检查常有白细胞和脓细胞、红细胞,患者并有明显的尿路刺激症状和畏寒发热,补体正常,中段尿培养可确诊。

7.继发性肾炎

继发性肾炎如过敏性紫癜性肾炎、狼疮性肾炎、乙型肝炎病毒相关性肾炎等。本类肾炎原发病症状明显,不难诊断。

8.并发症

(1)循环充血状态:因水钠潴留,血容量扩大,循环负荷过重,乃至表现循环充血性心力衰竭甚至肺水肿,此与病情轻重和治疗情况相关,临床表现为气急,不能平卧,胸闷,咳嗽,肺底湿啰音,肝大压痛,心率快,奔马律等左、右心衰竭症状。其是因为血容量扩大所致,而与真正心肌泵衰竭不同,且强心剂效果不佳,利尿剂的应用常助其缓解。

(2)高血压脑病:是指血压急剧增高时(尤其是舒张压)伴发的中枢神经系统症状而言,一般儿童较成年人多见。一般认为此症是在高血压的基础上,脑部小血管痉挛,导致脑缺氧、脑水肿而致。但也有人认为当血压急剧升高时,脑血管原具备的自动舒缩功能失调或失控,脑血管高度充血脑水肿而致。此外,急性肾炎时,水钠潴留也在发病中起一定作用。此并发症多发生在急性肾炎起病后1～2周内。起病较急,临床表现为剧烈头痛,频繁恶心呕吐,继之视力障碍,眼花,复视,暂时性黑蒙,并有嗜睡或烦躁。如不及时治疗则发生惊厥、昏迷,少数暂时偏瘫失语,严重时发生脑疝。神经系统多无局限性体征,浅反射及腱反射可减弱或消失,眼底检查常见视网膜小动脉痉挛,有时可见视盘水肿,脑脊液清亮,压力和蛋白正常或略高。当高血压伴视力障碍、惊厥、昏迷中的任一项,即可诊断。

(3)急性肾衰竭:急性肾炎患者中,有相当一部分病例有程度不一的氮质血症,但真正进展为急性肾衰竭者仅为极少数。由于防治及时,前两类并发症已大为减少,但合并急性肾衰竭尚无有效防止措施,已成为急性肾炎死亡的主要原因。临床表现为少尿或无尿,血尿素氮、肌酐升高,高血钾,代谢性酸中毒等尿毒症改变。在此情况下应及时行血液透析、肾替代疗法(按急性肾衰竭治疗)。如经治疗少尿或无尿3～5天或1周者,此后尿量逐渐增加,症状消失,肾功能可逐渐恢复。

(三)诊断标准

(1)起病较急,病情轻重不一,青少年儿童发病多见。

(2)前驱有上呼吸道及皮肤等感染史,多在感染后1～4周发病。

(3)多见血尿(肉眼或镜下血尿)、蛋白尿、管型(颗粒管型和细胞管型)。

(4)水肿,轻者晨起双眼睑水肿,重者可有双下肢及全身水肿。

(5)有短暂氮质血症,轻中度高血压,B超双肾形态大小正常。

三、急性肾小球肾炎的治疗

本病的治疗以休息及对症治疗为主,纠正水钠潴留,纠正血液循环容量负荷重,抗高血压,防治急性期并发症,保护肾功能,如急性肾衰竭可行透析治疗。因本病属自限性疾病,一般不适宜应用糖皮质激素及细胞毒类药物。

(一)一般治疗

急性期应卧床休息2~3周,待肉眼血尿消失,水肿消退及血压恢复正常,然后逐渐增加室内活动量,3~6个月内应避免较重的体力活动。如活动后尿改变加重者应再次卧床休息。急性期低钠饮食,每天摄入食盐3 g以下,保证充足热量。肾功能正常者不需限制蛋白质入量,适当补充优质蛋白质饮食,对有氮质血症者,应限制蛋白质入量,以减轻肾脏负担。水肿重尿少者,除限盐外还应限制水的入量。

(二)感染灶的治疗

对有咽部、牙周、鼻窦、气管、皮肤感染灶者应给予青霉素1~2周治疗。对青霉素过敏者可用大环内酯类抗生素。对于反复发作的慢性扁桃体炎,病证迁延2~6个月及以上者,尿中仍有异常且考虑与扁桃体病灶有关时,待病情稳定后(尿蛋白少于+),尿沉渣计数少于10个/HP者,可考虑做扁桃体切除术,术前术后需用2~3周青霉素。

(三)抗凝治疗

根据发病机制,且有肾小球内凝血的主要病理改变,主要为纤维素沉积及血小板聚集,因此,在临床治疗时并用抗凝降纤疗法,有助于肾炎的缓解和恢复,具体方法如下。

1.肝素

按成人每天总量5 000~10 000 U加入5%葡萄糖注射液250 mL静脉滴注,每天1次,10~14天为1个疗程,间隔3~5天,再行下1个疗程,共用2~3个疗程。

2.丹红注射液

成人用量为20~40 mL,加入5%葡萄糖注射液中,用法疗程同肝素,小儿酌减。或选择其他活血化瘀中成药注射剂,如血塞通、舒血通、川芎、丹参注射剂等。

3.尿激酶

成人每天总量5 000~10 000 U,加入5%葡萄糖250 mL中,用法疗程如丹红注射液,小儿酌减。注意肝素与尿激酶不要同时应用。

4.双嘧达莫

成人50~100 mg,每天3次口服,可连服8~12周,小儿酌情服用。

(四)利尿消肿

急性肾炎的主要生理病理变化为钠潴留,细胞外液量增加导致临床上水肿、高血压、循环负荷过重及致心肾功能不全等并发症。应用利尿剂不仅能达到消肿利尿作用,且有助于防治并发症。

1.轻度水肿

颜面部及双下肢轻度水肿(无胸腔积液、腹水者),常用噻嗪类利尿剂。如氢氯噻嗪,成人

25～50 mg,1～2 次/天,口服,此类利尿剂作用于远端肾小管。当 GFR 为 25 mL/min 时,常不能产生利尿效果,此时可用襻利尿剂。

2.中度水肿

伴有肾功能损害及少量胸腔积液或腹水者,先用噻嗪类利尿剂,氢氯噻嗪 25～50 mg,1～2 次/天。但当 GFR 为 25 mL/min 时,可加用襻利尿剂,如呋塞米每次 20～40 mg,1～3 次/天,如口服疗效差,可肌内注射或静脉给药,30 分钟起效,但作用短暂,仅 4～6 小时,可重复应用。此两种药在肾小球滤过功能严重受损,肌酐清除率为 5～10 mL/min 时,仍有利尿作用,应注意大剂量时可致听力及肾脏严重损害。急性肾炎一般不用汞利尿剂、保钾利尿剂及渗透性利尿剂。

3.重度水肿

当每天尿量＜400 mL,并有大量胸腔积液、腹水,伴肾功能不全,甚至急性肾衰竭、高血压、心力衰竭并发症时,立即应用大剂量强利尿剂,如呋塞米 60～120 mg,缓慢静脉推注,但剂量不能＞400 mg/d。因剂量过大,并不能增强利尿效果,反而会使不良反应明显增加,导致不可逆性耳聋。应用后如利尿效果仍不理想,则应考虑血液净化疗法,如血液透析、腹膜透析等,而不应冒风险应用过大剂量的利尿剂。此外,还可应用血管解痉药,如多巴胺以达利尿目的。

注意:其他利尿剂不宜应用,如汞利尿剂对肾实质有损害;渗透性利尿剂如甘露醇可增加血容量,加重心脑血管负荷而发生意外,还有诱发急性肾衰竭的潜在危险;保钾利尿剂可致血钾升高,尿少时不宜使用。对高尿酸血症患者,应慎用利尿剂。

（五）降压治疗

血压不超过 18.7/12.0 kPa(140/90 mmHg)者可暂缓治疗,严密观察。若经休息、限水、限盐、利尿治疗后,血压仍高者,应给予降压药,可根据高血压的程度、起病缓急,首选一种品种和小剂量使用。

1.钙通道阻滞剂

如硝苯地平、尼群地平类。此类药品可通过阻断钙离子进入细胞内而干扰血管平滑肌的兴奋-收缩耦联,降低外阻血管阻力而使血压下降,并能较好地维持心、脑、肾血流量。口服或舌下含服均吸收良好,每次 10 mg,2～3 次/天,用药后 20 分钟血压下降,1～2 小时作用达高峰,持续4～6 小时。控释片、缓释片按说明服用,与 β 受体阻滞剂合用可提高疗效,并可减轻硝苯地平引起的心率加快。

2.血管紧张素转化酶抑制剂

通过抑制血管紧张素转换酶的活性,而抑制血管紧张素扩张小动脉,适用于肾素-血管紧张素-醛固酮介导的高血压,也可应用于合并心力衰竭的患者,常用药物如卡托普利口服 25 mg,15 分钟起效,服用盐酸贝那普利(洛丁新)5～10 mg,每天 1 次服用,对肾素依赖性高血压效果更好。

3.α_1受体阻滞剂

如哌唑嗪,具有血管扩张作用,能减轻心脏前后负荷,宜从小剂量开始逐渐加量,不良反应有直立性低血压、眩晕或乏力等。

4.硝普钠

硝普钠用于严重高血压者,用量为 1～3 $\mu g/(kg \cdot min)$,速度持续静脉滴注,数秒内即起作用。其常溶于 200～500 mL 的 5% 葡萄糖注射液中静脉滴注,先从小剂量开始,依血压调整滴数。此药物的优点是作用快、疗效高、毒性小,既作用于小动脉阻力血管,又作用于静脉的血容量血管,能降低外周阻力,而不引起静脉回流增加,故尤适合心力衰竭患者。

(六)严重并发症的治疗

1.急性循环充血性状态和急性充血性心力衰竭的治疗

当急性肾炎出现胸闷、心悸、肺底啰音、心界扩大等症状时,心排血量并不降低,射血指数并不减少,与心力衰竭的病理生理基础不同,而是水钠潴留,血容量增加所致淤血状态。此时首先要绝对卧床休息,严格限制钠、水入量,同时应用强利尿剂。硝普钠或酚妥拉明药物多能使症状缓解,发生心力衰竭时,可适当应用地高辛或毒毛花苷K。危重患者可采用轮流束缚上下肢或静脉放血,每次150~300 mL,以减轻心脏负荷和肺淤血。当保守治疗无效时,可采用血透脱水治疗。

2.高血压脑病治疗

出现高血压脑病时,应首选硝普钠,剂量为5 mg加入10%葡萄糖注射液100 mL中静脉滴注,4滴/分开始。用药时应监测血压,每5~10分钟测血压1次。根据血压变化情况调节滴数,最大15滴/分,为1~2 $\mu g/(kg \cdot min)$,每天总剂量<100 $\mu g/kg$。用药后如患者高血压脑病缓解,神志好转,停止抽搐,则应改用其他降压药维持血压。因高血压脑病可致生命危险,故应快速降压,争分夺秒。硝普钠起效快,半衰期短,1~2分钟可显效,停药1~10分钟作用可消失,无药物依赖性。但应注意硝普钠可产生硫氰酸盐代谢产物,故静脉用药浓度应低,滴速应慢,应用时间要短(<48小时),并应严密监测血压,如降压过度,可使有效循环血容量过低,而致肾血流量降低,灌注不足引起肾功能损害。应用硝普钠抢救急性肾炎高血压危象,疗效可靠、安全,而且不良反应小。

当高血压伴有脑水肿时,宜采用强利尿剂及脱水药以降低颅脑压力。降颅压和脱水治疗可应用20%甘露醇,每次5 mL/kg,静脉注射或静脉快速滴注,视病情4~8小时1次。呋塞米每次1 mg/kg静脉滴注,每6~8小时1次。地塞米松0.3~0.5 mg/kg(或5~10 mg/次,每6~8小时1次)。如有惊厥应注意对症止痉。持续抽搐者,成人可用地西泮(安定)每次0.3 mg/kg,总量不超过15 mg静脉给药,并可辅助吸氧等。

3.透析治疗

本病有以下两种情况时可采用透析治疗。

(1)少尿性急性肾衰竭,特别是有高血钾存在时。

(2)严重水钠潴留引起急性左心衰竭者,应及时给予透析治疗,以帮助患者度过急性期。由于本病具有自愈倾向,肾功能多可逐渐恢复,一般不需要长期维持透析。

临床应注意在治疗本病时,不宜应用糖皮质激素、非甾体抗炎药和山莨菪碱类药物治疗。本病大多预后良好,部分病例可在数月内自愈。老年患者有持续性高血压,大量蛋白尿,或肾功能损害者预后较差,肾组织增生病变重,伴有较多新月体形成者预后较差。

(刘 迅)

第三节 急进性肾小球肾炎

急进性肾小球肾炎简称急进性肾炎(rapidly progressive glomer-ulonephritis,RPGN),是一个较少见的肾小球疾病。特征是在血尿、蛋白尿、高血压和水肿等肾炎综合征表现的基础上,肾功能迅速下降,数周内进入肾衰竭,伴随出现少尿(尿量<400 mL/d)或无尿(尿量<100 mL/d)。此病的病理类型为新月体性肾炎。

1914 年德国学者 Frenz 提出的肾炎分类,把血压高、肾功能差和进展快的肾炎称为"亚急性肾炎"(本病雏形)。1942 年英国学者 Ellis 对 600 例肾炎患者的临床和病理进行了回顾性分析,提出了"快速性肾炎"概念(本病基本型)。此后,1962 年发现部分 RPGN 患者抗肾小球基膜(GBM)抗体阳性,1982 年又发现部分患者抗中性粒细胞胞质抗体(ANCA)阳性,证实本病是一组病因不同但具有共同临床和病理特征的肾小球疾病。1988 年 Couser 依据免疫病理学特点对 RPGN 进行分型,被称为 Couser 分型(经典分型),本病被分为抗 GBM 抗体型、免疫复合物型及肾小球无抗体沉积型(推测与细胞免疫或小血管炎相关),这是现代 RPGN 的基本分型。这种分型使 RPGN 诊断标准统一,便于临床研究。

国外报道在肾小球疾病肾活检病例中,RPGN 占 2%~5%,国内两个大样本原发性肾小球疾病病理报告中,RPGN 占 1.6%~3.0%。在儿童肾活检病例中,本病所占比例<1%。由于并非所有的 RPGN 患者都有机会接受肾活检,而且对于部分病情危重、风险大的患者医师也不愿做肾活检,所以 RPGN 的实际患病率很可能被低估。

一、急进性肾炎的表现、诊断及鉴别诊断

(一)病理表现

确诊 RPGN 必须进行肾活检病理检查,如前所述,只有病理诊断为新月体肾炎,RPGN 才能成立。光学显微镜下见到 50% 以上的肾小球具有大新月体(占据肾小囊切面 50% 以上面积),即可诊断新月体肾炎。依据新月体组成成分的不同,又可进一步将其分为细胞新月体、细胞纤维新月体和纤维新月体。细胞新月体是活动性病变,病变具有可逆性,及时进行治疗此新月体有可能消散;而纤维新月体为慢性化病变,已不可逆转。

免疫荧光检查可进一步对 RPGN 进行分型。①Ⅰ型(抗 GBM 抗体型):IgG 和 C_3 沿肾小球毛细血管壁呈线状沉积,有时也沿肾小管基膜沉积。②Ⅱ型(免疫复合物型):免疫球蛋白及 C_3 于肾小球系膜区及毛细血管壁呈颗粒状沉积。③Ⅲ型(寡免疫复合物型):免疫球蛋白和补体均阴性,或非特异微弱沉积。

以免疫病理为基础的上述 3 种类型新月体肾炎,在光镜及电镜检查上也各有其自身特点。Ⅰ型 RPGN 多为一次性突然发病,因此,光镜下新月体种类(指细胞性、细胞纤维性或纤维性)较均一,疾病早期有时还能见到毛细血管襻节段性纤维素样坏死;电镜下无电子致密物沉积,常见基膜断裂。Ⅱ型 RPGN 的特点是光镜下肾小球毛细血管内细胞(指系膜细胞及内皮细胞)增生明显,纤维素样坏死较少见;电镜下可见肾小球内皮下及系膜区电子致密物沉积。Ⅲ型 RPGN 常反复发作,因此光镜下新月体种类常多样化、细胞性、细胞纤维性及纤维性新月体混合存在,而且疾病早期肾小球毛细血管襻纤维素样坏死常见;电镜下无电子致密物沉积。另外,各型 RPGN 早期肾间质均呈弥漫性水肿,伴单个核细胞(淋巴及单核细胞)及不同程度的多形核细胞浸润,肾小管上皮细胞空泡及颗粒变性;疾病后期肾间质纤维化伴肾小管萎缩;Ⅲ型 RPGN 有时还能见到肾脏小动脉壁纤维素样坏死。

曾有学者将血清 ANCA 检测与上述免疫病理检查结果结合起来对 RPGN 进行新分型,分为如下 5 型:新Ⅰ型及Ⅱ型与原Ⅰ型及Ⅱ型相同,新Ⅲ型为原Ⅲ型中血清 ANCA 阳性者(约占原Ⅲ型病例的 80%),Ⅳ型为原Ⅰ型中血清 ANCA 同时阳性者(约占原Ⅰ型病例的 30%),Ⅴ型为

原Ⅲ型中血清 ANCA 阴性者(约占原Ⅲ型病例的 20%)。以后临床实践发现原Ⅱ型中也有血清 ANCA 阳性者,但是它未被纳入新分型。

(二)临床表现

本病的基本临床表现如下。①可发生于各年龄段及不同性别:北京大学第一医院资料显示Ⅰ型(包括合并肺出血的 Goodpasture 综合征)以男性患者为主,具有青年(20～39 岁,占40.3%)及老年(60～79 岁,占24.4%)2 个发病高峰。而Ⅱ型以青中年和女性多见,Ⅲ型以中老年和男性多见。②起病方式不一,病情急剧恶化:可隐匿起病或急性起病,呈现急性肾炎综合征(镜下血尿或肉眼血尿、蛋白尿、水肿及高血压),但在疾病某一阶段病情会急剧恶化,血清肌酐于数周内迅速升高,出现少尿或无尿,进入肾衰竭。而急性肾炎起病急,多在数天内达到疾病顶峰,数周内缓解,可与本病鉴别。③伴或不伴肾病综合征:Ⅰ型很少伴随肾病综合征,Ⅱ型及Ⅲ型伴随肾病综合征常见。随肾功能恶化常出现中度贫血。④疾病复发:Ⅰ型很少复发,Ⅲ型(尤其由 ANCA 引起者)很易复发。

下列实验室检查有助于 RPGN 各型鉴别。①血清抗 GBM 抗体:Ⅰ型 RPGN 患者全部阳性。②血清 ANCA:约 80% 的Ⅲ型 RPGN 患者阳性,提示小血管炎致病。③血清免疫复合物增高及补体 C_3 下降:仅见于少数Ⅱ型 RPGN 患者,诊断意义远不如抗 GBM 抗体及 ANCA。

(三)诊断及鉴别诊断

本病的疗效和预后与能否及时诊断密切相关,而及时诊断依赖于医师对此病的早期识别能力,以及实施包括肾活检在内的检查。临床上呈现急性肾炎综合征表现(血尿、蛋白尿、水肿和高血压)的患者,数周内病情未见缓解(急性肾炎在 2～3 周内就会自发利尿,随后疾病缓解),肌酐反而开始升高,就要想到患此病的可能。不要等肾功能继续恶化至出现少尿或无尿(出现少尿或无尿才开始治疗,疗效将很差),而应在肌酐"抬头"之初,就及时给患者进行肾活检病理检查。肾活检是诊断本病最重要的检查手段,因为只有病理诊断新月体肾炎,临床才能确诊 RPGN;同时肾活检还能指导制订治疗方案(分型不同,治疗方案不同,将于后述)和判断预后(活动性病变为主预后较好,慢性化病变为主预后差)。无条件做肾活检的医院应尽快将患者转往能做肾活检的上级医院,越快越好。

RPGN 确诊后,还应根据是否合并系统性疾病(如系统性红斑狼疮、过敏性紫癜等)来区分原发性 RPGN 及继发性 RPGN;并根据肾组织免疫病理检查及血清相关抗体(抗 GBM 抗体、ANCA)检验来对原发性 RPGN 进行分型。

二、急进性肾炎发病机制的研究现状及进展

(一)发病机制概述

有关 RPGN 发病机制的研究最早始于动物模型试验。1934 年 Masugi 的抗肾抗体肾炎模型(用异种动物抗肾皮质血清建立的兔、大鼠抗肾抗体肾炎模型)、1962 年 Steblay 的抗 GBM 肾炎模型(用羊自身抗 GBM 抗体建立的羊抗 GBM 肾炎模型)及 1967 年 Lerner 的 Goodpasture 综合征动物模型(用注入异种抗 GBM 抗体的方法在松鼠猴体内制作出的肺出血-肾炎综合征模型)都确立抗 GBM 抗体在本病中的致病作用。随着 Couser 免疫病理分类法在临床的应用,对本病发病机制的研究从Ⅰ型(抗 GBM 型)逐渐扩展至Ⅱ型(免疫复合型)和Ⅲ型(寡免疫沉积物型)。研究水平也由早期的整体、器官水平转向细胞水平(单核巨噬细胞、T 细胞、B 细胞、肾小球固有细胞等),目前更深入到分子水平(生长因子、细胞因子、黏附分子等),但是对本病的确切发

病机制仍尚未完全明白。

RPGN 在病因学和病理学上有一个显著的特征,即多病因却拥有一个基本的病理类型,表明本病起始阶段有多种途径致病,最终可能会有一个共同的环节导致肾小球内新月体形成。研究表明肾小球毛细血管壁损伤(基膜断裂)是启动新月体形成的关键环节。基膜断裂(裂孔)使单核巨噬细胞进入肾小囊囊腔,纤维蛋白于囊腔聚集,刺激囊壁壁层上皮细胞增生,而形成新月体。进入囊腔中的单核巨噬细胞在新月体形成过程中起着主导作用,具有释放多种细胞因子,刺激壁层上皮细胞增生,激活凝血系统和诱导纤维蛋白沉积等多种作用。新月体最初以细胞成分为主(除单核巨噬细胞及壁层上皮细胞外,近年证实脏层上皮细胞,即足细胞,也是细胞新月体的一个组成成分),随之为细胞纤维性新月体,最终变为纤维性新月体。新月体纤维化也与肾小囊囊壁断裂密切相关,囊壁断裂可使肾间质的成纤维细胞进入囊腔,产生Ⅰ型和Ⅲ型胶原(间质胶原),促进新月体纤维化。

肾小球毛细血管壁损伤(GBM 断裂)确切机制仍未明确,主要有如下解释。

1.体液免疫

抗 GBM 抗体(IgG)直接攻击 GBM 的Ⅳ胶原蛋白 α3 链引发的Ⅱ型(细胞毒型)变态反应和循环或原位免疫复合物沉积在肾小球毛细血管壁或系膜区引发的Ⅲ型(免疫复合物型)变态反应,均可激活补体,吸引中性粒细胞及激活巨噬细胞释放蛋白水解酶,造成 GBM 损伤和断裂。20 世纪 60 年代至 20 世纪 90 年代体液免疫一直是本病发病机制研究的重点,在Ⅰ型和Ⅱ型 RPGN 也都证实了体液免疫的主导作用。

2.细胞免疫

体液免疫的特征是免疫复合物的存在。1979 年 Stilmant 和 Couser 等报道了 16 例原发性 RPGN 患者的肾小球并无免疫沉积物,对体液免疫在这些患者中的致病作用提出了质疑。而后,1988 年 Couser 对 RPGN 进行疾病分型时,直接提出第 3 种类型,即"肾小球无抗体沉积型",它的发病机制可能与细胞免疫或小血管炎相关。1999 年 Cunningham 在 15 例Ⅲ型患者肾活检标本的肾小球中,观察到活化的 T 细胞、单核巨噬细胞和组织因子的存在,获得了细胞免疫在本型肾炎发病中起重要作用的证据。由 T 细胞介导的细胞免疫主要通过细胞毒性 T 细胞($CD4^-$,$CD8^+$)的直接杀伤作用和迟发型超敏反应 T 细胞($CD4^+$,$CD8^-$)释放各种细胞因子、活化单核巨噬细胞的作用,导致毛细血管壁损伤。

3.炎症细胞

中性粒细胞可通过补体系统活性成分(C_{3a}、C_{5a})的化学趋化作用、F_c 受体及 C_{3b} 受体介导的免疫黏附作用及毛细血管内皮细胞损伤释放的细胞因子(如白细胞黏附因子),而趋化到并聚集于毛细血管壁受损处,释放蛋白溶解酶、活性氧和炎性介质损伤毛细血管壁。

新月体内有大量的单核巨噬细胞,其浸润与化学趋化因子、黏附因子及骨桥蛋白相关。巨噬细胞既是免疫效应细胞,也是炎症效应细胞。它可通过自身杀伤作用破坏毛细血管壁,也可通过产生大量活性氧、蛋白溶解酶及分泌细胞因子而损伤毛细血管壁;它还能刺激壁层上皮细胞增生及纤维蛋白沉积,从而促进新月体形成。

4.炎性介质

在本病中 T 细胞、单核巨噬细胞、中性粒细胞、肾小球系膜细胞、上皮细胞及内皮细胞均可释放各自的炎性介质,它们在 RPGN 的发病中起着重要作用。已涉及本病的炎症介质包括补体成分(C_{3a}、C_{5a}、膜攻击复合体 C_{5b-9} 等)、白细胞介素(IL-1,IL-2,IL-4,IL-6,IL-8)、生长因子[转化生长因子（TGFβ）、血小板源生长因子（PDGF）、成纤维细胞生长因子（FGF）等]、肿瘤坏死因子（TNFα）、干扰素（IFNβ，IFNγ）、细胞黏附分子（细胞间黏附分子 ICAM、血管细胞黏附分子 VCAM）及趋化因子、活性氧（超氧阴离子 O_2^-、过氧化氢 H_2O_2、羟自由基 HO^-、次卤酸如次氯酸（HOCl）、一氧化氮（NO）、花生四烯酸环氧化酶代谢产物（PGE_2、前列腺素 F_2、PGI_2 及血栓素 TXA_2）和酯氧化酶代谢产物（白三烯 LTC4、LTD4）及血小板活化因子（PAF）等。炎性介质具有网络性、多效性和多源性的特点，作用时间短且局限，多通过相应受体发挥致病效应。

综上所述，在 RPGN 的发病机制中，致肾小球毛细血管壁损伤（GBM 断裂）的过程，既有免疫机制（包括细胞免疫及体液免疫）也有炎性机制参与。今后继续对各种炎性介质的致病作用进行深入研究，将有助于从分子水平阐明本病发病机制，也能为本病治疗提供新的思路和线索。

（二）发病机制研究的进展

近年，RPGN 发病机制的研究有很大进展，本文将着重对抗 GBM 抗体及 ANCA 致病机制的某些研究进展进行简单介绍。

1.抗肾小球基膜抗体新月体肾炎

（1）抗原位点：GBM 与肺泡基膜中的胶原Ⅳ分子，由 α3、α4 和 α5 链构成，呈三股螺旋排列，其终端膨大呈球形非胶原区（NC1 区），两个胶原Ⅳ分子的终端球形非胶原区头对头地相互交联形成六聚体结构。原来已知抗 GBM 抗体的靶抗原为胶原Ⅳ α3 链的 NC1 区，即 α3（Ⅳ）NC1，它有两个抗原决定簇，被称为 E_A 及 E_B；而近年发现胶原Ⅳ α5 链的 NC1 区，即 α5（Ⅳ）NC1，也是抗 GBM 抗体的靶抗原，同样可以引起抗 GBM 病。

在正常的六聚体结构中，两个头对头交联的 α3（Ⅳ）NC1 形成双聚体，抗原决定簇隐藏其中不暴露，故不会诱发抗 GBM 抗体。在某些外界因素作用下（如震波碎石，呼吸道吸入烃、有机溶剂或香烟），此双聚体被解离成单体，隐藏的抗原决定簇暴露，即可诱发自身免疫形成抗 GBM 抗体。

（2）抗体滴度与抗体亲和力：抗 GBM 抗体主要为 IgG1 亚型（91%），其次为 IgG4 亚型（73%），IgG4 亚型并不能从经典或旁路途径激活补体，因此在本病中的致病效应尚不清楚。北京大学第一医院所进行的研究已显示，抗 GBM 抗体亲和力和滴度与疾病病情及预后密切相关。2005 年他们报道抗 GBM 抗体亲和力与肾小球新月体数量相关，抗体亲和力越高，含新月体的肾小球就越多，肾损害越重。2009 年他们又报道，循环中抗 E_A 和/或 E_B 抗体滴度与疾病严重度和疾病最终结局相关，抗体滴度高的患者，诊断时的血清肌酐水平及少尿发生率高，最终进入终末肾衰竭或死亡者多。此外，北京大学第一医院还在少数正常人的血清中检测出 GBM 抗体，但此天然抗体的亲和力和滴度均低，且主要为 IgG2 亚型及 IgG4 亚型，这种天然抗体与致病抗体之间的关系值得深入研究。

（3）细胞免疫：动物试验模型研究已显示，在缺乏抗 GBM 抗体的条件下，将致敏的 T 细胞注射到小鼠或大鼠体内，小鼠或大鼠均会出现无免疫球蛋白沉积的新月体肾炎。α3（Ⅳ）NC1 中的多肽序列——pCol（28－40）多肽，或与 pCol（28－40）多肽序列类似的细菌多肽片段均能使 T 细胞致敏。

动物试验还显示，$CD4^+$ T 细胞，特别是 Th1 和 Th17 细胞，是致新月体肾炎的重要反应细胞；近年，$CD8^+$ T 细胞也被证实为另一个重要反应细胞，给 Wistar-kyoto 大鼠腹腔注射抗 CD8 单克隆抗体能有效地预防和治疗抗 GBM 病，减少肾小球内抗 GBM 抗体沉积及新月体形成。对抗 GBM 病患者的研究还显示，$CD4^+$ 和 $CD25^+$ 调节 T 细胞能在疾病头 3 个月内出现，从而抑制

CD4$^+$ T 细胞及 CD8$^+$ T 细胞的致病效应。

(4)遗传因素:对抗 GBM 病遗传背景的研究已显示,本病与主要组织相容性复合物(MHC)Ⅱ类分子基因具有很强的正性或负性联系。1997 年 Fisher 等在西方人群中已发现 *HLA-DRB*1*15 及 *HLA-DRB*1*04 基因与抗 GBM 病易感性密切相关,近年,日本及中国人群的研究也获得了同样结论。而 *HLA-DRB*1*0701 及 *HLA-DRB*1*0101 基因却与抗 GBM 病易感性呈负性相关。

2.抗中性粒细胞胞质抗体相关性新月体肾炎

(1)抗体作用:近年对 ANCA 的产生及其致病机制有了较清楚地了解。感染释放的肿瘤坏死因子α(TNF-α)及白细胞介素 1(IL-1)等前炎症细胞因子,能激发中性粒细胞使其胞质内的髓过氧化物酶(MPO)及蛋白酶 3(PR3)转移至胞膜,刺激 ANCA 产生。ANCA 的(Fab)$_2$ 段与细胞膜表面表达的靶抗原结合,而 Fc 段又与其他中性粒细胞表面的 Fc 受体结合,致使中性粒细胞激活。激活的中性粒细胞能高表达黏附分子,促其黏附于血管内皮细胞,还能释放活性氧及蛋白酶(包括 PR3),损伤内皮细胞,导致血管炎发生。

(2)补体作用:补体系统在本病中的作用近来才被阐明。现已知中性粒细胞活化过程中释放的某些物质,能促进旁路途径的 C$_3$ 转化酶 C$_{3b}$Bb 形成,从而激活补体系统,形成膜攻击复合体 C$_{5b-9}$,杀伤血管内皮细胞;而且,补体活化产物 C$_{3a}$ 和 C$_{5a}$ 还能趋化更多的中性粒细胞聚集到炎症局部,进一步扩大炎症效应。

(3)遗传因素:对 ANCA 相关小血管炎候选基因的研究很活跃。对 MHC Ⅱ类分子基因的研究显示,*HLA-DPBA**0401 与肉芽肿多血管炎(原称韦格纳肉芽肿)易感性强相关,而 *HLA-DR*4 及 *HLA-DR*6 与各种 ANCA 相关小血管炎的易感性均相关。

此外,还发现不少基因与 ANCA 相关小血管炎易感性相关,这些基因编码的蛋白能参与免疫及炎症反应,如 *CTLA*4(其编码蛋白能抑制 T 细胞功能)、*PTPN*22(其编码蛋白具有活化 B 细胞功能)、*IL-*2*RA*(此基因编码高亲和力的白细胞介素-2 受体)、*AAT Z* 等位基因(α-抗胰蛋白酶能抑制 PR3 活性,减轻 PR3 所致内皮损伤。编码 α-抗胰蛋白酶的基因具有高度多态性,其中 *AAT Z* 等位基因编码的 α-抗胰蛋白酶活性低,抑制 PR3 能力弱)。

总之,对 RPGN 发病机制的研究,尤其在免疫反应及遗传基因方面的研究,进展很快,应该密切关注。

三、急进性肾炎的治疗

(一)治疗现状

随着发病机制研究的深入和治疗手段的进步,RPGN 的短期预后较以往已有明显改善。Ⅰ型 RPGN 患者的 1 年存活率已达 70%～80%,而出现严重肾功能损害的Ⅲ型 RPGN 患者 1 年缓解率可达 57%,已进行透析治疗的患者 44% 可脱离透析。但要获得长期预后的改善,还需要进行更多研究。

由于本病是免疫介导性炎症疾病,所以主要治疗仍是免疫抑制治疗。临床治疗分为诱导缓解治疗和维持缓解治疗两个阶段,前者又包括强化治疗(如血浆置换治疗、免疫吸附治疗及甲泼尼龙冲击治疗等)及基础治疗(糖皮质激素、环磷酰胺或其他免疫抑制剂治疗)。

(二)各型急进性肾炎的治疗方案

1.抗肾小球基膜型(Ⅰ型)急进性肾炎

由于本病相对少见,且发病急、病情重、进展快,因此很难进行前瞻性随机对照临床试验,目前的治疗方法主要来自小样本的治疗经验总结。此病的主要治疗为血浆置换(或免疫吸附)、糖皮质激素(包括大剂量甲泼尼龙冲击及泼尼松口服治疗)及免疫抑制剂(首选环磷酰胺)治疗,以迅速清除体内致病抗体和炎性介质,并阻止致病抗体再合成。

2012年KDIGO制订的《肾小球肾炎临床实践指南》对于抗GBM型RPGN推荐的治疗意见及建议如下。

(1)推荐:除就诊时已依赖透析及肾活检示100％新月体的患者外,所有抗GBM型RPGN患者均应接受血浆置换、环磷酰胺和糖皮质激素治疗(证据强度1B)。临床资料显示,就诊时已依赖透析及肾活检示85％～100％肾小球新月体的患者上述治疗已不可能恢复肾功能,而往往需要长期维持性肾脏替代治疗。

建议:本病一旦确诊就应立即开始治疗。甚至高度怀疑本病在等待确诊期间,即应开始大剂量糖皮质激素及血浆置换治疗(无证据等级)。

(2)推荐:抗GBM新月体肾炎不用免疫抑制剂做维持治疗(1C)。

药物及血浆置换的具体应用方案如下。

糖皮质激素。第0～2周:甲泼尼龙500～1 000 mg/d连续3天静脉滴注,此后口服泼尼松1 mg/(kg·d),最大剂量80 mg/d(国内最大剂量常为60 mg/d)。第2～4周:0.6 mg/(kg·d);第4～8周:0.4 mg/(kg·d);第8～10周:30 mg/d;第10～11周:25 mg/d;第11～12周:20 mg/d;第12～13周:17.5 mg/d;第13～14周:15 mg/d;第14～15周:12.5 mg/d;第15～16周:10 mg/d;第16周:标准体重＜70 kg者为7.5 mg/d,标准体重≥70 kg者为10 mg/d,服用6个月后停药。

环磷酰胺:2 mg/(kg·d)口服,3个月。

血浆置换:每天用5％人血清蛋白置换患者血浆4 L,共14天,或直至抗GBM抗体转阴。对有肺出血或近期进行手术(包括肾活检)的患者,可在置换结束时给予150～300 mL新鲜冰冻血浆。有学者认为,可根据病情调整血浆置换量(如每次2 L)、置换频度(如隔天1次)及置换液(如用较多的新鲜冰冻血浆)。有条件时,还可以应用免疫吸附治疗。此外,国内不少单位应用双重血浆置换,它也能有效清除抗GBM抗体,在血浆清蛋白及新鲜冰冻血浆缺乏时也可考虑应用。队列对照研究表明,用血浆置换联合激素及免疫抑制剂治疗能提高患者存活率。

英国(71例,2001年报道)和中国(176例,2011年报道)两个较大样本的回顾性研究显示,早期确诊、早期治疗是提高疗效的关键。影响预后的因素有抗GBM抗体水平、血肌酐水平及是否出现少尿或无尿等。

2.寡免疫复合物型(Ⅲ型)急进性肾炎

近10余年来,许多前瞻性多中心的随机对照临床研究已对本病的治疗积累了宝贵经验,本病治疗分为诱导缓解治疗和维持缓解治疗两个阶段。2012年KDIGO制定的《肾小球肾炎临床实践指南》对于ANCA相关性RPGN治疗的推荐意见及建议如下。

(1)诱导期治疗。推荐:①用环磷酰胺及糖皮质激素作为初始治疗(证据强度1A)。②环磷酰胺禁忌的患者,可改为利妥昔单抗及糖皮质激素治疗(证据强度1B)。③对已进行透析或血肌酐上升迅速的患者,需同时进行血浆置换治疗(证据强度1C)。建议:①对出现弥漫肺泡出血的患者,宜同时进行血浆置换治疗(证据强度 2C)。②ANCA 小血管炎与抗 GBM 肾小球肾炎并存时,宜同时进行血浆置换治疗(证据强度 2D)。

药物及血浆置换的具体应用方案如下。

环磷酰胺:①静脉滴注方案为 0.75 g/m²,每 3~4 周静脉滴注 1 次;年龄>60 岁或肾小球滤过率<20 mL/(min·1.73 m²)的患者,减量为 0.5 g/m²。②口服方案为 1.5~2 mg/(kg·d),年龄>60 岁或肾小球滤过率<20 mL/(min·1.73 m²)的患者,应减少剂量。应用环磷酰胺治疗时,均需维持外周血白细胞计数>3×10⁹/L。

糖皮质激素:甲泼尼龙 500 mg/d,连续 3 天静脉滴注;泼尼松 1 mg/(kg·d)口服,最大剂量 60 mg/d,连续服用 4 周。3~4 个月内逐渐减量。

血浆置换:每次置换血浆量为 60 mL/kg,两周内置换 7 次;如有弥漫性肺出血则每天置换 1 次,出血停止后改为隔天置换 1 次,总共 7~10 次;如果合并抗 GBM 抗体则每天置换 1 次,共 14 次或至抗 GBM 抗体转阴。

已有几个随机对照临床试验比较了利妥昔单抗与环磷酰胺治疗 ANCA 相关小血管炎的疗效及不良反应,两药均与糖皮质激素联合应用,所获结果相似,而利妥昔单抗费用昂贵。

当患者不能耐受环磷酰胺时,吗替麦考酚酯是一个备选的药物。小样本前瞻队列研究(17 例)和随机对照研究(35 例)显示,吗替麦考酚酯在诱导 ANCA 相关小血管炎缓解上与环磷酰胺疗效相近。

(2)维持期治疗:对诱导治疗后病情已缓解的患者,推荐进行维持治疗,建议至少治疗 18 个月;对于已经依赖透析的患者或无肾外疾病表现的患者,不做维持治疗。

维持治疗的药物如下:①推荐硫唑嘌呤 1~2 mg/(kg·d)口服(证据强度 1B);②对硫唑嘌呤过敏或不耐受的患者,建议改用吗替麦考酚酯口服,剂量用至 1 g 每天 2 次(证据强度 2C)(国内常用剂量为0.5 g,每天 2 次);③对前两药均不耐受且肾小球滤过率≥60 mL/(min·1.73 m²)的患者,建议用甲氨蝶呤治疗,口服剂量为每周 0.3 mg/kg,最大剂量为每周 25 mg(证据强度 1C)。④有上呼吸道疾病的患者,建议辅以复方甲硝唑口服治疗(证据强度 2B)。⑤不推荐用依那西普(为肿瘤坏死因子 α 受体阻滞剂)做辅助治疗(证据强度 1A)。

除上述指南推荐及建议的药物外,临床上还有用他克莫司或来氟米特进行维持治疗的报道。

ANCA 小血管炎有较高的复发率,有报道其 1 年复发率为 34%,5 年复发率为 70%。维持期治疗是为了减少疾病的复发,但是目前的维持治疗方案是否确能达到上述目的仍缺乏充足证据,而且长期维持性治疗是否会潜在地增加肿瘤及感染的风险也需要关注。已经启动的为期 4 年的 REMAIN 研究有可能为此提供新的循证证据。

3.免疫复合物型(Ⅱ型)急进性肾炎

Ⅱ型 RPGN(如 IgA 肾病新月体肾炎)可参照Ⅲ型 RPGN 的治疗方案进行治疗,即用甲泼尼龙冲击做强化治疗,并以口服泼尼松及环磷酰胺做基础治疗。对环磷酰胺不耐受者,也可以考虑换用其他免疫抑制剂。

总之,在治疗 RPGN 时,一定要根据疾病类型及患者具体情况(年龄、体表面积、有无相对禁忌证等)来制订个体化治疗方案,而且在实施治疗过程中还要根据病情变化实时调整方案。另外,一定要熟悉并密切监测各种药物及治疗措施的不良反应,尤其要警惕各种病原体导致的严重感染,避免盲目"过度治疗"。最后,对已发生急性肾衰竭的患者,要及时进行血液净化治疗,以维持机体内环境平衡,赢得治疗时间。

(刘 迅)

第四节 慢性肾小球肾炎

慢性肾小球肾炎简称慢性肾炎（CGN），指尿蛋白、血尿、高血压、水肿为基本临床特点的一组肾小球疾病。起病方式各有不同，病理类型及病程不一，临床表现多样化。大部分患者病情隐匿迁延，病变缓慢进展，可有不同程度的肾功能损害，最终将发展为慢性肾衰竭。部分患者病变可呈急性加重和进展。由于本组疾病的病理类型及病期不同，主要临床表现各不相同，疾病表现呈多样化，治疗较困难，预后也相对较差。

一、慢性肾小球肾炎的病因病机与临床表现

（一）病因病机

1.发病原因

慢性肾炎是一组多病因的慢性肾小球病变为主的肾小球疾病，大多数患者的病因不十分明确。但经临床免疫病理和实验室的资料说明，慢性肾炎的发病原因与免疫机制关系密切，与链球菌感染无明确关系，15%～20%是从急性肾小球肾炎转变而来，大部分慢性肾炎患者无急性肾炎病史，可能是由于各种细菌、病毒、原虫、感染等因素通过免疫机制、炎症介质因子及非免疫机制等引起本病，而并非直接的免疫反应病因。感染因素及其后的刺激导致免疫复合物在肾小球内沉积，提示体液免疫反应是慢性肾小球肾炎损伤的主要原因。单核巨噬细胞在诱发疾病中具有重要作用。

2.病理机制

（1）免疫机制的反应：主要发生在肾小球内，有较多的组织损伤介质被激活，有生长因子及补体产生趋化因子，引起白细胞募集。C_{5b-9}对肾小球细胞的攻击，使纤维素沉积，甚至形成新月体。炎症介质的刺激使肾炎进入慢性期，随着许多氧化物及蛋白酶的产生，发生细胞增殖，表型转化，细胞外基质积聚，引起肾小球硬化和永久性肾功能损害。

（2）非免疫机制的参与：主要参与肾小球肾炎的慢性进展，如有效过滤面积减少，残余肾小球滤过率升高，肾缺血，各种因子细胞释放，以及肾小管中蛋白质成分增高造成的毒性作用，均可加重肾小球硬化和慢性肾间质纤维化。

（3）慢性肾炎的病理特点：是由两侧肾脏弥漫性肾小球病变和多种病理类型引起的，因长期的反复发作，呈慢性肾炎过程，肾小球毛细血管逐渐破坏，纤维组织增生，肾小球纤维化，淋巴细胞浸润，玻璃样变，随之可导致肾小管肾间质继发性病变。后期肾皮质变薄，肾脏体积缩小，形成终末期固缩肾。在肾硬化的肾小球间有时可见肥大的肾小球。病理类型可见几种：系膜增生性肾炎、膜性肾病、系膜毛细血管性肾炎、局灶性节段性肾小球硬化、增生硬化型肾小球肾炎。

（二）临床表现

慢性肾炎可发生于任何年龄和性别，多数起病缓慢隐匿，临床以蛋白尿、血尿、高血压、水肿为基本特征，常有不同程度的肾功能损害。由于各种因素影响，病情时轻时重，反复发作，逐渐地发展为慢性肾衰竭。

发病初、早期，患者可表现乏力、劳倦、腰部隐痛、刺痛，或困重、食欲减退，水肿可有可无，有

水肿也不严重,部分患者可无明显的临床症状。尿检验蛋白尿持续存在,通常在非肾病综合征范围,并有不同程度的肾小球源性血尿及管型,多呈镜下血尿,肉眼血尿少见。血压可正常或轻度升高。肾功能正常或轻度损伤,肌酐清除率下降,或轻度氮质血症表现,可持续数年或数十年。肾功能逐渐恶化并出现相应的临床表现,如贫血、血压升高、酸中毒等,最终进展为尿毒症。

有部分慢性肾炎患者,可以高血压为突出或首先发现,特别是舒张压持续性中等以上的程度上升,可有眼底出血、渗血,甚则视盘水肿。如果未有控制使血压持续稳定,肾功能恶化较快。未经治疗,多数患者肾功能呈慢性渐进性损害,预后较差。当患者因感染、过度疲劳、精神压力过大,或使用肾毒性药物等因素,常可使病情呈急性发作或急骤恶化,经及时治疗或驱除病因后病情可有一定程度的缓解,但也可能因此而进入不可逆的肾衰竭。肾功能损害程度和发展快慢主要与病理类型相关,同时也与合理治疗和认真的调护等因素关系密切。

二、慢性肾小球肾炎的分类与辅助检查

(一)分类

慢性肾炎临床表现多样,个体差异较大,中青年发病率高,易误诊。有蛋白尿(一般在 1~3 g/24 h)、血尿、管型尿、水肿及高血压,以及病史 1 年以上者,无论有无肾损害,均应考虑此病。在除外继发性肾小球肾炎及遗传性肾小球肾病后,临床上可诊断为慢性肾炎。根据临床表现分为以下 5 型。

1.普通型

该类型较为常见,病程迁延,病情相对稳定,多表现为轻度至中度水肿,高血压和肾功能损害。尿蛋白定性(+)~(+++),镜下呈肾小球源性血尿和管型尿等。病理改变以 IgA 肾病、非 IgA 系膜增生性肾炎即局灶系膜增生性较常见,也可见于局灶性节段性肾小球硬化早期和膜增生性肾炎等。

2.肾病性大量蛋白尿型

除具有普通型的表现外,部分患者可表现肾病性大量蛋白尿,病理分型以微小病变型肾病、膜增生性肾炎、局灶性肾小球硬化等多见。

3.高血压型

除上述表现外,以持续性中度血压增高为主,特别是舒张压持续增高,常伴有眼底视网膜动脉细窄、迂曲和动静脉交叉压迫现象,少数可有絮状物或出血,病理常以局灶节段性肾小球硬化和弥漫性增生为多见,或晚期多有肾小球硬化表现。

4.混合型

临床上既有肾病型表现,同时又有高血压型表现,多伴有不同程度肾功能减退征象,病理改变可为局灶节段性肾小球硬化和晚期弥漫性增生性肾小球肾炎等。

5.急性发作型

在病情相对稳定或持续进展过程中,由于各种微生物感染,过度疲劳或精神打击等因素,经过较短的潜伏期(一般 2~7 天)后,而出现类似急性肾炎的临床表现,经治疗和休息等调治后,可恢复原先水平,或病情恶化逐渐发展至尿毒症,或者是反复发作多次后,肾功能急剧减退而出现尿毒症一系列临床表现。病理改变为弥漫性增生,肾小球硬化基础上出现新月体和/或明显间质性肾炎。

(二)辅助检查

1.尿液检查

尿异常是慢性肾炎的基本特点和标志,蛋白尿是诊断慢性肾炎的主要依据。尿蛋白一般在 1~3 g/24 h,尿沉渣可见颗粒管型和透明管型,多数可有肾小球源性镜下血尿,少数患者可有间发性肉眼血尿。

2.肾功能检查

多数慢性肾炎患者可有不同程度的肾小球滤过率(GFR)下降,早期表现为肌酐清除率下降,其后血肌酐、尿素氮升高,可伴不同程度的肾小管功能减退,如近端肾小管尿浓缩功能减退和/或近端肾小管重吸收功能下降。

3.影像学检查

B超检查早期可显示肾实质回声粗乱,晚期可有肾体积缩小等改变。

4.病理检查

肾活检有助于明确诊断,如无特殊禁忌证和有条件的医院,应强调所有慢性肾炎患者进行肾活检,肾活检有助于与继发性肾小球疾病的鉴别诊断。另外,可以明确肾小球病变的组织学类型和病理损害程度及活动性,从而指导合理的治疗,延缓慢性肾损害的进展。

三、慢性肾小球肾炎的鉴别诊断与诊断标准

(一)鉴别诊断

1.继发性肾小球疾病

如狼疮性肾炎、过敏性紫癜性肾炎、乙型肝炎相关性肾损害,以上可依据相应的系统表现及特异性实验室检查进行鉴别。

2.遗传性肾病

Alport综合征常起病于青少年儿童,多在 10 岁之前起病,患者有眼(圆锥形或球形晶状体)、耳(神经性耳聋)、肾形态异常,并有阳性家族史(多为性连锁显性遗传、常染色体显性遗传及常染色体隐性遗传)。

3.其他原发性肾小球疾病

(1)隐匿性肾小球肾炎:主要表现为无症状性血尿和/或蛋白尿,无水肿、高血压和肾功能减退。

(2)感染后急性肾炎:有前驱感染,以急性发作起病的慢性肾炎需与此病鉴别,二者的潜伏期不同,血清 C_3 的动态变化有助于鉴别。另外,疾病的转归不同,慢性肾炎无自愈倾向,呈慢性进展,可资鉴别。

4.原发性高血压肾损害

先有较长期的高血压,然后出现肾损害,临床上近端肾小管功能损伤较肾小球功能损伤早,尿改变轻微,仅少量蛋白尿,常有高血压的其他靶器官并发症。

(二)诊断标准

(1)起病缓慢,病情迁延,临床表现可轻可重,或时轻时重,随着病情发展,可有肾功能减退、贫血、电解质紊乱等情况出现。

(2)可有水肿、高血压、蛋白尿、血尿及管型尿等表现中的一种或数种,临床表现多种多样,有时伴有肾病综合征或重度高血压。

(3)病程中可有急性发作,常因呼吸道及其他感染诱发,发作时有时类似急性肾炎的表现,有些病例可自动缓解,有些病例则出现病情加重。

四、慢性肾小球肾炎的治疗

慢性肾小球肾炎早期应该针对病理类型给予治疗,抑制免疫介导炎症,抑制细胞增生,减轻肾脏硬化;并应以防止或延缓肾功能进行性损害及恶化;以改善临床症状及防治并发症为主要目的。强调综合整体调治,可采取下列综合措施。

(一)一般治疗

1.动静结合,以静和休息为主

避免劳累及精神压力过大。因上列因素可加重肾功能负荷,加重高血压、水肿和尿检异常,故动静结合在治疗恢复过程中非常重要。

2.饮食调节

(1)蛋白质的摄入:慢性肾炎患者应根据肾功能减退程度决定蛋白质的入量。轻度肾功能减退者,蛋白食入量应为 0.6 g/(kg·d),以优质蛋白为主,适当辅以 α-酮酸或必需氨基酸,可适当增加碳水化合物的摄入,以满足机体能量需要,防止负氮平衡。如患者肾功能正常,可适当放宽蛋白入量,一般不易超过1.0 g/(kg·d),以免加重肾小球高滤过等所致的肾小球硬化。慢性肾炎、肾功能损害患者,如长期限制蛋白质入量,势必导致必需氨基酸的缺乏。因此,补充 α-酮酸是必要的。α-酮酸含有多种必需氨基酸,摄入后经过转氨基作用形成相应的氨基酸,可使机体既获取必需氨基酸,减少了不必要的氨基,还提供了一定量的钙。对肾性高磷酸盐血症和继发性甲状旁腺功能亢进起到良好的作用。

(2)盐的摄入:有高血压和水肿的慢性肾炎,盐的摄入一般控制在 3 g/d 以下。

(3)脂肪的摄入:高脂血症是促进肾脏病变加重的独立的危险因素,尤其是慢性肾炎大量蛋白尿的患者脂质代谢紊乱而出现的高脂血症。应限制脂肪摄入,限制含有大量饱和酸和脂肪酸的动物脂肪更为重要。

(二)药物治疗

1.积极控制高血压

高血压是加速肾小球硬化,促进肾功能恶化的重要危险因素,为此积极控制高血压是十分重要的环节。控制高血压可防止肾功能减退,或使已经受损的肾功能有所改善,并可防止心血管并发症,改善近期预后,具体治疗原则如下。

(1)力争达到目标值,如尿蛋白<1 g/d 的患者,血压控制在 17.3/10.7 kPa(130/80 mmHg)左右;如尿蛋白≥1.0 g/d 的患者,血压应控制在 16.7 kPa/10.0 kPa(125/75 mmHg)以下水平。

(2)降压速度不能过低、过快,应使血压平稳下降。

(3)先以一种药物小剂量开始,必要时联合用药,直至血压控制满意。

(4)优选具有肾保护作用、能减缓肾功能恶化的降压药物。

(5)降压药物的选择:首选血管紧张素转化酶抑制剂(ACEI)、血管紧张素 Ⅱ 受体阻滞剂(ARB);其次选择长效钙通道阻滞剂(CCB)、β 受体阻滞剂、血管扩张药、利尿剂等。由于 ACEI 与 ARB 除具有降压作用外,还能减少尿蛋白和延缓肾功能恶化,保护肾的功能效应,应优先选用。

在肾功能不全患者应用 ACEI 或 ARB 时,应注意防止高血钾和血肌酐升高发生。但血肌酐

＞264 μmol/L时,务必在严密检测下谨慎应用,尤其注意监测肾功能和血钾。

2.严密控制蛋白尿

蛋白尿是慢性肾损害进程中独立危险因素,是肾功能渐进性恶化不利条件,控制蛋白尿可延缓疾病的进展。尿蛋白导致肾损害的机制有以下几点。

(1)导致肾小管上皮细胞重吸收蛋白过多而致细胞溶酶体破裂,释放溶酶体酶和补体引起组织损伤。

(2)肾小管上皮细胞摄取过多的清蛋白和脂肪酸,导致脂质合成和释放,引起细胞浸润,并释放组织因子造成组织损伤。

(3)肾小管本身产生的 Tamm-Horsfall 蛋白与滤液中蛋白相互作用阻塞肾小管。

(4)尿中补体成分增加,特别是 C_{5b-9} 膜攻击复合物激活近曲小管上皮的补体替代途径。

(5)肾小管蛋白质产氨增多,以及活化的氨基化 C_3 的相应产生。

(6)尿中转铁蛋白释放铁离子,产生游离氢氧根离子损伤肾小管。

以上因素导致肾小管分泌内皮素引起间质缺氧,产生致纤维因子。

控制蛋白尿药物的选择:ACEI 与 ARB 具有降低尿蛋白的作用,这种减少尿蛋白的作用并不依赖其降压的作用。因此,对于非肾病综合征范围内的蛋白尿可使用 ACEI 和/或 ARB 控制蛋白尿治疗。因用这类药物减少蛋白尿与剂量相关,所以其用药剂量,常需要高于降压所需剂量,但应预防低血压的发生。如选用依那普利 20～30 mg/d 和/或氯沙坦 100～150 mg/d,才可发挥较好的降低蛋白尿和肾脏保护作用。

3.糖皮质激素和细胞毒类药物的应用

由于慢性肾炎是因多种因素引起的综合征表现,其病因、病理类型、病情变化和临床表现、肾功能损害程度等差异很大,故是否应用皮质激素、细胞毒类药物,应根据临床表现和病理类型的不同,综合分析,再确立是否应用。

(1)有大量蛋白尿伴或不伴肾功能轻度损害者,可考虑应用糖皮质激素,一般应用泼尼松 1 mg/(kg·d),治疗过程中严密观察血压和肾功能,一旦有肾功能损害应酌情撤减。

(2)肾功能进行性减退者,不宜继续使用常规的口服糖皮质激素治疗。

(3)根据病理检查结果应用:如果病理检查结果以活动性病变为主,伴有细胞增生、炎症细胞浸润、大量蛋白尿等,则应用激素及细胞毒类积极治疗。如泼尼松 1 mg/(kg·d),环磷酰胺 2 mg/(kg·d)。若病理检查结果为慢性病变为主(肾小管萎缩、间质纤维化),则不考虑皮质激素等免疫抑制剂治疗。如果病理检查结果表现为活动性病变和慢性病变并存,肾功能已有轻度损害(肌酐＜256 μmol/L),伴有大量蛋白尿,这类患者也可考虑皮质激素与细胞毒类药物的治疗(剂量同上),并可加用雷公藤总苷 60 mg/d,分 3 次服用。需密切观察肾功能的变化。

4.抗凝和血小板解聚药物治疗

抗凝药和血小板解聚药有一定的稳定肾功能、减轻肾脏病理损伤、延缓肾病进展的作用。即使无高凝状态和各种病理类型表现者,也可常规较长时间的配合激素及细胞毒类,或单独应用此类药物。常用药物如下。

(1)低分子肝素:该药的抗凝活性在于与抗凝血酶Ⅲ的结合后肝素链上的五聚糖抑制剂凝血酶和凝血因子Ⅹa,结果抗栓效果优于抗凝作用,生物利用度高,出血倾向少,半衰期比普通肝素长 2～4 倍,常用剂量为 5 000 U/d,腹壁皮下注射或静脉滴注,一般 7～10 天为 1 个疗程。根据临床表现和检验凝血系列,无出血倾向者,可连续应用 2～3 个疗程。

(2)双嘧达莫:此为血小板解聚药,用量为 200~300 mg/d,分 3 次口服,每月为 1 个疗程,可连续服用3~6 个月。

(3)阿司匹林:50~150 mg/d,每天 1 次,无出血倾向者可连续服用 6 个月以上。

(4)盐酸噻氯匹定(抵克立得)250~500 mg/d;西洛他唑 50~200 mg/d。

(5)华法林:4~20 mg/d,分 2 次服用,根据凝血酶原时间以 1 mg 为阶梯调整剂量。药物使用期间应定期检验凝血酶原时间(3~4 周 1 次),防止出血,应严密观察。

以上的抗凝、溶栓、解聚血小板、扩张血管的中药和西药制剂,在应用时可选择 1~4 种,应注意有出血倾向者,或有过敏等不良反应者忌用或慎用,并要随时观察凝血酶时间。

5.降脂药物治疗

肾病并发脂质代谢紊乱,可加重肾功能的损害,并引起细胞凋亡,导致组织损伤。因此,当肾病并发脂质异常时,特别是低密度脂蛋白异常,应引起重视进而调节。他汀类药物不仅可以降血脂,更重要的是可以与肾脏纤维化有关分子的活性可逆性抑制系膜细胞、平滑肌细胞和小管上皮细胞对胰岛素样生长因子(PDGF)的增生反应;抑制单核细胞化学趋化蛋白和黏附因子的产生,减轻肾组织的损伤和纤维化。

6.避免加重肾损害的因素

在慢性肾炎的治疗恢复过程中,应积极预防感染、低血容量、腹水、水电解质和酸碱平衡紊乱。避免过度劳累、妊娠和应用肾毒性药物,解除心理压力,如有血尿酸升高应积极治疗等。

(刘　迅)

第五节　隐匿性肾小球肾炎

隐匿性肾小球肾炎简称隐匿性肾炎,一般指在体检或偶然情况下,尿常规检查发现尿异常,其特点是平常没什么症状,不易被发现;患者无水肿、高血压、肾功损害等症状,而仅表现为无症状性蛋白尿或无症状性肾小球性血尿,或二者均有,但以一种表现更为突出的一组肾小球疾病。

一、隐匿性肾小球肾炎的病因病机与临床表现

(一)病因病机

本病有不同病因和不同的发病机制,由多种病理类型的原发性肾小球疾病所致,可能由于链球菌、其他球菌、某些杆菌或病毒所引起的免疫反应而致肾脏损害。其病理改变多较轻微,如轻微性的肾小球病变、轻度系膜增生性肾小球肾炎及局灶性节段性肾小球肾炎等病理类型。根据免疫病理表现,又可将系膜增生性肾小球肾炎分为 IgA 肾病和非 IgA 系膜增生性肾小球肾炎。

(二)临床表现

1.无症状性血尿

此型无症状性血尿以持续性肾小球源性镜下血尿和/或反复发作的肉眼血尿为共同临床表现。发病多为青少年,无临床症状和体征。多在尿检验时发现镜下肾小球源性血尿,呈持续性和反复发作性。部分患者在剧烈活动、感染发热情况下,可出现一过性肉眼血尿,并于短时间内迅速消失。根据临床表现也通常称为"单纯性血尿症"或"无症状血尿症",也有的将其称为"隐匿性

肾炎血尿症"。

患者临床无水肿、高血压、蛋白尿及肾功能损害表现;血常规、血沉、凝血机制等无异常;尿细菌培养阴性。部分 IgA 肾病患者,血清 IgA 水平可增高,其他免疫球蛋白正常;影像学检查:肾、肾盂、输尿管、膀胱下尿路等均正常。

实验室检查:离心尿高倍镜检查≥3 个红细胞称镜下血尿。100 mL 尿液中有 0.5 mL 血或红细胞,$>5×10^9/L$ 称为肉眼血尿。血尿在相差显微镜下观察红细胞形态表现为多种形态的异常红细胞,对肾小球疾病有重要的诊断价值,变形红细胞的多样性与肾小球病变严重性呈相关。镜检发现红细胞管型更能说明为肾小球源性血尿。

2.无症状性蛋白尿

无症状性蛋白尿多见于青年男性,主要表现为持续性蛋白尿,24 小时尿蛋白定量一般在 2.0 g 以下,以清蛋白为主,无水肿、高血压,且肾功能正常,血液生化及影像学检查均无异常表现,少数患者均有轻度腰酸痛表现。

无症状性蛋白尿由不同类型的肾小球轻微病理改变所致,如膜性肾病、系膜增生性肾炎、微小病变型肾病、局灶性节段性肾小球硬化、IgA 肾病早期。无症状性蛋白尿常可持续多年,一般预后相对良好。

实验室检查:多次检查尿蛋白呈持续性阳性+～+++不等,24 小时蛋白定量常在 2.0 g 以下,多是中小分子蛋白尿,以清蛋白为主要成分,则为肾小球疾病所致蛋白尿,如果蛋白尿中有 IgG 成分则为非选择性蛋白尿,其他生化检查及影像学检查均正常。

3.无症状性血尿和蛋白尿

持续性血尿和蛋白尿同时存在,24 小时蛋白尿定量一般在 1.0～2.0 g,血尿常是镜下肾小球源性血尿,这类患者甚至是非静止的进展性肾小球疾病,通常较单纯性血尿和单纯性蛋白尿预后较重。其他临床症状和影像学检查、生化检查,在发病初中期同上两种类型表现。容易被忽视漏诊,发现后应引起重视,积极观察治疗。

二、隐匿性肾小球肾炎的诊断、鉴别诊断与诊断标准

(一)诊断与鉴别诊断

因隐匿性肾小球肾炎临床症状和体征表现均不明显,为此常被漏诊和误诊。当发现患者有单纯性蛋白尿和单纯性血尿,或同时存在时,应排除其他类型的原发性和继发性肾病和其他原因引起的血尿、蛋白尿,或者尽量做病理检查以明确确诊,特别是单纯血尿患者。仍有少数的患者因肾组织正常难以得出正确结论。

1.无症状性血尿的诊断和鉴别诊断

(1)诊断:血尿的临床诊断需持续多次尿沉渣镜检确诊。隐血定性检查只能作为初步筛查参考,因为单纯性隐血阳性者,在饮食、药物等因素影响下也可出现阳性(如过多食用猪肝、菠菜、铁制剂等)。

无症状血尿大多为青少年,男多于女,大多在体检时或偶然间发现,临床常无其他表现,而表现为单纯性血尿,以持续性镜下血尿为主,无管型,偶见反复肉眼血尿。

(2)鉴别诊断。肾小球源性和非肾小球源性血尿鉴别诊断:肾小球源性血尿表现是红细胞形态及容积,分布曲线异常,异常红细胞多数常呈棘形、肿胀型、皱缩型、破碎红细胞,占 60% 以上。正常红细胞可占总数的 20% 以上。如果是非肾小球源性血尿,红细胞呈正常形态而无变异的红

细胞。

应辨别是原发性肾小球疾病血尿,还是继发性肾小球血尿。最常见的引起原发性肾小球单纯性血尿有 IgA 肾病,其次为非 IgA 肾小球疾病,如系膜增生性肾小球肾炎、局灶性节段硬化性肾小球肾炎;继发性肾小球血尿则由过敏性紫癜性肾损、红斑狼疮肾损等引起。

如非肾小球源性单纯性正常红细胞尿,应进一步诊断:青年呈剧烈运动后血尿为一过性,休息后消失;青年妇女服用含雌激素避孕药时,可产生腰痛血尿综合征,停用药后血尿可消失。还应排除无症状性泌尿系统结石、肿瘤等泌尿外科疾病。

2.无症状性蛋白尿的诊断和鉴别诊断

无症状性蛋白尿多见于青年男性,呈持续性蛋白尿,通常 24 小时蛋白定量在 2.0 g 以下,以清蛋白为主,无水肿、高血压、肾功能损害等表现,血液生化检查无异常表现,一般可持续多年,预后相对良好。

病理变化可能是不同类型的肾小球疾病引起,如膜性肾病、系膜增生性肾炎、微小病变性肾炎、IgA 肾病的早期、局灶性节段性肾小球硬化症等,以上各类型的肾小球疾病多表现为轻微病理改变。

如尿蛋白增加至 24 小时 3.5 g 以上者,或出现血尿,应引起重视和积极治疗,有条件者进行肾病理检查。

单纯性血尿或蛋白尿有时在一定的诱因下(如过度疲劳、情绪激动、发热、受风寒、咽炎、扁桃体炎等炎症影响下),经数小时或 2～3 天可出现肉眼血尿或蛋白尿增多,经治疗一周内,肉眼血尿可消失,尿蛋白量可下降,或恢复到原来水平。

3.无症状性血尿和蛋白尿的诊断及鉴别诊断

这类患者可发生于多种原发性肾小球疾病,如肾小球轻微病变、轻度系膜增生性肾炎、局灶性节段性肾小球肾炎及 IgA 肾病,甚至某些膜性肾病早期。这类轻微病变性肾小球疾病可呈现长期持续性无症状性血尿和蛋白尿,也有可能是这类肾小球疾病的早期表现。如果疾病缓慢进展而出现水肿、高血压及生化检查异常,则不可诊断为隐匿性肾小球肾炎。也有可能在患者就诊时,已是某些肾小球疾病的恢复期,如急性肾炎等,有可能随着时间进程而自我缓解。

如果血尿和蛋白尿同时较长时间的存在,需排除是否有大量血尿造成的假性蛋白尿,应排除泌尿系统肿瘤、无症状性结石、畸形肾血管等造成的某一局部出血。因大量红细胞伴血浆成分进入尿液,当泌尿道出血＞2 mL 时,可出现尿蛋白阳性,为假性蛋白尿。另外,如泌尿道感染或结核时,由于炎症渗出会导致血尿和蛋白尿,不过泌尿系统感染引发的血尿、蛋白尿常伴有白细胞,或细菌培养阳性,同时有尿道刺激症状表现,并不难鉴别,而且经抗菌治疗在短期内可消失。

(二)诊断标准

(1)无急、慢性肾炎或其他肾脏病病史,肾功能基本正常。

(2)无明显临床症状、体征,而表现为单纯性蛋白尿和/或肾小球源性血尿。

(3)可排除非肾小球血尿或功能性血尿。

(4)以轻度蛋白尿为主者,持续尿蛋白定量＜1.0 g/24 h(或 2.0 g/24 h)以下者,可称为单纯性蛋白尿。

(5)以持续性或间断性镜下血尿为主者无其他异常,显微镜检查尿细胞以异形为主,亦称为单纯性血尿,只有确定肾小球性蛋白尿和/或血尿,且患者无水肿、高血压及肾功能减退时才能考虑本病的诊断。必要时需进行肾活检确诊。

三、隐匿性肾小球肾炎的治疗

隐匿性肾小球肾炎目前尚无有效的药物治疗,但在患病过程中应注意监测随访,1年以上无变化者,可暂时不给予治疗,继续观察。如果尿液改变,尿蛋白渐增至 2.0 g 以上者,或红细胞持续＞20 个/HP,可考虑进行治疗,方案如下。

(一)一般治疗

患者以调养为主,勿感冒、劳累,勿用肾毒性药物;如有扁桃体炎应早期摘除扁桃体,如有鼻窦炎、牙周炎、牙髓炎等慢性感染灶时应彻底清除;起居、工作要规律;保持心情舒畅,防止过度劳倦熬夜;忌辛辣刺激食物,戒烟酒等;避免剧烈运动。

(二)药物治疗

如单纯性蛋白尿＜1.0 g/24 h,或轻度镜下红细胞尿的患者可进行药物治疗。

1.综合用药治疗

可应用雷公藤总苷,每天 60 mg,分 3 次口服;双嘧达莫 150 mg/d,分 3 次口服;维生素 C 每次 0.5 g,每天 3 次口服;依那普利 5~10 mg,每天 2 次口服;百令胶囊 4 粒,每天 3 次口服。上述药物联合应用 6 个月,每个月为 1 个疗程,如蛋白尿、血尿消失,再持续服用 6 个疗程以上,以巩固治疗,预防复发。

2.糖皮质激素治疗

泼尼松龙 1 mg/(kg·d),初始剂量服用 8 周后,每 2~3 周撤减原用量的 10%,减至最小有效剂量20 mg时,维持 8~12 周,然后渐以每周 2.5 mg 剂量撤减至结束。

3.环磷酰胺治疗

环磷酰胺治疗与激素联合用可减少反复率,而对蛋白尿和血尿有疗效,剂量为 100 mg/d,或 2 mg/(kg·d),分 2~3 次口服,或 200 mg 隔天静脉滴注,累计量达 6~8 g 后停药。应用时注意骨髓抑制血球下降、中毒性肝炎、出血性膀胱炎、性腺抑制等不良反应。

4.血管紧张素转化酶抑制剂和血管紧张素Ⅱ受体阻滞剂应用

从小剂量开始适应后,渐渐增加用量。如应用依那普利、氯沙坦钾(科素亚)等。

隐匿性肾炎病理改变实属于肾小球系膜轻中度弥漫性或局灶性增生病变,但总的来说经过重视调护,不论是持续性蛋白尿或持续性血尿,病情都可在数年甚至 20~30 年内处于稳定状态,且保持较好的肾功能。但也有少数患者在较长的病程中,因感染、过度劳倦、精神刺激、寒冷刺激等影响,突然诱发病情加重,迁延不愈而进入肾功能不全期,水肿、高血压、大量蛋白尿或肉眼血尿等随之表现出来。其病理类型多见于肾小球基膜、系膜增生或局灶性肾小球硬化,对此种情况应引起重视,进行积极治疗和调护。

目前,最新针对隐匿性肾炎的研究发现,并非过去大多数认为的"隐匿性肾炎不治疗也可以"。隐匿性肾炎已经有病理损伤,且肾脏开始纤维化时,如果得不到很好的控制和治疗,则在某些诱发因素的影响下,可发展为尿毒症,为此,应进行积极地调治。

(刘 迅)

第六节　IgA 肾 病

　　IgA 肾病是一组以系膜区 IgA 沉积为特征的肾小球肾炎,1968 年由法国病理学家 Berger 和 Hinglais 最先报道,目前已成为全球最常见的原发性肾小球疾病。我国最早于 1984 年由北京协和医院与北京医科大学第一医院联合报道了一组 40 例 IgA 肾病。此后,国内各中心对该病的报道日益增多,研究百花齐放。本节将针对 IgA 肾病的一些重要而值得探索的问题加以讨论。

一、IgA 肾病的流行病学特点与发病机制

(一)流行病学特点

1.广泛性与异质性

　　IgA 肾病为全世界范围内最常见的原发肾小球疾病。各个年龄段都能发病,但高峰在 20～40 岁。北美和西欧的调查显示男女比例为 2∶1,而亚太地区比例为 1∶1。IgA 肾病的发病率存在着明显的地域差异,亚洲地区明显高于其他地区。美国的人口调查显示 IgA 肾病年发病率为 1/100 000,儿童人群年发病率为 0.5/100 000,而这个数字仅为日本的 1/10。中国的一项 13 519 例肾活检资料显示,IgA 肾病在原发肾小球疾病中所占比例高达 45%。此外,在无肾病临床表现的人群中,于肾小球系膜区能发现 IgA 沉积者也占 3%～16%。

　　以上数据提示了 IgA 肾病的广泛性与异质性特点。首先,IgA 肾病发病的地域性及发病人群的构成存在明显差异。这些差异可能与遗传、环境因素相关,也可能与各地选择肾活检的指征不同有关。日本和新加坡选择尿检异常(如镜下血尿)的患者常规进行肾穿刺病理检查,为此 IgA 肾病发生率即可能偏高;而美国主要选择蛋白尿＞1.0 g/d 的患者进行肾穿刺,则其 IgA 肾病发生率即可能偏低。其次,IgA 肾病的发病存在明显的个体差异性。肾脏病理检查发现系膜区 IgA 沉积却无肾炎表现的个体并不少。同样为系膜区 IgA 沉积,有的患者出现肾炎,有的患者却无症状,原因并不清楚。欲回答这个问题必须对发病机制有更透彻理解,IgA 于肾小球沉积的过程与免疫复合物造成的肾损伤过程可能是分别独立调控的环节,同时,基因多态性的研究或许能解释这些表型差异。最后,不同地域患者、不同个体的临床表现及治疗反应的差异势必会影响治疗决策,为此目前国际上尚无统一的治疗指南。2012 年 KDIGO 发表了《肾小球肾炎临床实践指南》,其中对 IgA 肾病治疗的建议几乎都来自较低级别证据。

2.病程迁延,认识过程曲折

　　早期观点认为 IgA 肾病是一良性过程疾病,预后良好。随着研究深入及随访期延长,现已明确其中相当一部分患者的病程呈进展性,高达 50% 的患者能在 20～25 年内逐渐进入终末期肾脏病(ESRD),这就提示对 IgA 肾病积极进行治疗、控制疾病进展很重要。

(二)发病机制

1.免疫介导炎症的发病机制

　　(1)黏膜免疫反应与异常 IgA1 产生:大量研究表明 IgA 肾病的启动与血清中出现过量的异常 IgA1(铰链区 O-糖链末端半乳糖缺失,对肾小球系膜组织有特殊亲和力)密切相关。这些异

常 IgA1 在循环中蓄积到一定程度,并沉积于肾小球系膜区,才可能引发 IgA 肾病。目前关于致病性 IgA1 的来源主要有两种观点,均与黏膜免疫反应相关。其一,从临床表现来看,肉眼血尿往往发生于黏膜感染(如上呼吸道、胃肠道或泌尿系统感染)之后,提示 IgA1 的发生与黏膜免疫相关,推测肾小球系膜区沉积的 IgA1 可能来源于黏膜免疫系统。其二,IgA 肾病患者过多的 IgA1 可能来源于骨髓免疫活性细胞。Julian 等提出"黏膜-骨髓轴"观点,认为血清异常升高的 IgA 并非由黏膜产生,而是由黏膜内抗原特定的淋巴细胞或抗原递呈细胞进入骨髓腔,诱导骨髓 B 细胞增加 IgG1 分泌所致。所以,血中异常 IgA1 的来源目前尚未明确,有可能来源于免疫系统的某一个部位,也可能是整个免疫系统失调的结果。

以上发病机制的认识开阔了治疗思路,即减少黏膜感染,控制黏膜免疫反应,有可能减少 IgA 肾病的发病及复发。对患有慢性扁桃体炎并反复发作的患者,现在认为择机摘除扁桃体有可能减少黏膜免疫反应,降低血中异常 IgA1 和循环免疫复合物水平,从而减少肉眼血尿发作和尿蛋白。

(2)免疫复合物形成与异常 IgA1 的致病性:异常 IgA1 沉积于肾小球系膜区的具体机制尚未完全清楚,可能通过与系膜细胞抗原(包括种植的外源性抗原)或细胞上受体结合而沉积。大量研究证实免疫复合物中的异常 IgA1 与系膜细胞结合后,即能激活系膜细胞,促其增殖、释放细胞因子和合成系膜基质,诱发肾小球肾炎;而非免疫复合物状态的异常 IgA1 并不能触发上述致肾炎反应。上述含异常 IgA1 的免疫复合物形成过程能被多种因素调控,包括补体成分 C_{3b} 及巨噬细胞和中性粒细胞上的 IgA Fc 受体(CD89)的可溶形式。

以上过程说明系膜区的异常 IgA1 沉积与肾炎发病并无必然相关性,其致肾炎作用在一定程度上取决于免疫复合物形成及其后续效应。此观点可能也解释了为何有人系膜区有 IgA 沉积却无肾炎表现的原因。

(3)受体缺陷与异常 IgA1 清除障碍:现在认为肝脏可能是清除异常 IgA 的主要场所。研究发现,与清除异常 IgA1 免疫复合物相关的受体有肝细胞上的去唾液酸糖蛋白受体(ASGPR)及肝脏 Kupffer 细胞上的 IgA Fc 受体(FcαRI,即 CD89),如果这些受体数量减少或功能异常,就能导致异常 IgA1 免疫复合物清除受阻,这也与 IgA 肾病发病相关。

肝硬化患者能产生一种病理表现与 IgA 肾病十分相似的肾小球疾病,被称为"肝硬化性肾小球疾病",其发病机制之一即可能与异常 IgA1 清除障碍相关。

(4)多种途径级联反应致肾脏损伤:正如前述,含有异常 IgA1 的免疫复合物沉积于系膜,将触发炎症反应致肾脏损害。从系膜细胞活化、增殖,释放前炎症及前纤维化细胞因子,合成及分泌细胞外基质开始,通过多种途径的级联放大反应使肾损害逐渐加重。受累细胞从系膜细胞扩展到足细胞、肾小管上皮细胞、肾间质成纤维细胞等肾脏固有细胞及循环炎症细胞;病变性质从炎症反应逐渐进展成肾小球硬化及肾间质纤维化等不可逆病变,最终患者进入 ESRD。

免疫-炎症损伤的级联反应概念能为治疗理念提出新思路。2013 年 Coppo 等人认为应该对 IgA 肾病早期进行免疫抑制治疗,这可能会改善肾病的长期预后。他们认为 IgAN 治疗存在"遗产效应",若在疾病早期阻断一些免疫发病机制的级联放大反应,即可能留下持久记忆,获得长时期疗效。这一观点大大强调了早期免疫抑制治疗的重要性。

综上所述,随着基础研究的逐步深入,IgA 肾病的发病机制已越来越趋清晰,但是遗憾的是,至今仍无基于 IgA 肾病发病机制的特异性治疗问世,当前治疗多在减轻免疫病理损伤的下游环节,今后应力争改变这一现状。

2.基因相关的遗传发病机制

遗传因素一定程度上影响着 IgA 肾病的发生。在不同的种族群体中,血清糖基化异常的 IgA1 水平显现出不同的遗传特性。约 75% 的 IgA 肾病患者血清异常 IgA1 水平超过正常对照的第 90 百分位,而其一级亲属中也有 30%～40% 的成员血清异常 IgA1 水平升高,不过,这些亲属多数并不发病,提示还有其他决定发病的关键因素存在。

家族性 IgA 肾病的病例支持发病的遗传机制及基因相关性。多数病例来自美国和欧洲的高加索人群,少数来自日本,中国香港也有相关报道。2004 年北京大学第一医院对 777 例 IgA 肾病患者进行了家族调查,发现 8.7% 患者具有阳性家族史,其中 1.3% 已肯定为家族性 IgA 肾病,而另外 7.4% 为可疑家族性 IgA 肾病,为此有学者认为在中国 IgA 肾病也并不少见。

目前对于 IgA 肾病发病的遗传因素的研究主要集中于 *HLA* 基因多态性、T 细胞受体基因多态性、肾素-血管紧张素系统基因多态性、细胞因子基因多态性及子宫珠蛋白基因多态性。IgA 肾病可能是个复杂的多基因性疾病,遗传因素在其发生发展中起了多大作用,尚有待进一步的研究。

二、IgA 肾病的临床表现、病理表现与诊断

(一)IgA 肾病的临床表现分类

1.无症状性血尿、伴或不伴轻度蛋白尿

患者表现为无症状性血尿,伴或不伴轻度蛋白尿(少于 1 g/d),肾功能正常。我国一项试验对表现为单纯镜下血尿的 IgA 肾病患者随访 12 年,结果显示 14% 的镜下血尿消失,但是约 1/3 的患者出现蛋白尿(超过 1 g/d)或者肾小球滤过率(GFR)下降。这个结果也提示对表现无症状性血尿伴或不伴轻度蛋白尿的 IgA 肾病患者,一定要长期随访,因为其中部分患者随后可能出现病变进展。

2.反复发作肉眼血尿

反复发作肉眼血尿多于上呼吸道感染(细菌性扁桃体炎或病毒性上呼吸道感染)后 3 天内发病,出现全程肉眼血尿,儿童和青少年(80%～90%)较成人(30%～40%)多见,多无伴随症状,少数患者有排尿不适或胁腹痛等表现。一般认为肉眼血尿程度与疾病严重程度无关。患者在肉眼血尿消失后,常遗留下无症状性血尿、伴或不伴轻度蛋白尿。

3.慢性肾炎综合征

慢性肾炎综合征常表现为镜下血尿、不同程度的蛋白尿(常>1.0 g/d,但少于大量蛋白尿),而且随病情进展常出现高血压、轻度水肿及肾功能损害。这组 IgA 肾病患者的疾病具有慢性进展性质。

4.肾病综合征

表现为肾病综合征的 IgA 肾病患者并不少见。对这类患者首先要做肾组织的电镜检查,看 IgA 肾病是否合并微小病变病,如果是,则疾病治疗及转归均与微小病变病相似。但是,另一部分肾病综合征患者,常伴高血压和/或肾功能减退,肾脏病理常为 Lee 氏分级Ⅲ～Ⅴ级,这类 IgA 肾病治疗较困难,预后较差。

5.急性肾损伤

IgA 肾病在以下几种情况下可以出现急性肾损害(AKI)。①急进性肾炎:临床呈现血尿、蛋白尿、水肿及高血压等表现,肾功能迅速恶化,很快出现少尿或无尿,肾组织病理检查为新月体肾

炎。IgA 肾病导致的急进性肾炎还经常伴随肾病综合征。②急性肾小管损害:这往往由肉眼血尿引起,可能与红细胞管型阻塞肾小管及红细胞破裂释放二价铁离子致氧化应激反应损伤肾小管相关。常为一过性轻度 AKI。③恶性高血压:IgA 肾病患者的高血压控制不佳时,较容易转换成恶性高血压,伴随出现 AKI,严重时出现急性肾衰竭(ARF)。

上述各种类型 IgA 肾病患者的血尿,均为变形红细胞血尿或变形红细胞为主的混合型血尿。

(二)IgA 肾病的病理特点、病理分级及对其评价

1.IgA 肾病的病理特点

(1)免疫荧光(或免疫组化)表现:免疫病理检查可发现明显的 IgA 和 C_3 于系膜区或系膜及毛细血管壁沉积,也可合并较弱的 IgG 和/或 IgM 沉积,但 C_{1q} 和 C_4 的沉积少见。有时小血管壁可以见到 C_3 颗粒沉积,此多见于合并高血压的患者。

(2)光学显微镜表现:光镜下 IgA 肾病最常见的病理改变是局灶或弥漫性系膜细胞增生及系膜基质增多,因此最常见的病理类型是局灶增生性肾炎及系膜增生性肾炎,有时也能见到新月体肾炎或膜增生性肾炎,可以伴或不伴节段性肾小球硬化。肾小球病变重者常伴肾小管间质病变,包括不同程度的肾间质炎症细胞浸润,肾间质纤维化及肾小管萎缩。IgA 肾病的肾脏小动脉壁常增厚(不伴高血压也增厚)。

(3)电子显微镜表现:电镜下可见不同程度的系膜细胞增生和系膜基质增多,常见大块高密度电子致密物于系膜区或系膜区及内皮下沉积。这些电子致密物的沉积部位与免疫荧光下免疫沉积物的沉积部位一致。肾小球基膜正常。

所以,对于 IgA 肾病诊断来说,免疫荧光(或免疫组化)表现是特征性表现,不做此检查即无法诊断 IgA 肾病;电镜检查若能在系膜区(或系膜区及内皮下)见到大块高密度电子致密物,对诊断也有提示意义。而光镜检查无特异表现。

2.IgA 肾病的病理分级

(1)Lee 氏和 Hass 氏分级:目前临床常用的 IgA 肾病病理分级为 Lee 氏和 Hass 氏分级。这两个分级系统简便实用,对判断疾病预后具有较好作用。

(2)牛津分型:国际 IgA 肾病组织与肾脏病理学会联合建立的国际协作组织,2009 年提出了一项具有良好重复性和预后预测作用的新型 IgA 肾病病理分型——牛津分型。

牛津分型应用了 4 个能独立影响疾病预后的病理指标,并详细制订了评分标准。这些指标包括系膜细胞增生(评分 M0 及 M1)、节段性硬化或粘连(评分 S0 及 S1)、内皮细胞增生(评分 E0 及 E1)及肾小管萎缩/肾间质纤维化(评分 T0、T1 及 T2)。牛津分型的最终病理报告,除需详细给出上述 4 个指标的评分外,还要用附加报告形式给出肾小球个数及一些其他定量病理指标(如细胞及纤维新月体比例、纤维素样坏死比例、肾小球球性硬化比例等),以更好地了解肾脏急性和慢性病变情况。

牛津分型的制定过程比以往任何分级标准都严谨及科学,而且聚集了国际肾脏病学家及病理学家的共同智慧。但是,牛津分型也存在一定的局限性,例如新月体病变对肾病预后的影响分析较少,且其研究设计没有考虑到不同地区治疗方案的差异性,亚洲的治疗总体较积极(用激素及免疫抑制剂治疗者较多),因此牛津分型在亚洲的应用尚待进一步验证。

综上可见,病理分级(或分型)的提出需要兼顾指标全面、可重复性好及临床实用(包括操作简便、指导治疗及判断预后效力强)多方面因素,任何病理分级(或分型)的可行性都需要经过大量临床实践予以检验。

(三)诊断方法、诊断标准及鉴别诊断

1.肾活检指征及意义

IgA 肾病是一种依赖于免疫病理学检查才可确诊的肾小球疾病。但是目前国内外进行肾活检的指征差别很大,欧美国家大多主张对持续性蛋白尿>1.0 g/d 的患者进行肾活检,而在日本对于尿检异常(包括单纯性镜下血尿)的患者均建议常规做肾活检。有学者认为,掌握肾活检指征太紧有可能漏掉一些需要积极治疗的患者,而且目前肾穿刺活检技术十分成熟,安全性高,故肾活检指征不宜掌握过紧。确有这样一部分 IgA 肾病患者,临床表现很轻,尿蛋白<1.0 g/d,但是病理检查却显示中度以上肾损害(Lee 氏分级Ⅲ级以上),通过肾活检及时发现这些患者并给予干预治疗很重要。所以,正确掌握肾活检指征,正确分析和评价肾组织病理检查结果,对指导临床合理治疗具有重要意义。

2.IgA 肾病的诊断标准

IgA 肾病的诊断是一个肾小球疾病的免疫病理诊断。免疫荧光(或免疫组化)检查见 IgA 或 IgA 为主的免疫球蛋白伴补体 C_3 呈颗粒状于肾小球系膜区或系膜及毛细血管壁沉积,并能从临床除外过敏性紫癜肾炎、肝硬化性肾小球疾病、强直性脊柱炎肾损害及银屑病肾损害等继发性 IgA 肾病,诊断即能成立。

3.鉴别诊断

IgA 肾病应注意与以下疾病鉴别。

(1)以血尿为主要表现者:需要与薄基膜肾小球病及 Alport 综合征等遗传性肾小球疾病鉴别。前者常呈单纯性镜下血尿,肾功能长期保持正常;后者除血尿及蛋白尿外,肾功能常随年龄增长而逐渐减退直至进入 ESRD,而且还常伴眼、耳病变。肾活检病理检查是鉴别的关键,薄基膜肾小球病及 Alport 综合征均无 IgA 肾病的免疫病理表现,而电镜检查却能见到各自特殊的肾小球基膜病变。

(2)以肾病综合征为主要表现者:需要与非 IgA 肾病的系膜增生性肾炎鉴别。两者都常见于青少年,肾病综合征表现相似。假若患者血清 IgA 增高和/或血尿显著(包括肉眼血尿),则较支持 IgA 肾病。鉴别的关键是肾活检免疫病理检查,IgA 肾病以 IgA 沉积为主,而非 IgA 肾病常以 IgM 或 IgG 沉积为主,沉积于系膜区或系膜及毛细血管壁。

(3)以急进性肾炎为主要表现者:少数 IgA 肾病患者临床呈现急进性肾炎综合征,病理呈现新月体性肾炎,他们实为 IgA 肾病导致的Ⅱ型急进性肾炎。这种急进性肾炎应与抗肾小球基膜抗体或抗中性粒细胞胞质抗体致成的Ⅰ型或Ⅲ型急进性肾炎鉴别。血清抗体检验及肾组织免疫病理检查是准确进行鉴别的关键。

三、IgA 肾病的预后评估及治疗选择

(一)疾病活动性及预后的评估指标及其意义

1.疾病预后评价指标

(1)蛋白尿及血压控制:蛋白尿和高血压的控制好坏会影响肾功能的减退速率及肾病预后。Le 等通过多变量分析显示,与肾衰竭关系最密切的因素为时间平均尿蛋白水平及时间平均动脉压水平。计算方法为求 6 个月内每次随访时的尿蛋白量及血压的算术平均值,再计算整个随访期间所有算术平均值的均值。

(2)肾功能状态:与起病或病程中出现的肾功能异常与不良预后相关,表现为 GFR 下降,血

清肌酐水平上升。日本一项针对2 270名IgA肾病患者7年随访的研究发现,起病时血清肌酐水平与达到ESRD的比例成正相关。

（3）病理学参数：病理分级的预后评价意义已被许多研究证实。系膜增生、内皮增生、新月体形成、肾小球硬化、肾小管萎缩及间质纤维化的程度与肾功能下降速率及肾脏存活率密切相关。重度病理分级患者预后不良。

（4）其他因素：肥胖IgA肾病患者肾脏预后更差,体重指数（BMI）超过25 kg/m²的患者,蛋白尿、病理严重度及ESRD风险均显著增加。此外,低蛋白血症、高尿酸血症也是肾脏不良结局的独立危险因素。

2.治疗方案选择的依据

只有对疾病病情及预后进行全面评估才可能制定合理治疗方案。应根据患者年龄、临床表现（如尿蛋白、血压、肾功能及其下降速率）及病理分级来综合评估病情,分析各种治疗的可能疗效及不良反应,最后选定治疗方案。而且,在治疗过程中还应根据疗效及不良反应来实时对治疗进行调整。

（二）治疗方案选择的共识及争议

1.非免疫抑制治疗

（1）拮抗血管紧张素Ⅱ药物：目前ACEI或ARB已被用作IgA肾病治疗的第一线药物。研究表明,ACEI/ARB不仅具有降血压作用,而且还有减少蛋白尿及延缓肾损害进展的肾脏保护效应。由于ACEI/ARB类药物的肾脏保护效应并不完全依赖于血压降低,因此ACEI/ARB类药物也能用于血压正常的IgA肾病蛋白尿患者治疗。2012年KDIGO制定的《肾小球肾炎临床实践指南》,推荐对尿蛋白＞1 g/d的IgA肾病患者长期服用ACEI/ARB治疗（证据强度1B）;并建议对尿蛋白0.5～1 g/d的IgA肾病患者也用ACEI/ARB治疗（证据强度2D）。指南还建议,只要患者能耐受,ACEI/ARB的剂量可逐渐增加,以使尿蛋白降至1 g/d以下（证据强度2C）。

ACEI/ARB类药物用于肾功能不全患者需慎重,应评估患者的药物耐受性并密切监测药物不良反应。服用ACEI/ARB类药物之初,患者血清肌酐可能出现轻度上升（较基线水平上升＜30％）,这是由药物扩张出球小动脉引起。长远来看,出球小动脉扩张使肾小球内高压、高灌注及高滤过降低,对肾脏是起保护效应,因此不应停药。但是,用药后如果出现血清肌酐明显上升（超过了基线水平的30％～35％）,则必须马上停药。多数情况下,血清肌酐异常升高是由于肾脏有效血容量不足引起,故应及时评估患者血容量状态,寻找肾脏有效血容量不足的原因,加以纠正。除急性肾损害外,高钾血症也是应用ACEI/ARB类药物治疗的另一严重不良反应,尤易发生在肾功能不全时,需要高度警惕。

这里还需要强调,根据大量随机对照临床试验的观察结果,近年国内外的高血压治疗指南均不提倡ACEI和ARB两药联合应用。指南明确指出：在治疗高血压方面两药联用不能肯定增强疗效,却能增加严重不良反应;而在肾脏保护效应上,也无足够证据支持两药联合治疗。2013年刚发表的西班牙PRONEDI试验及美国VANEPHRON-D试验均显示,ACEI和ARB联用,与单药治疗相比,在减少2型糖尿病肾损害患者的尿蛋白排泄及延缓肾功能损害进展上并无任何优势。而在VANEPHRON-D试验中,两药联用组的高钾血症及急性肾损害不良反应却显著增加,以致试验被迫提前终止。

（2）深海鱼油：深海鱼油富含的n-3（ω-3）多聚不饱和脂肪酸,理论上讲可通过竞争性抑制花生四烯酸,减少前列腺素、血栓素和白三烯的产生,从而减少肾小球和肾间质的炎症反应,发挥肾脏保护作用。几项大型随机对照试验显示,深海鱼油治疗对 IgA 肾病患者具有肾功能保护作用,但是荟萃分析却未获得治疗有益的结论。因此,深海鱼油的肾脏保护效应还需要进一步研究验证。鉴于深海鱼油治疗十分安全,而且对防治心血管疾病肯定有益,所以 2012 年 KDIGO 制定的《肾小球肾炎临床实践指南》建议,给尿蛋白持续>1 g/d 的 IgA 肾病患者予以深海鱼油治疗(证据强度 2D)。

(3)扁桃体切除:扁桃体是产生异常 IgA1 的主要部位之一。很多 IgA 肾病患者都伴有慢性扁桃体炎,而且扁桃体感染可导致肉眼血尿发作,所以择机进行扁桃体切除就被部分学者推荐作为治疗 IgA 肾病的一个手段,认为可以降低患者血清 IgA 水平和循环免疫复合物水平,使肉眼血尿发作及尿蛋白排泄减少,甚至对肾功能可能具有长期保护作用。

近期日本一项针对肾移植后复发 IgA 肾病患者的小规模研究表明,扁桃体切除术组降低尿蛋白作用显著(从 880 mg/d 降到 280 mg/d),而未行手术组则无明显变化。日本另外一项针对原发性 IgA 肾病的研究也同样显示,扁桃体切除联合免疫抑制剂治疗,在诱导蛋白尿缓解和/或血尿减轻上效果均较单用免疫抑制治疗优越。不过上面两个研究均为非随机研究,且样本量较小,因此存在一定局限性。有研究认为,扁桃体切除术联合激素和肾素-血管紧张素系统(RAS)阻断治疗,至少对轻中度蛋白尿且肾功能尚佳的 IgA 肾病患者具有肾功能的长远保护效应。

但是,2012 年 KDIGO 制定的《肾小球肾炎临床实践指南》认为,扁桃体切除术常与其他治疗(特别是免疫抑制剂)联合应用,所以疗效中扁桃体切除术的具体作用难以判断,而且也有临床研究并未发现扁桃体切除术对改善 IgA 肾病病情有益。所以,该指南不建议用扁桃体切除术治疗 IgA 肾病(证据强度 2C),认为还需要更多的随机对照试验进行验证。不过,有学者认为如果扁桃体炎与肉眼血尿发作具有明确关系时,仍可考虑择机进行扁桃体切除。

(4)抗血小板药物:抗血小板药物曾被广泛应用于 IgA 肾病治疗,并有小样本临床试验显示双嘧达莫治疗 IgA 肾病有益,但是许多抗血小板治疗都联合应用了激素和免疫抑制治疗,故其确切作用难以判断。2012 年 KDIGO 制定的《肾小球肾炎临床实践指南》不建议使用抗血小板药物治疗 IgA 肾病(证据强度 2C)。

2.免疫抑制治疗

(1)单用糖皮质激素治疗:2012 年 KDIGO 的《肾小球肾炎临床实践指南》建议,IgA 肾病患者用 ACEI/ARB 充分治疗 3~6 个月,尿蛋白仍未降达 1 g/d 以下,而患者肾功能仍相对良好(GFR>50 mL/min)时,应考虑给予 6 个月的激素治疗(证据强度 2C)。多数随机试验证实,6 个月的激素治疗确能减少尿蛋白排泄及降低肾衰竭风险。

不过,Hogg 等人进行的试验,是采用非足量激素相对长疗程治疗,随访2 年,未见获益。另一项 Katafuchi 等人开展的低剂量激素治疗,虽然治疗后患者尿蛋白有所减少,但是最终进入 ESRD 的患者比例并无改善。这两项试验结果均提示中小剂量的激素治疗对 IgA 肾病可能无效。Lv 等进行的文献回顾分析也发现,在肾脏保护效应上,相对大剂量短疗程的激素治疗方案比小剂量长疗程治疗方案效果更优。

在以上研究中,激素相关的不良反应较少,即使是采用激素冲击治疗,3月内使用甲泼尼龙达到 9 g,不良反应报道也较少。但是,既往的骨科文献认为使用甲泼尼龙超过 2 g,无菌性骨坏死发生率就会上升;Lv 等进行的文献复习也认为激素治疗会增加不良反应(如糖尿病或糖耐量异常、高血压、消化道出血、Cushing 样体貌、头痛、体重增加、失眠等)发生,因此仍应注意。

(2)激素联合环磷酰胺或硫唑嘌呤治疗:许多回顾性研究和病例总结(多数来自亚洲)报道,

给蛋白尿＞1 g/d 和/或 GFR 下降和/或具有高血压的 IgA 肾病高危患者,采用激素联合环磷酰胺或硫唑嘌呤治疗,病情能明显获益。但是,其中不少研究存在选择病例及观察的偏倚,因此说服力牵强。

近年有几篇联合应用激素及上述免疫抑制剂治疗 IgA 肾病的前瞻随机对照试验结果发表,多数试验都显示此联合治疗有效。两项来自日本同一组人员的研究显示,给肾脏病理改变较重和/或蛋白尿显著而 GFR 正常的 IgA 肾病患儿,进行激素、硫唑嘌呤、抗凝剂及抗血小板制剂的联合治疗,结果均显示此联合治疗能获得较高的蛋白尿缓解率,并且延缓了肾小球硬化进展,因此在改善疾病长期预后上具有优势。2002 年 Ballardie 等人报道的一项小型随机临床试验,用激素联合环磷酰胺续以硫唑嘌呤进行治疗,结果肾脏的 5 年存活率联合治疗组为 72%,而对照组仅为 6%。但是,2010 年 Pozzi 等发表了一项随机对照试验却获得了阴性结果。此试验入组患者为血清肌酐水平低于 176.8 μmol/L(2 mg/dL)、蛋白尿水平高于 1 g/d 的 IgA 肾病病例,分别接受激素或激素联合硫唑嘌呤治疗,经过平均 4.9 年的随访,两组结局无显著性差异。

总的来说,联合治疗组的不良反应较单药治疗组高,包括激素的不良反应及免疫抑制剂的不良反应(骨髓抑制等),而且两者联用时更容易出现严重感染(各种微生物感染,包括卡氏肺孢菌及病毒感染等),这必须高度重视。因此,在治疗 IgA 肾病时,一定要认真评估疗效与风险,权衡利弊后再作出决策。

2012 年 KDIGO 制定的《肾小球肾炎临床实践指南》建议,除非 IgA 肾病为新月体肾炎肾功能迅速减退,否则不应用激素联合环磷酰胺或硫唑嘌呤治疗(证据强度 2D);IgA 肾病患者 GFR ＜30 mL/(min•1.73 m²)时,若非新月体肾炎肾功能迅速减退,不用免疫抑制剂治疗(证据强度 2C)。多数试验及其他一些临床试验,激素联合环磷酰胺或硫唑嘌呤治疗的对象均非 IgA 肾病新月体肾炎患者,可是治疗结果对改善病情均有效,所以将此激素联合免疫抑制剂治疗仅限于 IgA 肾病新月体肾炎肾功能迅速减退患者,是否有必要很值得研究。

(3)其他免疫抑制剂的应用。

吗替麦考酚酯:分别来自中国、比利时及美国的几项随机对照试验研究了高危 IgA 肾病患者使用吗替麦考酚酯(MMF)治疗的疗效。来自中国的研究指出,在 ACEI 的基础上使用 MMF (2 g/d),有明确降低尿蛋白及稳定肾功能的作用。另外一项中文发表的研究也显示 MMF 治疗能够降低尿蛋白,12 个月内尿蛋白量由 1～1.5 g/d 降至 0.5～0.75 g/d,比大剂量口服泼尼松更有益。与此相反,比利时和美国在白种人群中所做的研究(与前述中国研究设计相似)均认为 MMF 治疗对尿蛋白无效。此外,Xu 等进行的荟萃分析也认为,MMF 在降尿蛋白方面并没有显著效益。所以 MMF 治疗 IgA 肾病的疗效目前仍无定论,造成这种结果差异的原因可能与种族、MMF 剂量或者其他尚未认识到的影响因素相关,基于此,2012 年 KDIGO 制定的《肾小球肾炎临床实践指南》并不建议应用 MMF 治疗 IgA 肾病(证据强度 2C)。认为需要进一步研究观察。值得注意的是,如果将 MMF 用于肾功能不全的 IgA 肾病患者的治疗,必须高度警惕肺孢子虫病等严重感染,以前国内已有使用 MMF 治疗 IgA 肾病导致肺孢子虫病死亡的案例。

雷公藤总苷:雷公藤作为传统中医药曾长期用于治疗自身免疫性疾病,其免疫抑制作用已得到大量临床试验证实。雷公藤总苷是从雷公藤中提取出来的有效成分。Chen 等的荟萃分析认为,应用雷公藤总苷治疗 IgA 肾病,其降低尿蛋白的作用肯定。但是国内多数临床研究的证据级别都较低,因此推广雷公藤总苷的临床应用受到限制。此外,还需注意此药的毒副作用,如性腺抑制(男性不育及女性月经紊乱、闭经等)、骨髓抑制、肝损害及胃肠道反应。

其他药物:环孢素 A 用于 IgA 肾病治疗的相关试验很少,而且它具有较大的肾毒性,有可能加重肾间质纤维化,目前不推荐它在 IgA 肾病治疗中应用。来氟米特能通过抑制酪氨酸激酶和二氢乳清酸脱氢酶而抑制 T 细胞和 B 细胞的活化增殖,发挥免疫抑制作用,临床已用其治疗类风湿关节炎及系统性红斑狼疮。国内也有少数用其治疗 IgA 肾病的报道,但是证据级别均较低,其确切疗效尚待观察。

3.对 IgA 肾病慢性肾功能不全患者进行免疫抑制治疗的争议

几乎所有的随机对照研究均未纳入 GFR<30 mL/min 的患者,GFR 在30~50 mL/min 的患者也只有少数入组。对这部分人群来说,免疫抑制治疗是用或者不用? 若用应该何时用? 如何用? 均存在争议。

有观点认为,即使 IgA 肾病已出现慢性肾功能不全,一些依然活跃的免疫或非免疫因素仍可能作为促疾病进展因素发挥不良效应,所以可以应用激素及免疫抑制剂进行干预治疗。一项病例分析报道,对平均 GFR 为 22 mL/min 的 IgA 肾病患者,用大剂量环磷酰胺或激素冲击续以 MMF 治疗,患者仍有获益。另外,Takahito 等的研究显示,给 GFR<60 mL/min 的 IgA 肾病患者予以激素治疗,在改善临床指标上较单纯支持治疗效果好,但是对改善肾病长期预后无效。

对于进展性 IgA 肾病患者,如果血清肌酐水平>221 μmol/L(2.5 mg/dL)时,至今无足够证据表明免疫抑制治疗仍然有效。有时这种血肌酐阈值被称为"一去不返的拐点",因此选择合适的治疗时机相当关键。但是该拐点的具体范围仍有待进一步研究证实。

综上所述,对于 GFR 在 30~50 mL/min 范围的 IgA 肾病患者,是否仍能用免疫抑制治疗,目前尚无定论;但是对 GFR<30 mL/min 的患者,一般认为不宜进行免疫抑制治疗。

(杨慧敏)

第七节　特发性膜性肾病

膜性肾病(membranous nephropathy,MN)为一病理学诊断名词,其病理特征为弥漫性肾小球基膜(GBM)增厚伴上皮细胞下免疫复合物沉积。MN 可分为特发性膜性肾病(IMN)和继发性膜性肾病两大类,继发性者多由自身免疫性疾病、感染、肿瘤、药物等引起,病因未明者称为 IMN。IMN 是中老年人原发性肾病综合征(NS)的最常见疾病,国外报道占成人原发 NS 的 20%~40%,在我国 IMN 发病率稍低,占原发性肾小球疾病的 10%~15%,但是近年其发病率已显著增高。

IMN 多在 40 岁后发病,男性居多(男女比例约为 2:1),儿童少见。本病临床上起病缓慢,以蛋白尿为主要表现,60%~80% 的患者呈现 NS,少数患者(约占 40%)伴随镜下血尿,无并发症时不出现肉眼血尿。IMN 的自然病程差别较大,约 25% 的患者可自发缓解,也有 30%~40% 的患者能在起病 5~10 年进展至终末期肾病(ESRD)。

一、特发性膜性肾病的发病机制

目前认为,IMN 是一个器官特异性自身免疫性足细胞病。循环中的自身抗体与足突上的靶抗原结合形成免疫复合物沉积在上皮下,激活补体系统,诱发肾小球毛细血管壁损伤,出现蛋白尿。近50余年,随着研究深入,人们对 IMN 发病机制的认识已取得了很大进展。

(一)足细胞靶抗原成分

1956年,Mellors 和 Ortega 首次报道:通过免疫荧光检查,在 MN 患者肾组织切片中,发现免疫复合物呈现在肾小球毛细血管壁,从此开启了对 MN 发病机制的探索历程。几十年来,人们对 MN 致病抗原认识过程大致经历了如下几个阶段。

1959年 Heymann 等利用大鼠近端肾小管刷状缘的组织成分 Fx1A 免疫大鼠制作成功人类 IMN 模型,即 Heymann 模型,并在血液中找到含有 Fx1A 的免疫复合物,所以当时认为 IMN 是由循环中的 Fx1A 抗原与抗体形成免疫复合物沉积于肾小球致病。1978年 Couser 等运用抗 Fx1A 的 IgG 抗体灌注分离的大鼠肾脏,重复出 Heymann 模型的病理表现,免疫荧光检查见 IgG 沿肾小球毛细血管壁呈细颗粒样沉积,电镜检查可见电子致密物广泛沉积于肾小球上皮细胞下及足突裂孔上,提示 Fx1A 在肾小球中形成的原位免疫复合物也能致病。

1983年 kerjachki 等发现存在于大鼠足细胞表面及近端肾小管刷状缘上的致病抗原成分是糖蛋白 megalin(原称为 GP330)。megalin 为跨膜糖蛋白,由4 600个氨基酸组成,其胞外区N端的小糖化片断可能是其抗原决定簇。1990年又发现第二个抗原成分,即受体相关蛋白(RAP),它能结合于 magalin 上。试验显示当循环抗体与足细胞表面的 megalin 及 RAP 结合后,即能形成上皮下原位免疫复合物致病。但是遗憾的是 megalin 在人类足细胞上并不表达,甚至与 megalin 结构相似的抗原也未能发现。

对于人类 MN 致病抗原研究的重大进展起始于2002年 Debiec 等对同种免疫新生儿膜性肾病的研究,患此病的新生儿出生时即出现 NS,肾活检证实病理类型为 MN。Debiec 等在患儿足细胞的足突上发现了中性肽链内切酶(neutral endopeptidase,NEP),并首次证实它是导致人类 MN 的一个自身抗原。研究发现,此类患儿的母亲均为先天性 NEP 缺乏者,而其父亲正常,故母亲在妊娠过程中即会产生抗 NEP 抗体,该抗体可以透过胎盘与胎儿肾小球足细胞上的 NEP 结合,形成原位免疫复合物,激活补体生成 C_{5b-9},损伤足细胞,导致 MN 发生。但是此抗原是否也参与成人 IMN 的发病,并不清楚。

2009年 Beck 等通过检测 IMN 患者的血清,发现75%～80%的患者血清 M 型 PLA2R 抗体阳性,而在继发性膜性肾病、其他肾小球疾病和正常人的血清中此抗体皆阴性。后来,又有学者从 IMN 患者肾小球沉积的免疫复合物中分离出了 PLA2R 抗体,而 V 型狼疮性肾炎和 IgA 肾病患者的肾组织却无此抗体。上述研究均表明抗 PLA2R 抗体为 IMN 所特有。PLA2R,这一人类肾小球足细胞上具有丰富表达的蛋白成分,目前已备受关注,已明确它是人类 MN 的另一个重要自身抗原。

新近有学者提出醛糖还原酶、超氧化物歧化酶-2 和 α-烯醇化酶,也可能是导致人类 IMN 的足细胞抗原成分,但它们在疾病发生与进展过程中的作用尚未明确。

(二)致病抗体分子

应用免疫荧光或免疫组化方法检查 IMN 患者肾小球毛细血管壁上沉积的 IgG 亚类,发现主要是 IgG_4,但是常同时并存较弱的 IgG_1、IgG_2 和/或 IgG_3。已知 IgG_4 分子具有"半抗体交换"特性,交换后重组的 IgG_4 分子的两个 Fab 臂即可能结合不同的抗原,致使此 IgG_4 抗体-抗原复合物不能与补体结合,失去激活补体能力。那么,IMN 患者的补体系统是如何被激活的呢?一种解释是,抗 PLA2R 抗体虽然主要由 IgG_4 构成,但是常伴随其他 IgG 亚型,补体系统即可能通过伴随的 IgG_1、IgG_2 和/或 IgG_3 激活。对同种免疫新生儿膜性肾病的研究显示,母亲血清只存在抗 NEP 的 IgG_4 抗体时,新生儿不发病,只有同时存在抗 NEP 的 IgG_1 和 IgG_4 抗体,新生儿才会出现蛋白尿,此观察似支持这一观点。另一种解释是,IgG_4 虽然不能从经典途径及旁路途径激活补体,但是近年发现它仍可能从甘露糖-凝集素途径激活补体系统,特别是其糖类侧链结构发生变化而导致其免疫活性改变时。

检测患者血清 PLA2R 抗体,不但对 IMN 诊断及鉴别诊断有帮助,而且研究显示血清 PLA2R 抗体滴度还与疾病活动性密切相关。IMN 发病时血清 PLA2R 抗体滴度升高,病情缓解时 PLA2R 抗体滴度下降直至转阴(有的患者在蛋白尿消失前数月血清抗 PLA2R 抗体就已转阴),复发时其滴度再次上升。所以,临床上可监测血清 PLA2R 抗体滴度,来判断 IMN 的疾病活动性。尽管 PLA2R 抗体滴度与疾病病情相关,但是有时仍能发现某些患者的血清抗体滴度与蛋白尿程度并不相关,血清抗 PLA2R 抗体已转阴,但是蛋白尿仍持续在 $2\sim3$ g/d 水平,对这种现象的解释是尽管促使 IMN 发病的免疫反应已缓解,但是长时间病程导致的肾小球硬化(局灶节段性硬化及球性硬化)和肾小管间质纤维化致使蛋白尿不消失。

(三)补体系统激活

在肾小球上皮下的免疫复合物(循环免疫复合物沉积或原位免疫复合物形成),要通过激活补体形成膜攻击复合体 C_{5b-9},才能损伤足细胞致病。在被动 Heymann 肾炎大鼠模型中,予以抗 Fx1A 抗体后,再予以眼镜蛇毒因子耗竭补体,可显著减少 C_{5b-9} 在肾脏的沉积,蛋白尿减轻;另外,给予具有固定补体作用的绵羊抗大鼠 Fx1A 抗体 γ_1 亚类,大鼠将发生蛋白尿;而给予无固定补体作用的抗 Fx1A 抗体 γ_2 亚类,即使在肾小球足细胞上沉积了大量免疫复合物,但是无 C_3 沉积,大鼠不出现蛋白尿,由此说明足细胞上沉积的免疫复合物必须通过激活补体才能致病。

补体有 3 条激活途径,包括经典途径、旁路途径及甘露糖-凝集素途径。由于肾小球毛细血管壁上很少有补体 C_{1q} 沉积,故目前认为 IMN 主要是从旁路途径而非经典途径激活补体。其具体机制:一方面抗 Fx1A 抗体可增强 C_{3b} 在肾小球足细胞下沉积,促进 C_3 转化酶($C_{3b}BbP$)形成;另一方面,抗 Fx1A 抗体还可拮抗补体调节蛋白如 H 因子的调节作用,延长 C_3 转化酶($C_{3b}BbP$)半衰期,维持旁路途径活化。但是,正如前述,少数 IMN 患者的补体系统是否是由甘露糖-凝集素途径激活?很值得研究。

补体激活形成的终末产物即膜攻击复合体 C_{5b-9} 可在细胞膜上形成非选择性亲水跨膜通道,或在其周围形成"膜漏网",即在细胞膜上"打孔"。溶解量的 C_{5b-9} 可使细胞穿孔坏死,而亚溶解量的 C_{5b-9} 则可作为人肾小球足细胞的一种刺激剂,插入细胞膜活化细胞,产生多种活性介质,损伤足细胞,产生蛋白尿。

(四)足细胞损伤

足细胞处于肾小球滤过膜最外层,它不仅参与构成滤过膜的机械屏障和电荷屏障,而且在维持肾小球毛细血管襻的正常开放、调节静水压、合成 GBM 基质及维持其代谢平衡上起着重要作用。其结构与功能的完整性对于维护滤过膜的正常功能具有重要意义。足细胞在 GBM 上稳定附着和发挥正常功能需要一组足细胞相关蛋白来维系。根据蛋白的分布部位将其分为裂孔隔膜蛋白、顶膜蛋白、骨架蛋白和基膜蛋白。IMN 发病时无论是原位免疫复合物形成及循环免疫复合物沉积,或是补体膜攻击复合体 C_{5b-9} 产生,都与足细胞有着密切联系,而其也是最终的受损靶细胞。

目前研究认为,膜攻击复合体 C_{5b-9} 插入足细胞膜后,破坏了裂孔隔膜蛋白 nephrin 与足细胞膜的锚定结构,使裂孔隔膜蛋白复合体结构解离,同时还导致骨架蛋白结构松散,顶膜蛋白丢失,负电荷屏障受损,这些足细胞相关蛋白的异常均加速了足细胞结构与功能的损伤。还有研究指出,C_{5b-9}可通过转换生长因子-β(TGF-β)/Smad7通路及活性氧产生导致足细胞损伤,促使足细胞凋亡与脱落。脱落的足细胞产生的蛋白酶能够进一步加重肾小球滤过膜损伤。裸露的GBM能与肾小囊壁粘连,启动肾小球硬化机制。还有研究发现C_{5b-9}还参与了足细胞细胞周期的调节,上调了细胞周期抑制蛋白p21及p27,阻止了足细胞增殖,同时C_{5b-9}通过损伤DNA加速了足细胞死亡。

综上所述,目前对于IMN的研究已经取得了重要进展。肾小球上皮下的免疫复合物沉积或原位形成,及由此引起的补体系统活化、膜攻击复合体C_{5b-9}产生,最终造成足细胞损伤,这是IMN的重要发病机制。但是对IMN发病机制的认识仍存在不少未明之处,需要更进一步深入研究澄清。

二、特发性膜性肾病的病理表现、临床表现与诊断

本病诊断有赖于肾脏病理检查,而且需要排除继发性膜性肾病后,IMN诊断才能成立。

(一)肾脏病理表现

1.光镜检查

早期光镜下仅能见到肾小球上皮下嗜复红蛋白沉积,而后GBM弥漫增厚,"钉突"形成,甚至呈"链环状"改变。晚期系膜基质增多,毛细血管襻受压闭塞,肾小球硬化。通常肾小球无细胞增殖及浸润,系膜区和内皮下也无嗜复红蛋白沉积。如果出现明显的系膜细胞增殖,炎细胞浸润和坏死性病变,则需考虑继发性膜性肾病的可能。另外,在一些大量蛋白尿持续存在、肾功能异常的IMN患者中,发现伴发局灶节段性肾小球硬化病变,此类患者往往对免疫抑制治疗反应差,预后不良。近年来,一些伴发新月体肾炎的病例也屡见报道,其中部分患者的血清可检出抗GBM抗体或抗中性粒细胞胞质抗体(ANCA),但其发病机制不清楚。

肾小管间质病理改变主要包括肾小管上皮细胞颗粒及空泡变性、肾小管灶状萎缩、肾间质灶状炎性细胞浸润及肾间质纤维化。肾小管间质的病变程度往往与蛋白尿的严重程度和持续时间相关。

2.免疫荧光检查

免疫球蛋白IgG呈弥漫性细颗粒状沉积于肾小球毛细血管壁,是IMN特征性的免疫病理表现,在个别早期病例或免疫复合物已进入消散期的患者,IgG可呈节段性分布。大部分患者伴有C_3沉积。此免疫荧光检查十分敏感,有助于疾病的早期诊断。IMN一般无多种免疫球蛋白及补体C_{1q}沉积,而且也不沉积于肾小球毛细血管壁以外区域,若有则需排除继发性膜性肾病可能。

3.电镜检查

电镜检查可于GBM外侧(即上皮细胞下)见到排列有序的电子致密物,GBM增厚,并常能在电子沉积物间见到"钉突"。此外,足细胞足突常弥漫融合。

4.疾病分期

目前公认的Ehrenreich-Churg分期法,是以电镜表现为主,光镜表现为辅的IMN分期,共分为如下4期。

(1)Ⅰ期:GBM无明显增厚,GBM外侧上皮细胞下有少数电子致密物。

(2)Ⅱ期:GBM弥漫增厚,上皮细胞下有许多排列有序的电子致密物,它们之间可见"钉突"。

（3）Ⅲ期：电子致密物被增多的 GBM 包绕，部分电子致密物被吸收，而呈现出大小不等、形状不一的透亮区。

（4）Ⅳ期：GBM 明显增厚，较多的电子致密物被吸收，使 GBM 呈虫蚀状。系膜基质逐渐增多，直至肾小球硬化。

另外，还有 Gartner 的五期分法，除上述 4 期外，将 IMN 自发缓解、肾小球病变已恢复近正常（可能遗留部分肾小球硬化）的阶段称为Ⅴ期。

起初大多学者认为 IMN 患者随着发病时间的延长，肾脏病变分期会升高。但是近年的大量研究并未发现分期与病程间存在明确的对应关系，因此，上述病理分期对临床病程、治疗疗效及疾病预后的评估到底具有多大意义，仍待今后进一步研究去澄清。

（二）临床表现与并发症

IMN 大多隐匿起病，以水肿为首发症状，病程进展缓慢。多数患者（约 80%）有大量蛋白尿（>3.5 g/d），呈现 NS；少数患者（约 20%）为无症状的非肾病范畴蛋白尿（<3.5 g/d）。尿蛋白量可随每天蛋白质摄入量及活动量而波动。20%～55% 的患者存在轻度镜下血尿，不出现肉眼血尿，当患者存在显著的镜下血尿或肉眼血尿时，临床上要注意继发性膜性肾病或 IMN 出现并发症的可能。17%～50% 的成年患者起病时伴随高血压。早期肾功能多正常，4%～8% 的患者在起病时即存在肾功能不全，预后常较差。

IMN 的自然病程差距较大，约 20% 的患者可自发完全缓解，也有 30%～40% 的患者起病 5～10 年后进展至 ESRD。有研究发现，蛋白尿的程度和持续时间与患者预后密切相关。此外，男性、高龄患者、伴随高血压和/或肾功能不全、肾脏病理检查可见较多硬化肾小球和较重肾小管间质病变者预后较差。

NS 的各种并发症均可在本病中见到，但血栓和栓塞并发症发生率明显高于其他病理类型的肾小球疾病，其中肾静脉血栓、下肢静脉血栓、肺栓塞最为常见。有报道在 NS 持续存在的 IMN 患者肾静脉血栓的发生率可高达 50%。当患者存在大量蛋白尿、严重低清蛋白血症（<20 g/L）、过度利尿、长期卧床等诱因时，患者突然出现腰痛、肉眼血尿、急性肾损害（肾静脉主干血栓）、双下肢不对称性水肿（下肢静脉血栓）、胸闷、气促、咯血（肺栓塞）等症状，均应考虑到血栓及栓塞性并发症发生的可能，并给予及时检查及治疗。

如下情况还能导致 IMN 患者出现急性肾损害：肾前性氮质血症（严重低清蛋白血症致血浆胶体渗透压降低，水分外渗，肾脏有效血容量减少而诱发），并发急性肾静脉主干（双侧或右侧）大血栓，出现抗 GBM 抗体或 ANCA 小血管炎性新月体肾炎，以及药物肾损害（包括肾小管坏死及急性过敏性间质性肾炎）。

（三）诊断与鉴别诊断

依据患者典型的临床实验室表现及肾活检病理改变，诊断 MN 并不困难，但需除外继发性膜性肾病才能确诊 IMN。

继发性膜性肾病有时呈现"非典型膜性肾病"病理改变，免疫荧光检查常见 IgG 伴其他免疫球蛋白、补体 C_3 及 C_{1q} 沉积，沉积于肾小球毛细血管壁及系膜区；光镜检查毛细血管壁增厚，有或无"钉突"形成，常出现"假双轨征"，并伴系膜细胞增生和基质增多；电镜检查于上皮下、基膜内、内皮下及系膜区多部位见到电子致密物。

另外，近年开展的血清 PLA2R 抗体检测、肾切片上 IgG 亚型及 PLA2R 的免疫荧光或免疫组化检查，对鉴别继、原发性膜性肾病极有意义。IgG 亚型的免疫荧光或免疫组化检查显示，

IMN 患者肾小球毛细血管壁上沉积的 IgG 以 IgG_4 亚型为主,伴或不伴较弱的其他 IgG 亚型,而继发性膜性肾病常以其他亚型为主。另外,PLA2R 的免疫荧光或免疫组化检查显示,IMN 患者肾小球 PLA2R 染色阳性,细颗粒状高表达于肾小球毛细血管壁,而已检测的一些继发性膜性肾病(如狼疮性肾炎及乙肝病毒相关性肾炎等)阴性。血清 PLA2R 抗体的检测结果也与此相同。

常见的继发性膜性肾病有如下 4 类。①自身免疫性疾病:常见于狼疮性肾炎,并可见于类风湿关节炎、慢性淋巴细胞性甲状腺炎、干燥综合征等。②感染:常见于乙型肝炎病毒感染,其次为丙型肝炎病毒感染及梅毒等。③肿瘤:包括实体肿瘤及淋巴瘤等。④药物及重金属:常见汞、金制剂、D-青霉胺等。现简述如下。

1.膜型狼疮性肾炎

膜型狼疮性肾炎常见于青中年女性,常有系统性红斑狼疮的多器官受累表现,肾病常表现为大量蛋白尿及 NS,伴或不伴镜下血尿。肾组织免疫荧光检查常呈"满堂亮"现象(各种免疫球蛋白和补体 C_3 及 C_{1q} 均阳性),光镜检查常为"非典型膜性肾病",电镜检查于上皮下、基膜内、系膜区及内皮下均可见电子致密物。需要注意的是,有少数膜型狼疮性肾炎患者起病时仅肾脏受累,无其他系统表现,还不能完全达到系统性红斑狼疮的诊断标准。对这类患者应严密追踪观察,其中一些患者随后能表现出典型的系统性红斑狼疮。

2.乙型肝炎病毒相关性膜性肾病

乙型肝炎病毒相关性膜性肾病多见于青中年,有乙型肝炎病毒感染的临床表现及血清标志物(抗原、抗体)。肾组织光镜检查可呈 IMN 或非典型膜性肾病改变,免疫荧光多呈"满堂亮",诊断的关键是能在患者肾小球中检测到乙肝病毒抗原(如 HBcAg、HBsAg)存在。

3.肿瘤相关性膜性肾病

肿瘤相关性膜性肾病见于各种恶性实体瘤(常见于肺癌、乳腺癌、消化道恶性肿瘤及前列腺癌)及淋巴瘤,其病理表现常与 IMN 无明显区别。此病好发于老年人,有统计表明,60 岁以上的 MN 患者中恶性肿瘤相关性肾病可达 20%。因此,对于老年患者,尤其肾小球中 IgG 沉积物并非以 IgG_4 为主且 PLA2R 染色阴性的患者,一定要严密随访,观察病程中发现肿瘤的可能。

对于肿瘤相关性膜性肾病目前尚无公认的诊断标准,有学者认为在诊断 MN 前后 1 年内发现肿瘤,患者蛋白尿的缓解及复发与恶性肿瘤的治疗缓解及复发密切相关,能除外其他肾脏病即能诊断。有的诊断标准更严格,需在肾小球的上皮下沉积物中发现肿瘤相关抗原或抗体,这一严格标准较难普及。

4.药物及重金属所致膜性肾病

金制剂、D-青霉胺等药物可以引起 MN,但是近代这些药物已经少用。而由含汞增白化妆品引起的 MN 国内近年却屡有报道,2012 年国内民间环保组织抽查实体店及网店出售的美白、祛斑化妆品,发现 23% 的产品汞含量超标,最高者达到国家规定标准的 44 000 倍,很值得重视。汞所致 MN 的病理改变与 IMN 无法区分,可是肾小球内沉积的 IgG 亚类并非 IgG_4 为主,可助鉴别。至于这些药物及重金属所致继发性膜性肾病的 PLA2R 检测结果目前尚无报道。

三、特发性膜性肾病的治疗

IMN 的自然病程差距较大,存在自发缓解和肾功能逐渐恶化两种结局,且药物治疗时间长、疗效不一、不良反应多,因此在过去的几十年中对于临床治疗方案存在较大争议,人们对其研究的探索也从未停止。2012 年 KDIGO 发表了《肾小球肾炎临床实践指南》(下文简称为 KDIGO

指南),其中相关章节讲述了 IMN 的治疗,包括初治和复发后治疗,提出了一些重要推荐及建议,可供我们治疗 IMN 时参考。但由于循证证据的有限性,仍有许多实际应用问题亟待解决,这也是今后研究的方向。

(一)病情进展评估与风险分层

正如前述,IMN 的自然进程存在较大差异,那么哪些患者可能是进展至 ESRD 的高危人群?哪些指标能帮助医师对患者病情进展进行评估?对症治疗与免疫抑制治疗的时机该如何选择?这些都是我们在确定初始治疗方案前需要明确的问题。

1992 年,Pei 及 Cattran 等创建了一种根据尿蛋白排泄量及持续时间,以及肌酐清除率(CCr)起始水平和变化率来评估 IMN 疾病进展风险的模型,其阳性预测值及敏感性为 66%。其后,Cattran 利用此模型将 IMN 疾病进展风险分成了如下 3 级。①低风险:患者在 6 个月的观察期内,尿蛋白量持续 <4 g/d 且 CCr 正常。②中等风险:患者在 6 个月的观察期内,CCr 正常无变化,但尿蛋白含量处于 4~8 g/d。③高风险:患者的尿蛋白持续 >8 g/d,伴或不伴有 CCr 下降。

2005 年 Cattran 及 2007 年 Lai 相继分别在美国肾脏病学会会刊和国际肾脏病学会会刊上发表文章,建议根据上述低中高风险分级来分层地制定治疗方案:对于低风险患者推荐应用 ACEI 或 ARB 治疗,并限制蛋白质入量;对中、高风险患者应结合患者具体情况采取免疫抑制剂治疗(详见下述)。这一风险评估在很大程度上避免了有可能自发恢复和/或稳定低水平蛋白尿的患者被过度治疗,乃至出现严重治疗不良反应。

2012 年的 KDIGO 指南对 IMN 患者进行免疫抑制治疗的适应证及禁忌证进行了明确阐述。指南推荐只有表现为 NS 且具备如下之一条件者,才用免疫抑制剂进行初始治疗:①经过至少 6 个月的降血压和降蛋白治疗,尿蛋白仍然持续 >4 g/d 和超过基线水平 50% 以上,并无下降(证据强度 1B)。②出现 NS 引起的严重的、致残或威胁生命的临床症状(证据强度 1C)。③明确诊断后 6~12 个月内血清肌酐升高 ≥30%,但肾小球滤过率(eGFR)不低于 25~30 mL/(min·1.73 m²),且上述改变并非由 NS 并发症所致(证据强度 2C)。而对于血清肌酐持续 >309 μmol/L(3.5 mg/dL)或肾小球滤过率 <30 mL/(min·1.73 m²),及超声显示肾脏体积明显缩小者(例如长度小于 8 cm),或并发严重的或潜在危及生命的感染者,建议避免使用免疫抑制治疗(无证据强度分级)。

(二)免疫抑制剂的选择与证据

1.糖皮质激素

半个多世纪以来,已有极多的用糖皮质激素治疗 IMN 的报道,结果十分不同。1979 年一个多中心对照研究显示,给予泼尼松治疗(125 mg 隔天口服,共 8 周)能显著降低肾功能恶化的发生率。1981 年美国的一个协作研究组用泼尼松 100~150 mg 隔天口服 8 周治疗 IMN,得到了相似结果,能降低患者蛋白尿至 2 g/d 以下,并降低血清肌酐倍增风险。这些研究结果曾鼓励临床医师用糖皮质激素治疗 IMN。

但是,1989 年加拿大学者 Cattran 等的一项前瞻性研究按泼尼松 45 mg/m² 体表面积隔天给药治疗 IMN(包括尿蛋白 ≤0.3 g/d 的患者),结果显示泼尼松对降低蛋白尿和改善肾功能均无效。1990 年英国学者 Cameron 等也用类似方案治疗 IMN,观察 3~9 个月,结果也未发现治疗能改善肾功能,而尿蛋白和血浆清蛋白的改善也只是暂时的。

2004 年 Schieppati 等对免疫抑制剂治疗成人 IMN 疗效进行了系统评价,纳入了 18 个随机对照研究,包含 1 025 例患者,结果显示,与安慰剂对照组比较,单用糖皮质激素并不能提高蛋白尿缓解率,也不能提高患者肾脏长期存活率。

所以近代研究结果多不支持单独应用糖皮质激素治疗 IMN。为此,2012 年的 KDIGO 指南已明确指出,不推荐糖皮质激素单一疗法用于 IMN 的初始治疗(证据强度 1B)。

2.细胞毒药物

(1)苯丁酸氮芥:在 20 世纪 80 年代意大利学者 Ponticelli 进行了一项设计严谨的前瞻随机对照试验治疗 IMN,后被称为"意大利方案"。试验共入选了 81 例表现为 NS 而肾功能正常的 IMN 患者,被随机分为免疫抑制治疗组[42 例,第 1、3、5 个月用甲泼尼龙 1 g,静脉输注连续 3 天,余 27 天每天顿服甲泼尼龙 0.4mg/(kg·d);第 2、4、6 个月仅口服苯丁酸氮芥 0.2 mg/(kg·d),交替使用,总疗程 6 个月]和对症治疗组(39 例),进行了为期 10 年的随访观察,结果显示:存活且未发生 ESRD 的患者试验组占 92%,对照组仅 60%($P=0.003\ 8$);疾病缓解率试验组为 61%(40% 完全缓解),对照组为 33%(5% 完全缓解)($P=0.000\ 1$)。随后,Ponticelli 等在另一项随机对照试验中,又将这一方案与单独口服泼尼松龙 0.5 mg/(kg·d)进行对比,为期 6 个月。结果显示,与单用泼尼松龙组比较,联合苯丁酸氮芥治疗组的疾病缓解率高及持续缓解时间长。

2002 年西班牙学者 Torres 等发表了他们的回顾性研究结果。他们将 1975 年至 2000 年已出现肾功能不全的 39 例 IMN 患者,分成免疫抑制治疗组[19 例,口服泼尼松 6 个月,并在治疗初 14 周里联合口服苯丁酸氮芥 0.15 mg/(kg·d)]和保守治疗组(20 例),进行比较分析。治疗前两组患者的肾功能和肾脏病理改变并无差异,但是其后保守治疗组肾功能逐渐恶化,而大部分免疫抑制治疗组患者尿蛋白下降,肾功能改善或稳定。因此有学者认为,对早期肾功能损害的 IMN 患者仍应给予糖皮质激素联合苯丁酸氮芥进行免疫抑制治疗。

由此可见,用糖皮质激素配合苯丁酸氮芥治疗 IMN 出现 NS 肾功能正常的患者,乃至轻度肾功能不全的患者,均有疗效。

(2)环磷酰胺:1998 年 Ponticelli 等对肾功能正常的 IMN 患者,进行了甲泼尼龙联合苯丁酸氮芥0.2 mg/(kg·d)口服(50 例),或甲泼尼龙联合环磷酰胺 2.5 mg/(kg·d)口服(45 例)的对比治疗观察。治疗 6 个月,结果显示两者都能有效缓解蛋白尿,延缓肾功能损害进展,但是苯丁酸氮芥不良反应较大,由于不良反应停药的患者占 12%,而环磷酰胺治疗组仅占 4%。

1998 年 Branten 等对伴有肾功能不全的 IMN 患者给予泼尼松联合环磷酰胺 1.5~2.0 mg/(kg·d)口服治疗(17 例),或甲泼尼龙联合苯丁酸氮芥 0.15 mg/(kg·d)(15 例)口服治疗,疗程 6 个月,结果显示苯丁酸氮芥治疗组疗效较环磷酰胺组差,且不良反应大。

2004 年 du Buf-Vereijken 等给 65 例肾功能不全(血清肌酐>135 μmol/L)的 IMN 患者,予以糖皮质激素(泼尼松 0.5 mg/kg,隔天口服,共 6 个月,并于第 1、3、5 个月静脉滴注甲泼尼龙 1 g/d,连续3 天)及环磷酰胺[1.5~2.0 mg/(kg·d)口服,共 12 个月]治疗,随访51 个月(5~132 个月),发现糖皮质激素联合环磷酰胺治疗能有效延缓肾损害进展。随访结束时,16 例(24.6%)完全缓解,31 例(47.7%)部分缓解;患者 5 年肾脏存活率是 86%,显著高于历史对照32%。但是仍有 28% 的患者 5 年内疾病复发,而且如此长期地服用环磷酰胺不良反应大,约 2/3 的患者出现了治疗相关性并发症,主要为骨髓抑制及感染,2 例出现了癌症。

由此看来,环磷酰胺与苯丁酸氮芥相似,与糖皮质激素联合治疗时,对 IMN 呈 NS 的肾功能正常患者,乃至轻度肾功能不全患者均有效。而且与苯丁酸氮芥比较,环磷酰胺的不良反应较轻。不过长期服用时仍能出现骨髓抑制、感染及癌症等不良反应。

(3)硫唑嘌呤:1976年加拿大西部肾小球疾病研究组报道,表现为 NS 的 IMN 病患者应用硫唑嘌呤治疗无效。Ahuja 等用泼尼松联合硫唑嘌呤治疗 IMN 患者,也得到同样结论。2006年Goumenos等发表了一项10年随访观察资料,33例患者接受泼尼松龙(初始量60 mg/d)及硫唑嘌呤[初始量2 mg/(kg·d)]治疗,治疗26±9个月,17例患者不接受任何免疫抑制剂治疗。随访结束时,治疗组14例(42%)、对照组6例(35%)出现血清肌酐翻倍($P>0.05$);治疗组7例(21%)、对照组3例(18%)进展至 ESRD($P>0.05$);二组 NS 的缓解率分别为51%及58%($P>0.05$)。所以认为对于呈现 NS 的 IMN 患者用泼尼松龙联合硫唑嘌呤治疗无益。

2012年 KDIGO 指南关于细胞毒药物的应用进行了如下推荐及建议:推荐在开始治疗时,应用口服或静脉糖皮质激素与口服烷化剂每月交替治疗,共治疗6个月(证据强度1B);初始治疗建议应用环磷酰胺而非苯丁酸氮芥(证据强度2B)。指南并未推荐或建议使用非烷化剂的细胞毒药物硫唑嘌呤治疗 IMN。

3.钙调神经磷酸酶抑制剂

(1)环孢素 A:2001年 Cattran 等报道了北美11个中心完成的前瞻单盲随机对照研究结果,将51例伴有 NS 范畴蛋白尿泼尼松治疗失败的 IMN 患者分为如下两组:治疗组用环孢素 A[起始量3.5 mg/(kg·d)]联合低剂量泼尼松[剂量0.15 mg/(kg·d),最大剂量为15 mg]治疗;对照组用安慰剂联合低剂量泼尼松治疗。26周治疗结束时,治疗组的完全及部分缓解率为75%,而对照组为22%($P<0.001$);随访78周结束时,两组缓解率分别为39%和13%($P=0.007$)。在52周时治疗组中9例患者(43%)及对照组中2例患者(40%)病情复发。因此认为对糖皮质激素抵抗的 IMN 患者仍可考虑给予环孢素 A 治疗,尽管有一定复发率,但仍能提高疾病总疗效。

2006年希腊学者 Alexopoulos 等将表现为 NS 的 IMN 患者分为两组,其中31例给予泼尼松龙联合环孢素 A,20例单独应用环孢素 A,环孢素 A 的起始量均为2～3 mg/(kg·d),治疗时间为12个月。结果显示,联合用药组的26例(83.9%)患者、单一用药组的17例(85.0%)患者尿蛋白都均获得了完全或部分缓解,两组患者肾功能无明显变化,单一用药组患者的复发率为47%,联合用药组为15%。因此认为对表现为 NS 的 IMN 患者单用环孢素 A 或联合糖皮质激素治疗均有效,但联合用药组可减少复发率。另外,还给治疗12个月时达到完全或部分缓解的患者,继续用低剂量环孢素 A 维持治疗,联合用药组服环孢素 A 1.3±0.4 mg/(kg·d)共26±16个月,单一用药组服用环孢素 A 1.4±0.5 mg/(kg·d)共18±7个月,结果显示两组在维持缓解上均获得了良好疗效。

2010年 Kosmadakis 等对比研究了甲泼尼龙(12.5 mg/d 口服)联合环孢素 A[3.0～3.5 mg/(kg·d)]及甲泼尼龙[0.75 mg/(kg·d)]联合环磷酰胺[2 mg/(kg·d)]治疗 IMN 呈现 NS 患者的疗效。治疗9个月,两组尿蛋白均减少,清蛋白均增高,但是环磷酰胺组肾功能显著改善,而环孢素 A 组肾功能却显著减退。治疗结束时,环磷酰胺组4/8例完全缓解,4/8例部分缓解,而环孢素 A 组1/10例完全缓解,5/10例部分缓解。因此认为环孢素 A 为基础的治疗疗效不如环磷酰胺为基础的治疗。

(2)他克莫司:此药与环孢素 A 同属钙调神经磷酸酶抑制剂(CNI),其免疫抑制作用是环孢素 A 的10～100倍。作为一种新型免疫抑制剂,其相关研究数据相对较少。2007年 Praga 等完成了一项治疗 IMN 的随机对照试验,患者均呈现 NS 而肾功能正常,治疗组($n=25$)使用他克莫司单药治疗[0.05 mg/(kg·d),治疗12个月,6个月后逐渐减小剂量],对照组($n=23$)采用保守疗法。18个月后,他克莫司组患者疾病缓解率为94%,对照组仅为35%;他克莫司组有1例(4%)而对照组有6例(26.1%)患者血清肌酐升高50%。不过,治疗组在停用他克莫司后有一半以上患者疾病复发。因此,他克莫司是否也能像环孢素一样用低剂量长期服用来维持缓解呢?目前尚无报道。

2010年国内一项多中心随机对照试验对IMN呈现NS的患者用糖皮质激素联合他克莫司或环磷酰胺治疗进行对比观察。他克莫司治疗组($n=39$)用0.05 mg/(kg·d)剂量口服6个月,再3个月逐渐减量至停;环磷酰胺组($n=34$)以100 mg/d剂量口服4个月,累积量达12 g停药。治疗6个月时,他克莫司组在疾病缓解率及尿蛋白减少上均优于环磷酰胺组($P<0.05$);而随访至12个月时两组患者的疗效基本相当,但是他克莫司组不良反应较多,如糖代谢异常、感染及高血压。两组都有约15%的患者复发。此试验结果提示糖皮质激素联合他克莫司可以作为治疗IMN患者的一个替代方案,但是需要注意药物不良反应。长期应用他克莫司治疗IMN的疗效和不良反应如何?目前尚缺经验。

2012年KDIGO指南关于CNI治疗IMN进行了如下推荐及建议:推荐用环孢素A或他克莫司作为IMN初始治疗的替代治疗方案,用于不愿接受烷化剂或应用烷化剂有禁忌证的患者,至少治疗6个月(证据强度1C)。尽管目前他克莫司治疗IMN的临床研究证据远不如环孢素A多,但是2012年的KDIGO指南仍将他克莫司提到了与环孢素A并列的重要地位。

4.吗替麦考酚酯

2007年Branten等的一项研究入选了64例肾功能不全的IMN患者,一组($n=32$)口服吗替麦考酚酯2 g/d及糖皮质激素;另一组($n=32$)口服环磷酰胺1.5 mg/(kg·d)及糖皮质激素。两组均治疗12个月,结果显示两组血清肌酐、尿蛋白排泄量及尿蛋白缓解率均无统计学差异,两组患者不良反应发生率相似,但吗替麦考酚酯组复发率较高。

2008年Dussol等发表了一个治疗IMN呈NS患者的前瞻随机对照试验结果,治疗组($n=19$)每天口服2 g吗替麦考酚酯,不并用糖皮质激素;对照组($n=19$)仅用保守治疗。治疗12个月后,结果显示两组的疾病完全及部分缓解率相似,提示单用吗替麦考酚酯治疗IMN疗效不佳。

2012年KDIGO指南建议不单用吗替麦考酚酯作为IMN的初始治疗(证据强度2C)。其联合激素治疗是否确能取得较好疗效,还需要更多的随机对照研究去评估。

5.利妥昔单抗

目前有关利妥昔单抗(抗B细胞抗原CD20的单克隆抗体)用于IMN患者的治疗尚无随机对照研究证据,仅有一些规模较小的研究提供了一些鼓舞人心的结果。2003年Ruggenenti等用利妥昔单抗(375 mg/m²,每周静脉输注1次,共4次)治疗了8例呈大量蛋白尿的IMN患者,并进行了为期1年的随访。随访结束时所有患者的尿蛋白均显著减少,清蛋白显著上升,肾功能稳定,而且并无明显不良反应发生。此后又有几篇小样本的治疗观察报道,显示部分IMN患者经利妥昔单抗治疗后病情确能获得完全或部分缓解。

2012年KDIGO指南认为,尽管上述初步结果令人鼓舞,但是利妥昔单抗的确切疗效(包括长期复发情况)尚需随机对照试验来肯定。基于此,KDIGO指南尚不能对其治疗IMN作出推荐。

(三)免疫抑制治疗方案与思考

1.初始治疗方案

2012 年 KDIGO 指南关于 IMN 初始治疗方案进行了如下推荐或建议:①推荐口服和静脉糖皮质激素与口服烷化剂每月 1 次交替治疗,疗程 6 个月(证据强度 1B)。②建议首先选用环磷酰胺而非苯丁酸氮芥(证据强度 2B)。③根据患者的年龄和肾小球滤过率水平调整环磷酰胺及苯丁酸氮芥的剂量(证据强度未分级)。④可以每天连续(并非周期性)服用烷化剂治疗,此治疗也有效,但有增加药物毒性作用风险,尤其是使用药物>6 个月时(证据强度 2C)。⑤不推荐单独应用糖皮质激素(证据强度 1B)或吗替麦考酚酯(证据强度 2C)做初始治疗。

由于目前对于肾功能不全的 IMN 患者用免疫抑制剂治疗的前瞻对照研究较少,因此该指南未对这类患者的治疗提出推荐意见或建议,今后需要进行更多高质量的随机对照临床研究来提供循证证据。而且,目前对预测 IMN 治疗疗效及疾病结局的有价值的指标(包括临床病理表现、血和尿生物学标志物如 PLA2R 抗体等)的研究还很不够,今后也需加强,若能更准确地判断哪些患者能从治疗中获益,哪些难以获益,这对避免过度治疗及减少药物不良反应均具有重要意义。这些都应该是未来的研究内容。

2.初始治疗的替代治疗方案

2012 年 KDIGO 指南对 IMN 初始治疗的替代治疗方案进行了如下推荐及建议:①对于符合初始治疗标准但不愿接受激素及烷化剂治疗或存在禁忌证的患者,推荐应用环孢素 A 或他克莫司,至少治疗 6 个月(证据强度 1C)。②用 CNI 治疗 6 个月而未获得完全或部分缓解时,建议停用 CNI(证据强度 2C)。③若达到持续缓解且无 CNI 治疗相关肾毒性出现时,建议 CNI 在 4～8 周内逐渐减量至起始剂量的 50%,并至少维持 12 个月(证据强度 2C)。④建议在开始治疗期间及血清肌酐异常增高(大于基线值 20%)时要规律地检测药物血浓度(无证据强度分级)。

指南也给出了 CNI 为基础的治疗方案中药物的参考剂量,环孢素 A 3.5～5.0 mg/(kg・d),每 12 小时口服 1 次,同时给予泼尼松 0.15 mg/(kg・d),共治疗 6 个月;他克莫司 0.05～0.075 mg/(kg・d),每12 小时口服 1 次,不并用泼尼松,共治疗 6～12 个月。为避免急性肾毒性发生,建议两药均从低剂量开始应用,然后逐渐加量。

治疗期间应定期检测 CNI 的血药浓度及肾功能,宜将患者环孢霉素 A 的血药谷浓度维持于125～175 ng/mL 或峰浓度维持于400～600 ng/mL水平;将他克莫司的血药谷值浓度维持于5～10 ng/mL水平。

CNI 在 IMN 治疗中最突出的问题是停药后疾病的高复发率,由于尚缺高水平证据,因此 KDIGO 指南并未对此复发问题提出具体推荐意见和建议,已有学者应用低剂量环孢素 A 进行较长期维持治疗来减少复发,但目前尚缺乏高水平的随机对照试验来评价长期应用 CNI(尤其是他克莫司)对减少复发的确切效果及安全性。另外,对于 IMN 肾功能不全患者是否还能用 CNI,目前也缺乏足够证据来做肯定回答。这些也应是我们今后研究的方向。

3.对初始治疗抵抗病例的治疗方案

2012 年 KDIGO 指南建议如下:对烷化剂及激素为基础的初始治疗抵抗者,建议使用 CNI 治疗(证据强度 2C);对 CNI 为基础的初始治疗抵抗者,建议应用烷化剂及激素治疗(证据强度 2C)。

4.NS 复发的治疗方案

2012 年 KDIGO 指南建议如下:NS 复发的 IMN 患者,建议使用与初始诱导缓解相同的治疗方案(证据强度 2D);对于初始治疗应用糖皮质激素与烷化剂交替治疗 6 个月的患者,疾病复发时建议此方案仅能重复使用 1 次(证据强度 2B)。

应用烷化剂治疗的 IMN 患者,治疗后 5 年内的疾病复发率为 25%～30%;应用 CNI 治疗者,治疗后 1 年内疾病复发率为 40%～50%。一些低级别证据提示,再次使用与初始诱导缓解相同的治疗方案仍然有效,但是较长期地使用烷化剂有增加肿瘤、机会性感染和性腺损害的风险。文献报道,环磷酰胺累积量超过 36 g(相当于 100 mg/d,持续 1 年)时,可使韦格纳肉芽肿患者患膀胱癌的风险增加 9.5 倍,烷化剂疗程的延长同样也增加了患淋巴组织增生病和白血病的风险。因此指南强调初始治疗用糖皮质激素与烷化剂交替方案治疗 6 个月的患者,疾病复发时最多再使用此方案 1 次。也有报道利妥昔单抗对一些 CNI 依赖的复发患者有较好疗效,但是证据尚欠充分,指南还未做推荐。

关于重复使用免疫抑制治疗的大多数资料,均来自肾功能正常的复发患者,几乎没有资料指导如何治疗肾功能不全的复发患者。另外,今后还应进行随机对照试验来评估其他药物如吗替麦考酚酯及利妥昔单抗对治疗 IMN 复发患者的疗效。

综上所述,基于循证医学证据而制定的 2012 年 KDIGO 指南为临床合理治疗 IMN 提供了指导性意见,但是目前绝大部分循证医学证据都来自国外;高质量的前瞻性、大样本随机对照研究尚缺乏;研究随访期限普遍偏短,对于治疗的远期预后评估不足;不同免疫抑制剂方案之间尚缺乏大样本的对比性研究。这些问题依然存在,因此尚需继续努力来解决。另外,在临床实际应用指南内容时,切忌盲目教条地照搬,要根据患者的具体情况具体分析进行个体化治疗。

最后还要指出,在实施免疫抑制治疗同时,还应配合进行对症治疗(如利尿消肿、纠正脂代谢紊乱、服用 ACEI 或 ARB 减少尿蛋白排泄等)及防治并发症治疗,其中尤其重要的是预防血栓栓塞并发症。2012 年 KDIGO 指南建议,对伴有肾病综合征且血清蛋白<25 g/L 的 IMN 患者,应预防性的应用抗凝药物,予以口服华法林治疗。

(杨慧敏)

第八节 局灶节段性肾小球硬化

局灶节段性肾小球硬化(focal segmental glomerulosclerosis,FSGS)于 1957 年由 Rich 首先描述,病理检查可见部分肾小球出现节段性瘢痕,临床上以大量蛋白尿及肾病综合征(NS)为突出表现。

FSGS 在儿童和成人的原发性肾小球疾病中占 7%～35%。近年来,FSGS 的发病率有逐年升高趋势。过去 20 年里,美国儿童和成人 FSGS 的发病率增加了 2～3 倍,可能的原因包括近年来除了重视经典型 FSGS 病理改变外,还注意到了许多 FSGS 的变异型,因而提高了 FSGS 检出率。此外,随着非洲裔美国人经济地位的提高,保健意识的增强,就诊人数明显增加,而非洲裔人群 FSGS 的发病率很高,从而导致美国整个人群发病率的上升。中山大学附属一院的资料也显示,在我国南方地区,近 10 多年来,FSGS 的发病率也有逐步升高的趋势。另外,原发病为 FSGS 接受肾移植的终末肾脏病患者,移植肾的 FSGS 发生率也较高。

与微小病变肾病相比,FSGS 患者临床上除表现大量蛋白尿及 NS 外,还常出现血尿、高血压及肾功能损害,对激素治疗常不敏感,常进行性发展至终末肾脏病。

一、局灶节段性肾小球硬化发病机制研究现状

FSGS 的发病机制目前还不完全清楚。FSGS 的肾小球节段性病变主要是细胞外基质蓄积构成的瘢痕。这种节段性硬化病变的产生,目前认为与遗传因素、循环因子、病毒感染、足细胞损伤、血流动力学改变、细胞外基质合成与降解失衡、细胞因子介导免疫损伤、高脂血症和脂质过氧化,以及细胞凋亡等密切相关。

(一)遗传因素

大量的资料显示 FSGS 的发病具有明显的种族差异和家族聚集性。如美国的资料显示,黑人肾病患者中 FSGS 的发病率是白人的 2～3 倍(50%～60%对 20%～25%)。FSGS 是南非和非洲裔美国人 NS 最常见的病理类型。而在我国广东地区仅占成人 NS 的 7%左右。上述资料显示 FSGS 的发病具有明显的种族差异。

FSGS 的发病还与不同种族人群中人类白细胞抗原(HLA)等位基因出现的频率有关,已有报道,北美洲 FSGS 患者中 *HLA-DR4* 频率显著增高,而有 *HLA-DR4* 表型的成年人发生 FSGS 概率较高,提示具有该等位基因者较易发生 FSGS。西班牙裔儿童 FSGS 的发生与 *HLA-DR8* 相关,德国裔 FSGS 患儿则与 *DR3* 和 *DR7* 相关。而吸食海洛因的 FSGS 患者 *HLA-B53* 出现频率高。

FSGS 还呈现家族聚集性的特点,但 FSGS 的遗传特性尚不清楚,常染色体显性和隐性遗传都有报道。在一项对 18 个家族 45 个成员经肾活检证实为 FSGS 的病例研究中发现,FSGS 的家族遗传聚集性特征为常染色体显性遗传,伴随的 *HLA* 等位基因包括 *HLA-DR4*、*HLA-B12*、*HLA-DR8* 和 *HLA-DR5*。遗传性 FSGS 家族进行连锁分析发现,可疑基因定位在 *19q13* 上。

最近对家族性 FSGS 病例研究发现,肾小球滤过屏障中足细胞蛋白具有突出的重要性。例如,*ACTN4* 基因(编码足细胞上 α-辅肌动蛋白 4,即 αactinin 4,具有交联肌动蛋白微丝功能)变异可能引起家族性常染色体显性遗传 FSGS;*NPHS1* 基因(编码足细胞上 nephrin 蛋白)变异能导致芬兰型先天性 NS(呈常染色体隐性遗传疾病);*NPHS2* 基因(编码足细胞上 podocin 蛋白)变异能导致家族性常染色体隐性遗传性 FSGS(患者在儿童期开始出现蛋白尿,而后很快进展至终末肾脏病,肾移植后很少复发)。家族性 FSGS 的 *NPHS2* 变异常由该基因发生无意义密码子、错义、移码或终止密码早熟导致。另外,*NPHS2* 基因变异也能发生于散发 FSGS 病例。最近,还发现 *TRPC6* 基因(编码足细胞的一种钙离子内流通道)变异、*CD2AP* 基因(编码足细胞上 CD2 相关蛋白)变异、或 *PLCE1* 基因(编码足细胞上磷脂酶 Cε)变异也与家族性 FSGS 发病相关。但是,大部分的研究资料显示,这些基因型变异与临床表现和免疫抑制治疗的反应性没有明显的关联性。

近期美国学者采用混合连锁不平衡全基因组扫描的方法,发现在美国黑人中 *MYH9* 可能是主要的遗传易感基因。随后采用的小样本全基因组关联分析研究发现,22 号染色体包括 *APOL1* 和 *MYH9* 基因的一段 60 kb 区域可能与 FSGS 的发病密切相关。有趣的是,*APOL1* 变异可以保护非洲人免受引起昏睡病的锥虫(布氏锥虫罗得西亚亚种)感染,但是却可导致美国黑人易患 FSGS,进一步提示遗传因素在 FSGS 的发病中起着重要的作用。

(二)循环因子

对循环因子的重视和研究很多来自肾移植的临床观察和治疗。Savin 等的研究发现,与正

常对照者相比,33 名肾移植后再发 FSGS 患者的肾脏对清蛋白有更高的通透性。经血浆置换治疗后,其中 6 例患者尿蛋白显著减少,因而推测 FSGS 患者体内可能存在某些因子导致 FSGS 的发生。随后 Sharma 等从 FSGS 患者血清中提取了一种具有在短时间内显著增强肾小球基膜(GBM)通透性的肾小球滤过因子,称为循环因子或渗透因子。体外研究证实,肾移植 FSGS 复发患者血清相对于未复发者可明显增强 GBM 的清蛋白的通透性。部分复发的 FSGS 患者接受血浆置换治疗后,GBM 通透性降低,尿蛋白明显减少,因此多数学者认为,循环因子或渗透因子与移植肾 FSGS 的复发有关。而在非移植的 NS 患者,仅发现少数患者(如激素抵抗的先天性NS 患者)经血浆置换治疗可减少蛋白尿和稳定肾脏功能。因此,对大多数 FSGS 患者而言,尽管血浆置换治疗后循环因子可减少,但蛋白尿没有改善。为此人们一直在探索循环中是否存在致病因子? 迄今对循环因子究竟为何物还不清楚,循环因子在原发性 FSGS 发病机制中的重要性仍所知甚少。

2011 年 Reiser 等发现血清可溶性尿激酶受体(suPAR)在 2/3 原发性 FSGS 患者中升高。在肾移植术前血清中较高浓度的 suPAR 预示着移植术后复发的可能性比较大。循环中 suPAR 可激活足细胞 β3 整合素,造成足细胞足突融合消失、大量蛋白尿。在 3 种小鼠模型试验中提示 suPAR 可以造成蛋白尿和肾脏 FSGS 的发生,提示 suPAR-足细胞 β3 整合素在 FSGS 发生机制中具有重要作用,降低 su-PAR 浓度可能防止 FSGS 的发生。2012 年该研究组又发表了验证研究的结果,显示在两组原发性 FSGS 的临床研究(PodoNet 和 FSGS CT Study)患者中,84.3% 的成人患者和 55.3% 的儿童患者的血清 suPAR 均升高。目前,有关 suPAR 在 FSGS 患者血液中的表达及对长期预后的预示作用的验证工作正在进行中,而且中和或清除 suPAR 可作为 FSGS的潜在治疗手段。

(三)病毒感染

艾滋病病毒(HIV)是导致 FSGS 的常见病毒之一。有研究发现,HIV-1 病毒感染是儿童期HIV 相关肾病的直接原因,并在很大程度上影响到肾小球及肾小管上皮细胞的生长和分化,单核细胞局部浸润和细胞因子高表达,从而导致肾小球硬化。HIV 相关的 FSGS 在病理改变上与原发性塌陷型 FSGS 相似,前者内皮细胞中有管网状包涵体形成,而后者没有。

另外,细小病毒 B19 在 FSGS 中的可能致病作用近来也备受关注。在镰状细胞贫血合并FSGS 的 NS 患者肾组织中,细小病毒 B19 mRNA 表达增高,尤其在塌陷型 FSGS 患者中表达更高,提示该病毒可能参与 FSGS 致病。另有报道,与其他病理类型的肾脏疾病比较,原发性塌陷型 FSGS 患者的肾组织更易找到细小病毒 B19。Moudgil 等在 78% 的原发性 FSGS 患者肾活检组织中检测到细小病毒 B19,这些研究都提示细小病毒 B19 可能参与原发性塌陷型 FSGS 的发生和发展。

(四)足细胞损伤

近年来,足细胞损伤在 FSGS 发病机制中的作用已为多数学者所重视。在大鼠残肾动物模型中,残余肾毛细血管襻扩大可导致足细胞发生代偿性胞体增大,同时细胞周期蛋白依赖性激酶-1(CDK-1)及其抑制剂 p27 和 p57 表达减少。随着病程进展,足细胞胞体增大失代偿并出现退行性变,变得扁平,滤过液进入胞体下空间,足细胞胞质隆起并进一步与 GBM 剥离,GBM 裸露,并与壁层上皮细胞发生粘连,最终在襻粘连区出现透明样变,形成节段性硬化。足细胞黏附表型的改变,如分泌整合素 α3 显著减少,也参与了上述病理损伤过程。上述病理变化过程可能是足细胞病变导致肾小球发生节段性硬化的主要途径之一。

在人类 FSGS 中,足细胞损伤导致 FSGS 发生的机制目前还不清楚。最近的研究发现在足细胞上表达与裂隙膜相关的分子如 CD2 激活蛋白、α-辅肌动蛋白 4、podocin 和 nephrin 蛋白,以及血管紧张素 Ⅱ 的受体都与 FSGS 的发病机制有关。研究发现,尽管微小病变肾病和膜性肾病的发病与足细胞的损伤密切相关,但是这些病理类型足细胞的标志蛋白仍然存在,而塌陷型 FSGS 和 HIV 相关 FSGS 患者,足细胞的正常标志蛋白消失。提示在这些疾病中足突细胞表型改变起了重要作用。另外,在 FSGS 中,有部分患者会出现足细胞增殖,这可能是细胞周期蛋白依赖性激酶抑制剂 p27 和 p57 表达下调的结果。足突的消失可能是氧自由基和脂质过氧化酶堆积过度所导致。

最近有研究发现,在动物模型中高表达 miR-193a 可引起广泛足突融合消失,导致 FSGS 样病理改变,其机制是 miR-193a 可下调转录因子 WT1 的表达,进而下调其靶基因 *PODXL*(编码足细胞上 podocalyxin 蛋白)及 *NPHS1*(编码足细胞上 nephrin 蛋白)表达。podocalyxin 与 nephrin 均为足细胞重要的骨架蛋白,其表达减少势必影响足细胞骨架结构稳定性,导致足突融合消失,引起大量蛋白尿。

(五)其他因素

导致 FSGS 发病的因素较多,包括血流动力学改变、细胞外基质合成与降解失衡、细胞因子介导免疫损伤、高脂血症和脂质过氧化,以及细胞凋亡等。

此外,在肾单位数量显著减少的情况下,容易出现 FSGS 的病理改变,如孤立肾损害、先天性肾单位减少、反流性肾病、局灶肾皮质坏死、单侧肾切除等。其可能的机制是,随着肾单位的丢失,剩余肾单位出现代偿性肥大和高压,这种代偿性改变会导致肾脏上皮细胞和内皮细胞的损伤,并最终导致肾脏的节段性硬化。

尽管 FSGS 的发病机制目前还不完全清楚,但已有的研究显示,FSGS 可能是多因素共同作用的结果。不同的致病因素可能通过不同的途径导致 FSGS。各致病因素可单独或联合参与 FSGS 的发生发展过程。

二、原发性局灶节段性肾小球硬化分型的演变

(一)对疾病认识和分型的演变

局灶性肾小球病变是指病变仅累及部分肾小球而不是全部肾小球,节段性肾小球病变是指病变仅累及肾小球毛细血管襻的部分节段,而非全球性病变。

自 1957 年由 Rich 首先描述以肾小球节段性瘢痕和透明样变为特征的原发性 FSGS 以来,人们逐渐发现 FSGS 在病理上有很多复杂的病理改变特征,包括系膜基质增加、透明样变、系膜区 IgM 沉积、系膜细胞增生、泡沫细胞形成、足细胞增生肥大等。因此,有关 FSGS 的病理分型有许多分歧和争议,它大致经历了如下演变过程。

经典型 FSGS(classic FSGS):即 1957 年 Rich 描述的原发性 FSGS。病变肾小球局灶分布于皮髓质交界处,节段性瘢痕靠近肾小球血管极,常伴透明样变。

变异性 FSGS:1980 年后人们陆续发现了几种不同于经典型 FSGS 的亚型,它们被统称为变异性 FSGS,包括:①周缘型 FSGS(peripheral FSGS),硬化部位出现于毛细血管襻周缘部位。②顶端型 FSGS(tip FSGS),硬化部位位于肾小球尿极。此型由 Howie 及 Brewer 于 1984 年最先报道。③系膜增生型 FSGS(mesangial hypercellular FSGS),肾小球弥漫系膜细胞增生伴节段硬化。④细胞型 FSGS(cellular FSGS),部分肾小球呈球性或节段性足细胞增生、肥大,伴内皮

细胞增生,白细胞浸润及核碎。此型由 Schwartz 和 Lewis 于 1985 年最先报道。⑤塌陷型 FSGS(collapsing FSGS),肾小球毛细血管塌陷闭塞,伴足细胞增生、肥大。

2000 年在我国肾活检病理诊断研讨会上,我国病理学家也制订了中国 FSGS 的病理诊断及分型标准,包括了上述 6 个类型(经典型被称为门部型,其他 5 个类型命名与上相同)。

2004 年国际肾脏病理学会(IRPS)组织国际知名专家综合分析了近 20 年的 FSGS 临床和病理资料,然后提出了具有权威性的国际新 FSGS 分型方案,此方案将 FSGS 分为门周型、细胞型、顶端型、塌陷型和非特殊型等类型(表 6-1)。其中,门周型与上述经典型相当,细胞型、顶端型及塌陷型与上述各相应变异型类似,但是新设了非特殊型(not otherwise specified FSGS,即 NOS FSGS),取消了上述变异型中的周缘型(有学者认为它是门部型进展的结果)及系膜细胞增生型(有学者认为它是系膜增生性肾炎基础上继发的 FSGS)。下文将对此新分型进行详细介绍。

(二)2004 年国际肾脏病理学会的病理分型

1.光学显微镜检查

目前 FSGS 诊断及分型主要依靠光学显微镜检查。

(1)门周型 FSGS:该型必须同时满足以下 2 项标准才能诊断。①至少 1 个肾小球的门周部位(即血管极处)出现透明样变,伴或不伴硬化;②50％以上呈现节段病变的肾小球必须有门周硬化和/或透明样变。常伴小动脉透明样变,并有时与肾小球门周透明样变相连。少见足细胞增生和肥大,硬化部位有时可见泡沫细胞。肾小球肥大和球囊粘连很常见,一般不伴系膜细胞增生。该型须排除细胞型、顶端型和塌陷型才能诊断。

表 6-1　原发性 FSGS 的病理分型及诊断要点(IRPS,2004)

类型	病变部位	分布	玻璃样变	粘连	足细胞增生肥大	肾小球肥大	系膜细胞增生	小动脉透明样变
门周型	门周	节段	2+/−	3+/−	−/+	3+/−	−/+	2+/−
细胞型	任何部位	节段	−/+	−/+	2+/−	−/+	−/+	−/+
顶端型	尿极	节段	+/−	3+/−	2+/−	−/+	−/+	−/+
塌陷型	任何部位	节段或球性	−/+	−/+	3+/−	−/+	−/+	−/+
非特殊型	任何部位	节段	+/−	2+/−	−/+	+/−	+/−	+/−

该类型 FSGS 通常见于原发性 FSGS,也常见于由肾单位丧失或肾小球高压继发的 FSGS,例如肥胖、发绀型先天性心脏病、反流性肾病、肾缺如、肾发育不良、先天性肾单位减少伴代偿肥大、慢性肾脏病晚期肾单位毁坏等。与儿童相比,门周 FSGS 在成人中更常见。

(2)细胞型 FSGS:该型至少见 1 个肾小球毛细血管内细胞增多,并至少累及 25％毛细血管襻,导致毛细血管管腔堵塞。此病变可发生于肾小球的任何节段包括门周或周缘毛细血管襻。毛细血管内细胞主要为泡沫细胞、巨噬细胞及内皮细胞,有时也有中性粒细胞及淋巴细胞,且偶见这些细胞凋亡,形成核固缩和核碎裂。有时可见基膜下透亮区,但是节段性透明样变或硬化却不常见。偶见毛细血管内纤维蛋白沉积,但不伴肾小球基膜断裂。有或无球囊粘连。损伤部位常见足细胞增生和肥大。肾小球肥大和系膜细胞增生却不常见。其他肾小球可呈节段性和/或全球性肾小球硬化。该型需排除顶端型和塌陷型才能诊断。

与门周型 FSGS 相比,细胞型 FSGS 在黑人中多见,大量蛋白尿显著(>10 g/d,细胞型 FSGS 中占 44％～67％,而在门周型中只占 4％～11％),呈现 NS。细胞型 FSGS 常只存在于临床发病早期,患者很易进展至终末肾脏病。

(3)顶端型FSGS:该型至少见1个肾小球顶部(即尿极处,靠近近端肾小管的起始部)节段病变,常为毛细血管襻与肾小囊粘连,或足细胞与壁层上皮细胞或肾小管上皮细胞融合。有时病变毛细血管襻会嵌入肾小管。常见毛细血管内细胞增多(累及50%以下毛细血管襻)或硬化(累及25%以下毛细血管襻)。损伤部位常见足细胞增生和肥大。常见泡沫细胞,也可见透明样变。有时可见肾小球肥大、系膜细胞增生和小动脉透明样变。虽然病变开始在外周,但是肾小球中心部位也能受累。该型需排除塌陷型才能诊断。

临床研究发现,该型FSGS的临床表现与微小病变相似,对激素治疗反应好,及时治疗预后佳。

(4)塌陷型FSGS:该型至少见1个肾小球毛细血管壁塌陷,伴足细胞增生和肥大,病变可呈节段性或全球性,前者可出现在门周或周缘毛细血管襻。增生和肥大的足细胞可充满肾小囊腔,并可见胞质蛋白滴及空泡样变。足细胞充满肾小囊腔时可形成"假新月体"。早期球囊粘连和透明样变不常见,系膜细胞增生、肾小球肥大、小动脉透明样变也不常见。其他肾小球可出现各型FSGS的节段性病变(常见硬化、毛细血管内细胞增多、顶端病变等)和/或球性硬化。

20世纪80年代初,有学者观察到HIV相关性肾病伴发塌陷型FSGS。此后逐渐注意到一些原发性FSGS患者也有相似的组织学改变,但超微结构上这些患者的内皮细胞内无管网状包涵体。塌陷型FSGS患者的肾小管间质损害往往比较严重。肾小管上皮细胞内含大的吞噬小体,小管内有蛋白管型,管腔局部膨胀。间质中有大量的单核细胞浸润。治疗效果是各FSGS类型中最差的病理类型。

(5)非特殊类型FSGS:是指不能将其归为其他4种类型的FSGS病变,该类型须排除门周型、细胞型、顶端型和塌陷型才能诊断。肾小球节段性(门周或周缘毛细血管襻)细胞外基质增多,毛细血管腔闭塞,伴节段性毛细血管壁塌陷。球囊粘连及透明样变常见。泡沫细胞也常见。足细胞增生和肥大少见。系膜细胞增生、肾小球肥大、小动脉透明样变也能见到。该类型最常见,随着疾病的进展,其他4种病理类型均可进展为此型FSGS。

2.免疫荧光检查

FSGS的免疫荧光常表现为IgM、C_3在肾小球节段硬化部位呈团块状沉积。无硬化的肾小球通常无免疫球蛋白及补体沉积,不过有时系膜区仍可见较弱的IgM、C_3沉积,而IgG、IgA沉积罕见。由于FSGS病变呈局灶节段性分布,肾穿刺标本若无此病变肾小球,则免疫荧光检查也可全部阴性。

足细胞胞质内有时可见清蛋白和其他免疫球蛋白(尤其是IgA和IgG),这是足细胞吸收蛋白所导致。同样,近端肾小管上皮细胞的胞质内也可见清蛋白和免疫球蛋白,也是肾小管重吸收的结果。

3.电子显微镜检查

在电子显微镜下观察FSGS的超微结构,常可见足细胞肥大、细胞器增多、微绒毛变性及胞质内吞噬空泡和脂肪滴。肥大的足细胞,胞体呈圆形,平滑地黏附在肾小球基膜上,足突消失。在硬化节段处可看到足细胞剥离,裸露的肾小球基膜和剥离的足细胞间有板层状的新生膜样物质沉积。光镜下基本正常的肾小球,也能呈现不同程度的足突消失,由此可见,在电镜超微结构下FSGS的足细胞病变是球性的。在足突消失区域通常可观察到裂孔隔膜的消失和细胞骨架微丝与肾小球基膜平行排列。节段硬化病变处可见肾小球基膜皱缩,最终导致肾小球毛细血管腔狭窄或闭塞。通常肾小球内并无提示免疫复合物的电子致密沉积物,但是需注意的是,有时血浆物质沉积也可呈现电子致密物,会被误认为是免疫复合物,此时需结合光学显微镜和免疫荧光显微镜观察加以鉴别。

塌陷型 FSGS 的主要超微结构观察在于判定有无上皮的管网状包涵体。90％以上的 HIV 感染并发塌陷型 FSGS 患者有上皮的管网状包涵体,在原发性塌陷型 FSGS 和吸毒所致塌陷型 FSGS 患者中只不到10％有上皮的管网状包涵体。此外,上皮的管网状包涵体在狼疮性肾炎患者和 α-干扰素治疗的患者中也很常见。

三、原发性局灶节段性肾小球硬化的治疗原则

与微小病变肾病相比,FSGS 患者常表现为大量蛋白尿、血尿、高血压、肾功能损害、对激素治疗不敏感,及疾病持续进行性进展等特点。其中蛋白尿的程度和血清肌酐水平与预后密切相关。有资料显示,蛋白尿≥3 g/d 的原发性 FSGS 患者约50％在5年后发展至终末期肾病;而蛋白尿＞10 g/d 的患者进展更快,5年内全都进展至终末肾脏病。相比之下,非 NS 范畴蛋白尿的患者预后就较好,追踪10年仅20％的患者进展至终末肾脏病。另一组资料显示,就诊时血清肌酐＞115 μmol/L(1.3 mg/dL)的患者比肌酐小于此值的患者进展至终末肾脏病的风险明显增加。因此,临床治疗过程中必须密切观察患者尿蛋白和肾功能的变化,这是判断治疗效果和预后的最重要的指标。

原发性 FSGS 的治疗目标是达到蛋白尿的完全或部分缓解,减少复发,并维持肾功能稳定,延缓肾功能损害进展。具体包括以下几方面。

(一)治疗前的初始评估

除详细询问病史(包括肾脏病家族史)、进行体格检查、实验室检查及影像学检查外,患者需经肾活检病理检查确诊 FSGS。2012 年改善全球肾脏病预后组织(KDIGO)强调,对原发性 FSGS 成人患者进行治疗前,应对患者进行彻底检查以除外继发性 FSGS,但并无必要常规做遗传学检查。

(二)支持治疗

FSGS 患者的支持治疗包括寻找并清除潜在感染灶、积极控制高血压、进行调脂治疗等。ACEI 或 ARB 能通过血压依赖性及非血压依赖性作用机制,来减少蛋白尿及延缓肾损害进展。所以,ACEI 或 ARB 被推荐应用于所有的原发性 FSGS 患者治疗。

(三)FSGS 患者的初始治疗

20 世纪 80 年代以前,原发性 FSGS 的初始治疗一直遵循常规的原发性 NS 的治疗方案:泼尼松 0.5～1.0 mg/(kg·d),连服4～8周;然后逐步减量至停药。尽管这个方案对微小病变肾病有效,但是对原发性 FSGS 疗效并不理想,缓解率不超过30％,完全缓解率低于20％。

20 世纪 80 年代以后,一些用激素治疗原发性 FSGS 的队列研究疗效显著提高,完全缓解率超过30％,最高达到40％以上。将完全缓解率＜30％与＞30％的研究结果做比较,发现两者泼尼松的用量相同,但是治疗持续时间差别极大,低缓解率的激素治疗时间≤2 个月,而高缓解率的激素治疗时间是5～9 个月。

Pei 等的研究发现,使用足量和长疗程的激素治疗原发性 FSGS,完全缓解率可达到44％,缓解所需时间的中位数是 3～4 个月。同时,有近一半的患者需加用细胞毒药物如环磷酰胺(CTX)或硫唑嘌呤。获得完全缓解的患者15 年内肾功能基本稳定,而不能获得缓解的患者肾功能 5 年、10 年、15 年分别下降了 27％、42％和49％。对激素治疗抵抗的患者中有50％在4年

后血清肌酐翻倍。基于上述研究结果,他们推荐呈现 NS 的原发性 FSGS 患者足量激素治疗时间应为 3～4 个月,最长可用到 6 个月。

Ponticelli 等报道激素治疗少于 4 个月的患者完全缓解率只有 15％,而治疗时间≥4 个月者,完全缓解率可高达 61％。其中首次足量激素治疗时间对预后可能起更重要的作用。因为 FSGS 患者激素治疗 8 周获得完全缓解期的患者不到 1/3,达到完全缓解所需时间的中位数是 3～4 个月,绝大多数患者需要 5～9 个月。因此,有学者提出成人 FSGS 患者激素抵抗的定义为 1 mg/(kg·d)泼尼松治疗 4 个月无效者。

隔天大剂量激素治疗可减少激素的不良反应,但治疗效果欠佳,尤其是年轻人。Bolton 等观察了 10 名平均年龄为 29 岁的患者,泼尼松 60～120 mg/d,隔天口服,随访 9～12 个月,结果没有一例获得完全缓解。Nagai 等对一组≥60 岁的表现为 NS 的 FSGS 患者进行了观察,隔天顿服泼尼松 1.0～1.6 mg/kg(最大剂量 100 mg),随访 3～5 个月,有 44％的患者获得完全缓解。其可能原因是老年人对激素的清除率下降,血药浓度相对较高和/或激素效果更持久。

一个回顾性研究比较了足量泼尼松治疗[始量 1 mg/(kg·d)至少服用 4 个月,然后逐渐减量]与低剂量泼尼松[始量 0.5 mg/(kg·d)]联合环孢素 A[CsA,始量 3 mg/(kg·d),逐渐减量至 50 mg/d 或硫唑嘌呤治疗[始量 2 mg/(kg·d),逐渐减量至 0.5 mg/(kg·d)]。低剂量泼尼松主要用于合并肥胖、骨病或轻度糖尿病的患者。平均治疗 20 个月。结果显示:足量泼尼松治疗缓解率为 63％;低剂量泼尼松联合硫唑嘌呤治疗为 80％;低剂量泼尼松联合 CsA 治疗为 86％。提示对足量长疗程激素可能不耐受的患者,改用低剂量激素联合免疫抑制剂治疗同样有效。

2012 年 KDIGO 指南建议的 FSGS 患者 NS 治疗方案如下:足量激素如泼尼松 1 mg/(kg·d)治疗至少 4 周,如果 NS 未缓解且患者能耐受,则可继续足量用药达 4 个月,NS 完全缓解后,再用半年以上时间缓慢减量。对激素相对禁忌或不能耐受的患者,可选用钙调神经磷酸酶抑制剂(包括 CsA 及他克莫司)。此建议可供参考。

(四)FSGS 复发患者的治疗

既往的研究资料证实,FSGS 患者治疗后缓解期越久,其复发率越低。缓解期长达 10 年甚至更久的患者预后好,很少复发。大多数(＞75％)复发的 FSGS 患者经合理治疗能仍能获得缓解。

2012 年 KDIGO 指南建议,FSGS 患者 NS 复发的治疗与成人微小病变肾病复发的治疗相同。具体如下:口服 CTX 2～2.5 mg/(kg·d),共 8 周;使用 CTX 后仍复发或希望保留生育能力的患者,建议使用钙调神经磷酸酶抑制剂如 CsA 3～5 mg/(kg·d)或他克莫司 0.05～0.1 mg/(kg·d),分次口服,共 1～2 年;不能耐受糖皮质激素、CTX 和钙调神经磷酸酶抑制剂的患者,可以使用吗替麦考酚酯(MMF)每次 0.75～1.0 g,每天 2 次,共 1～2 年。此建议供参考。

环磷酰胺:研究发现 CTX 与激素联用可使 30％～60％的 NS 患者完全缓解,降低复发率,并可减少激素用量及其不良反应。近年来多项研究认为 CTX 的治疗疗效往往与患者本身对激素的敏感程度相关,用于频繁复发及激素依赖的 FSGS 常有效,而对激素抵抗型则疗效有限。

环孢素 A:CsA 的疗效也取决于患者对激素治疗的敏感程度,在激素治疗敏感的患者中,应用 CsA 治疗后获得完全缓解、部分缓解和无效的患者比例分别为 73％、7％和 20％。应用 CsA 治疗原发性 FSGS 的多中心前瞻性随机对照研究显示,CsA 治疗 FSGS 的缓解率明显优于单用激素治疗或 CTX 治疗。尽管 CsA 在复发的 FSGS 患者的治疗中显示出良好的疗效,但其治疗的最大问题仍是停药后复发。Ponticelli 等比较了激素加 CTX 2.5 mg/(kg·d)和激素加 CsA5～6 mg/(kg·d)治疗的疗效,随访 2 年,CsA 治疗组的复发率是 75%,而 CTX 治疗组的复发率是 37%。因此,如何在获得良好治疗效果的同时,减少或避免 FSGS 复发是临床医师需要解决的问题。

他克莫司:目前已有多项关于他克莫司治疗 FSGS 的临床研究,提示他克莫司联合激素治疗儿童及成人 FSGS 都可诱导 NS 缓解,在短期内可减少蛋白尿,延缓肾病进展。有研究表明他克莫司与 CTX 在诱导 FSGS 缓解及预后方面无明显差异,但他克莫司联合激素治疗可以有效控制难治性 NS。目前国内应用他克莫司治疗原发性 FSGS 推荐剂量为 0.05～0.1 mg/(kg·d),维持血清谷浓度在 5～10 ng/mL 范围。

吗替麦考酚酯:MMF 是近十余年来用于治疗原发性 NS 的新型抗代谢类免疫抑制剂。有报道用 MMF 治疗难治性 FSGS 能增加 NS 缓解率、降低复发率、减少不良反应,但多为小样本研究,治疗效果亦不一致。有限的临床数据显示 MMF 能使对激素和 CsA 抵抗的 FSGS 患者得到部分和全部缓解。有研究表明在 CsA 抵抗型 FSGS 患者中,联合应用 CsA 和 MMF 治疗 12 个月能使部分患者蛋白尿减少,但未能阻止肾功能恶化。目前还不清楚 MMF 停药后的复发率。

(五)激素抵抗患者的治疗

2012 年 KDIGO 指南建议,对激素抵抗型 FSGS 患者采用 CsA 治疗,CsA 3～5 mg/(kg·d),分次服用,疗程≥4 个月。如果获得了部分或完全缓解,则继续 CsA 治疗≥12 个月,然后逐渐减量。若对 CsA 不能耐受,则应用 MMF 与大剂量地塞米松联合治疗。此建议可供参考。

已有的临床研究结果发现,应用 CsA 治疗成人和儿童激素抵抗的 FSGS 有较高的缓解率,并对患者的肾功能有保护作用。约有 48% 的激素抵抗型 FSGS 患者能获得缓解,儿童患者的疗效比成人好。低剂量泼尼松和 CsA 联合治疗能增加激素抵抗型 FSGS 患者的缓解率。目前使临床医师困惑的最大问题仍然是 CsA 减量或停药后的复发。Cattran 等发现 60% 的患者于停药 1 年后复发,而 Ponticelli 等则发现 75% 的患者 1 年后复发。因此,如何在取得较好疗效的同时减少 NS 的复发是亟待解决的重要问题。

对于激素抵抗的 FSGS 患儿,有报道采用大剂量甲泼尼龙冲击加烷化剂治疗缓解率可达 60% 以上,但更多的临床研究并没能支持上述结论。相反在唯一的一个评价 CTX 对激素抵抗 FSGS 患儿疗效的前瞻性随机试验中,泼尼松(40 mg/m², 隔天口服共 12 个月)加与不加 CTX [2.5 mg/(kg·d),治疗 90 天]的完全和部分缓解率并无统计学差别(分别为 56% 和 50%)。因而对激素抵抗的 FSGS 患者加用细胞毒药物的作用似乎并不太大,尤其是儿童患者。

近年来,有一些小标本的研究结果显示,MMF 或他克莫司在激素抵抗的 FSGS 患者取得较好的疗效,能较好地减少蛋白尿和延缓肾功能的恶化,且不良反应轻微,但仍需增大样本数继续观察验证。

(六)其他治疗及展望

利妥昔单抗是抗 CD20 抗原的单克隆抗体,它与 B 细胞表面的 CD20 抗原结合后,能通过补体依赖性细胞毒作用及抗体依赖细胞的细胞毒作用,而导致 B 细胞溶解,此药原用于抵抗性 B 细胞型非霍奇金淋巴瘤的治疗,但是它也能作为免疫抑制剂治疗某些难治性免疫介导性疾病,包括难治性 FSGS。迄今,用利妥昔单抗治疗 FSGS 的临床试验病例数都很少,初步观察显示它能提高 FSGS 缓解率,对激素有效患者它的治疗效果较好,但对激素抵抗患者治疗效果较差。其确切治疗疗效尚需多中心前瞻性随机对照试验验证。

鉴于循环因子很可能是移植肾 FSGS 的重要致病因素,FSGS 患者肾移植前和移植后复发时都可进行血浆置换或免疫吸附治疗。而原发性 FSGS 患者血浆置换疗效欠佳,一般不推荐采用。

另外,近年对家族性 FSGS 的认识在逐渐深入,*NPHS2* 基因突变甚至还能见于散发性 FSGS 病例,这些病例用激素及免疫抑制剂治疗疗效均差。所以如何从 FSGS 患者中筛选出这些基因变异病例,是临床医师的一个重要任务,这可以避免对这些患者盲目应用激素及免疫抑制剂治疗,避免引起严重不良反应。

目前还有一些新治疗药物正在研究中,包括以下几种。①半乳糖:有研究认为循环因子是与肾小球血管内皮表面糖萼中的糖起反应,而导致血管通透性增加,因此口服或静脉投给半乳糖即可能拮抗循环因子的这一致病作用。初步临床观察显示,此药单独应用或与免疫抑制剂联合应用都能减少尿蛋白排泄。进一步评估其疗效的临床试验正在进行中。②吡非尼酮:为抗纤维化制剂,动物试验显示它能拮抗肺及肾纤维化。少数临床试验已观察了它对原发性 FSGS 及移植肾 FSGS 的治疗疗效,发现它能显著延缓肾小球滤过率下降。进一步评估其疗效的临床试验也在进行中。③脱氧精胍菌素衍生物:能调节 T 细胞功能,发挥免疫抑制作用。动物试验用 LF15-0195治疗 Buff/Mna 大鼠的自发性 FSGS 及移植肾 FSGS 均显示出良好效果,能使尿蛋白正常,肾损害减轻。但是这类药物尚未进入临床试验。

FSGS 的预后主要与其临床、病理表现和病理类型有关。进行性发展的危险因素包括血清肌酐水平>115 μmol/L(1.3 mg/dL)、大量蛋白尿(>3.5 g/d)、肾间质纤维化>20%。在 FSGS 亚型中塌陷型疗效及预后最差,顶端型比较好。

(齐 瑞)

第九节 急性肾盂肾炎

急性肾盂肾炎是由各种常见的革兰阴性杆菌或革兰阳性球菌引起的炎症性疾病,它是泌尿系统感染性疾病之一。泌尿系统感染性疾病是内科疾病中最常见的感染性疾病之一。根据受侵犯的部位其分为上泌尿系统感染和下泌尿系统感染。前者包括输尿管炎、肾盂肾炎、肾多发性脓肿和肾周围脓肿;后者常包括膀胱炎和尿道炎。有时当泌尿系统感染后较难准确的界定发病部位,为此,总称尿路感染。

一、病因病机

(一)发病原因

1.尿路梗阻性疾病引发

如结石、肿瘤、前列腺肥大、尿道狭窄、术后输尿管狭窄,神经源性膀胱等引发的排尿不畅,细菌不易被冲洗清除,细菌在梗阻部位大量繁殖生长而引起感染。

2.泌尿系统解剖异常

如膀胱、输尿管反流证、输尿管、肾脏、肾盂畸形结构异常,尿液排泄不畅而致感染。

3.妇女易感因素

如妊娠期、月经期、产褥期等,由于妊娠早期孕酮分泌增加,使肾盂、肾盏、输尿管张力减退,妊娠后期扩大的子宫压迫输尿管,有利于细菌的繁殖。另外,分娩时膀胱受伤更易诱致上行性感染。

4.医源性作用引发

在疾病的诊治过程中,尿路手术器械的应用,膀胱镜检查逆行肾盂造影,妇科检查,留置导尿管等易引起感染。

5.代谢疾病引发

最常见的是糖尿病患者引起的感染。因糖尿病糖代谢紊乱导致血糖浓度升高,白细胞功能缺陷,易于细菌生长繁殖,常易引起感染、肾乳头坏死、肾脓肿、肾盂肾炎。

6.其他因素

尿路感染是老年人的常见病,发病率仅次于呼吸道感染。其原因是老年人的免疫功能低下,抗感染能力下降,特别是伴有全身疾病者,如高血压、糖尿病、长期卧床、营养不良等。更年期女性雌激素分泌降低;老年男性前列腺液分泌减少,因前列腺液有抗菌作用;老年性肾血管硬化;肾及膀胱黏膜相对处于缺血状态,骨盆肌肉松弛,局部黏膜血液循环不良,使尿路黏膜抗病功能下降;老年人生理性口渴感下降,饮水量减少,尿路冲洗作用减弱;老年痴呆者,大小便失常,污染会阴等。

(二)感染途径与发病机制

1.上行性感染

绝大部尿路感染是上行感染引发的。在正常人中,膀胱以上尿路是无菌的,后尿道也基本上是无菌的,而前尿道是有菌的。尿道黏膜有抵抗细菌侵袭的功能,且有尿液经常冲洗,故在正常情况下一般不会引起感染。当机体抵抗力下降,或外阴不洁,有粪便等感染,致病菌由前尿道通过后尿道、膀胱、输尿管、肾盂,到达肾髓质而引起急性肾盂肾炎。

2.血行感染

细菌从感染灶,如扁桃体炎、牙龈炎、皮肤等感染性疾病,侵入血液循环到肾脏,先在肾皮质引起多发性小脓肿,沿肾小管向下扩展,引起肾盂肾炎。但炎症也可从肾乳头部向上、向下扩散。

3.淋巴道感染

下腹部和盆腔的器官与肾,特别是升结肠与右肾的淋巴管是沟通的。当盆腔器官、阑尾和结肠发生感染时,细菌也可通过淋巴道进入肾脏而引发,但临床少见。

4.直接感染

如果邻近肾脏的器官、组织、外伤、或有感染时,细菌直接进入肾脏引发感染。

(三)尿路感染的致病菌

1.细菌性病原体

任何细菌侵入尿路均可引起感染,最常见的致病菌是革兰阴性菌。大肠埃希菌是最常见的致病菌,占90%以上;也可见于克雷伯杆菌、产气杆菌等;其次是由革兰阳性菌引起,主要是葡萄球菌和链球菌,占5%～10%;金葡萄球菌较少见;腐生性葡萄球菌的尿路感染,常发生于性生活活跃的女性。妊娠期菌尿的菌种,以大肠埃希菌多见,占80%以上。

2.真菌性病原体

近年来真菌性尿路感染呈增多趋势,最常见的真菌感染由念珠菌引起。主要与长期应用糖皮质激素及细胞毒类药物和抗生素有关。糖尿病患者和长期留置导尿管者也常见。

3.其他病原体

支原体、衣原体感染,多见于青年女性,一般同时伴有阴道炎。淋菌感染尿道致病也常见。另外,各种病毒也可能损害尿道感染。免疫缺陷患者,除上述病原菌外,尚可能有巨细胞病毒,或疱疹病毒感染。已有证明腺苷病毒是引发学龄期儿童出血性膀胱炎的原因,但对成年人损害较少。

二、临床表现

典型的急性肾盂肾炎起病急骤,临床表现有严重的菌尿、肾系和全身症状。常见寒战、高热、腰痛或肋脊角叩痛、尿频尿急尿痛的一组综合征。通常还伴有腹部绞痛、恶心、呕吐等。急性肾盂肾炎年龄多见于 20～40 岁的女性和 50 岁以上的男性,女婴幼儿也常见,男女比约为 1:10。任何致病菌皆可引起急性肾盂肾炎,但绝大多数为革兰阴性菌,如大肠埃希菌、副大肠埃希菌等,其中以大肠埃希菌为多见,占 60%～70%,球菌主要为葡萄球菌,但较少见。

严重的急性肾盂肾炎可引起革兰阴性杆菌败血症中毒性休克,急性肾乳头坏死和发生急性肾衰竭。或感染性病灶穿破肾包膜引起肾周脓肿,或并发肾盂积液。非复杂急性肾盂肾炎 90%以上可以治愈,而复杂性肾盂肾炎很难彻底治愈,需引起重视。

(一)全身表现

(1)寒战高热:体温多在 38～39 ℃,也可高达 40 ℃,热型不一,一般为弛张热型,也可为间歇热或稽留热,伴有头痛、全身酸痛,热退时有大汗等。

(2)腰痛、腹痛、恶心、呕吐、食欲缺乏:腰痛为酸胀刺痛,腹痛常表现为绞痛,或隐痛不一,多为输尿管炎症刺激向腹股沟反射而致。

(3)泌尿系统症状:尿频、尿急、尿痛症状。

(4)体征:肾区叩击痛、肋脊角压痛等。

(5)严重者出现烦躁不安、意识不清、血压下降、休克等表现。

(二)辅助检查

1.尿常规检测

肉眼观察尿色不清,浑浊,少数患者呈现肉眼血尿,并有腐败气味。40%～60%的患者有镜下血尿。多数患者红细胞 2～10 个/HP,少数患者镜下大量红细胞,常见白细胞或脓细胞,离心沉渣镜下＞5 个/HP。急性期常呈白细胞满视野,若见到白细胞管型则为肾盂肾炎,诊断提供重要依据。尿蛋白可见 24 小时蛋白定量＜1.0 g。

2.尿细菌培养

尿培养是确定尿路感染的重要指标。在有条件的情况下均应做尿细菌定量培养和药敏试验,中段尿培养,菌落数均≥10^2/mL 即可诊断为尿路感染。

3.血常规检查

急性肾盂肾炎白细胞可轻或中度升高,中性粒细胞可增多,并有核左移,血沉可增快。急性膀胱炎时,常无上述表现。

4.肾功能测定

急性肾盂肾炎时,偶有一过性尿浓缩功能障碍,治疗后可恢复。在严重感染时,少数患者可见血肌酐升高、尿素氮升高,应引起重视。尿 N-乙酰葡萄糖苷酶和半乳糖苷酶多升高,尿 β_2-微球蛋白多升高,而下尿路感染多正常。

5.影像学检查

B超检查时急性肾盂肾炎患者的肾脏多表现为不同程度增大或正常,回声粗乱,如有结石、肿瘤、脓肿、畸形、肾盂积脓等均可发现。

静脉肾盂造影、CT、等检查均可发现尿路梗阻或其他肾脏疾病。

三、诊断与鉴别诊断

(一)诊断

各年龄段男女均可发生急性肾盂肾炎,但常见于育龄女性。临床表现有两组症状群:①尿路局部表现,如尿频、尿急、尿痛等尿路刺激症状,多伴有腰痛、肾区压痛或叩击痛,或有各输尿管点压痛。如出现严重的腹痛,并向下腹部或腹股沟放射者,常提示有尿路梗阻伴感染。②全身感染表现,起病多急剧,寒战高热,全身酸痛不适,乏力,热退时大汗,约有10%的患者可表现为食欲减退、恶心、呕吐、腹痛或腹泻等消化道症状。如高热持续不退者,常提示有肾脓肿、败血症和中毒性休克的可能。常伴有白细胞计数升高和血沉增快,一般无高血压表现,少数患者可因有肾功能损害而肌酐升高。尿液外观浑浊,可见脓尿和血尿。但需注意部分患者临床表现与急性膀胱炎非常相似,有条件者应做定位确诊。另外,尿路感染也是小儿常见病。儿童急性感染多以全身症状为主,尿路刺激征随年龄增长逐渐明显。如反复感染者,多伴有泌尿系统解剖结构异常,应认真查找原因。

在经过对症及抗菌治疗后未见好转的患者,应注意做血尿细菌培养。如患者存在真菌的易感因素,尿中白细胞计数增多,而尿细菌培养阴性和/或镜检有真菌者,应确诊真菌感染存在。导尿标本培养菌落计数在 1 000/mL 以上有诊断价值。如导尿标本不离心,每高倍视野找到 1～3 个真菌,菌落计数多在 $1.5×10^3$/mL 以上,其正确性可达到 80%。血培养阳性有重要的诊断价值。血清抗念珠菌抗体的测定有助于诊断。

(二)鉴别诊断

有典型的临床表现及尿细菌学检查阳性者诊断不难。但在不典型的患者易误认为其他系统感染,应与以下疾病相鉴别。

1.其他发热性疾病

急性肾盂肾炎以发热等全身症状较突出者,但尿路的刺激症状不明显,常易与其他感染性疾病相混淆而被误诊,如流行性感冒、疟疾、败血症、伤寒等,如能详细询问病史,注意尿路感染的局部症状及肾区叩击痛,并做尿沉渣和细菌学检查,不难鉴别。

2.腹部器官炎症

部分患者急性肾盂肾炎表现为腹痛、恶心、呕吐、白细胞计数增高等消化道症状,而无尿路感染的局部症状,常易被误诊为急性胃肠炎、急性胆囊炎、阑尾炎、附件炎,但注意询问病史及尿沉渣镜检尿细菌培养不难鉴别。

3.肾结核

以血尿为主而伴有白细胞尿及尿路刺激征,易被误诊为肾结核,应予以排除。肾结核的主要表现以尿路刺激征更为明显,晨尿结核菌培养可阳性,而普通细菌培养阴性;尿沉渣可找到分枝杆菌;尿结核杆菌 DNA 可阳性,部分患者可有肺、附睾等肾外和低热等表现。但需注意肾结核常与普通菌感染并存,如普通感染经抗生素治疗后,仍残留有尿路感染症状和尿沉渣异常者,应高度注意肾结核的可能性。

4.非细菌性尿道综合征

尿路刺激症状明显,但反复多次尿检及清洁中段尿培养均为阴性,多数患者不发热,体温正常。尿道刺激综合征的病因尚不明确。

四、诊断标准

(一)尿路感染的诊断标准

(1)正规清洁中段尿(要求尿液停留在膀胱中 4 小时以上)细菌定量培养,菌落数≥10^5/mL,2 天内应重复培养 1 次。

(2)参考清洁离心中段尿沉渣检查,白细胞>10 个/HP,或有尿路感染症状者。

(3)或做膀胱穿刺尿培养,如细菌阳性(不论菌落数多少)也可确诊。

(4)做尿培养计算有困难者,可用治疗前清晨清洁中段尿(尿停留在膀胱 4 小时以上)正规方法的离心尿沉渣革兰染色找细菌,如细菌>1/油镜视野,结合临床泌尿系统感染症状也可确诊。

(5)尿细菌数在 $10^4 \sim 10^5$/mL 者应复查。如仍为 $10^4 \sim 10^5$/mL,需结合临床表现来诊断或做膀胱穿刺尿培养来确诊。

(二)急性肾盂肾炎的诊断标准

尿检查阳性者,符合上述尿路感染标准并有下列情况时,可进行诊断。

(1)尿抗体包裹细菌检查阳性者多为肾盂肾炎,阴性者多为膀胱炎。

(2)膀胱灭菌后的尿标本细菌培养结果阳性者为肾盂肾炎,阴性者多为膀胱炎。

(3)参考临床症状:有寒战、发热、体温>38 ℃,或伴有腰痛、腹痛、肾区叩击痛或压痛,尿中有白细胞尿和管型者多为肾盂肾炎。

(4)经治疗后症状已消失,但又复发者多为肾盂肾炎(多在停药后 6 周内);用单剂量抗生素治疗无效,或复发者多为肾盂肾炎。

(三)与慢性肾盂肾炎鉴别诊断

(1)尿路感染病史在 1 年以上,经抗菌治疗效果不佳,多次尿细菌定量培养均阳性或频频发作者,多为慢性肾盂肾炎。

(2)经治疗症状消失后,仍有肾小管功能(尿浓缩功能)减退,能排除其他原因所致的慢性肾盂肾炎。

(3)X 线造影证实有肾盂、肾盏变形,肾影不规则,甚至缩小者,或 B 超检查肾、肾盏回声粗糙不均,或肾略有缩小者为慢性肾盂肾炎的表现。

五、治疗

因急性肾盂肾炎未能得到彻底痊愈或反复发作时,可导致慢性炎症,使肾衰竭日趋严重。为此,对于初发的急性肾盂肾炎或慢性尿路感染急性发作表现为急性肾盂肾炎患者,尽其找出基础原因,如结石、肿瘤、畸形等梗阻病因及感染致病菌,力求彻底治疗。

(一)一般治疗

1.感染急性期

临床症状明显时,以卧床休息为主,尤其在急性肾盂肾炎发热时,更需卧床休息。

2.去除病因

如结石、输尿管狭窄、前列腺肥大、尿反流、畸形等。

3.补充水分

摄入充分的水分,给予易消化又富含维生素的食品。

4.排空尿液

定时排空尿液,减轻膀胱内压力及减少残余尿,减轻膀胱输尿管反流。

5.讲卫生

注意会阴部清洁卫生,定期清洁坐浴,避免上行性感染。

(二)抗生素的应用

由于新的更为有效的抗生素不断问世,治疗尿路感染的效果不断提高。在临床中应合理选择使用以达到疗效最好,不良反应较小的目的,需注意以下原则。

仅治疗有症状的细菌尿,使用抗生素最好行清洁中段尿培养,根据药敏结果选用抗生素。若发病严重,在来不及做尿培养时应选用对革兰阴性杆菌有效的抗菌药物,氨苄西林加氨基苷类加他唑巴坦。轻者可用复方磺胺甲噁唑、喹诺酮类、氨曲南等。在治疗72小时无效者,应按药敏结果用药。由于第一代头孢类如氨苄西林耐药菌球明显增加,故不宜作为治疗尿路感染的一线药物。复方磺胺甲噁唑和喹诺酮类对大多数尿感细菌敏感,可作为首选药物治疗。第三代头孢类如亚胺培南和氨基苷类抗生素可作为复杂性尿感的经验用药。氨基苷类抗生素有肾、耳毒性,一般采取单剂注射后,改为其他抗生素口服,可达到保持其疗效而减少不良反应。

联合用药:在病情较轻时,可选用一种药物。因病情危重,或治疗无明显好转(通常24～36小时可好转),若48小时无效,病情难于控制,或有渐进加重时,采用药物或应用两种以上药物联合治疗。在联合用药时应严密检测观察肾功能的变化,年龄、体质和药物的相互作用,严重者取静脉给药和肌内注射为主,轻症者多采用内服给药。抗菌药物的应用通常为2～3周。若尿菌仍为阳性,应治疗4～6周。若积极的治疗后仍持续发热者,应注意肾盂积脓或肾脏肾周脓肿的可能。

（齐　瑞）

第十节　慢性肾盂肾炎

慢性肾盂肾炎是指肾脏肾盂由细菌感染而引发的肾脏损害和由此产生的疾病。病程常超过6个月,具有独特的肾脏、肾盂病理改变。表现复杂,症状多端。若尿路感染持续反复发作半年以上,呈持续性或间断性菌尿,同时伴有肾小管间质持续性功能和结构的改变,即可诊断为慢性肾盂肾炎。慢性肾盂肾炎如不彻底去除病因和积极治疗,可进一步发展而损伤肾实质,出现肾小球、肾小管间质功能障碍,而致肾衰竭。其所致的肾衰竭占慢性肾衰竭病例总数的2%。

一、病因病机

(一)病因病机

尿路具有抵抗微生物感染的能力,其中最重要的作用是尿液冲刷的作用。如果这种作用受到影响而减弱,容易引发细菌感染,导致病情难以控制而迁延不愈,反复发作,最终导致肾脏永久性损害。影响减弱尿路抵抗力的因素多为复杂因素,而在尿路无复杂情况下则极少发生慢性肾盂肾炎。

慢性肾盂肾炎多发生于尿路解剖结构异常和异物长期阻塞。功能发生改变情况下,微生物尿路感染者,其细菌性尿感是在尿路解剖异常、异物长期阻塞、功能改变基础上发生的。引发慢性肾盂肾炎的因素有3种:①伴有慢性反流性肾盂肾炎(即反流性肾病);②伴有尿路梗阻的慢性肾盂肾炎(慢性梗阻性肾盂肾炎,如结石、肿瘤、前列腺肥大、膀胱源性、输尿管狭窄、尿道狭窄等);③为数极少的特发性慢性肾盂肾炎(即发病原因不明确者)。

(二)病理改变

慢性肾盂肾炎的病理改变除慢性间质性肾炎改变外,同时还有肾盏、肾盂的炎症纤维化及变形。主要有肾盏、肾盂的炎症表现,肾盂扩大,畸形,肾皮质及乳头部有瘢痕形成,肾脏较正常缩小;双侧肾的病变常不对称,肾髓质变形,肾盂、肾盏黏膜及输尿管增厚,严重者肾实质广泛萎缩;光镜下肾小管萎缩及瘢痕形成,间质可有淋巴、单核细胞浸润,急性发作时可有中性粒细胞浸润;肾小球可正常或轻度小球周围纤维化,如有长期高血压,则可见肾小球毛细血管硬化,肾小囊内胶原沉着;其中肾盂、肾盏扩张或变形是慢性肾盂肾炎的特征性表现。

二、临床表现

慢性肾盂肾炎临床表现多隐匿,病程较长,缠绵不愈,反复发作。根据临床表现可分为两种类型。

(一)尿路感染表现

多数感染的症状不太明显,但有轻度尿频,排尿不适,腰部轻度隐痛或困重,下腹隐痛不适感,但更为常见的为间歇性、无症状性细菌尿和/或间歇性低热。

(二)慢性间质性肾炎损害的表现较突出

如尿浓缩功能减弱出现多尿,夜尿增多,尿比重或渗透压下降,脱水等。由于肾小管重吸收钠的能力下降而致低钠;并发生肾小管性酸中毒和高钾血症;并可有肾性糖尿(血糖不高)和氨基酸尿;当炎症渐进侵犯肾实质时,可出现高血压、水肿、肾功能障碍。各种肾脏疾病的晚期,均可有上述表现。但在慢性肾盂肾炎或反流性肾脏病时,这些表现出现的早,通常在血肌酐为 $200\sim$ $300\ \mu mol/L$ 时已出现。

(三)特发性慢性肾盂肾炎

特发性慢性肾盂肾炎为数少的特发性慢性肾盂肾炎。

(四)实验室检查

1.尿检验

尿检验与一般间质性肾炎相同,但可间歇出现真性细菌尿;白细胞尿,或偶见白细胞管型;这是可以与一般间质性肾炎相鉴别的地方。尿细菌培养可能阴性;在急性发作时,与急性肾盂肾炎表现相同,但尿培养多有真性细菌尿。慢性肾盂肾炎尿 β_2-微球蛋白常增高;尿蛋白通常不超过 $1.0\ g/24\ h$,少数患者尿蛋白量 24 小时超过 $3.0\ g$ 以上者,常提示预后不佳,或提示非本病的可能。

2.血生化检查

通常肾小管尿浓缩功能减低,可有尿钠、尿钾排出增多,代谢性酸中毒。尿少时血钾常增高,晚期出现肾小球功能障碍,血尿素氮、肌酐增高,肾小球滤过率下降,并导致尿毒症。

（五）影像学检查

1.X线检查及CT检查

两项检查,同时做肾盂静脉造影,诊断价值颇高。可以发现显示局灶的粗糙的皮质瘢痕,伴有邻近的肾盏变钝,或呈鼓槌状变形;肾盂扩大,积水等变形现象;发现瘢痕具有特征性意义。双肾病理变化多不对称。

2.B超检查

B超检查有一定的诊断价值,无创伤而操作简便,表现肾皮质变薄,回声粗乱,肾盂、肾盏扩张,肾积水等。彩超检查多表现血流不畅,肾内血管粗细不等,双侧肾大小不等,表面不平。

三、诊断与鉴别诊断

本病常隐匿发病。少数有急性肾盂肾炎既往史,尿路感染的反复发作史,多在1年以上。一般多在泌尿系统解剖异常或功能异常基础上发病。各种原因的尿路梗阻或膀胱输尿管反流。如结石、肿瘤、输尿管狭窄、前列腺肥大增生;或放疗等因素引发的尿道狭窄。也可仅有尿路感染的病史,而无细菌学检查的证据。持续性肾小管功能损害,对诊断有参考价值。而影像学的改变是诊断的关键,如肾盂静脉造影、B超检查,显示局灶粗糙的肾皮质瘢痕,伴有相关肾乳头收缩,肾盏扩张变短。瘢痕常见于上下极,当久治不愈时,可出现夜尿增多、水肿、贫血、高血压及肾功能不全,主要体征有肋脊角压痛或双肾叩击痛等。

（一）诊断

1.反复发作型

该类型为典型的慢性肾盂肾炎,患者经常反复发生尿路刺激症状,伴有菌尿、白细胞尿,常有间歇性低热和中等热,肾区钝痛,诊断多不困难。

2.长期低热型

患者无尿路刺激症状,仅有较长时间低热、头晕、疲乏无力、体重减轻、食欲减退等一般症状,易误诊为神经性低热、结核病或其他慢性感染性疾病。

3.血尿型

少数患者以反复发作性血尿为特征,尿色略红而浑浊,多伴有腰脊酸痛,有轻度的尿路刺激症状,血尿可自行缓解。

4.无症状性菌尿（也称隐匿型菌尿）

患者既无全身症状,又无尿路刺激症状,而尿中常有多量的细菌,少量白细胞,偶见白细胞管型,此型多见于妊娠妇女及女孩。

5.高血压型

患者既往可有尿路刺激感染的病史。但临床表现是以头昏、头痛及疲乏为特征的高血压症状;或偶尔检查发现有高血压;而无尿路刺激症状,可间歇性菌尿。因此极易误诊为特发性高血压病。

本病是急进型高血压的基础病之一,当遇有青壮年妇女患高血压者,应考虑到慢性肾盂肾炎的可能,患者可伴有蛋白尿和贫血,肾小球滤过率降低。

（二）鉴别诊断

有典型的临床表现及尿细菌学检查阳性者,诊断不难。但在不典型的病例中,易误诊为其他疾病。诊断和漏诊的原因主要是对本病的临床表现多样化认识不够,对本病的流行病学及易感因素注意不够,以及未及时的做影像学检查及实验室检查有关。主要应与以下疾病相鉴别。

1.非细菌性尿道综合征

患者有尿频、尿急、尿痛等排尿困难的症状,少数伴有下腹隐痛不适,但尿常规检验多无明显变化。尿培养多阳性,或菌落计数多$<10^4$/mL,又称尿频-排尿困难综合征,也称症状性无菌尿、急性尿道综合征。

2.肾结核

如尿道刺激症状逐渐加重时,伴有低热、盗汗,应考虑肾结核。同时肾结核多伴有生殖器结核,如附睾和睾丸,或有其他系统结核病史者。而且血尿多与尿路刺激同时出现。而膀胱炎时,血尿为"终末血尿"。尿结核菌阳性,影像学检查多有帮助。

3.慢性肾小球肾炎

本病无尿路刺激症状,无白细胞管型,或白细胞、尿菌阴性,尿蛋白含量多,常>1.0 g/24 h,肾小球功能损害较明显。

4.慢性肾盂肾炎的急性发作与急性肾盂肾炎

慢性肾盂肾炎急性发作,常有慢性肾盂肾炎的病史。而急性肾盂肾炎无慢性病史,常急骤发作,不难鉴别。

四、诊断标准

(1)尿路感染病史 1 年以上,而且经常反复发作。

(2)持续性细菌尿,尿白细胞或白细胞管型。

(3)X 线造影或 B 超证实,有肾盂变形,肾影不规则,瘢痕形成,回声粗糙不均,双肾形态不一致。

(4)经治疗症状消失后,仍有肾小管浓缩功能减退者,夜尿多,尿比重下降,肾小球滤过率下降。

五、治疗

对本病的治疗目的为纠正尿路异常或反流,控制感染,防止肾功能进一步恶化。选择对细菌敏感、毒性较小的抗生素,疗程要长,避免使用具有肾毒性药物。

(一)一般治疗

注意个人卫生,保持会阴清洁;摄入充足的水分,避免便秘;定期排空膀胱尿液,睡前排空膀胱以减轻膀胱内压及减少残余尿。注意休息,防止过度疲劳;适当参加劳作和运动。

(二)去除诱因

因本病迁延不愈,具有复杂因素,因此要注意复杂因素的存在,如结石、输尿管反流、输尿管狭窄、尿道狭窄、前列腺增大和耐药细菌的存在等。此类因素应寻求外科治疗,只有去除了复杂因素,尿路感染才易控制痊愈。

(三)抗生素治疗

选择抗生素时,最好先用清洁中段尿细菌培养后做药敏试验,选择对细菌敏感的抗生素。如果需在培养结果前应用抗生素,需选择广谱抗生素和耐敏的抗生素,如氨苄西林、氨基苷类、他唑巴坦、复方磺胺甲噁唑等,疗程为 4~6 周,以免复发。

（四）控制高血压

应引起重视的是慢性肾盂肾炎患者常引起高血压，而高血压又可进一步加重肾损害，因此，应严密控制高血压，尽量把血压控制在 17.3/10.7 kPa（130/80 mmHg），可有效保护靶器官。

（五）对症治疗

控制清除体内感染病灶，如前列腺炎、慢性妇科炎症；对肾功能不全者，按肾功能不全进行治疗。注意维持体内水、电解质和酸碱平衡。

（齐　瑞）

第七章

内分泌科疾病诊治

第一节 糖 尿 病

一、糖尿病的分型

糖尿病的分型是依据对糖尿病的临床表现、病理生理及病因的认识而建立的综合分型。目前国际上通用的是 WHO 糖尿病专家委员会提出的分型标准。

(一)T1DM

该型又分免疫介导性(1A 型)和特发性(1B 型)。前者占绝大多数,为自身免疫性疾病,可能是有遗传易感性的个体在某些外在环境因素的作用下,机体发生了针对胰岛 β 细胞的自身免疫,导致胰岛 β 细胞破坏,胰岛素分泌减少。血中可发现针对胰岛 β 细胞的特异性抗体。后者发病临床表现与 1A 型相似,但无自身免疫证据。

(二)T2DM

其发病虽然与遗传因素有一定的关系,但环境因素,尤其生活方式起着主导作用。大部分发病从以胰岛素抵抗为主伴胰岛素进行性分泌不足,进展到以胰岛素分泌不足为主伴胰岛素抵抗。

(三)其他特殊类型糖尿病

其他特殊类型糖尿病病因学相对明确。

1.胰岛 β 细胞功能基因缺陷

青年人中的成年发病型糖尿病(maturity-onset diabetes of the young,MODY)、线粒体基因突变糖尿病、其他。

2.胰岛素作用基因缺陷

A 型胰岛素抵抗、妖精貌综合征、Rabson-Mendenhall 综合征、脂肪萎缩型糖尿病等。

3.胰腺疾病和胰腺外伤或手术切除

胰腺炎、创伤、胰腺切除术、胰腺肿瘤、胰腺囊性纤维化病、血色病、纤维钙化性胰腺病等。

4.内分泌疾病

肢端肥大症、库欣综合征、胰高糖素瘤、嗜铬细胞瘤、甲状腺功能亢进症、生长抑素瘤、醛固酮瘤及其他。

5.药物或化学品所致糖尿病

Vacor(N-3 吡啶甲基 N-P 硝基苯尿素)、喷他脒、烟酸、糖皮质激素、甲状腺激素、二氮嗪、β-肾上腺素能激动剂、噻嗪类利尿剂、苯妥英钠、α-干扰素等。

6.感染

先天性风疹、巨细胞病毒感染及其他。

7.不常见的免疫介导性糖尿病

僵人综合征、抗胰岛素受体抗体等。

8.其他与糖尿病相关的遗传综合征

Down 综合征、Klinefelter 综合征、Turner 综合征、Wolfram 综合征、Friedreich 共济失调、Huntington 舞蹈病、Laurence-Moon-Beidel 综合征、强直性肌营养不良、卟啉病、Prader-Willi 综合征等。

(四)妊娠期糖尿病(GDM)

GDM 指妊娠期间发生的糖尿病。不包括孕前已诊断或已患糖尿病的患者,后者称为糖尿病合并妊娠。

糖尿病患者中 T2DM 最多见,占 90%～95%。T1DM 在亚洲较少见,但在某些国家和地区则发病率较高;我国 T1DM 占糖尿病的比例<5%。

二、糖尿病的病因、发病机制和自然史

糖尿病的病因和发病机制较复杂,至今未完全阐明。不同类型其病因不尽相同,即使在同一类型中也存在着异质性。总的来说,遗传因素及环境因素共同参与其发病。胰岛素由胰岛 β 细胞合成和分泌,经血液循环到达体内各组织器官的靶细胞,与特异受体结合并引发细胞内物质代谢效应,这过程中任何一个环节发生异常均可导致糖尿病。

T2DM 在自然进程中,不论其病因如何,都会经历几个阶段:患者已存在糖尿病相关的病理生理改变(如胰岛素抵抗、胰岛 β 细胞功能缺陷)相当长时间,但糖耐量仍正常。随病情进展首先出现糖调节受损(IGR),包括空腹血糖受损(IFG)和糖耐量减低(IGT),两者可分别或同时存在;IGR 代表了正常葡萄糖稳态和糖尿病高血糖之间的中间代谢状态,是最重要的 T2DM 高危人群,其中 IGT 预测发展为糖尿病有更高的敏感性,每年有 1.5%～10.0% 的 IGT 患者进展为T2DM;并且在大多数情况下,IGR 是糖尿病自然病程中的一部分,最后进展至糖尿病。糖尿病早期,部分患者可通过饮食控制、运动、减肥等使血糖得到控制,多数患者则需在此基础上使用口服降糖药使血糖达理想控制,但不需要用胰岛素治疗;随病情进展,β 细胞分泌胰岛素功能进行性下降,患者需应用胰岛素帮助控制高血糖,但不依赖外源胰岛素维持生命;随胰岛细胞破坏进一步加重,至胰岛 β 细胞功能完全衰竭时,则需要外源胰岛素维持生命。由于部分 T2DM 患者发病隐匿,至发现时 β 细胞功能已严重损害、血糖很高,这类患者即需应用胰岛素帮助控制高血糖。

(一)T1DM

T1DM 绝大多数是自身免疫性疾病,遗传因素和环境因素共同参与其发病。某些外界因素(如病毒感染、化学毒物和饮食等)作用于有遗传易感性的个体,激活 T 细胞介导的一系列自身免疫反应,引起选择性胰岛 β 细胞破坏和功能衰竭,体内胰岛素分泌不足进行性加重,最终导致糖尿病。

1.遗传因素

在同卵双生子中 T1DM 同病率达 30%～40%,提示遗传因素在 T1DM 发病中起重要作用。T1DM 遗传易感性涉及多个基因,包括 HLA 基因和非 HLA 基因,现尚未被完全识别。已知位于 6 号染色体短臂的 HLA 基因为主效基因,其他为次效基因。HLA-Ⅰ、Ⅱ类分子参与了 $CD4^+$ T 细胞及 $CD8^+$ 杀伤 T 细胞的免疫耐受,从而参与了 T1DM 的发病。

总而言之,T1DM 存在着遗传异质性,遗传背景不同的亚型其病因及临床表现不尽相同。

2.环境因素

(1)病毒感染:据报道与 T1DM 发病有关的病毒包括风疹病毒、腮腺炎病毒、柯萨奇病毒、脑心肌炎病毒和巨细胞病毒等。病毒感染可直接损伤 β 细胞,迅速、大量破坏 β 细胞或使细胞发生慢性损伤、数量逐渐减少。病毒感染还可损伤 β 细胞而暴露其抗原成分,从而触发自身免疫反应,现认为这是病毒感染导致 β 细胞损伤的主要机制。最近,基于 T1DM 动物模型的研究发现胃肠道中微生物失衡也可能与该病的发生有关。

(2)化学毒物和饮食因素:链脲佐菌素和四氧嘧啶糖尿病动物模型及灭鼠剂吡甲硝苯脲所造成的人类糖尿病属于非免疫介导性 β 细胞破坏(急性损伤)或免疫介导性 β 细胞破坏(小剂量、慢性损伤)。而过早接触牛奶或谷类蛋白,引起 T1DM 发病机会增大,可能与肠道免疫失衡有关。

3.自身免疫

许多证据支持 T1DM 为自身免疫性疾病:①遗传易感性与 HLA 区域密切相关,而 HLA 区域与免疫调节及自身免疫性疾病的发生有密切关系;②常伴发其他自身免疫性疾病,如桥本甲状腺炎、艾迪生病等;③早期病理改变为胰岛炎,表现为淋巴细胞浸润;④已发现近 90% 新诊断的 T1DM 患者血清中存在针对 β 细胞的单株抗体;⑤动物研究表明,免疫抑制治疗可预防小剂量链脲佐菌素所致动物糖尿病。

(1)体液免疫:已发现 90% 新诊断的 T1DM 患者血清中存在针对 β 细胞的抗体,比较重要的有多株胰岛细胞抗体(ICA)、胰岛素抗体(IAA)、谷氨酸脱羧酶抗体(GADA)、蛋白质酪氨酸磷酸酶样蛋白抗体、锌转运体 8 抗体等。胰岛细胞自身抗体检测可预测 T1DM 的发病及确定高危人群,并可协助糖尿病分型及指导治疗。

(2)细胞免疫:目前认为细胞免疫异常在 T1DM 发病中起更重要作用。细胞免疫失调表现为致病性和保护性 T 细胞比例失衡及其所分泌的细胞因子或其他递质相互作用紊乱,一般认为发病经历 3 个阶段:①免疫系统被激活;②免疫细胞释放各种细胞因子;③在激活的 T 细胞和各种细胞因子的作用下,胰岛 β 细胞受到直接或间接的高度特异性的自身免疫性攻击,导致胰岛炎和 β 细胞破坏。

(二)T2DM

T2DM 也是由遗传因素及环境因素共同作用而形成的多基因遗传性复杂病,是一组异质性疾病。目前对 T2DM 的病因和发病机制仍然认识不足,但环境因素扮演着重要角色。

1.遗传因素与环境因素

同卵双生子中 T2DM 的同病率接近 100%,但起病和病情进程则受环境因素的影响而变异甚大。其遗传特点:①参与发病的基因很多,分别影响糖代谢有关过程中的某个中间环节;②每个基因参与发病的程度不等,大多数为次效基因,可能有个别为主效基因;③每个基因只是赋予个体某种程度的易感性,并不足以致病,也不一定是致病所必需;④多基因异常的总效应形成遗传易感性。现有资料显示遗传因素主要影响 β 细胞功能。

环境因素包括增龄、现代生活方式、营养过剩、体力活动不足、子宫内环境,以及应激、化学毒物等。在遗传因素和上述环境因素共同作用下所引起的肥胖,特别是中心性肥胖,与胰岛素抵抗和 T2DM 的发生密切相关。近几十年糖尿病发病率的急剧增高难以用遗传因素解释,以营养过剩和运动减少为主要参与因素的生活方式改变起着更为重要的作用。

2.胰岛素抵抗和 β 细胞功能缺陷

B 细胞功能缺陷导致不同程度的胰岛素缺乏和组织(特别是骨骼肌和肝脏)胰岛素抵抗是 T2DM 发病的两个主要环节。不同个体其胰岛素抵抗和胰岛素分泌缺陷在发病中的重要性不同,同一患者在疾病进程中两者的相对重要性也可能发生变化。在存在胰岛素抵抗的情况下,如果 B 细胞能代偿性增加胰岛素分泌,则可维持血糖正常;当 B 细胞功能无法代偿胰岛素抵抗时,就会发生 T2DM。

(1)胰岛素抵抗:胰岛素降低血糖的主要机制包括抑制肝脏产生葡萄糖、刺激内脏组织(如肝脏)对葡萄糖的摄取,以及促进外周组织(骨骼肌、脂肪)对葡萄糖的利用。胰岛素抵抗指胰岛素作用的靶器官(主要是肝脏、肌肉和脂肪组织)对胰岛素作用的敏感性降低。

胰岛素抵抗是 T2DM 的重要特征,现认为可能是多数 T2DM 发病的始发因素,且产生胰岛素抵抗的遗传背景也会影响 B 细胞对胰岛素抵抗的代偿能力。但胰岛素抵抗的发生机制至今尚未阐明。目前主要有脂质超载和炎症两种论点:脂质过度负荷增多致血液循环中 FFA 及其代谢产物水平增高及在非脂肪细胞(主要是肌细胞、肝细胞、胰岛 β 细胞)内沉积,抑制胰岛素信号转导;增大的脂肪细胞吸引巨噬细胞,分泌炎症性信号分子(如 TNF-α、抵抗素、IL-6 等),通过 Jun 氨基端激酶阻断骨骼肌内的胰岛素信号转导。

(2)B 细胞功能缺陷:B 细胞功能缺陷在 T2DM 的发病中起关键作用,B 细胞对胰岛素抵抗的失代偿是导致 T2DM 发病的最后环节。现已证明从糖耐量正常到 IGT 到 T2DM 的进程中,B 细胞功能呈进行性下降,T2DM 诊断时其 B 细胞功能已降低约 50%。

T2DM B 细胞功能缺陷主要表现如下。①胰岛素分泌量的缺陷:T2DM 早期空腹胰岛素水平正常或升高,葡萄糖刺激后胰岛素分泌代偿性增多(但相对于血糖水平而言胰岛素分泌仍是不足的);随着疾病的进展和空腹血糖浓度增高,基础胰岛素分泌不再增加,甚至逐渐降低,而葡萄糖刺激后胰岛素分泌缺陷更明显。患者一般先出现对葡萄糖刺激反应缺陷,对非葡萄糖的刺激(如氨基酸、胰高糖素、化学药物等)尚有反应;至疾病后期胰岛 β 细胞衰竭时,则对葡萄糖和非葡萄糖的刺激反应均丧失。②胰岛素分泌模式异常:静脉注射葡萄糖后(IVGTT 或高糖钳夹试验)第一时相胰岛素分泌减弱或消失;口服葡萄糖胰岛素释放试验中早时相胰岛素分泌延迟、减弱或消失;疾病早期第二时相(或晚时相)胰岛素分泌呈代偿性升高及峰值后移,当病情进一步发展则第二时相(或晚时相)胰岛素分泌也渐减;且对葡萄糖和非葡萄糖刺激反应均减退。③胰岛素脉冲式分泌缺陷:正常胰岛素呈脉冲式分泌,涵盖基础和餐时状态;T2DM 胰岛素分泌谱紊乱,正常间隔脉冲消失,出现高频脉冲及昼夜节律紊乱;在 DM 的发生发展过程中,胰岛素脉冲式分泌异常可能比糖刺激的第一时相胰岛素分泌异常更早出现。④胰岛素质量缺陷:胰岛素原与胰岛素的比例增加,胰岛素原的生物活性仅约为胰岛素的 15%。

3.胰岛 α 细胞功能异常和胰高糖素样多肽-1(GLP-1)分泌缺陷

近年研究发现,与正常糖耐量者比较,T2DM 患者血 GLP-1 浓度降低,尤其进餐后更为明显。但目前尚不清楚这种现象是高血糖的诱发因素或是继发于高血糖。

GLP-1 由肠道 L 细胞分泌,主要生物作用包括刺激 β 细胞葡萄糖介导的胰岛素合成和分泌、抑制胰高糖素。其他生物学效应包括延缓胃内容物排空、抑制食欲及摄食、促进β细胞增殖和减少凋亡、改善血管内皮功能和保护心脏功能等。GLP-1在体内迅速被DPP-Ⅳ降解而失去生物活性,其血浆半衰期不足2分钟。

已知胰岛中α细胞分泌胰高糖素在保持血糖稳态中起重要作用。正常情况下,进餐后血糖升高刺激早时相胰岛素分泌和GLP-1分泌,进而抑制α细胞分泌胰高糖素,从而使肝糖输出减少,防止出现餐后高血糖。研究发现,T2DM患者由于β细胞数量明显减少,α细胞数量无明显改变,致α/β细胞比例显著增加;另外T2DM患者普遍存在α细胞功能紊乱,主要表现为α细胞对葡萄糖敏感性下降(也即需要更高的血糖浓度才能实现对胰高糖素分泌的抑制作用),T2DM患者负荷后GLP-1的释放曲线低于正常个体;从而导致胰高糖素水平升高,肝糖输出增加。通过提高内源性GLP-1水平或补充外源GLP-1后,可观察到GLP-1以葡萄糖依赖方式促进T2DM的胰岛素分泌和抑制胰高血糖素分泌,并可恢复α细胞对葡萄糖的敏感性。

胰岛α细胞功能异常和GLP-1分泌缺陷可能在T2DM发病中也起重要作用。

4.T2DM的自然史

T2DM早期存在胰岛素抵抗而β细胞可代偿性增加胰岛素分泌时,血糖可维持正常;当β细胞无法分泌足够的胰岛素以代偿胰岛素抵抗时,则会进展为IGR和糖尿病。IGR和糖尿病早期不需胰岛素治疗的阶段较长,部分患者可通过生活方式干预使血糖得到控制,多数患者则需在此基础上使用口服降糖药使血糖达理想控制;随β细胞分泌胰岛素功能进行性下降,患者需应用胰岛素控制高血糖,但不依赖外源胰岛素维持生命;但随着病情进展,相当一部分患者需用胰岛素控制血糖或维持生命。

三、糖尿病的临床表现

(一)基本临床表现

血糖升高后因渗透性利尿引起多尿,继而口渴多饮;外周组织对葡萄糖利用障碍,脂肪分解增多,蛋白质代谢负平衡,渐见乏力、消瘦,儿童生长发育受阻;患者常有易饥、多食。故糖尿病的临床表现常被描述为"三多一少",即多尿、多饮、多食和体重减轻。可有皮肤瘙痒,尤其外阴瘙痒。血糖升高较快时可使眼房水、晶体渗透压改变而引起屈光改变致视力模糊。部分患者无任何症状,仅于健康检查或因各种疾病就诊化验时发现高血糖。

(二)常见类型糖尿病的临床特点

1.T1DM临床特点

(1)免疫介导性T1DM(1A型):诊断时临床表现变化很大,可以是轻度非特异性症状、典型三多一少症状或昏迷。多数青少年患者起病较急,症状较明显;如未及时诊断治疗,可出现糖尿病酮症酸中毒。多数T1DM患者起病初期都需要胰岛素治疗,使代谢恢复正常,但此后可能有持续数周至数月不等的时间需要的胰岛素剂量很小或不需要胰岛素,即所谓"蜜月期"现象,这是由于β细胞功能得到部分恢复。某些成年患者,起病缓慢,早期临床表现不明显,经历一段或长或短的不需胰岛素治疗的阶段,称为"成人隐匿性自身免疫糖尿病(LADA)"。尽管起病急缓不一,一般较快进展到糖尿病需依赖外源胰岛素控制血糖。这类患者很少肥胖,但肥胖不排除本病可能性。多数1A型患者血浆基础胰岛素水平低于正常,葡萄糖刺激后胰岛素分泌曲线低平。胰岛β细胞自身抗体或呈阳性。

(2)特发性T1DM(1B型):通常急性起病,β细胞功能明显减退甚至衰竭,临床上表现为糖尿病酮症甚至酸中毒。β细胞自身抗体检查阴性。病因未明。诊断时需排除单基因突变糖尿病。

2.T2DM 临床特点

流行病学调查显示,在我国糖尿病患者群中,T2DM 占 90％以上。多见于成人,常在 40 岁以后起病,但也可发生于青少年;多数起病隐匿,症状相对较轻,半数以上无任何症状;不少患者因慢性并发症、伴发病或仅于健康检查时发现。很少自发性发生 DKA,但在应激、严重感染、中断治疗等诱因下也可发生 DKA。T2DM 常有家族史。临床上与肥胖症、血脂异常、脂肪肝、高血压、冠心病等疾病常同时或先后发生,并常伴有高胰岛素血症,目前认为这些均与胰岛素抵抗有关,称为代谢综合征。由于诊断时所处的病程阶段不同,其β细胞功能表现差异较大,有的早期患者进食后胰岛素分泌高峰延迟,餐后 3～5 小时血浆胰岛素水平不适当地升高,引起反应性低血糖,可成为这些患者的首发临床表现。

3.某些特殊类型糖尿病

(1)青年人中的成年发病型糖尿病:MODY 是一组高度异质性的单基因遗传病。主要临床特征:①有三代或以上家族发病史,且符合常染色体显性遗传规律;②先证者发病年龄＜25 岁;③无酮症倾向。

(2)线粒体基因突变糖尿病临床特征:①母系遗传;②发病早,β细胞功能逐渐减退,自身抗体阴性;③身材多消瘦;④常伴神经性耳聋或其他神经肌肉表现。

(3)糖皮质激素所致糖尿病:部分患者应用糖皮质激素后可诱发或加重糖尿病,常常与剂量和使用时间相关。多数患者停用后糖代谢可恢复正常。不管以往有否糖尿病,使用糖皮质激素时均应监测血糖,及时调整降糖方案,首选胰岛素控制高血糖。

4.妊娠糖尿病

GDM 通常是在妊娠中、末期出现,此时与妊娠相关的胰岛素拮抗激素的分泌亦达高峰。GDM 一般只有轻度无症状性血糖增高,但由于血糖轻度增高对胎儿发育亦可能有不利影响,因此妊娠期间应重视筛查。对所有孕妇,特别是 GDM 高风险的妇女(GDM 个人史、肥胖、尿糖阳性,或有糖尿病家族史者),最好在怀孕前进行筛查,若 FPG＞7.0 mmol/L、随机血糖＞11.1 mmol/L 或 HbA1c＞6.5％则可确诊为显性糖尿病。

所有既往无糖尿病的孕妇应在妊娠 24～28 周时进行 OGTT。针对 GDM 的诊断方法和标准一直存在争议。就诊断方法而言,分为一步法及两步法。一步法是妊娠 24～28 周行 75 g OGTT;若 FPG≥5.1 mmol/L,服糖后 1 小时血糖≥10.0 mmol/L、2 小时≥8.5 mmol/L,不再检测 3 小时血糖;血糖值超过上述任一指标即可诊断为 GDM。两步法是妊娠 24～28 周先做50 g OGTT 初步筛查,即口服 50 g 葡萄糖,1 小时后抽血化验血糖,血糖水平≥7.8 mmol/L 为异常;异常者需进一步行 100 g OGTT 确诊,分别测定 FPG 及负荷后 1 小时、2 小时和 3 小时血糖水平;两项或两项以上异常即可确诊为 GDM。

一步法简单易行,对该法诊断的 GDM 进行治疗可能会改善母婴结局,但鉴于 OGTT 变异度较大,且根据现有一步法的诊断标准可大幅度增加 GDM 的患病率,由此增加的经济负担,以及诊断的 GDM 进行干预所带来的母婴益处尚需要更多的临床研究证实。故目前不同组织对一步法及两步法的推荐态度有所不同。NIH 及美国妇产科医师学会推荐两步法,国际糖尿病与妊娠研究组及世界卫生组织则支持采用一步法,而既往支持一步法的 ADA 2014 年发表声明称两种方法都可以选用,美国预防医学工作组、美国家庭医师协会和内分泌学会则并未就选择哪种方法做明确推荐。

对 GDM 和"糖尿病合并妊娠"均需积极有效处理,以降低围产期疾病相关的患病率和病死率。GDM 妇女分娩后血糖一般可恢复正常,但未来发生 T2DM 的风险显著增加。此外,由于某些 GDM 患者孕前可能已经存在未被诊断的各种类型的糖尿病,故 GDM 患者应在产后 6～12 周使用非妊娠 OGTT 标准筛查糖尿病,并长期追踪观察。

四、糖尿病的实验室检查

(一)糖代谢异常严重程度或控制程度的检查

1.尿糖测定

大多采用葡萄糖氧化酶法,测定的是尿葡萄糖,尿糖阳性是诊断糖尿病的重要线索。但尿糖阳性只是提示血糖值超过肾糖阈(大约 10 mmol/L),因而尿糖阴性不能排除糖尿病可能。并发肾脏病变时,肾糖阈升高,虽然血糖升高,但尿糖阴性。肾糖阈降低时,虽然血糖正常,尿糖可阳性。

2.血糖测定和 OGTT

血糖升高是诊断糖尿病的主要依据,又是判断糖尿病病情和控制情况的主要指标。血糖值反映的是瞬间血糖状态。常用葡萄糖氧化酶法测定。抽静脉血或取毛细血管血,可用血浆、血清或全血。如血细胞比容正常,血浆、血清血糖比全血血糖高 15%。诊断糖尿病时必须用静脉血浆测定血糖,治疗过程中随访血糖控制情况可用便携式血糖计测定末梢血糖。

当血糖高于正常范围而又未达到诊断糖尿病标准时,须进行 OGTT。OGTT 应在无摄入任何热量8 小时后,清晨空腹进行,成人口服 75 g 无水葡萄糖,溶于 250～300 mL 水中,5～10 分钟内饮完,空腹及开始饮葡萄糖水后 2 小时测静脉血浆葡萄糖。儿童服糖量按每千克体重 1.75 g 计算,总量不超过 75 g。

如下因素可影响 OGTT 结果的准确性:试验前连续 3 天膳食中糖类摄入过少、长期卧床或极少活动、应激情况、应用药物(如噻嗪类利尿剂、β 受体阻滞剂、糖皮质激素等)、吸烟等。因此急性疾病或应激情况时不宜行 OGTT;试验过程中,受试者不喝茶及咖啡、不吸烟、不做剧烈运动;试验前 3 天内摄入足量碳水化合物;试验前 3～7 天停用可能影响的药物。

3.糖化血红蛋白和糖化血浆清蛋白测定

糖化血红蛋白是葡萄糖或其他糖与血红蛋白的氨基发生非酶催化反应(一种不可逆的蛋白糖化反应)的产物,其量与血糖浓度呈正相关。糖化血红蛋白有 a、b、c 3 种,以糖化血红蛋白c 最为重要。正常人糖化血红蛋白 c 占血红蛋白总量的 3%～6%,不同实验室之间其参考值有一定差异。血糖控制不良者糖化血红蛋白 c 升高,并与血糖升高的程度和持续时间相关。由于红细胞在血液循环中的寿命约为 120 天,因此糖化血红蛋白 c 反映患者近8～12 周平均血糖水平,为评价糖尿病长期血糖控制水平的主要监测指标之一。需要注意糖化血红蛋白 c 受检测方法、有无贫血和血红蛋白异常疾病、红细胞转换速度、年龄等因素的影响。另外,糖化血红蛋白 c 不能反映瞬时血糖水平及血糖波动情况,也不能确定是否发生过低血糖。

血浆蛋白(主要为清蛋白)同样也可与葡萄糖发生非酶催化的糖化反应而形成果糖胺,其形成的量也与血糖浓度和持续时间相关,正常值为 1.7～2.8 mmol/L。由于清蛋白在血中半衰期为 19 天,故果糖胺反映患者近 2～3 周内平均血糖水平,为糖尿病患者近期病情监测的指标。

(二)胰岛 β 细胞功能检查

1.胰岛素释放试验

正常人空腹基础血浆胰岛素为 35～145 pmol/L(5～20 mU/L)，口服 75 g 无水葡萄糖(或 100 g 标准面粉制作的馒头)后，血浆胰岛素在 30～60 分钟上升至高峰，峰值为基础值的 5～10 倍，3～4 小时恢复到基础水平。本试验反映基础和葡萄糖介导的胰岛素释放功能。胰岛素测定受血清中胰岛素抗体和外源性胰岛素的干扰。

2.C 肽释放试验

C 肽释放试验方法同上。正常人空腹基础值不小于 400 pmol/L，高峰时间同上，峰值为基础值的 5～6 倍。也反映基础和葡萄糖介导的胰岛素释放功能。C 肽测定不受血清中的胰岛素抗体和外源性胰岛素的影响。

3.其他检测

β 细胞功能的方法如静脉注射葡萄糖-胰岛素释放试验和高糖钳夹试验可了解胰岛素释放第一时相；胰高糖素-C 肽刺激试验和精氨酸刺激试验可了解非糖介导的胰岛素分泌功能等。可根据患者的具体情况和检查目的而选用。

(三)其他检查

1.血脂水平检测

胆固醇，尤其是 LDL-C 在动脉粥样硬化发生和发展中发挥着关键作用。糖尿病患者发生动脉粥样硬化的危险度明显增高，故要严密监测血脂，并结合年龄、性别、吸烟与否、血压水平及有无血管病变等确定个体化血脂治疗方案及达标标准。

2.足底压力检测

有条件者可行足底压力分析，以指导糖尿病足患者的足部护理及对足矫形器的监测。

3.有关病因和发病机制的检查

GADA、ICA、IAA 及 IA-2A 的联合检测；胰岛素敏感性检查；基因分析等。

五、糖尿病的诊断与鉴别诊断

大多数早期 T2DM 患者并无明显症状，故容易漏诊和误诊。在临床工作中要善于发现糖尿病，尽可能早期诊断和治疗。糖尿病诊断以血糖升高为依据，血糖的正常值和糖代谢异常的诊断切点是依据血糖值与糖尿病特异性并发症(如视网膜病变)发生风险的关系来确定。应注意如单纯检查空腹血糖，糖尿病漏诊率高，应加测餐后血糖，必要时进行 OGTT。

(一)诊断线索

有多食、多饮、多尿及体重减轻(三多一少)症状者；以糖尿病各种急慢性并发症或伴发病首诊就诊者；原因不明的酸中毒、失水、昏迷、休克；反复发作的皮肤疖或痈、真菌性阴道炎等；手足麻木、视物模糊等。高危人群：有糖调节受损史(IFG 和/或 IGT)；年龄≥45 岁；超重或肥胖；T2DM 的一级亲属；有巨大儿生产史或妊娠糖尿病史等。

(二)诊断标准

我国目前采用国际上通用 WHO 糖尿病专家委员会提出的诊断和分类标准(表 7-1、表 7-2)，要点如下。

表 7-1　糖尿病诊断标准

诊断标准	静脉血浆葡萄糖水平(mmol/L)
(1)糖尿病症状+随机血糖	≥11.1
(2)空腹血糖(FPG)	≥7.0
(3)OGTT 2 小时血糖	≥11.1

注:需再测一次予以证实,诊断才能成立。随机血糖指不考虑上次用餐时间,一天中任意时间的血糖,不能用来诊断 IFG 或 IGT。

表 7-2　糖代谢状态分类

糖代谢分类	静脉血浆葡萄糖水平(mmol/L)	
	空腹血糖(FPG)	糖负荷后 2 小时血糖水平
正常血糖(NGR)	<6.1	<7.8
空腹血糖受损(IFG)	6.1~6.9	<7.8
糖耐量减低(IGT)	<7.0	7.8~11.0
糖尿病(DM)	≥7.0	≥11.1

注:2003 年 11 月国际糖尿病专家委员会建议将 IFG 的界限值修订为 5.6~6.9 mmol/L。

(1)糖尿病诊断是基于空腹(FPG)、任意时间或 OGTT 中 2 小时血糖值。空腹指至少 8 小时内无任何热量摄入;任意时间指一天内任何时间,无论上一次进餐时间及食物摄入量。糖尿病症状指多尿、烦渴多饮和难于解释的体重减轻。FPG 3.9~6.0 mmol/L(70~108 mg/dL)为正常;6.1~6.9 mmol/L(110~125 mg/dL)为 IFG;≥7.0 mmol/L(126 mg/dL)应考虑糖尿病。OGTT 中 2 小时血糖值<7.7 mmol/L(139 mg/dL)为正常糖耐量;7.8~11.0 mmol/L(140~199 mg/dL)为 IGT;≥11.1 mmol/L(200 mg/dL)应考虑糖尿病。

(2)糖尿病的临床诊断推荐采用葡萄糖氧化酶法测定静脉血浆葡萄糖。

(3)对于无糖尿病症状,仅一次血糖值达到糖尿病诊断标准者,必须在另一天复查核实而确定诊断;如复查结果未达到糖尿病诊断标准,应定期复查。IFG 或 IGT 的诊断应根据 3 个月内的两次 OGTT 结果,用其平均值来判断。严重疾病(急性严重感染、创伤)或其他应激情况下,可因拮抗胰岛素的激素(如儿茶酚胺、皮质醇等)分泌增多而发生应激性高血糖;但这种代谢紊乱常为暂时性和自限性,因此在应激因素消失前,不能据此时血糖诊断糖尿病,必须在应激消除后复查才能明确其糖代谢状况。

(4)儿童糖尿病诊断标准与成人相同。

(5)孕期首次产前检查时,使用普通糖尿病诊断标准筛查孕前未诊断的 T2DM,如达到糖尿病诊断标准即可判断孕前就患有糖尿病。如初次检查结果正常,则在孕 24~28 周筛查有无 GDM。

(6)近年对应用糖化血红蛋白作为糖尿病诊断指标的国内外研究很多,并得到了广泛的关注。糖化血红蛋白是评价长期血糖控制的金标准。流行病学和循证医学研究证明糖化血红蛋白能稳定和可靠地反映患者的预后。且糖化血红蛋白具有检测变异小、更稳定、可采用与 DCCT/UKPDS 一致的方法并进行标化、无须空腹或定时采血且受应激等急性状态影响小等优点。美国糖尿病协会(ADA)已经把糖化血红蛋白≥6.5% 作为糖尿病的诊断标准,WHO 也建议在条件成熟的地方采用糖化血红蛋白作为诊断糖尿病的指标。然而由于我国有关糖化血红蛋白诊断糖尿病切点的相关资料尚不足,而且我国尚缺乏糖化血红蛋白检测方法的标准化,包括测定仪器和测定方法的质量控制存在着明显的地区差异,故目前在我国尚不推荐采用糖化血红蛋白诊断糖尿病。

(三)鉴别诊断

注意鉴别其他原因所致尿糖阳性。肾性糖尿因肾糖阈降低所致,尿糖阳性,但血糖及OGTT 正常。某些非葡萄糖的糖尿如果糖、乳糖、半乳糖尿,用班氏试剂(硫酸铜)检测呈阳性反应,用葡萄糖氧化酶试剂检测呈阴性反应。

甲状腺功能亢进症、胃空肠吻合术后,因碳水化合物在肠道吸收快,可引起进食后 $0.5\sim$ 1 小时血糖过高,出现糖尿,但 FPG 和餐后 2 小时血糖正常。严重弥漫性肝病患者,葡萄糖转化为肝糖原功能减弱,肝糖原贮存减少,进食后 $0.5\sim1$ 小时血糖过高,出现糖尿,但 FPG 偏低,餐后 $2\sim3$ 小时血糖正常或低于正常。急性应激状态时,胰岛素拮抗激素(如肾上腺素、ACTH、肾上腺皮质激素和生长激素)分泌增加,可使糖耐量减低,出现一过性血糖升高、尿糖阳性,应激过后可恢复正常。

(四)分型

最重要的是鉴别 T1DM 和 T2DM,由于两者缺乏明确的生化或遗传学标志,主要根据临床特点和发展过程,从发病年龄、起病急缓、症状轻重、体重、有否酮症酸中毒倾向、是否依赖外源胰岛素维持生命等方面,结合胰岛 β 细胞自身抗体和 β 细胞功能检查结果而进行临床综合分析判断。一般来说,T1DM 发病年龄轻,起病急、症状较重,明显消瘦,有酮症倾向,需要胰岛素治疗。但两者的区别都是相对的,临床单靠血糖水平不能区分 T1DM 还是 T2DM,有些患者诊断初期可能同时具有 T1DM 和 T2DM 的特点,如这些人发病年龄较小但进展慢、一般不胖、胰岛素分泌功能降低但尚未达容易发生酮症的程度,其中相当部分患者使用口服降糖药即可达良好血糖控制,这些患者确实暂时很难明确归为 T1DM 或 T2DM;这时可先做一个临时性分型,用于指导治疗。然后依据对治疗的初始反应和 β 细胞功能的动态变化再重新评估和分型。随着疾病的进展,诊断会越来越明确。从发病机制角度来讲,胰岛 β 细胞自身抗体是诊断 T1DM 的特异指标。

MODY 和线粒体基因突变糖尿病有一定临床特点,但确诊有赖于基因分析。

许多内分泌疾病,如肢端肥大症(或巨人症)、库欣综合征、嗜铬细胞瘤可分泌生长激素、皮质醇、儿茶酚胺,抵抗胰岛素而引起继发性糖尿病。还要注意药物影响和其他特殊类型糖尿病。

(五)并发症和伴发病的诊断

对糖尿病的各种并发症及经常伴随出现的肥胖、高血压、血脂异常等也须进行相应检查和诊断以便及时治疗。

T1DM 应根据体征和症状考虑自身免疫性甲状腺疾病、系统性红斑狼疮等的筛查。

六、糖尿病的治疗

由于糖尿病的病因和发病机制尚未完全阐明,目前仍缺乏病因治疗。

糖尿病治疗的近期目标是通过控制高血糖和相关代谢紊乱以消除糖尿病症状和防止出现急性严重代谢紊乱;远期目标是通过良好的代谢控制达到预防和/或延缓糖尿病慢性并发症的发生和发展,维持良好健康和学习、劳动能力,提高患者的生活质量、降低病死率和延长寿命。保障儿童患者的正常生长发育。

近年循证医学的发展促进了糖尿病治疗观念的进步,糖尿病的控制已从传统意义上的治疗转变为系统管理,最好的管理模式是以患者为中心的团队式管理,团队主要成员包括全科和专科医师、糖尿病教员、营养师、运动康复师、患者及其家属等,并建立定期随访和评估系统。

近年临床研究证实:使新诊断的糖尿病患者达到良好血糖控制可延缓糖尿病微血管病变的发生、发展;早期有效控制血糖可能对大血管有较长期的保护作用(代谢记忆效应);全面控制 T2DM 的危险因素可明显降低大血管和微血管病变的发生风险和死亡风险。早期良好控制血糖尚可保护 β 细胞功能及改善胰岛素敏感性。故糖尿病管理须遵循早期和长期、积极而理性、综合治疗和全面达标、治疗措施个体化等原则。IDF 提出糖尿病综合管理 5 个要点(有"五驾马车"之称):糖尿病教育、医学营养治疗、运动治疗、血糖监测和药物治疗。

已有证据显示,将 HbA1c 降至 7% 左右或以下可显著减少糖尿病微血管并发症;如在诊断糖尿病后早期降低 HbA1c,可以减少慢性大血管病变风险。应对血糖控制的风险与获益、可行性和社会因素等进行综合评估,为患者制订合理的个体化 HbA1c 控制目标。对于大多数非妊娠成人,HbA1c 的合理控制目标为<7%。ADA 和 EASD 立场声明建议,对于某些患者(如病程短、预期寿命长、无明显的 CVD 等),在无明显的低血糖或其他不良反应的前提下,可考虑更严格的 HbA1c 目标(如 HbA1c 6.0%~6.5%)。而对于有严重低血糖病史,预期寿命有限,有显著的微血管或大血管并发症,或有严重的并发症,糖尿病病程长,并且尽管进行了糖尿病自我管理教育、合适的血糖监测、接受有效剂量的多种降糖药物包括胰岛素治疗仍然很难达标的患者,应采用较为宽松的 HbA1c 目标(如 HbA1c 7.5%~8%,或甚至更高些)。即糖尿病患者血糖控制目标应该遵循个体化的原则。

(一)糖尿病健康教育

糖尿病健康教育是重要的基础管理措施之一。每位糖尿病患者一旦诊断即应规范接受糖尿病教育,目标是使患者充分认识糖尿病并掌握糖尿病的自我管理能力。健康教育被公认是决定糖尿病管理成败的关键。良好的健康教育可充分调动患者的主观能动性,积极配合治疗,有利于疾病控制达标,防止各种并发症的发生和发展,降低医疗费用和负担,使患者和国家均受益。健康教育包括糖尿病防治专业人员的培训,医务人员的继续医学教育,患者及其家属和公众的卫生保健教育。应对患者和家属耐心宣教,使其认识到糖尿病是终身疾病,治疗需持之以恒,充分认识自身的行为和自我管理能力是糖尿病能否成功控制的关键。同时促进患者治疗性生活方式改变,定期辅导并应将其纳入治疗方案,让患者了解糖尿病的基础知识和治疗控制要求,学会自我血糖监测,掌握医学营养治疗的具体措施和体育锻炼的具体要求,使用降血糖药物的注意事项,学会胰岛素注射技术,从而在医务人员指导下长期坚持合理治疗并达标,坚持随访,按需要调整治疗方案。同时,糖尿病健康教育应涉及社会心理问题,因为良好情感状态与糖尿病治疗效果密切相关。劝诚患者戒烟和烈性酒,讲求个人卫生,预防各种感染。

(二)医学营养治疗

医学营养治疗是糖尿病基础管理措施,是综合管理的重要组成部分。对医学营养治疗的依从性是决定患者能否达到理想代谢控制的关键影响因素。其主要目标是纠正代谢紊乱、达到良好的代谢控制、减少 CVD 的危险因素、提供最佳营养以改善患者健康状况、减缓 β 细胞功能障碍的进展。总的原则是确定合理的总能量摄入,合理、均衡地分配各种营养物质,恢复并维持理想体重。

1.计算总热量

首先按患者性别、年龄和身高查表或用简易公式计算理想体重[理想体重(kg)=身高(cm)—

105],然后根据理想体重和工作性质,参照原来生活习惯等,计算每天所需总热量。成年人休息状态下每天每千克理想体重给予热量 25～30 kcal,轻体力劳动 30～35 kcal,中度体力劳动 35～40 kcal,重体力劳动 40 kcal 以上。儿童、孕妇、乳母、营养不良及伴有消耗性疾病者应酌情增加,肥胖者酌减,使体重逐渐恢复至理想体重的±5%左右。

2.膳食搭配

膳食中碳水化合物所提供的能量应占饮食总热量的 50%～60%。不同种类碳水化合物引起血糖增高的速度和程度有很大不同,可用食物生糖指数(GI)来衡量。GI 指进食恒量的食物(含 50 g 碳水化合物)后,2～3 小时内的血糖曲线下面积相比空腹时的增幅除以进食 50 g 葡萄糖后的相应增幅。GI≤55%为低 GI 食物,55%～70%为中 GI 食物,GI≥70%为高 GI 食物。低 GI 食物有利于血糖控制和控制体重。应限制含糖饮料摄入;可适量摄入糖醇和非营养性甜味剂。肾功能正常的糖尿病个体,推荐蛋白质的摄入量占供能比的 10%～15%,成人每天每千克理想体重 0.8～1.2 g;孕妇、乳母、营养不良或伴消耗性疾病者增至 1.5～2.0 g;伴有糖尿病肾病而肾功能正常者应限制至 0.8 g,血尿素氮已升高者应限制在 0.6 g 以下;蛋白质应至少有 1/3 来自动物蛋白质,以保证必需氨基酸的供给。膳食中由脂肪提供的能量不超过总热量的 30%,其中饱和脂肪酸不应超过总热量的 7%;食物中胆固醇摄入量应<300 mg/d。

此外,各种富含食用纤维的食品可延缓食物吸收,降低餐后血糖高峰,有利于改善糖、脂代谢紊乱,并促进胃肠蠕动、防止便秘。提倡食用绿叶蔬菜、豆类、块根类、粗谷物、含糖成分低的水果等。

3.糖尿病的营养补充治疗

没有明确的证据显示糖尿病患者群维生素或矿物质的补充是有益的(如果没有缺乏)。不建议常规补充抗氧化剂如维生素 E、维生素 C 和胡萝卜素,因为缺乏有效性和长期安全性的证据。目前的证据不支持糖尿病患者补充 n-3(EPA 和 DHA)预防或治疗心血管事件的建议。没有足够的证据支持糖尿病患者常规应用微量元素如铬、镁和维生素 D 以改善血糖控制。没有足够的证据支持应用肉桂或其他中草药/补充剂治疗糖尿病。

4.饮酒

成年糖尿病患者如果想饮酒,每天饮酒量应适度(成年女性每天饮酒的酒精量≤15 g,成年男性≤25 g)。饮酒或许使糖尿病患者发生迟发低血糖的风险增加,尤其是应用胰岛素或促胰岛素分泌剂的患者。教育并保证让患者知晓如何识别和治疗迟发低血糖。

5.钠摄入

普通人群减少钠摄入每天<2 300 mg 的建议对糖尿病患者也是合适的。对糖尿病合并高血压的患者,应考虑进一步减少钠的摄入。

6.合理分配

确定每天饮食总热量和糖类、蛋白质、脂肪的组成后,按每克糖类、蛋白质产热 4 kcal,每克脂肪产热 9 kcal,将热量换算为食品后制订食谱,并根据生活习惯、病情和配合药物治疗需要进行安排。可按每天三餐分配为 1/5、2/5、2/5 或 1/3、1/3、1/3。

以上仅是原则估算,在治疗过程中要根据患者的具体情况进行调整。如肥胖患者在治疗措施适当的前提下,体重不下降,应进一步减少饮食总热量;体形消瘦的患者,经治疗体重已恢复者,其饮食方案也应适当调整,避免体重继续增加。

(三)运动治疗

体育运动在糖尿病患者的管理中占重要地位,尤其对肥胖的 T2DM 患者,运动可增加胰岛素敏感性,有助于控制血糖和体重。根据年龄、性别、体力、病情、有无并发症及既往运动情况等不同条件,在医师指导下开展有规律的合适运动,循序渐进,并长期坚持。建议糖尿病患者每周至少进行 150 分钟的中等强度的有氧体力活动(50%～70%最大心率),每周运动时间应该分布在 3 天以上,运动间隔时间一般不超过 2 天。若无禁忌证,应该鼓励 T2DM 患者每周至少进行 2 次阻力性肌肉运动。如果患者觉得达到所推荐的运动量和时间有困难,应鼓励他们尽可能进行适当的体育运动。运动前、中、后要监测血糖。运动量大或激烈运动时应建议患者调整食物及药物,以免发生低血糖。T1DM 患者为避免血糖波动过大,体育锻炼宜在餐后进行,运动量不宜过大,持续时间不宜过长。血糖>14 mmol/L、有明显的低血糖症状或者血糖波动较大、有糖尿病急性并发症和心眼脑肾等严重慢性并发症者暂不适宜运动。

(四)病情监测

糖尿病病情监测包括血糖监测、其他 CVD 危险因素和并发症的监测。

血糖监测基本指标包括空腹血糖、餐后血糖和 HbA1c。HbA1c 是评价长期血糖控制的金指标,也是指导临床调整治疗方案的重要依据之一,推荐糖尿病患者开始治疗时每 3 个月检测 1 次 HbA1c,血糖达标后每年也至少监测 2 次。也可用糖化血清蛋白来评价近 2～3 周的血糖控制情况。建议患者应用便携式血糖计进行自我监测血糖(SMBG),以了解血糖的控制水平和波动情况,指导调整治疗方案。自我血糖监测适用于所有糖尿病患者,尤其对妊娠和胰岛素治疗的患者更应加强自我血糖监测。SMBG 的方案、频率和时间安排应根据患者的病情、治疗目标和治疗方案决定。

患者每次就诊时均应测量血压;每年至少 1 次全面了解血脂及心、肾、神经、眼底等情况,以便尽早发现问题并给予相应处理。

(五)高血糖的药物治疗

1.口服降糖药物

高血糖的药物治疗多基于 2 型糖尿病的两个主要病理生理改变——胰岛素抵抗和胰岛素分泌受损。口服降糖药物根据作用效果的不同,可以分为促胰岛素分泌剂(磺脲类、格列奈类、DPP-Ⅳ 抑制剂)和非促胰岛素分泌剂(双胍类、噻唑烷二酮类、α 糖苷酶抑制剂)。磺脲类药物、格列奈类药物直接刺激胰岛素分泌;DPP-Ⅳ 抑制剂通过减少体内 GLP-1 的分解而增加 GLP-1 增加胰岛素分泌的作用;噻唑烷二酮类药物可改善胰岛素抵抗;双胍类药物主要减少肝脏葡萄糖的输出;α 糖苷酶抑制剂主要延缓碳水化合物在肠道内的吸收。

(1)二甲双胍:目前临床上使用的双胍类药物主要是盐酸二甲双胍。双胍类药物主要药理作用是通过减少肝脏葡萄糖的输出和改善外周胰岛素抵抗而降低血糖。许多国家和国际组织制定的糖尿病指南中推荐二甲双胍作为 2 型糖尿病患者控制高血糖的一线用药和联合用药中的基础用药。临床试验显示,二甲双胍可以使 HbA1c 下降 1%～2%并可使体重下降。单独使用二甲双胍类药物不导致低血糖,但二甲双胍与胰岛素或促胰岛素分泌剂联合使用时可增加低血糖发生的危险性。二甲双胍的主要不良反应为胃肠道反应。双胍类药物罕见的严重不良反应是诱发乳酸酸中毒。因此,双胍类药物禁用于肾功能不全[血肌酐水平男性>1.5 mg/dL,女性>1.4 mg/dL 或肾小球滤过率<60 mL/(min·1.73 m²)]、肝功能不全、严重感染、缺氧或接受大手术的患者。在做造影检查使用碘化造影剂时,应暂时停用二甲双胍。

（2）磺脲类药物：磺脲类药物属于促胰岛素分泌剂，主要药理作用是通过刺激胰岛β细胞分泌胰岛素，增加体内的胰岛素水平而降低血糖。临床试验显示，磺脲类药物可以使HbA1c降低1%～2%，是目前许多国家和国际组织制定的糖尿病指南中推荐的控制2型糖尿病患者高血糖的主要用药。目前在我国上市的磺脲类药物主要为格列苯脲、格列苯脲、格列齐特、格列吡嗪和格列喹酮。磺脲类药物如果使用不当可以导致低血糖，特别是在老年患者和肝、肾功能不全者；磺脲类药物还可以导致体重增加。有肾功能轻度不全的患者，宜选择格列喹酮。患者依从性差时，建议服用每天一次的磺脲类药物。

（3）噻唑烷二酮类药物：噻唑烷二酮类药物主要通过增加靶细胞对胰岛素作用的敏感性而降低血糖。目前在我国上市的噻唑烷二酮类药物主要有罗格列酮和吡格列酮。临床试验显示，噻唑烷二酮类药物可以使HbA1c下降1%～1.5%。噻唑烷二酮类药物单独使用时不导致低血糖，但与胰岛素或促胰岛素分泌剂联合使用时可增加发生低血糖的风险。体重增加和水肿是噻唑烷二酮类药物的常见不良反应，这种不良反应在与胰岛素联合使用时表现更加明显。噻唑烷二酮类药物的使用还与骨折和心力衰竭风险增加相关。在有心力衰竭（纽约心力衰竭分级Ⅱ以上）的患者、有活动性肝病或转氨酶增高超过正常上限2.5倍的患者，以及有严重骨质疏松和骨折病史的患者中应禁用本类药物。

（4）格列奈类药物：为非磺脲类的胰岛素促泌剂，我国上市的有瑞格列奈，那格列奈和米格列奈。本类药物主要通过刺激胰岛素的早期分泌而降低餐后血糖，具有吸收快、起效快和作用时间短的特点，可降低HbA1c 0.3%～1.5%。此类药物需在餐前即刻服用，可单独使用或与其他降糖药物联合应用（磺脲类除外）。格列奈类药物的常见不良反应是低血糖和体重增加，但低血糖的发生频率和程度较磺脲类药物轻。

（5）α糖苷酶抑制剂：α糖苷酶抑制剂通过抑制碳水化合物在小肠上部的吸收而降低餐后血糖。适用于以碳水化合物为主要食物成分和餐后血糖升高的患者。国内上市的α糖苷酶抑制剂有阿卡波糖、伏格列波糖和米格列醇。α糖苷酶抑制剂可使HbA1c下降0.5%～0.8%，不增加体重，并且有使体重下降的趋势，可与磺脲类、双胍类、噻唑烷二酮类或胰岛素合用。α糖苷酶抑制剂的常见不良反应为胃肠道反应。服药时从小剂量开始，逐渐加量是减少不良反应的有效方法。单独服用本类药物通常不会发生低血糖；合用α糖苷酶抑制剂的患者如果出现低血糖，治疗时需使用葡萄糖、牛奶或蜂蜜，而食用蔗糖或淀粉类食物纠正低血糖的效果差。

（6）二肽基肽酶-Ⅳ抑制剂（DPP-Ⅳ抑制剂）：DPP-Ⅳ抑制剂通过抑制二肽基肽酶-Ⅳ而减少GLP-1在体内的失活，增加GLP-1在体内的水平。GLP-1以葡萄糖浓度依赖的方式增强胰岛素分泌，抑制胰高血糖素分泌。目前国内上市的DPP-Ⅳ抑制剂为西格列汀。在包括中国2型糖尿病患者在内的临床试验显示DPP-Ⅳ抑制剂可降低HbA1c 0.5%～1.0%。DPP-Ⅳ抑制剂单独使用不增加低血糖发生的风险，不增加体重。目前在我国上市的西格列汀在有肾功能不全的患者中使用时应注意减少药物的剂量。

（7）GLP-1受体激动剂：GLP-1受体激动剂通过激动GLP-1受体而发挥降低血糖的作用。GLP-1受体激动剂以葡萄糖浓度依赖的方式增强胰岛素分泌、抑制胰高血糖素分泌并能延缓胃排空和通过中枢性的抑制食欲而减少进食量。目前国内上市的GLP-1受体激动剂为艾塞那肽，需皮下注射。在包括中国2型糖尿病患者在内的临床试验显示GLP-1受体激动剂可以使HbA1c降低0.5%～1%。GLP-1受体激动剂可以单独使用或与其他口服降糖药物联合使用。GLP-1受体激动剂有显著的体重降低作用，单独使用无明显导致低血糖发生的风险。GLP-1受体激动剂的常见胃肠道不良反应,如恶心,程度多为轻到中度,主要见于刚开始治疗时,随治疗时间延长逐渐减少。

2.胰岛素治疗

胰岛素治疗是控制高血糖的重要手段。1型糖尿病患者需依赖胰岛素维持生命,也必须使用胰岛素控制高血糖。2型糖尿病患者虽然不需要胰岛素来维持生命,但由于口服降糖药的失效或出现口服药物使用的禁忌证时,仍需要使用胰岛素控制高血糖,以减少糖尿病急、慢性并发症发生的危险。在某些时候,尤其是病程较长时,胰岛素治疗可能会变成最佳的、甚至是必需的保持血糖控制的措施。

开始胰岛素治疗后应该继续坚持饮食控制和运动,并加强对患者的宣教,鼓励和指导患者进行自我血糖监测,以便于胰岛素剂量调整和预防低血糖的发生。所有开始胰岛素治疗的患者都应该接受低血糖危险因素、症状和自救措施的教育。

胰岛素的治疗方案应该模拟生理性胰岛素分泌的模式,包括基础胰岛素和餐时胰岛素两部分的补充。胰岛素根据其来源和化学结构可分为动物胰岛素、人胰岛素和胰岛素类似物。胰岛素根据其作用特点可分为超短效胰岛素类似物、常规(短效)胰岛素、中效胰岛素、长效胰岛素(包括长效胰岛素类似物)和预混胰岛素(包括预混胰岛素类似物)。临床试验证明,胰岛素类似物与人胰岛素相比控制血糖的能力相似,但在模拟生理性胰岛素分泌和减少低血糖发生的危险性方面胰岛素类似物优于人胰岛素。

(1)胰岛素的起始治疗:①1型糖尿病患者在发病时就需要胰岛素治疗,而且需终身胰岛素替代治疗。②2型糖尿病患者在生活方式和口服降糖药联合治疗的基础上,如果血糖仍然未达到控制目标,即可开始口服药物和胰岛素的联合治疗。一般经过较大剂量多种口服药物联合治疗后HbA1c仍>7%时,就可以考虑启动胰岛素治疗。③对新发病并与1型糖尿病鉴别困难的消瘦的糖尿病患者,应该把胰岛素作为一线治疗药物。④在糖尿病病程中(包括新诊断的2型糖尿病患者),出现无明显诱因的体重下降时,应该尽早使用胰岛素治疗。⑤根据患者的具体情况,可选用基础胰岛素或预混胰岛素起始胰岛素治疗。

胰岛素的起始治疗中基础胰岛素的使用:①基础胰岛素包括中效人胰岛素和长效胰岛素类似物。当仅使用基础胰岛素治疗时,不必停用胰岛素促分泌剂。②使用方法:继续口服降糖药物治疗,联合中效或长效胰岛素睡前注射。起始剂量为0.2 U/kg体重。根据患者空腹血糖水平调整胰岛素用量,通常每3~5天调整一次,根据血糖的水平每次调整1~4 U直至空腹血糖达标。如3个月后空腹血糖控制理想但HbA1c不达标,应考虑调整胰岛素治疗方案。

胰岛素的起始治疗中预混胰岛素的使用:①预混胰岛素包括预混人胰岛素和预混胰岛素类似物。根据患者的血糖水平,可选择每天一到两次的注射方案。当使用每天两次注射方案时,应停用胰岛素促泌剂。②使用方法包括以下2条。每天一次预混胰岛素:起始的胰岛素剂量一般为0.2 U/kg每天,晚餐前注射。根据患者空腹血糖水平调整胰岛素用量,通常每3~5天调整一次,根据血糖的水平每次调整1~4 U直至空腹血糖达标。每天两次预混胰岛素:起始的胰岛素剂量一般为每天0.4~0.6 U/kg,按1∶1的比例分配到早餐前和晚餐前。根据空腹血糖,早餐后血糖和晚餐前后血糖分别调整早餐前和晚餐前的胰岛素用量,每3~5天调整一次,根据血糖水平每次调整的剂量为1~4 U,直到血糖达标。1型糖尿病在蜜月期阶段,可以短期使用预混胰岛素2~3次/天注射。

（2）胰岛素的强化治疗。

多次皮下注射：①在上述胰岛素起始治疗的基础上，经过充分的剂量调整，如患者的血糖水平仍未达标或出现反复的低血糖，需进一步优化治疗方案。可以采用餐时＋基础胰岛素或每天三次预混胰岛素类似物进行胰岛素强化治疗。②使用方法包括以下 2 条。餐时＋基础胰岛素：根据睡前和三餐前血糖的水平分别调整睡前和三餐前的胰岛素用量，每 3～5 天调整一次，根据血糖水平每次调整的剂量为 1～4 U，直到血糖达标；每天 3 次预混胰岛素类似物：根据睡前和三餐前血糖水平进行胰岛素剂量调整，每 3～5 天调整一次，直到血糖达标。

持续皮下胰岛素输注（CSII）：①是胰岛素强化治疗的一种形式，更接近生理性胰岛素分泌模式，在控制血糖方面优于多次皮下注射且低血糖发生的风险小。②需要胰岛素泵来实施治疗。③主要适用人群：1 型糖尿病患者；计划受孕和已妊娠的糖尿病妇女；需要胰岛素强化治疗的 2 型糖尿病患者。

特殊情况下胰岛素的应用：对于血糖较高的初发 2 型糖尿病患者，由于口服药物很难使血糖得到满意的控制，而高血糖毒性的迅速缓解可以部分减轻胰岛素抵抗和逆转 β 细胞功能，故新诊断的 2 型糖尿病伴有明显高血糖时可以使用胰岛素强化治疗。方案可以选择各种胰岛素强化治疗方案，如多次皮下注射、胰岛素泵注射等。应注意加强血糖的监测，及时调整胰岛素剂量，使各点血糖在最短时间接近正常，同时尽量减少低血糖的发生。

胰岛素注射装置：可以根据个人需要和经济状况选择使用胰岛素注射笔（胰岛素笔或者特充装置）、胰岛素注射器或胰岛素泵。

（六）T2DM 高血糖的管理策略和治疗流程

应依据患者病情特点结合其经济、文化、对治疗的依从性、医疗条件等多种因素，制订个体化的治疗方案，且强调跟踪随访，根据病情变化调整治疗方案，力求达到安全平稳降糖、长期达标。

生活方式干预是 T2DM 的基础治疗措施，应该贯穿于糖尿病治疗的始终。如果单纯生活方式干预血糖不能达标，应开始药物治疗。选择降糖药物应考虑有效性、安全性及费用。首选二甲双胍，且如果没有禁忌证，其应一直保留在治疗方案中；不适合二甲双胍治疗者可选择其他种类药物。如单独使用二甲双胍治疗血糖未达标，可加用其他种类的降糖药物。基线 HbA1c 很高的患者（如≥9.0%），也可直接开始两种口服降糖药联合，或胰岛素治疗。两种口服药联合治疗而血糖仍不达标者，可加用胰岛素治疗（每天 1 次基础胰岛素或每天 1～2 次预混胰岛素）或采用 3 种口服药联合治疗。如血糖仍不达标，则应将治疗方案调整为多次胰岛素治疗或 CSII。

在选择治疗药物时也可根据患者血糖特点，如空腹血糖高时可选用双胍类、磺脲类和中长效胰岛素；餐后血糖升高为主时可选用格列奈类和/或 α-糖苷酶抑制剂、短效及超短效胰岛素；DPP-Ⅳ 抑制剂及 GLP-1 受体激动剂降低餐后血糖同时可降低空腹血糖，并且低血糖风险小。

（七）手术治疗糖尿病

近年证实减重手术可明显改善肥胖 T2DM 患者的血糖控制，甚至可使部分糖尿病患者"缓解"，术后 2～5 年的 T2DM 缓解率可达 60%～80%。故近年 IDF 和 ADA 已将减重手术（代谢手术）推荐为肥胖 T2DM 的可选择的治疗方法之一；我国也已开展这方面的治疗。2013 版《中国 2 型糖尿病防治指南》提出减重手术治疗的适应证：BMI＞32 kg/m² 为可选适应证，28～32 kg/m² 且合并糖尿病、其他心血管疾病为慎选适应证。但目前各国有关手术治疗的 BMI 切点不同，应规范手术的适应证，权衡利弊，避免手术扩大化和降低手术长、短期并发症发生的风险，并加强手术前后对患者的管理。目前还不适合大规模推广。

(八)胰腺移植和胰岛细胞移植

单独胰腺移植或胰肾联合移植可解除对胰岛素的依赖,改善生活质量。治疗对象主要为 T1DM 患者,目前尚局限于伴终末期肾病的 T1DM 患者;或经胰岛素强化治疗仍难达到控制目标,且反复发生严重代谢紊乱者。然而,由于移植后发生的免疫排斥反应,往往会导致移植失败,故必须长期应用免疫抑制剂。

同种异体胰岛移植可使部分 T1DM 患者血糖水平维持正常达数年。但供体来源的短缺和需要长期应用免疫抑制剂限制了该方案在临床上的广泛推广。且移植后患者体内功能性胰岛细胞的存活无法长期维持,移植后随访 5 年的患者中不依赖胰岛素治疗的比率低于 10%。近年还发现采用造血干细胞或间充质干细胞治疗糖尿病具有潜在的应用价值,但此治疗方法目前尚处于临床前研究阶段。

(九)糖尿病慢性并发症的防治原则

糖尿病慢性并发症是患者致残、致死的主要原因,强调早期防治。T1DM 病程≥5 年者及所有 T2DM 患者确诊后应每年进行慢性并发症筛查。现有证据显示:仅严格控制血糖对预防和延缓 T2DM 患者,特别是那些长病程、已发生 CVD 或伴有多个心血管危险因子患者慢性并发症的发生发展的作用有限,所以应早期和积极全面控制 CVD 危险因素。

在糖尿病合并高血压患者的血压目标值方面各指南有所不同。JNC8 将60 岁以下糖尿病高血压患者的血压目标值设定为<18.7/12.0 kPa(140/90 mmHg)。2013 年和 2014 年美国糖尿病学会(ADA)糖尿病诊疗指南将糖尿病患者的血压目标值设定为<18.7/10.7 kPa(140/80 mmHg),而欧洲心脏病学会(ESC)和欧洲糖尿病学会(EASD)联合发布的《2013 糖尿病、糖尿病前期和心血管疾病指南》则将这些目标值设定为<18.7/11.3 kPa(140/85 mmHg),《2013 年中国 2 型糖尿病防治指南》在这一指标上与 ADA 指南保持一致。血压≥18.7/12.0 kPa(140/90 mmHg)者,除接受生活方式治疗外,还应立即接受药物治疗,并及时调整药物剂量使血压达标。糖尿病并高血压患者的药物治疗方案应包括一种血管紧张素转化酶(ACE)抑制剂或血管紧张素受体阻滞剂(ARB)。如果一类药物不能耐受,应该用另一类药物代替。避免 ACEI 和 ARB 联用。为使血压控制达标,常需联用多种药物(最大剂量的 2 种或多种药物)。如果已经应用 ACE 抑制剂、ARB 类或利尿剂,应监测血肌酐/估计肾小球滤过率和血钾水平。糖尿病并慢性高血压的孕妇,为了母亲长期健康和减少胎儿发育损害,建议血压目标值为 14.7～17.2/8.7～10.5 kPa(110～129/65～79 mmHg)。妊娠期间,ACE 抑制剂和 ARB 类均属禁忌。

治疗和管理血脂异常的目的是预防心血管终点事件的发生。LDL-C 是首要的治疗靶标,如果不能检测 LDL-C,那么总胆固醇应作为治疗的靶标。其他如 non-HDL-C 和 Apo B 亦可作为次要的治疗和管理靶标。

心血管风险增加的 T1DM 及 T2DM 患者(10 年风险>10%),考虑阿司匹林一级预防治疗(剂量 75～162 mg/d)。这包括大部分>50 岁男性或>60 岁女性,并至少合并一项其他主要危险因素(CVD 家族史、高血压、吸烟、血脂异常或蛋白尿)。CVD 低危的成年糖尿病患者(10 年 CVD 风险<5%,如<50 岁男性或<60 岁女性且无其他主要 CVD 危险因素者)不应推荐使用阿司匹林预防 CVD,因为出血的潜在不良反应可能抵消了其潜在益处。

严格的血糖控制可预防或延缓 T1DM 和 T2DM 蛋白尿的发生和进展。已有微量清蛋白尿而血压正常的早期肾病患者应用 ACEI 或 ARB 也可延缓肾病的进展;一旦进展至临床糖尿病肾病期,治疗的重点是矫正高血压和减慢 GFR 下降速度。ACEI 或 ARB 除可降低血压外,还可减轻蛋白尿和使 GFR 下降延缓。糖尿病肾病（Ⅳ期）饮食蛋白量为每天每千克体重 0.8 g，以优质动物蛋白为主；GFR 进一步下降后减至 0.6 g 并加用复方 α-酮酸。尽早使用促红细胞生成素纠正贫血，治疗维生素 D-钙磷失平衡可明显改善进展期患者的生活质量和预后。糖尿病肾病肾衰竭者需透析或移植治疗。

综合眼科检查包括散瞳后眼底检查、彩色眼底照相，必要时行荧光造影检查。有任何程度黄斑水肿、严重 NPDR 或任何 PDR 的患者，应该立即转诊给有治疗糖尿病视网膜病变丰富经验的眼科医师。高危 PDR、临床明显的黄斑水肿和部分严重 NPDR 患者，进行激光光凝治疗可以降低失明的危险。糖尿病黄斑水肿是抗血管内皮生长因子（VEGF）治疗的指征。由于阿司匹林不增加视网膜出血的风险且有心脏保护作用，视网膜病变的存在不是阿司匹林治疗的禁忌证。重度 NPDR 应尽早接受视网膜光凝治疗；PDR 患者存在威胁视力情况时（如玻璃体积血不吸收、视网膜前出现纤维增殖、黄斑水肿或视网膜脱离等）应尽早行玻璃体切割手术，争取尽可能保存视力。

所有 T2DM 确诊时和 T1DM 确诊 5 年后应该使用简单的临床检测手段（如 10 g 尼龙丝、音叉振动觉检查等）筛查糖尿病周围神经病变，只有当临床表现不典型时才需要进行电生理学检查；此后至少每年检查一次。除非临床特征不典型，一般不需要进行电生理学检查或转诊给神经病学专家。目前糖尿病周围神经病变尚缺乏有效治疗方法，早期严格控制血糖并保持血糖稳定是防治糖尿病神经病变最重要和有效的方法；其他如甲钴胺、α-硫辛酸、前列腺素类似物、醛糖还原酶抑制剂、神经营养因子等有一定的改善症状和促进神经修复的作用；对痛性糖尿病神经病变可选用抗惊厥药（卡马西平、普瑞巴林和加巴喷丁等）、选择性 5-羟色胺和去甲肾上腺素再摄取抑制剂（度洛西汀）、三环类抗忧郁药物（阿米替林、丙米嗪）减轻神经病变相关的特定症状，改善患者的生活质量。

对所有糖尿病患者每年进行全面的足部检查，以确定溃疡和截肢的危险因素。足部检查应该包括视诊、评估足动脉搏动、保护性感觉丢失的检查（10 g 单尼龙丝＋以下任何一项检查：128 Hz 音叉检查振动觉，针刺感，踝反射或振动觉阈值）。对所有糖尿病患者都应给予糖尿病足自我保护的教育并提供一般的足部自我管理的教育。对于足溃疡及高危足患者，尤其有足溃疡或截肢病史者，推荐多学科管理。吸烟、有 LOPS、畸形或既往有下肢并发症者，应该转诊给足病专家进行持续性预防治疗和终身监护。首次筛查外周动脉病变时，应该包括跛行的病史并评估足动脉搏动。明显跛行或踝肱指数异常者，应该进行进一步的血管评估。对高危足应防止外伤、感染，积极治疗血管和神经病变。对已发生足部溃疡者要鉴别溃疡的性质，给予规范化处理，以降低截肢率和医疗费用。对高足压患者的治疗，除根据引起足压增高的原因给予相应处理外，国外的临床经验已证明，治疗性鞋或鞋垫使压力负荷重新分配，有预防足溃疡发生的作用，尤其是对曾发生过足溃疡和有足畸形的患者效果更好。

所有糖尿病患者应行心理和社会状态评估和随访，及时发现和处理抑郁、焦虑、饮食紊乱和认知功能损害等。

（十）糖尿病合并妊娠及 GDM 的管理

糖尿病合并妊娠及 GDM 均与先兆子痫、大于胎龄儿、剖宫产及肩难产等母婴并发症有关，故整个妊娠期糖尿病控制对确保母婴安全至关重要。由于胎儿发生先天性畸形危险性最大的时期是停经 9 周前及受孕 7 周内，因而糖尿病妇女应在接受胰岛素治疗使血糖控制达标后才受孕。受孕前应进行全面检查，由糖尿病医师和妇产科医师共同评估是否合适妊娠。尽早对 GDM 进行诊断,确诊后即按诊疗常规进行管理。医学营养治疗原则与非妊娠患者相同,务使孕妇体重正常增长。应选用胰岛素控制血糖;虽然国外有文献报道二甲双胍和格列本脲应用于妊娠期患者有效、安全,但我国目前尚未批准任何口服降糖药用于妊娠期高血糖的治疗。密切监测血糖,GDM 患者妊娠期血糖应控制在餐前及餐后 2 小时血糖值分别≤5.3、6.7 mmol/L,特殊情况下可测餐后 1 小时血糖(≤7.8 mmol/L);夜间血糖不低于 3.3 mmol/L;妊娠期 HbA1c 宜<5.5%。糖尿病合并妊娠患者妊娠期血糖控制应达到下述目标:妊娠早期血糖控制勿过于严格,以防低血糖发生;妊娠期餐前、夜间血糖及 FPG 宜控制在 3.3～5.6 mmol/L,餐后峰值血糖 5.6～7.1 mmol/L,HbA1c<6.0%。无论 GDM 或糖尿病合并妊娠,经过饮食和运动管理,妊娠期血糖达不到上述标准时,应及时加用胰岛素进一步控制血糖。

密切监测胎儿情况和孕妇的血压、肾功能、眼底等。计划怀孕或已经怀孕的女性糖尿病患者应该进行综合性眼科检查,综合评价糖尿病视网膜病发生和/或发展风险。妊娠前 3 个月应进行眼科检查,随后整个妊娠期间和产后 1 年密切随访。根据胎儿和母亲的具体情况,选择分娩时间和方式。产后注意对新生儿低血糖症的预防和处理。GDM 患者应在产后 6～12 周用 OGTT 及非妊娠糖尿病诊断标准筛查是否有永久性糖尿病,如果血糖正常,应至少每 3 年进行一次糖尿病筛查。

(十一)围术期管理

糖尿病与手术应激之间有复杂的相互影响:糖尿病血管并发症可明显增加手术风险,糖尿病患者更易发生感染及伤口愈合延迟;而手术应激可显著升高血糖,甚至诱发糖尿病急性并发症,增加术后病死率。择期手术前应尽量将空腹血糖控制<7.8 mmol/L 及餐后血糖<10 mmol/L;接受大、中型手术者术前改为胰岛素治疗;并对可能影响手术预后的糖尿病并发症进行全面评估。需急诊手术而又存在酸碱、水电解质平衡紊乱者应及时纠正。术中、术后密切监测血糖,围术期患者血糖控制在 8.0～10.0 mmol/L 较安全。

(十二)免疫接种

年龄≥6 个月的糖尿病患者每年都要接种流感疫苗。所有≥2 岁的糖尿病患者须接种肺炎球菌多糖疫苗。年龄>65 岁的患者如果接种时间超过 5 年者需再接种一次。再接种指征还包括肾病综合征、慢性肾脏疾病及其他免疫功能低下状态,如移植术后。年龄在 19～59 岁的糖尿病患者如未曾接种乙肝疫苗,应该接种。年龄≥60 岁的糖尿病患者如未曾接种乙肝疫苗,也可以考虑接种。

(任　莉)

第二节　痛　风

一、概述

痛风是嘌呤代谢紊乱或尿酸排泄减少所引起的一组疾病,主要临床特点为高尿酸血症、反复发作的急性单关节炎。

(一)痛风的发展简史

公元 13 世纪，Vielehardouin 首先提出"Gout"的名称；17 世纪 Thomas 首次对痛风症状和体征进行了详细描述，把痛风作为独立的疾病划分出来。19 世纪，Garrod 证实痛风与人体血尿酸浓度增高有关，他认为沉淀的尿酸盐是引起痛风的原因。1950 年人们可用尿酸氧化酶法精确的测定血尿酸值，并使用偏振光显微镜观察到尿酸钠盐结晶。

(二)痛风的流行病学

痛风在世界各地的发病呈现逐步增加的趋势，种族和地区不同而有差异。饮食与饮酒、肥胖、其他疾病、药物、家族和遗传等因素均影响其发病。主要见于中老年男性和绝经期妇女，男女患病率约为 20：1。

二、发病机制与病理

(一)痛风的病因与发病机制

人体内尿酸主要有两个来源，一是内源性，主要由体内氨基酸、磷酸核糖合成和核酸分解代谢而来，占体内尿酸总量的 80％；二是外源性，从富含核苷酸的食物中分解而来，占体内尿酸总量的 20％。正常情况下尿酸的产生和清除呈动态平衡，血清尿酸水平维持正常范围。任何原因导致尿酸生成增多或排泄减少，或两种机制同时存在，造成血清尿酸水平增高，成为引发痛风的主要环节。近年来利用分子生物学技术在嘌呤代谢酶缺陷方面的研究得到深入开展，发现痛风与相关基因突变或基因丢失有关。与痛风相关的遗传基因有 SLC2A9、ABCG2、ADRB3 等。

(二)痛风的病理生理

痛风的发病过程中至关重要的环节是局部的尿酸盐结晶(MSU)沉积于关节及软组织，诱导白细胞趋化聚集，并作为一种内源性抗原信号被模式识别受体(如 Toll 样及 NOD 样受体)识别，激活下游的免疫炎症信号通路，最终导致痛风急性炎症发作。研究已证明，参与炎症反应的细胞主要有肥大细胞、中性粒细胞、单核/巨噬细胞等；细胞因子有 IL-1、TNF-α、MCP-1、IL-1β、IL-8、IL-6 等。

三、临床表现及体征

(一)急性痛风性关节炎

典型发作于深夜，因关节痛而惊醒，疼痛进行性加剧，呈撕裂样、刀割样或咬噬样，难以忍受。受累关节及周围组织红、肿、热、痛和功能受限。数天或 2 周内自行缓解。首次发作多侵犯单关节，以第一跖趾关节最为常见。部分患者可有发热、寒战等全身症状。

(二)间歇发作期

痛风发作缓解后一般无明显后遗症状，或遗留局部皮肤色素沉着、脱屑及刺痒等，以后进入无症状的间歇期。多数患者 1 年内复发，越发越频，受累关节越来越多，症状持续时间越来越长。症状趋于不典型。

(三)慢性期

长期高尿酸血症导致尿酸钠盐晶体沉积于皮下、关节及周围软组织，形成痛风石。痛风石发生的典型部位是耳郭和反复发作的关节周围。外观为皮下隆起的大小不一的黄白色赘生物，呈圆形或椭圆形结节，质地较坚韧，皮肤表面菲薄，破溃后排出白色粉状或糊状物，经久不愈。关节内大量沉积的痛风石可造成关节破坏。

尿酸盐晶体沉积于肾间质,导致慢性肾小管-间质性肾炎,临床表现为夜尿增多、蛋白尿、白细胞尿、轻度血尿及管型尿等。晚期可致肾小球滤过功能下降,出现肾功能不全。尿中尿酸浓度增高在泌尿道中沉积形成结石,结石较小者可无症状,较大者可阻塞尿路,引起肾绞痛、血尿、排尿困难、泌尿系统感染、肾盂扩张和积水等。

四、辅助检查

(一)实验室检查

1.一般项目

(1)血常规和血沉检查:急性发作期,外周血白细胞计数升高,通常为$(10\sim20)\times10^9/L$,中性粒白细胞相应升高。血沉增快。

(2)尿常规检查:病程早期一般无改变,累及肾脏者,可有蛋白尿、血尿、脓尿,偶见管型尿;并发肾结石者,可见明显血尿,亦可见酸性尿石排出。

2.血尿酸测定

急性发作期绝大多数患者血清尿酸含量升高。一般采用尿酸氧化酶法测定,男性$>416\ \mu mol/L(7\ mg/dL)$,女性$>357\ \mu mol/L(6\ mg/dL)$,具有诊断价值。缓解期间可以正常。有2%~3%患者呈典型痛风发作而血清尿酸含量小于上述水平。

(二)影像学检查

1.X线检查

早期无明显的X线片改变。反复发作时可在软组织内出现不规则团块状致密影,称为痛风结节。在痛风结节内可有钙化影,称为痛风石。由于痛风石在软骨的沉积,可造成软骨和关节面破坏。病程较长的患者,在关节边缘可见偏心性半圆形骨质破坏,较小者似虫蚀状,随着病情进展逐渐向中心扩展,形成穿凿样缺损,这也是慢性痛风性关节炎较为特征性的改变之一。

2.超声检查

超声可以发现沉积在关节软骨表面的尿酸盐结晶、痛风石及继发的滑膜炎和骨侵蚀。软骨表面沉积的尿酸盐结晶超声表现为一条高回声不规则的条带,与软骨下方的骨表面高回声相平行,两条高回声线之间为无回声透明软骨,形如两条平行的铁轨,故得名"双轨征",是痛风的特异性超声表现。

3.双能量CT

双能量CT可以发现病灶关节出现绿色标记的尿酸盐结晶沉积,对发现尿酸盐结晶具有重要的价值。

4.MRI

MRI可以评估尿酸盐结晶浸润引起的滑膜增生及炎性渗出,骨破坏以及骨髓水肿,观察肌腱、韧带、关节软骨及关节囊、滑囊等炎性病变。

(三)关节腔穿刺检查

急性痛风性关节炎发作时,肿胀关节腔内可有积液,以注射针抽取滑液,应用偏振光显微镜检查,可见细针状或杆状的单钠尿酸盐结晶体,尿酸盐结晶方向与镜轴平行时呈黄色,垂直时呈蓝色。95%以上急性痛风性关节炎滑液中可发现尿酸盐结晶。

五、诊断与鉴别诊断

(一)诊断标准

急性痛风性关节炎采用美国风湿病协会(ARA)1977 年制定的分类标准。符合下列 3 条中的 1 条即可诊断。

(1)尿酸盐结晶滑囊液中查见特异性尿酸盐结晶。

(2)经化学方法或偏振光显微镜检查证实痛风石中含有尿酸钠结晶。

(3)具备以下 12 项中的 6 项:①1 次以上的急性关节炎发作;②炎症表现在 1 天内达到高峰;③单关节炎发作;④患病关节皮肤呈暗红色;⑤第 1 跖趾关节疼痛或肿胀;⑥单侧发作累及第 1 跖趾关节;⑦单侧发作累及跗骨关节;⑧有可疑的痛风石;⑨高尿酸血症;⑩X 线显示关节非对称性肿胀;⑪X 线摄片示骨皮质下囊肿不伴骨质侵蚀;⑫关节炎症发作期间关节液微生物培养阴性。

(二)鉴别诊断

1.化脓性关节炎

主要为金黄色葡萄球菌所致,鉴别要点:①可发现原发感染灶或化脓病灶;②多发生于负重大关节如髋关节、膝关节,并伴有高热、寒战等症状;③关节腔穿刺液为脓性渗出液,涂片镜检可见革兰阳性葡萄球菌和培养出金黄色葡萄球菌;④滑液中无尿酸盐结晶;⑤抗痛风药物治疗无效。

2.关节周围蜂窝织炎

关节周围软组织明显红肿,畏寒和发热等全身症状突出,但关节疼痛往往不如痛风显著,关节无肿胀和压痛。周围血白细胞计数明显增高,血尿酸正常,抗生素治疗有效。

3.类风湿关节炎

本病约 10％病例在关节附近有皮下结节,易与不典型痛风混淆。但类风湿表现为指/趾小关节呈对称性梭形肿胀,与单侧不对称的痛风关节炎截然不同;X 线摄片显示关节面粗糙、关节间隙变窄,有时部分关节面融合,骨质普遍疏松;类风湿因子阳性,关节液无尿酸盐结晶。

六、治疗及调护

(一)治疗

1.急性期的治疗

关节炎的急性发作期应尽早使用抗炎镇痛药,禁用降尿酸药物及影响尿酸排泄的药物,注意休息,多饮水,维持饮食治疗。

(1)秋水仙碱:秋水仙碱是痛风急性发作的特效药,适于痛风急性发作 36 小时以内。其作用机制可能为:①抑制多核白细胞的趋化、增殖和吞噬尿酸盐晶体;②抑制溶酶体和乳酸的释放;③提高关节腔内 pH,减少尿酸盐结晶析出。但它不能降低血尿酸,亦不增加尿酸排泄。秋水仙碱可以引起腹泻、呕吐等胃肠道反应,其他不良反应还有白细胞计数减少、肝肾功能损害。

(2)非甾体抗炎药:非甾体抗炎药是痛风急性发作期的首选用药,而且在降尿酸过程中小剂量维持用药可以预防痛风性关节炎反复发作。其作用机制主要是通过抑制环氧化酶(COX)的活性而发挥抗炎镇痛作用。在痛风性关节炎发作初始,即要迅速选用一种抗炎镇痛药给予治疗,通常 1~2 天收效,症状消失停用,多数患者的疗程不超过 2 周。

(3)糖皮质激素:当痛风关节炎反复发作,症状较重,或对上述药物无效或产生不良反应时可考虑使用糖皮质激素,如口服泼尼松 0.5 mg/(kg·d)5～10 天,症状改善后及时减量或停用。一般认为短期应用糖皮质激素是安全的。还可肌内注射复方倍他米松。

2.降尿酸治疗

降尿酸治疗目的是长期有效控制血尿酸水平,防止痛风发作或溶解痛风石。对于痛风患者经非药物治疗血尿酸＞7 mg/dL,应给予降尿酸治疗。无症状高尿酸血症患者,经生活方式干预后尿酸水平＞9 mg/dL 或合并高血压、尿路结石、肾脏疾病且尿酸水平＞8 mg/dL,应给予降尿酸治疗。降尿酸治疗目标是使血尿酸≤6 mg/dL,若痛风关节炎症状不缓解或有痛风石,血尿酸应＜5 mg/dL。

降尿酸治疗在急性炎症控制 2 周后即可开始。目前临床应用的降尿酸药主要有抑制尿酸生成药和促进尿酸排泄药。应从小剂量开始,逐渐加量,根据降尿酸的目标水平在数月内调整至最小有效剂量并长期维持。单一药物疗效不好时可合用两类药物。在开始使用降尿酸药物同时,服用低剂量秋水仙碱或非甾体抗炎药至少 1 个月,以预防急性关节炎复发。

(1)抑制尿酸生成药:抑制尿酸生成药为黄嘌呤氧化酶抑制剂。广泛用于原发性及继发性高尿酸血症,尤其是尿酸产生过多型或不宜使用促尿酸排泄药者。主要有别嘌醇和非布索坦。

(2)促进尿酸排泄药:促进尿酸排泄药主要通过抑制肾小管对尿酸的重吸收,降低血尿酸。主要用于肾功能正常,尿酸排泄减少型。对于 24 小时尿尿酸排泄＞3.57 mmol 或已有尿酸性结石者、慢性尿酸盐肾病的患者、急性尿酸性肾病患者,不宜使用。在用药期间,特别是开始用药数周内应碱化尿液并保持尿量。

(3)碱性药物:尿酸在碱性环境中可转化为溶解度更高的尿酸盐,痛风患者的尿 pH 往往低于健康人,故在降尿酸治疗的同时应碱化尿液,利于肾脏排泄,减少尿酸沉积造成的肾脏损害。定期监测尿 pH,使之保持在 6.5 左右。同时保持尿量,是预防和治疗痛风相关肾脏病变的必要措施。

(二)调护

1.一般护理

急性发作期注意卧床休息,抬高患肢,避免受累关节负重。可以在受累关节给予冰敷或25％硫酸镁湿敷,消除关节的肿胀和疼痛。及时清洗衣物、床单等,定期更换,保持患部清洁,避免感染发生。病情稳定后,应开展健康教育,给患者和家属讲解疾病的有关知识。嘱其注意劳逸结合、充足睡眠、合理饮食。避免剧烈运动、过度疲劳、受潮、受冷等关节损伤因素,诱使痛风复发。选择大小合适感觉舒适的鞋。积极治疗与痛风相关疾病如高血脂、高血压、冠心病及糖尿病等。适当运动,控制体重。

2.心理护理

由于关节疼痛剧烈,患者易出现情绪烦躁、焦虑不安,或由于关节炎反复发作甚至畸形,患者紧张焦虑沮丧。应该针对患者的心理状况,给予科学的心理疏导,适时进行健康宣传教育,使患者掌握痛风的防治方法,避免诱发因素,树立信心,积极配合治疗。

3.饮食调护

痛风是一种与饮食结构有密切关系的疾病,合理的饮食有利于患者症状的改善,促进早日康复,并减少复发。

(1)痛风患者饮食宜清淡,以低嘌呤饮食为主,食用嘌呤含量低的食物。常见食物含嘌呤情况如下。①含极大量嘌呤的食物：羊心、胰、浓缩肉汁、肉脯、鲱鱼、沙丁鱼和酵母等。②含大量嘌呤的食物：鹅肉、牛肉、肝、肾、扇贝肉、鸽肉、野鸡、大马哈鱼、凤尾鱼、鲑鱼和鲭鱼等。③含中等量嘌呤的食物：鸡肉、鸭肉、猪肉、火腿、牛排、兔肉、脑、内脏（胃和肠）、牡蛎肉、虾和大比目鱼，及酸苹果、菜豆（肾形豆）、小扁豆、蘑菇或菌类食品、豆制品、青豆、豌豆、菠菜和花生等。④低嘌呤食物：茶、咖啡、果汁、汽水等饮料，玉米粥、面条、空心面、面包等谷类，除以上提到的含中等量嘌呤蔬菜以外的各种蔬菜水果及坚果，蛋类、乳制品、奶油制品、黄油、巧克力等。

（2）多食新鲜水果蔬菜等富含 B 族维生素的碱性食物，如油菜、白菜、胡萝卜与瓜类等，此类黄绿色蔬菜呈碱性，可使尿 pH 升高，促进尿液中尿酸溶解，增加尿酸排出量，防止形成尿酸性结石。多饮水，每天饮水量以尿量为指导，每天尿量保持在 2 000 mL 左右，以促进尿酸的排泄。

（3）需戒酒戒烟，酒中的乙醇能增加血液中乳酸的浓度，从而减少尿酸的排泄。尤其是啤酒在发酵的过程中产生大量的嘌呤，更易诱发痛风的发病。忌辣椒、姜、芥末等刺激性食物。

（叶　蕊）

第三节　肥　胖　症

肥胖症指体内脂肪堆积过多和/或分布异常、体重增加，是包括遗传和环境因素在内的多种因素相互作用所引起的慢性代谢性疾病。肥胖易发生在能量代谢异常的个体，机体摄入的热量大于其消耗的热量。肥胖尽管被等同于体重增加，但肌肉发达的人可过重却不伴脂肪增加，因此不应机械地按标准诊断肥胖，应按照肥胖的定义及其相关疾病发病率和死亡率的关联判定是否为肥胖症。

目前，肥胖症及其相关疾病在全世界呈日益流行的趋势，2005 年世界卫生组织（WHO）发布报道，全球约有 16 亿成人超重，至少 4 亿成人肥胖。我国肥胖人群也逐渐增加。2002 年中国居民营养与健康状况报道显示，我国成人超重率为 22.8%，肥胖率为 7.1%，估计人数分别为 2.0 亿和 6 000 多万。儿童肥胖率已达 8.1%。与 1992 年全国营养调查资料相比，成人超重率上升 39%，肥胖率上升 97%，其上升速度令人担心。我国人群超重和肥胖患病率总体来说北方高于南方，城市高于农村，经济发达地区高于不发达地区。超重和肥胖是心脑血管病、糖尿病、某些肿瘤和其他一些慢性疾病的重要危险因素。肥胖症可损害人的身心健康，使生活质量下降、预期寿命缩短，已经成为世界性的健康问题。

一、病因

肥胖症按发病机制可分为原发性肥胖和继发性肥胖。原发性肥胖也叫单纯性肥胖，指目前方法不能找到继发性因素者，又可分为体质性肥胖和过食性肥胖。前者发生的原因多与家族遗传有关，即家族中大多是肥胖者，尤其是父母双方都肥胖。这类人的物质代谢过程较慢，代谢率较低，物质的合成代谢超过了分解代谢，使能量聚集于体内，且脂肪细胞不断增生而导致肥胖。其特点是自幼肥胖，一般从半岁起至成年，食欲良好，脂肪分布均匀，并且与家族成员的肥胖形式大致相同。控制饮食及运动等减肥治疗效果欠佳。后者也叫获得性肥胖，是由于饮食过度，摄入的热量超过机体消耗的热量，多余的热量转化为脂肪，堆积到皮下和内脏，导致肥胖。与前者相比,获得性肥胖成年发病,以四肢肥胖为主,饮食及运动治疗效果较好。

继发性肥胖症是由于下丘脑-垂体性病变、皮质醇增多症等器质性疾病引起的肥胖。鉴别原发性肥胖症和继发性肥胖症非常重要,否则会延误病因诊断,造成严重后果。

神经中枢和内分泌系统通过影响能量摄取和消耗的效应器官发挥对体重的双重调节作用。大脑,主要是下丘脑,是调节能量平衡最主要器官,各种影响食欲中枢的信号如神经传入(主要是迷走神经)、激素(瘦素、胰岛素、缩胆囊素等)和代谢产物(如葡萄糖、游离脂肪酸)等传入下丘脑中枢,影响各种下丘脑肽的表达和释放,通过神经-体液途径传出信号作用于效应器官,从而维持能量和体重平衡。

长期的能量摄入大于能量消耗使脂肪合成增加而导致肥胖症,但是引起能量失衡的神经内分泌系统调节机制复杂,其具体机制尚不明确。肥胖症被认为是包括遗传和环境因素在内的多种因素相互作用的结果。

(一)环境因素

环境因素是过食性肥胖的决定因素,绝大部分肥胖患者由此所致。①饮食因素:能量和脂肪摄入过多,如不吃早饭或漏餐导致下一餐进食过多、害怕浪费而摄入过多的食物;进食行为不良,如经常性的暴饮暴食、夜间进餐、喜欢甜腻的零食,尤其是在看书看电视等静坐状态下吃零食,进食过快使传入大脑摄食中枢的信号较晚而不能做出即时的反应,没有饱胀感而进食过多。②体力活动减少:如久坐、体育锻炼少、过多使用节省体力的交通工具等。③其他因素:研究表明,文化程度低的人易发生超重和肥胖,因为文化因素可以影响食物摄入量、食物构成、体育活动强度和形式。另外,胎儿期母体营养不良,或出生时低体重婴儿,在成年后饮食结构发生变化时,也容易发生肥胖症。

(二)遗传因素

遗传因素是体质性肥胖的重要因素,不是肥胖患者的主要原因。遗传性肥胖症是多基因疾病,因此目前尚无特别的突破。肥胖的发生存在遗传异质性,研究表明,双亲中一方有肥胖症,其子女肥胖发生胖率为50%,双亲中双方均有肥胖症,其子女肥胖发生率高达80%。

其他情况是遗传和环境因素相互作用的结果。在这部分病因中遗传因素起一定作用,但不具决定性,更多的是取决于饮食、体力活动、文化因素、社会心理因素等,因此肥胖是多基因多环境因素共同作用所致的复杂性疾病。

二、病理生理

遗传和环境因素如何引起脂肪堆积过多的确切机制目前还不完全清楚。瘦素是脂肪组织分泌的一种蛋白激素,当脂肪细胞产生甘油三酯增加,脂肪细胞体积变大,引起瘦素分泌增加,进入下丘脑后与室旁核和弓状核上的受体结合,使下丘脑的阿片-促黑素细胞皮质素原合成增加,进而抑制食欲的关键性的神经肽 α-促黑素细胞激素(α-MSH)产生增加。α-MSH 刺激黑皮质素受体 4 而抑制食欲,同时使交感神经分泌儿茶酚胺增加,作用于脂肪细胞肾上腺素能受体,使脂肪细胞内线粒体解耦联蛋白的表达增加,进而消耗能量。反之,当脂肪细胞产生甘油三酯减少,脂肪细胞体积变小时,瘦素分泌较少,下丘脑弓状核上的 NPY 合成增加,兴奋迷走神经,使胰岛素分泌增加,食欲亢进,脂肪蓄积。

激素在脂肪代谢过程中起重要的作用,如胰岛素和前列腺素 E_1 主要促进脂肪合成,而儿茶酚胺、胰高血糖素、甲状腺激素、生长激素、皮质醇等为促进脂肪分解、抑制其合成的激素。

因此,脂肪代谢受到复杂的神经内分泌网络系统调控,当上述网络各环节出现障碍,都有可能引起脂肪积聚和肥胖症的发生。

肥胖症可引起一系列代谢紊乱。高胰岛素血症、胰岛素抵抗、血脂紊乱等促进糖尿病、动脉粥样硬化、冠心病的发生。肥胖症的患者由于体内大量脂肪堆积,体重增加,活动时消耗的能量及耗氧量均增加。尽管肥胖患者总摄氧量是增加的,但单位体表面积耗氧量则比非肥胖患者低。同时由于胸腹部脂肪较多,膈肌抬高,换气受限,故肥胖患者可出现 CO_2 潴留及缺氧。肥胖患者的循环血容量增加,心脏负荷增高,同时心肌内外脂肪沉着,容易发生心肌劳损。

三、临床表现

本病可见于任何年龄,以中青年居多,60 岁以上亦不少见。肥胖症的病因不同,其临床表现也不同,继发性肥胖症除肥胖外还有原发病的特殊临床表现。男性脂肪分布以内脏和上腹部皮下为主,称腹型、苹果型或向心性肥胖;女性则以下腹部、臀部、股部皮下为主,称梨型或外周性肥胖,向心性肥胖者发生代谢综合征的危险性较大。

轻度肥胖症多无症状,中、重度肥胖者活动时感觉气喘,行动困难,怕热多汗,下肢轻重不等的水肿,有的患者日常生活如弯腰穿袜提鞋均感困难。主要临床体征有身材胖、浑圆,脸部上窄下宽、双下颏圆,颈粗短,肋间隙变窄,乳房增大,站立时腹部向前凸出而高于胸部平面。手指、足趾粗短,手背掌指关节骨突处皮肤凹陷,骨突不明显。明显肥胖者在下腹部两侧、大腿内外侧、臀部外侧可见细紫纹或白纹。肥胖者可伴随或合并其他疾病,具体表现如下。

(一)内分泌代谢异常

空腹及餐后血浆胰岛素可增加,出现高胰岛素血症和胰岛素抵抗,其程度和体重呈正相关,肥胖与 2 型糖尿病关系密切,有数据显示,与体重正常者相比,严重肥胖症发生 2 型糖尿病的风险在男性增加 42 倍,女性高达 93 倍。国际生命科学学会中国肥胖问题工作组综合 24 万人资料作的横断面分析认为,将 BMI 控制在 24 kg/m² 以下,可防止人群中 33%～37% 发生糖尿病。患糖尿病的风险与腹部脂肪量、腰围及腰臀比正相关。肥胖是糖尿病的重要危险因素,80% 的糖尿病患者伴有肥胖。肥胖者早晨空腹血皮质醇可增高,但午夜唾液皮质醇正常,24 小时尿游离皮质醇一般也正常,昼夜节律存在,过夜或小剂量地塞米松抑制试验正常。女性常有闭经不孕、男性化、多毛等症状,可伴有多囊卵巢综合征,表现为不排卵,月经稀少,卵巢雄激素分泌过多。男性可有阳痿不育、类无睾症,血浆游离睾酮常下降而雌激素水平上升。

(二)肥胖低换气综合征

肥胖患者的胸壁、肺的顺应性较正常人下降,呼吸做功增加,CO_2 生成增加,肺活量及功能残气量减少,体内大量脂肪堆积,增加了对胸壁和胸廓的压力,腹壁增厚,膈肌抬高,导致肺泡通气不足,换气功能下降,CO_2 潴留,严重者可形成继发性红细胞增多症、肺动脉高压及肺心病。肥胖还可引起阻塞性睡眠呼吸暂停综合征,呼吸暂停原因大多为阻塞性的,也有中枢性或混合性的。患者睡眠时出现呼吸暂停,伴打鼾、嗜睡等症状,可随体重下降而减轻。

(三)心血管疾病

Framingham 心脏研究表明,肥胖是心力衰竭、高血压、冠心病等心血管疾病的独立危险因素。我国流行病学资料显示,随着 BMI 的增加,人群血压水平、高血压患病率呈明显的上升趋势,在多数 BMI 分组中,男女性腰围(WC)与血压均值和高血压患病率间存在明显的线性相关关系。男女性不同 BMI 组及 WC 组高血压患病率分别为 16.5%、14.1%(BMI<24 kg/m²,男/女:

WC＜85/80 cm),29.8％、20.6％(BMI＜24 kg/m²,男/女:WC≥85/80 cm),57.5％、43.3％(BMI≥28 kg/m²,男/女:WC≥85/80 cm)。肥胖者心排血量、外周血管阻力增加,心脏负担加重,血总胆固醇(TC)、低密度脂蛋白胆固醇(LDL-C)和甘油三酯(TG)升高而高密度脂蛋白胆固醇降低(HDLC),故易于发生冠心病、脑血管病及左心衰竭等。

(四)其他

肥胖是多种癌症的重要危险因素,男性肥胖与食管癌、胰腺癌、前列腺癌、结肠直肠癌,女性肥胖与胆囊癌、乳腺癌、宫颈癌、子宫内膜癌、卵巢癌的死亡率增加有关。肥胖者胆道胆汁分泌增加,胆汁中胆固醇过饱和,故胆石症的患病率增加。肥胖也增加麻醉和手术的风险性。肥胖者因长期负重引起关节结构异常,易患骨关节病。皮肤褶皱处易发生皮炎甚至擦烂,易发生黑棘皮病,表现为颈部、肘部、手足背侧皮肤褶皱处皮肤色素沉着、粗糙增厚,可随体重下降而减轻。

四、实验室检查

辅助检查有助于尽早明确原发性与继发性肥胖症及是否有并发症出现。可进行以下辅助检查。①血脂检查:常规的血脂测定包括总胆固醇、甘油三酯、低密度脂蛋白胆固醇、高密度脂蛋白胆固醇;②肝功能检查、B超:有助于了解有无脂肪肝、胆石症及肾上腺、甲状腺、胰腺、性腺肿瘤;③CT和磁共振检查:怀疑有垂体瘤等颅内肿瘤、肾上腺、胰腺等部位肿瘤时,可进行此检查;④多导睡眠图监测:当严重肥胖伴发睡眠呼吸暂停综合征,要进行此项监测;⑤心电图、心脏活动平板试验、冠脉CT或造影:有助于明确有无心血管疾病;⑥内分泌功能检查:怀疑糖尿病或胰岛素瘤时可测定空腹血糖,进行口服葡萄糖耐量试验(OGTT)、C肽及胰岛素释放试验、糖化血红蛋白、饥饿试验等。考虑甲状腺功能减退症时需要测定血清 TSH、总 T_3、总 T_4、游离 T_3、游离 T_4。24 小时尿游离皮质醇测定和小剂量地塞米松抑制试验有助于鉴别单纯性肥胖和皮质醇增多症。有性功能低下者可测定血清睾酮、雌二醇、LH、FSH,LHRH 兴奋试验有助于鉴别性腺功能低下的发病部位。

五、诊断与鉴别诊断

肥胖症的评估包括身体肥胖程度、体脂总量和脂肪分布。肥胖症临床表现没有特异性,诊断标准虽然不理想,但简单实用的指标是根据体重指数和腰围界限值与相关疾病的危险程度及大规模流行病学调查人群统计数据而制定。

(一)BMI

通过 BMI 测量身体肥胖程度,主要反映全身性肥胖水平,简单易测量,不受性别的影响,但在具体应用时有局限性,在不同个体同一 BMI 值并不总是代表相同的脂肪含量或肥胖程度。虽然 BMI 不是金标准,但目前仍是全球认可的判断肥胖简便可操作性强的首选指标。

美国内分泌医师协会(AACE)提出肥胖诊断定义应从"以 BMI 为中心"转变为"以肥胖相关并发症为中心"。将所有人群分为 5 个阶段:①正常体重(BMI＜25 kg/m²,某些种族人群中BMI＜23 kg/m²);②超重(BMI 25～29.9 kg/m²,无肥胖相关并发症);③肥胖 0 级(BMI≥30 kg/m²,无肥胖相关并发症);④肥胖 1 级(BMI≥25 kg/m²,至少存在 1 种轻度至中度肥胖相关并发症);⑤肥胖 2 级(BMI≥25 kg/m²,至少存在 1 种重度肥胖相关并发症)。在某些种族人群中超重、肥胖 1 级和 2 级中的 BMI 可调整为 23～25 kg/m²但腰围增加。

(二)腰围

简单可靠,反映脂肪总量和脂肪分布最重要的简易临床指标,可间接反映腹内脂肪。受试者站立位,双足分开 25～30 cm,体重均匀分配,在正常呼气末测定髂前上棘和第 12 肋下缘连线中点的围长,读数应精确到 mm。不同学术组织的判定标准见表 7-3。

表 7-3　以腰围为基础判断成年人向心性肥胖的标准(cm)

性别	WHO(1997 年)	亚太地区(2005 年)	中国人群(2003 年)
男性	＞94	≥90	≥85
女性	＞80	≥80	≥80

(三)其他诊断指标

CT 或 MRI 测量皮下脂肪厚度或内脏脂肪面积,是评估体内脂肪分布最准确的方法。用 CT 或 MRI 扫描腹部第 4～5 腰椎间水平面计算内脏面积时,一般以腹内脂肪面积≥100 cm^2 作为判定腹内脂肪增多的切点。超声可测量腹内脂肪厚度。另外,还可以采用身体密度测量法、生物电阻抗测定法、双能 X 线(DEXA)吸收法测定体脂总量等。但这些仪器设备比较昂贵或技术性强,因此不作为常规检查,常用于科研。

(四)原发性与继发性肥胖症的鉴别

原发性与继发性肥胖症的区别非常重要,否则容易漏诊或误诊继发性肥胖症,延误肥胖的病因治疗,影响预后。首先,详细询问病史以分析引起肥胖的原因,如肥胖发生的时间、长胖的速度、有无肥胖家族史,以及近期有无外伤、手术史、是否使用过引起肥胖的药物、是否生活方式发生改变等。原发性者一般缓慢长胖(除女性分娩后长胖外),如短时间内迅速长胖应多考虑继发性肥胖症。同时要注意询问有无伴发或合并相关疾病的病史,如皮质醇增多症表现为高血压、满月脸、水牛背、月经较少、闭经;甲状腺功能减退症常有怕冷、少汗、嗜睡、水肿;糖尿病可出现口干、多饮及多尿等。在体格检查方面,要测量血压、身高、体重,观察体形、皮肤颜色、有无水肿、有无紫纹、脂肪分布,观察第二性征发育,必要时应进行视力、视野检查等。

(五)并发症与伴发病的筛查

原发性肥胖症对身体的危害除了肥胖本身引起的内分泌代谢等疾病外,肥胖常导致或伴发其他疾病,这些疾病常常为肥胖患者死亡的原因。如高血压、糖尿病、血脂紊乱、高尿酸血脂与痛风、脂肪性肝病、胆石症、阻塞性呼吸睡眠暂停综合征、脑心血管病、慢性骨关节炎及肿瘤等。应依据病史及体征等相关线索分别进行相应的筛查。继发性肥胖症原因繁多,除了按照原发性肥胖症筛查肥胖共有的并发症与伴发症外,还须按照不同疾病进行相应的筛查。

六、治疗

肥胖症的治疗原则是以行为、饮食及运动等生活方式干预为主的综合治疗,强调个体化,必要时辅以药物或手术治疗,各种并发症及伴随病应给予相应处理,从而减少糖尿病、心脑血管病及各种并发症的发生。继发性肥胖症应针对病因给予相应的治疗。

(一)行为治疗

对患者进行教育,提高患者对肥胖本身及各种并发症或伴随疾病风险性的认识,树立自信,改变不良的生活习惯,建立正确的生活方式,如具有节食意识,每餐达到七分饱;避免暴饮暴食;细嚼慢咽有助于减少进食量,长期坚持饮食控制和体育锻炼,这些是肥胖症治疗的基础。

（二）饮食治疗

根据活动强度、年龄、标准体重及身体健康状况计算每天所需要的热量，制订个体化的饮食方案，鼓励摄入低能量、低脂肪、适量蛋白质、碳水化合物和盐、富含微量元素和维生素的膳食，摄入量持续低于机体的消耗量以达到减轻体重的目的。为使体重缓慢地降低到目标水平，最好使其每天膳食中的热量比原来日常水平减少约 1/3，即女性为 1 000～1 200 kcal/d，男性 1 200～1 600 kcal/d，这样有望每周能降低体重 0.5 kg；避免较长时间用极低热量膳食（即能量总摄入低于每天 800 kcal 的膳食），可能导致明显的酮症和微量营养素缺乏等；注意饮食的能量密度（能量密度指一定体积的膳食所产生的能量），即选择体积较大而所含的能量相对低一些的食物，蔬菜和水果的体积大而能量密度较低，又富含人体必需的维生素和矿物质，以蔬菜和水果替代部分其他食物能给人以饱腹感而不致摄入过多能量；饮食的结构要合理，蛋白质、碳水化合物和脂肪提供的能量比，应分别占总能量的 15%～20%、60%～65% 和 25% 左右（动物性蛋白质应占总蛋白质的 1/3，动物性脂肪摄入量不超过总热量的 10%）。少食煎炸食品、零食等，限制甜食和盐，适当增加膳食纤维、补充适量的维生素和微量元素。

饮食治疗常见的误区之一是极低热量饮食（VLCD），长期 VLCD 使脂肪过度提供热量，对以葡萄糖供能为主的大脑和心肌代谢会带来不利影响，甚至发生心肌损伤致心源性猝死；同时肝肾代谢负荷过重，因肥胖常伴脂肪性肝病，也常伴高血压甚至肥胖性肾病，因此长时间可能加重肝肾损害。误区之二是不进食或极少进食碳水化合物，后果与 VLCD 相似。误区之三是不进食动物脂肪，因为相当部分必须脂肪酸需要动物脂肪提供，因而没有动物脂肪摄入会造成脂肪酸代谢失衡。由此可见，合理的热量与合理的饮食措施才是科学的治疗，不能采用极端的方法。误区之四是仅饮食治疗，不与运动配合。肥胖伴胰岛素抵抗，要改善胰岛素抵抗除了减少热量外，必须配合运动，否则减轻胰岛素抵抗的作用会不明显。

（三）运动治疗

要与饮食治疗同时进行，提倡有氧运动，并有大肌肉群（如股四头肌、肱二头肌等）参与的运动，如走路、骑车、打球、跳舞、游泳、划船、慢跑等。创造尽量多活动的机会，多行走少静坐，宜选择中等强度的运动，一般要求每周进行 3～5 天，每天 30～45 分钟的运动。运动方式和运动量应适合患者具体情况，注意循序渐进，量力而行并持之以恒。各种形式的运动方式对不同患者应有选择性，最重要的是心血管安全性和关节的保护，即应评估所选运动方式对心血管和关节的影响，其次是运动本身的风险评估。

（四）药物治疗

减肥药是饮食、运动治疗的辅助手段，应在医师指导下应用。根据《中国成人超重和肥胖预防控制指南（试用）》，药物减重的适应证：①食欲旺盛，餐前饥饿难忍，每餐进食量较多；②合并高血糖、高血压、血脂异常和脂肪肝；③合并负重关节疼痛；④肥胖引起呼吸困难或有阻塞性睡眠呼吸暂停综合征；⑤BMI≥24 kg/m² 有上述并发症情况，或 BMI≥28 kg/m²，不论是否有并发症，经过 3～6 个月单纯饮食和增加活动量处理仍不能减重 5%，甚至体重仍有上升趋势者，可考虑用药辅助治疗。下列情况不宜应用减重药物：①儿童；②孕妇、乳母；③对该类药物有不良反应者；④正在服用其他选择性血清素再摄取抑制剂者。

迄今为止，全球著名的美国和欧洲药监部门批准且在我国上市销售的减肥药极少。奥利司他因抑制脂肪吸收，用药后发生脂肪泻且自发从肛门溢出，弄脏裤子，严重影响生活质量，加之会发生致命性肝损害，因此国外生产商已主动撤市，停止销售。

但根据一些大型临床研究发现二甲双胍有确切的减重作用。美国肥胖学会已将二甲双胍和阿卡波糖作为减肥药。二甲双胍作为减重药物,其疗效呈剂量依赖关系,在安全的前提下用量每天应在 2 000～2 500 mg。另一种对部分患者有减重作用的药物是 α 葡萄糖苷酶抑制剂——阿卡波糖。减重机制不明,可能与减少肠道糖类吸收及改变肠道菌群及激素等有关。阿卡波糖 300 mg/d 的减重疗效优于二甲双胍 1 500 mg/d。

　　现已发现,二甲双胍联合阿卡波糖减重效果更明显。将两者单用或合用作为一线减肥药的循证医学证据较充分,在需要药物辅助控制体重的患者可试用这两种药物,特别是二甲双胍,也是可以考虑的一种选择。近年新研发已上市的降糖药胰高血糖素样肽-1 受体激动剂艾塞那肽和利拉鲁肽(也称胰高血糖素样肽-1 类似物)已被证明有确切的减重疗效,但尚未获准用于治疗不伴糖尿病的肥胖症。该类药物有望成为减重药,在知情同意的情况下也可考虑试用。

(五)手术治疗

　　研究表明,肥胖患者减重后可改善其血糖、血脂、血压及伴发的睡眠呼吸暂停等状况,改善生活质量,但是通过改变生活方式和/或药物治疗很难达到明显的效果,尤其是重度肥胖患者难以坚持长期治疗,而且目前获批准且市售的减肥药物非常少。有数据显示,肥胖患者施行减重手术后分别随访 2 年和 10 年,与对照组相比,糖尿病和其他伴随疾病显著改善,糖尿病的发病率也明显下降。手术治疗应该在具备资质的医疗单位进行,需要有经验的内分泌专业医师、营养师及胃肠外科医师等多学科的合作,患者与医方必须进行充分的沟通,医方必须向患者讲明手术可能发生的近期和远期风险,正确评估患者的效益风险十分重要。国外多数学术机构推荐手术治疗不伴糖尿病的肥胖症的 BMI≥40 kg/m²,IDF 推荐伴 2 型糖尿病的肥胖患者 BMI≥35 kg/m²(亚洲人为≥32.5 kg/m²),经药物及改变生活方式等措施治疗后糖尿病及其他并发症难以控制者考虑减重手术治疗。中国肥胖病外科治疗指南(2007)建议有以下①～③之一者,同时具备④～⑦情况的,可考虑行外科手术治疗:①确认出现与单纯脂肪过剩相关的代谢紊乱综合征,如 2 型糖尿病、心血管疾病、脂肪肝、脂代谢紊乱、睡眠呼吸暂停综合征等,且预测减重手术可以有效治疗。②腰围:男≥90 cm,女≥80 cm;血脂紊乱:甘油三酯≥1.70 mmol/L;和/或空腹高密度脂蛋白胆固醇:男性<0.9 mmol/L,女性<1.0 mmol/L。③连续 5 年以上稳定或稳定增加的体重,BMI≥32 kg/m²(应指患者正常情况下有确认记录的体重及当时的身高所计算的系数,而如怀孕后 2 年内等特殊情况不应作为挑选依据)。④年龄 16～65 岁。⑤经非手术治疗疗效不佳或不能耐受者。⑥无酒精或药物依赖性,无严重的精神障碍、智力障碍。⑦患者了解减肥手术术式,理解和接受手术潜在的并发症风险,理解术后生活方式、饮食习惯改变对术后恢复的重要性并有承受能力,能积极配合术后随访,但国内相当多的内分泌代谢医师认为此指南标准太低且循证医学证据不够充分。根据减轻体重的原理不同,手术方式分限制摄入、减少吸收或两者兼有三类。目前,共有五种治疗肥胖症的手术方法得到临床验证,即可调节胃绑带术、垂直绑带式胃减容术和袖状胃切除术(限制摄入)、胃短路术(限制摄入和减少吸收)、胆胰旷置术与十二指肠转位术(减少吸收)。手术有一定效果,部分患者获得长期疗效,但手术可能并发吸收不良、贫血、管道狭窄等,有一定危险性,因此手术治疗后需终身随访。

(六)并发症、伴发病及病因治疗

　　肥胖者有并发症与伴发病时应进行相应的治疗;继发性肥胖症应针对不同的病因给予相应的治疗。

七、预后

肥胖症可称为一种慢性疾病,该疾病可明显增加患者的死亡率,增加致残率,同时影响生活质量。肥胖症与心血管疾病及某些类型肿瘤的死亡明显相关,尤其在肥胖程度相对严重的患者中。欧洲的研究认为超重和肥胖是造成大约 80％的 2 型糖尿病,35％的缺血性心脏病和 55％的高血压的原因,每年会引起超过 100 万人的死亡。美国的研究发现,肥胖所造成的死亡甚至超过吸烟、酒精和贫困。如果肥胖患病率持续增加,肥胖可能很快将取代吸烟成为美国可预防的死亡的首要原因。

对肥胖患者进行干预,可明显改善肥胖相关的并发症。减重的获益常与体重减轻的程度相关。体重在原有基础上仅减轻 5％时,就可因减重获益。减重也可以减少肥胖症患者发生新的肥胖相关并发症的风险。合并 2 型糖尿病的肥胖症患者,减重可改善患者的胰岛素敏感性及血糖控制。减重也可以降低肥胖患者的甘油三酯、总胆固醇、低密度脂蛋白胆固醇水平且升高高密度胆固醇水平。在不限制盐摄入的情况下,减重即可同时降低肥胖患者的收缩压及舒张压。减重也可以改善肥胖患者的肺功能、阻塞性睡眠呼吸暂停和其他的肥胖相关低通气综合征等。减重是否可降低死亡率尚存在争议。近期的干预性研究表明,通过减重手术可提高肥胖患者的长期生存。

在存在心力衰竭等心血管疾病的患者中是否积极干预体重是有争议的,因有为数不少的研究发现同样患心血管疾病的肥胖患者较比他们瘦的患者临床预后更好,这称为“肥胖悖论”。尽管如此,目前仍然推荐对存在心血管疾病的肥胖患者中进行体重干预,尤其是严重肥胖的患者。

(叶　蕊)

第四节　高脂血症

高脂血症是指血浆中胆固醇(C)和/或甘油三酯(TG)水平升高。由于血浆中胆固醇和甘油三酯在血液中是与蛋白质和其他类脂如磷脂一起以脂蛋白的形式存在,高脂血症实际上是血浆中某一类或几类脂蛋白含量增高,所以亦称高脂蛋白血症。近年来,已逐渐认识到血浆中高密度脂蛋白(HDL)降低也是一种血脂代谢紊乱。因而,有人建议采用脂质异常血症。

高脂血症是一类较常见的疾病,除少数是由于全身性疾病所致外(继发性高脂血症),绝大多数是遗传基因缺陷(或与环境因素相互作用)引起(原发性高脂血症)。遗传方面主要是载脂蛋白、脂蛋白受体和脂酶的先天性基因缺陷所致。而环境因素则主要是指饮食的不合理性,如高胆固醇、高脂肪和高热量摄入等。高脂血症与动脉粥样硬化和冠状动脉粥样硬化性心脏病(冠心病)关系非常密切,是冠心病的独立危险因素。

一、诊断依据

(一)临床表现

高脂血症的临床表现主要包括两大方面:①脂质在真皮内沉积所引起的黄色瘤。②脂质在血管内皮沉积所引起的动脉粥样硬化,产生冠心病和周围血管病等。由于高脂血症时黄色瘤的发生率并不十分高,动脉粥样硬化的发生和发展则需要相当长的时间,所以多数患者并无任何症状和异常体征。

黄色瘤是一种异常的局限性皮肤隆起,其颜色可为黄色、橘黄色或棕红色,多呈结节、斑块或丘疹形状,质地一般柔软。根据黄色瘤的形态、发生部位,一般可分为下列 6 种。

1.肌腱黄色瘤

肌腱黄色瘤为圆形或卵圆形的皮下结节,质硬,发生在肌腱部位(多见于跟腱、手或足背伸侧肌腱、膝部股直肌和肩三角肌腱),与其上皮肤粘连,边界清楚。常是家族性高胆固醇血症的较为特征性的表现。

2.掌皱纹黄色瘤

掌皱纹黄色瘤发生在手掌部的线条状扁平黄色瘤,呈橘黄色轻度凸起,分布于手掌及手指间皱褶处。对诊断家族性异常 β 脂蛋白血症有一定的价值。

3.结节性黄色瘤

结节性黄色瘤好发于身体的伸侧,如肘、膝、指节伸处,以及髋、距小腿(踝)、臀等部位,发展缓慢。为圆形状结节,其大小不一、边界清楚,早期质软,后期质地变硬。多见于家族性异常 β 脂蛋白血症或家族性高胆固醇血症。

4.结节疹性黄色瘤

结节疹性黄色瘤好发于肘部四肢伸侧和臀部,皮损常在短期内成批出现,呈结节状有融合趋势,疹状黄色瘤常包绕着结节状黄色瘤。呈橘黄色,常伴有炎性基底。主要见于家族性异常 β 脂蛋白血症。

5.疹性黄色瘤

疹性黄色瘤表现为针头或火柴头大小丘疹,橘黄或棕黄色伴有炎性基底。有时口腔黏膜也可受累。见于高甘油三酯血症。

6.疹性黄色瘤

疹性黄色瘤见于睑周,又称睑黄色瘤,较为常见。表现为眼睑周围处发生橘黄色略高出皮面的扁平丘疹状或片状瘤,边界清楚,质地柔软。泛发的可波及面、颈、躯干和肢体。常见于各种高脂血症,但也可见于血脂正常者。

角膜弓和脂血症眼底改变亦见于高脂血症,角膜弓又称老年环,若见于 40 岁以下者,则多伴有高脂血症,但特异性不很强。脂血症眼底改变是由于富含甘油三酯的大颗粒脂蛋白沉积在眼底小动脉上引起光散射所致,常常是严重的高甘油三酯血症并伴有乳糜微粒血症的特征表现。此外,严重的高胆固醇血症尤其是纯合子家族性高胆固醇血症可出现游走性多关节炎,但较罕见,且关节炎多为自限性。明显的高甘油三酯血症可引起急性胰腺炎。

(二)辅助检查

1.主要检查

(1)血脂:常规测定血浆总胆固醇(TC)和甘油三酯(TG)水平,以证实高脂血症的存在。目前认为中国人血清 TC 的合适范围为低于 5.2 mmol/L(200 mg/dL),5.23~5.69 mmol/L(201~219 mg/dL)为边缘升高,超过 5.72 mmol/L(220 mg/dL)为升高。TG 的合适范围为小于 1.7 mmol/L(150 mg/dL),大于1.7 mmol/L(150 mg/dL)为升高。

(2)脂蛋白:判断血浆中有无乳糜微粒(CM)存在,可采用简易的方法,即把血浆放在4 ℃冰箱中过夜,然后观察血浆是否有一"奶油样"的顶层。高密度脂蛋白胆固醇(HDL-C)也是常检测的项目,HDL-C＞1.04 mmol/L(40 mg/dL)为合适范围,小于0.91 mmol/L(35 mg/mL)为减低。血浆低密度脂蛋白胆固醇(LDL-C)可采用 Friedewald 公式进行计算,其公式:LDL-C(mg/dL)＝TC-(HDL-C＋TG/5),或 LDL-C(mmol/L)＝TC－(HDL-C＋TG/2.2)。LDL-C 的合适范围为小于 3.12 mmol/L(120 mg/dL),3.15～3.61 mmol/L(121～139 mg/dL)为边缘升高,大于3.64 mmol/L(140 mg/dL)为升高。

2.其他检查

X 线、动脉造影、超声、放射性核素、心电图等检查有助于发现动脉粥样硬化和冠心病。

(三)高脂血症分类

1.病因分类法

病因分类法可分为原发性和继发性高脂血症。原发性高脂血症部分是基因缺陷所致,另一部分病因不清楚。继发性高脂血症指由药物或全身性疾病(如糖尿病、甲状腺功能减退症、肾病等)引起的血脂异常。

2.表型分类法

1970 年世界卫生组织(WHO)提出了高脂蛋白血症分型法(表 7-4)。为了指导治疗,有人提出了高脂血症的简易分型法(表 7-5)。

表 7-4　高脂蛋白血症 WHO 分型法

表型	血浆 4 ℃过夜外观	TC	TG	CM	VLDL	LDL	备注
Ⅰ	奶油上层,下层清	↑→	↑↑	↑↑	↑↑	↓→	易发胰腺炎
Ⅱa	透明	↑↑	→	→	→	↑↑	易发冠心病
Ⅱb	透明	↑↑	↑↑	→	↑	↑	易发冠心病
Ⅲ	奶油上层,下层浑浊	↑↑	↑↑	→	↑	↓	易发冠心病
Ⅳ	浑浊	↑→	↑↑	→	↑↑	→	易发冠心病
Ⅴ	奶油上层,下层浑浊	↑	↑↑	↑↑	↑	↓→	易发胰腺炎

注:↑示浓度升高;→示浓度正常;↓示浓度降低。

表 7-5　高脂血症简易分型

分型	TC	TG	相当于 WHO 表型
高胆固醇血症	↑↑		Ⅱa
高甘油三酯血症		↑↑	Ⅳ(Ⅰ)
混合型高脂血症	↑↑	↑↑	Ⅱb(Ⅲ、Ⅳ、Ⅴ)

注:括弧内为少见类型。

3.基因分类法

由基因缺陷所致的高脂血症多具有家族聚集性和遗传性倾向,临床称为家族性高脂血症(表 7-6)。

二、治疗措施

本病应坚持长期综合治疗,强调以饮食、运动锻炼为基础,根据病情、危险因素、血脂水平决定是否或何时药物治疗。对继发性高脂血症应积极治疗原发病。

表 7-6 家族性高脂血症的临床特征

常用名	基因缺陷	临床特征	表型分类
家族性高胆固醇血症	LDL 受体缺陷	以胆固醇升高为主,可伴轻度甘油三酯升高,LDL 明显增加,可有肌腱黄色瘤,多有冠心病和高脂血症家族史	Ⅱa 和 Ⅱb
家族性载脂蛋白 B_{100} 缺陷症	$ApoB_{100}$ 缺陷		
家族性混合型高脂血症	不清楚	胆固醇和甘油三酯均升高,VLDL 和 LDL 都增加,无黄色瘤,家族成员中有不同类型高脂蛋白血症,有冠心病家族史	Ⅱb
家族性异常 β-脂蛋白血症	ApoE 异常	胆固醇和甘油三酯均升高,乳糜颗粒和 VLDL 残粒及 IDL 明显增加,可有掌皱黄色瘤,多为 $ApoE_2$ 表型	Ⅲ
家族性异常高甘油三酯血症	LPL 缺陷或 ApoCⅡ异常	以甘油三酯升高为主,可有轻度胆固醇升高,VLDL 明显增加	Ⅳ

(一)防治目标水平

1996 全国血脂异常防治对策研究组制订了血脂异常防治建议,提出防治目标如下。

(1)无动脉粥样硬化,也无冠心病危险因子者:TC<5.72 mmol/L(220 mg/dL),TG<1.70 mmol/L(150 mg/dL),LDL-C<3.64 mmol/L(140 mg/dL)。

(2)无动脉粥样硬化,但有冠心病危险因子者:TC<5.20 mmol/L(200 mg/dL),TC<1.70 mmol/L(150 mg/dL),LDL-C<3.12 mmol/L(120 mg/dL)。

(3)有动脉粥样硬化者:TC<4.68 mmol/L(180 mg/dL),TG<1.70 mmol/L(150 mg/dL),LDL-C<2.60 mmol/L(100 mg/dL)。

(二)饮食治疗

饮食治疗是各种高脂血症治疗的基础,可以单独采用,亦可与其他治疗措施合用。目的不仅为降低血脂,并需在根据其性别、年龄及劳动强度的具体情况,保持营养平衡的健康膳食,有利于降低心血管病的其他危险因素。饮食治疗应以维持身体健康和保持体重恒定为原则。合理的膳食能量供应包括:①基础代谢(BMR)所必需的能量,BMR 所需能量=体重(kg)×100.5 kJ(24 kcal)/d。②食物的特殊动力作用能量消耗,占食物提供总热量的 10%。③补充活动时的额外消耗,按轻、中、重体力活动分别需增加 30%、40%、50%,相应的能量需要又与体重成比例。

美国国家胆固醇教育计划(NCEP)提出的高胆固醇血症的饮食治疗方案(表 7-7),可供我国临床治疗高胆固醇血症时参考。其中为膳食治疗设计的二级方案,旨在逐步地改变饮食习惯、调整膳食结构,以趋于达到严格控制饮食可获得的效果。对于无冠心病的患者,饮食治疗从第一级方案开始,并在 4~6 周和 3 个月时测血清 TC 水平。如第一级饮食疗法方案未能实现血清 TC 和 LDL-C 降低目标,可开始实行第二级饮食疗法方案。对已患冠心病或其他动脉粥样硬化症患者,一开始就采用饮食治疗第二级方案。

表 7-7 饮食疗法的二级方案

营养素	第一级控制方案	第二级控制方案
总脂肪	<30%总热量	<30%总热量
饱和脂肪酸	占总热量 8%~10%	<7%总热量

营养素	第一级控制方案	第二级控制方案
多不饱和脂肪酸	＞10％总热量	＞10％总热量
单不饱和脂肪酸	占总热量10％～15％	占总热量10％～15％
糖类	占总热量50％～60％	占总热量50％～60％
蛋白质	占总热量10％～20％	占总热量10％～20％
胆固醇摄入量(mg/d)	＜300	＜200
总热量	达到和保持理想体重	达到和保持理想体重

合理的饮食习惯和膳食结构主要内容包括以下几方面。

(1)保持热量均衡分配,饥饱不宜过度,不要偏食,切忌暴饮暴食或塞饱式进餐,改变晚餐丰盛和入睡吃夜宵的习惯。

(2)主食应以谷类为主,粗细搭配,粗粮中可适量增加玉米、莜面、燕麦等成分,保持糖类供热量占总热量的55％以上。

(3)增加豆类食品,提高蛋白质利用率,以干豆计算,平均每天应摄入30 g以上,或豆腐干45 g,或豆腐75～150 g。

(4)在动物性食物的结构中,增加含脂肪酸较低而蛋白质较高的动物性食物如鱼、禽、瘦肉等,减少陆生动物脂肪。最终使动物性蛋白质的摄入量占每天蛋白质总摄入量的20％,每天总脂肪供热量不超过总热量的30％。

(5)食用油保持以植物油为主,每人每天用量以25～30 g为宜。

(6)膳食成分中应减少饱和脂肪酸,增加不饱和脂肪酸(如以人造奶油代替黄油,以脱脂奶代替全脂奶),使饱和脂肪酸供热量不超过总热量的10％,单不饱和脂肪酸占总热量10％～15％,多不饱和脂肪酸占总热量7％～10％。

(7)提高多不饱和脂肪酸与饱和脂肪酸的比值(P/S),西方膳食推荐方案应达到比值为0.5～0.7,我国传统膳食中因脂肪含量低,P/S比值一般在1以上。

(8)膳食中胆固醇含量不宜超过300 mg/d。

(9)保证每天摄入的新鲜水果及蔬菜达400 g以上,并注意增加深色或绿色蔬菜比例。

(10)减少精制米、面、糖果、甜糕点的摄入,以防摄入热量过多。

(11)膳食成分中应含有足够的维生素、矿物质、植物纤维及微量元素,但应适当减少食盐摄入量。

(12)少饮酒,少饮含糖多的饮料,多喝茶。

(三)改变生活方式

改变生活方式,如低脂饮食、运动锻炼、戒烟,行为矫正等,可使TC水平和LDL-C水平降低,达到治疗目的。

(四)调节血脂药物治疗

根据1996年全国血脂异常防治对策研究组制订的血脂异常防治建议的意见,血脂异常的治疗在用于冠心病的预防时,若对象为临床上未发现冠心病或其他部位动脉粥样硬化者,属一级预防。这些对象在一般治疗后,以下血脂水平应考虑应用调节血脂药物:①无冠心病危险因子者,TC＞6.24 mmol/L(240 mg/dL),LDL-C＞4.16 mmol/L(160 mg/dL)。②有冠心病危险因子者,TC>5.72 mmol/L(220 mg/dL),LDL-C>3.64 mmol/L(140 mg/dL)。若对象为已发生冠心病或其他部位动脉粥样硬化者,属二级预防,则血脂水平为 TC>5.20 mmol/L(200 mg/dL)、LDL-C>3.12 mmol/L(120 mg/dL)时,应考虑应用调节血脂药物。

调节血脂药物有六大类:胆酸螯合剂或称树脂类、烟酸及其衍生物、羟甲基戊二酸单酰辅酶 A(HMG-CoA)还原酶抑制剂(他汀类)、贝特类、鱼油制剂、其他类。其中以他汀类和贝特类最为常见。

1.他汀类

通过抑制 HMG-CoA 还原酶,减少肝细胞内胆固醇合成,使肝细胞内游离胆固醇含量下降,反馈上调肝细胞表面 LDL 受体的数量和活性,因而加速血浆 LDL 清除。他汀类调节血脂药物的降胆固醇作用最强,常规剂量下可使 TC 降低 20%～40%,同时也能降低 TG 20%左右,升高 HDL-C 10%左右。适合高胆固醇血症或以胆固醇升高为主的混合型高脂血症。常用制剂有洛伐他汀 10～40 mg(最大 80 mg)晚饭后顿服;辛伐他汀 5～20 mg(最大量 80 mg),晚饭后顿服;普伐他汀 10～40 mg,晚饭后顿服;氟伐他汀20～80 mg,晚饭后顿服;阿伐他汀 2.5～10 mg(最大量 80 mg),晚饭后顿服;血脂康(国产他汀类调节血脂药),每次 0.6 g,每天2次,有效后改为0.6 g,每天 1 次维持。他汀类用量宜从小剂量开始,逐渐加量。不良反应有肌痛、胃肠症状,失眠、皮疹、血转氨酶和肌酸激酶增高等。要注意其引起肝肾损害或横纹肌溶解的可能。

2.贝特类

贝特类为贝丁酸衍化物,通过增强脂蛋白脂酶的活性而降低血 TG 20%～50%,也降低 TC和LDL-C 10%～15%,而增高 HDL-C 10%～15%。适合于高甘油三酯血症。常用制剂:非诺贝特100 mg,每天 3 次或其微粒型(微粒化非诺贝特)200 mg,每晚 1 次;吉非贝齐 600 mg,每天2 次或 300 mg,每天 3 次,或缓释型 900 mg,每天 1 次;苯扎贝特200 mg,每天 3 次或缓释型(苯扎贝特缓释片)400 mg,每晚 1 次;环丙贝特 100～200 mg,每天 1 次。不良反应有胃肠症状、皮疹、肝肾损害等,偶有肌病。一般不宜与他汀类合用。与抗凝剂合用要减少后者的用量。

3.烟酸及其衍生物

烟酸及其衍生物降脂作用机制尚不十分清楚,可能是通过抑制脂肪组织中激素敏感性脂肪酶的活性,抑制脂肪组织中的脂解作用,并减少肝中 VLDL 合成和分泌。此外,烟酸还可在辅酶 A 的作用下与甘氨酸合成烟尿酸,从而阻碍肝细胞利用辅酶 A 合成胆固醇。可使 TC 降低10%～15%,LDL-C 降低 15%～20%,TG 降低 20%～40%,HDL-C 稍有增高。适用于高胆固醇血症和/或高甘油三酯血症。常用制剂:烟酸 0.1 g,每天 3 次,饭后服,逐渐增量至每天 1～3 g;阿西莫司 0.25 g,每天 2～3 次,饭后服。不良反应有皮肤潮红发痒,胃部不适,肝功能受损,诱发痛风、糖尿病等。

4.树脂类

树脂类为一类碱性阴离子交换树脂,在肠道内不会被吸收,而与分泌进入肠道内的胆酸呈不可逆结合,从而阻断胆酸从小肠重吸收进入肝,随粪便从肠道排出的胆酸增加,因此促进肝细胞增加胆酸合成。通过反馈机制,刺激肝细胞膜加速合成 LDL 受体,其结果是肝细胞膜表面的LDL 受体数目增多,受体的活性也增加,使血 TC 水平降低 10%～20%,LDL-C 降低 15%～25%,但对 TG 无作用或稍有增加。主要适用于单纯高胆固醇血症,但对纯合子型家族性高胆固醇血症无效。常用制剂:考来烯胺 4～5 g,每天 3 次,用水或饮料拌匀,一般于饭前或饭时服用;考来替泊 5～10 g,每天 3 次,用法同考来烯胺;降胆葡胺 4 g,每天 3～4 次,用法同考来烯胺。不良反应有便秘、恶心、厌食、反流性食管炎、脂肪痢、影响脂溶性维生素的吸收等。

5.鱼油制剂

降脂作用机制尚不十分清楚,可能与抑制肝合成 VLDL 有关。主要降低甘油三酯,并有升高 HDL-C 的作用。适用于高甘油三酯血症。常用制剂:多烯康胶丸 1.8 g,每天 3 次;脉乐康 0.45~0.9 g,每天 3 次;鱼油烯康 1 g,每天 3 次。不良反应为鱼腥味所致的恶心。

6.其他调脂药

其他调脂药包括弹性酶、普罗布考、泛硫乙胺等。这类药物的降脂作用机制均不明确。弹性酶 300 U,每天 3 次口服;普罗布考 0.5 g,每天 2 次,主要适用于高胆固醇血症,尤其是纯合子型家族性高胆固醇血症,不良反应包括胃肠症状,严重不良反应是引起 Q-T 间期延长;泛硫乙胺 0.2 g,每天3次,不良反应少而轻。

2001 年 8 月,美国报道了 31 例使用西立伐他汀者发生肌溶致死的病例,其中 12 例与吉非贝齐合用。由此导致西立伐他汀的生产厂商主动提出从全球撤出该药。针对这一事件,中华医学会心血管病学分会和中华心血管病杂志编辑委员会联合发表了《正确认识合理使用调脂药》一文,提出了如下注意点。

(1)与其他国家一样,我国也有血脂异常防治建议,其中设置了治疗血脂的目标值。为达到此要求,希望起始剂量不宜太大,在每 4~6 周监测肝功能与血肌酸激酶(CK)的条件下逐步递增剂量,最大剂量不超过我国批准的药物说明书载明的使用剂量。不应该任意加量追求高疗效。

(2)用药 3~6 个月定期监测肝功能,如转氨酶超过正常上限 3 倍,应减小剂量或暂停给药;肝功能保持良好可每 6~12 个月复查 1 次;如递增剂量则每 12 周检查一次肝功能,稳定后改为每半年 1 次。由药物引起的肝损害一般出现在用药 3 月内,停药后逐渐消失。

(3)定期监测血 CK,如 CK 超过正常上限 10 倍,应暂停用药。

(4)肌病是肌溶所致的严重不良反应,其诊断为 CK 升高超过正常上限 10 倍,同时有肌痛、肌压痛、肌无力、乏力、发热等症状,肌病时应及时发现并停药,绝大多数肌病停药后症状自行缓解消失。肌溶进一步发展产生肌红蛋白尿,严重者引起肾衰竭。

(5)在用药期间,如有其他引起肌溶的急性或严重情况,如败血症、创伤、大手术、低血压、癫痫大发作等,宜暂停给药。

(6)一般情况下不主张他汀类与贝特类联合应用。如少数混合性高脂血症患者其他治疗效果不佳而必须考虑联合用药时,也应以小剂量开始,严密观察不良反应,并监测肝功能和血 CK。两类药物中不同品种合用要按其安全性和疗效选择,一般可参照产品说明书。

(五)血浆净化治疗

高脂血症血浆净化疗法亦称血浆分离法,意指移去含有高浓度脂蛋白的血浆,也称之血浆清除法或血浆置换。近年来发展起来的 LDL 滤过法由于只去除血浆中的 LDL,而不损失血浆的其他成分,临床应用前景好。

常用方法有常规双重滤过、加热双重滤过、药用炭血灌流、珠形琼脂糖血灌流、肝素-琼脂糖吸附、硫酸葡萄糖酐纤维素吸附、免疫吸附法、肝素沉淀法等。血浆净化治疗已成为难治性高胆固醇血症者最有效的治疗手段之一,尤其是双膜滤过和吸附的方法,可使血浆胆固醇水平降低到用药物无法达到的水平。

其指征为:①冠心病患者经最大限度饮食和药物治疗后,血浆 LDL-C>4.92 mmol/L (190 mg/dL)。②无冠心病的 30 岁以上的男性和 40 岁以上的女性,经药物和饮食治疗后血浆

LDL-C＞6.50 mmol/L（250 mg/dL）者,并有一级亲属中有早发性冠心病者,以及有一项或一项以上其他冠心病危险因素,包括血浆脂蛋白(a)＞1.03 mmol/L(40 mg/dL)者。③纯合子型家族性高胆固醇血症患者,即使无冠心病,若同时有血浆纤维蛋白水平升高者或者降脂药物治疗反应差而血浆胆固醇水平又非常高者。

(六)外科治疗

能有效地治疗高脂血症的外科手术包括部分回肠末端切除术、门腔静脉分流吻合术和肝移植手术。这些手术疗效肯定,但不是首选治疗措施。其适应证为:①几乎无或完全无 LDL 受体功能。②其他治疗无效。③严格保守治疗中仍有动脉粥样硬化进展。④家庭和经济情况稳定(肝移植手术条件之一)。⑤身体一般情况良好,能耐受外科手术。⑥无影响寿命的其他疾病。

(七)基因治疗

基因治疗已引入治疗高脂血症,Wilson 于 1992 年 12 月首次报道了对一名纯合子家族性高胆固醇血症患者进行体外基因治疗的初步结果,并于 1994 年正式报道了治疗效果,结果显示,接受体外基因治疗 4 个月后其肝活检组织仅原位杂交证明能表达转入 LDL 受体基因的肝细胞已经成活;血浆中 LDL-C 浓度明显降低,HDL-C 略有升高,LDL-C/HDL-C 比值由治疗前的 10～13 降至治疗后 5～8,在 18 个月的观察中疗效保持稳定。一系列的心血管造影表明患者的冠脉病变停止进展,未出现任何不良反应或后遗症。基因治疗的关键是进行基因转移,必须将外源性基因准确导入靶细胞,并在其中安全、忠实、长效地表达。根据实施方式不同可分为体外法和体内法。总之,基因治疗是一种有希望的治疗方法,估计在不久的将来该方法会应用于临床。

(叶　蕊)

第五节　高催乳素血症

高催乳素血症是各种原因引起的垂体催乳素细胞分泌过多,导致血液循环中催乳素(PRL)升高为主要特点,表现为非妊娠期或非哺乳期溢乳,月经紊乱或闭经。高催乳素血症在生殖功能失调中占 9％～17％。

一、PRL 生理功能

催乳素(PRL)是垂体前叶分泌的一种多肽激素,由于人催乳素单体的糖基化及单体的聚合呈多样性,所以人催乳素在体内以多种形式存在,包括小分子催乳素、糖基化催乳素、大分子催乳素、大大分子催乳素,其生物活性与免疫反应性由高至低以此类推。由于催乳素在体内呈多样性,因此出现血催乳素水平与临床表现不一致的现象。有些女性尽管体内血催乳素水平升高,但却无溢乳、月经失调等症状;而部分女性尽管血催乳素不升高,但出现溢乳、月经失调等症状。前者可能是大分子或大大分子催乳素增加所致,后者可能是小分子催乳素的分泌相对增加,而大分子或大大分子催乳素分泌相对减少所致。

催乳素的生理作用极为广泛复杂。在人类,主要是促进乳腺组织的发育和生长,启动和维持催乳、使乳腺细胞合成蛋白增多。催乳素能影响下丘脑-垂体-卵巢轴,正常水平的 PRL 对卵泡发育非常重要,然而过高水平 PRL 血症不仅对下丘脑 GnRH 及垂体 FSH、LH 的脉冲式分泌有抑制作用,而且还可直接抑制卵泡发育,导致排卵障碍,影响卵巢合成雌激素及孕激素,临床上表现为月经稀发或闭经。另外,PRL 和自身免疫相关。人类 B、T 细胞、脾细胞和 NK 细胞均有 PRL 受体,PRL 与受体结合调节细胞功能。PRL 在渗透压调节上也有重要作用。

二、PRL 生理变化

(一)昼夜变化

PRL 的分泌有昼夜节律,睡眠后逐渐升高,直到睡眠结束,因此,早晨睡醒前 PRL 可达到一天 24 小时峰值,醒后迅速下降,上午 10 点至下午 2 点降至一天中谷值。

(二)年龄和性别的变化

由于母体雌激素的影响,刚出生 1 周的婴儿血清 PRL 水平高达 100 μg/L 左右,4 周之后逐渐下降,3~12 个月时 PRL 降至正常水平。青春期 PRL 水平轻度上升至成人水平,可能与雌激素分泌相关。成年女性的血 PRL 水平始终比同龄男性高。妇女绝经后的 18 个月内,体内的 PRL 水平逐渐下降 50%,但接受雌激素补充治疗的妇女下降较缓慢。在高 PRL 血症的妇女中,应用雌激素替代疗法不引起 PRL 水平的改变。

(三)月经周期中的变化

在月经周期中 PRL 水平有昼夜波动,但周期性变化不明显,卵泡期与黄体期相仿,没有明显排卵前高峰,正常 PRL 值<25 μg/L。

(四)妊娠期的变化

孕 8 周血中 PRL 值仍为 20 μg/L,随着孕周的增加,雌激素水平升高刺激垂体 PRL 细胞增殖和肥大,导致垂体增大及 PRL 分泌增多。在妊娠末期血清 PRL 水平可上升 10 倍,超过 200 μg/L。正常生理情况下,PRL 分泌细胞占腺垂体细胞的 15%~20%,妊娠末期可增加到 70%。

(五)产后催乳过程中的变化

分娩后血 PRL 仍维持在较高水平,无哺乳女性产后 2 周增大的垂体恢复正常大小,血清 PRL 水平下降,产后 4 周血清 PRL 水平降至正常。哺乳者由于经常乳头吸吮刺激,触发垂体 PRL 快速释放,产后4~6 周内哺乳妇女基础血清 PRL 水平持续升高。6~12 周基础 PRL 水平逐渐降至正常,随着每次哺乳发生的 PRL 升高幅度逐渐减小。产后 3~6 个月基础和哺乳刺激情况下 PRL 水平的下降主要是由于添加辅食导致的哺乳减少。如果坚持哺乳,基础 PRL 水平会持续升高,并有产后闭经。

(六)应激导致 PRL 的变化

PRL 的分泌还与精神状态有关,激动或紧张时催乳素明显增加。许多生理行为可影响体内催乳素的水平。高蛋白饮食、性交、哺乳及应激等均可使催乳素水平升高。情绪紧张、寒冷、运动时垂体释放的应激激素包括 PRL、促肾上腺皮质激素(ACTH)和生长激素(GH)。应激可以使得 PRL 水平升高数倍,通常持续时间不到 1 小时。

三、病因

(一)下丘脑疾病

下丘脑分泌的催乳素抑制因子(PIF)对催乳素分泌有抑制作用,PIF 主要是多巴胺。颅咽管瘤压迫第三脑室底部,影响 PIF 输送,导致催乳素过度分泌。其他肿瘤如胶质细胞瘤、脑膜炎症、颅外伤引起垂体柄被切断、脑部放疗治疗破坏、下丘脑功能失调性假孕等影响 PIF 的分泌和传递都可引起催乳素的增高。

(二)垂体疾病

垂体疾病是高催乳素血症最常见的原因。垂体催乳细胞肿瘤最多见,空蝶鞍综合征、肢端肥大症、垂体腺细胞增生都可致催乳素水平的异常增高。按肿瘤直径大小分微腺瘤(肿瘤直径<1 cm)和大腺瘤(肿瘤直径≥1 cm)。

(三)其他内分泌、全身疾病

原发性和/或继发性甲状腺功能减退症,如假性甲状旁腺功能减退、桥本甲状腺炎、多囊卵巢综合征、肾上腺瘤、GH 腺瘤、ACTH 腺瘤等,以及异位 PRL 分泌增加如未分化支气管肺癌、胚胎癌,子宫内膜异位症、肾癌可能有 PRL 升高。肾功能不全、肝硬化影响到全身内分泌稳定时也会出现 PRL 升高。乳腺手术、乳腺假体手术后、长期乳头刺激、妇产科手术如人工流产、引产、死胎、子宫切除术、输卵管结扎术、卵巢切除术等 PRL 也可异常增高。

(四)药物影响

长期服用多巴胺受体拮抗剂如吩噻嗪类镇静药(氯丙嗪、奋乃静)、儿茶酚胺耗竭剂抗高血压药(利舍平、甲基多巴)、甾体激素类(口服避孕药、雌激素)、鸦片类药物(吗啡)、抗胃酸药(H_2-R 拮抗剂-西咪替丁、多潘立酮),均可抑制多巴胺转换,促进 PRL 释放。药物引起的高 PRL 血症多数血清 PRL 水平在 100 μg/L 以下,但也有报道长期服用一些药物使血清 PRL 水平升高达 500 μg/L、而引起大量催乳、闭经。

(五)胸部疾病

胸部疾病,如胸壁的外伤、手术、烧伤、带状疱疹等也可能通过反射引起 PRL 升高。

(六)特发性高催乳素血症

催乳素多为 60～100 μg/L,无明确原因。此类患者与妊娠、服药、垂体肿瘤或其他器质性病变无关,多因患者的下丘脑-垂体功能紊乱,从而导致 PRL 分泌增加。其中大多数 PRL 轻度升高,长期观察可恢复正常。血清 PRL 水平明显升高而无症状的特发性高 PRL 血症患者中,部分患者可能是巨分子 PRL 血症,这种巨分子 PRL 有免疫活性而无生物活性。临床上当无病因可循时,包括 MRI 或 CT 等各种检查后未能明确催乳素异常增高原因的患者可诊断为特发性高催乳素血症,但应注意对其长期随访,对部分伴月经紊乱而 PRL 高于 100 μg/L 者,需警惕潜隐性垂体微腺瘤的可能,应密切随访,脑部 CT 检查发现许多此类疾病患者数年后常发展为垂体微腺瘤。

四、临床表现

(一)溢乳

患者在非妊娠和非哺乳期出现溢乳或挤出乳汁,或断奶数月仍有乳汁分泌,轻者挤压乳房才有乳液溢出,重者自觉内衣有乳渍。分泌的乳汁通常是乳白、微黄色或透明液体,非血性。仅出现溢乳的占27.9%,同时出现闭经及溢乳者占75.4%。这些患者血清 PRL 水平一般都显著升高。部分患者催乳素水平较高但无溢乳表现,可能与其分子结构有关。

(二)闭经或月经紊乱

高水平的催乳素可影响下丘脑-垂体-卵巢轴的功能,导致黄体期缩短或无排卵性月经失调、月经稀发甚至闭经,后者与溢乳表现合称为闭经-溢乳综合征。

（三）不育或流产

卵巢功能异常、排卵障碍或黄体不健可导致不育或流产。

（四）头痛及视觉障碍

微腺瘤一般无明显症状；大腺瘤可压迫蝶鞍隔出现头痛、头胀等；当腺瘤向前侵犯或压迫视交叉或影响脑脊液回流时，也可出现头痛、呕吐和眼花，甚至视野缺损和动眼神经麻痹。肿瘤压迫下丘脑可以表现为肥胖、嗜睡、食欲异常等。

（五）性功能改变

部分患者因卵巢功能障碍，表现低雌激素状态，阴道壁变薄或萎缩，分泌物减少，性欲减低。

五、辅助检查

（一）血清学检查

血清 PRL 水平持续异常升高，＞1.14 nmol/L（25 μg/L），需除外由于应激引起的 PRL 升高。FSH 及 LH 水平通常偏低。必要时测定 TSH、FT_3、FT_4、肝、肾功能。

（二）影像学检查

当血清 PRL 水平高于 4.55 nmol/L（100 μg/L）时，应注意是否存在垂体腺瘤，CT 和 MRI 可明确下丘脑、垂体及蝶鞍情况，是有效的诊断方法。其中 MRI 对软组织的显影较 CT 清晰，因此对诊断空蝶鞍症最为有效，也可使视神经、海绵窦及颈动脉清楚显影。

（三）眼底、视野检查

垂体肿瘤增大可侵犯和/或压迫视交叉，引起视盘水肿；也可因肿瘤损伤视交叉不同部位而有不同类型视野缺损，因而眼底、视野检查有助于确定垂体腺瘤的部位和大小。

六、诊断

根据血清学检查 PRL 持续异常升高，同时出现溢乳、闭经及月经紊乱、不育、头痛、眼花、视觉障碍及性功能改变等临床表现，可诊断为高催乳素血症。诊断时应注意某些生理状态如妊娠、哺乳、夜间睡眠、长期刺激乳头、性交、过饱或饥饿、运动和精神应激等，PRL 会有轻度升高。因此，临床测定 PRL 时应避免生理性影响，在 10～11 时取血测定较为合理。PRL 水平显著高于正常者一次检查即可确定，当 PRL 测定结果在正常上限 3 倍以下时至少检测 2 次，以确定有无高 PRL 血症。诊断高催乳素血症后必须根据需要做必要的辅助检查，以进一步明确发病原因及病变程度，便于治疗。

七、治疗

应该遵循对因治疗原则。控制高 PRL 血症、恢复女性正常月经和排卵功能、减少乳汁分泌及改善其他症状（如头痛和视功能障碍等）。

（一）随访

对特发性高催乳素血症、催乳素轻微升高、月经规律、卵巢功能未受影响、无溢乳且未影响正常生活时，可不必治疗，应定期复查，观察临床表现和 PRL 的变化。

（二）药物治疗

垂体 PRL 大腺瘤及伴有闭经、催乳、不孕不育、头痛、骨质疏松等表现的微腺瘤都需要治疗，首选多巴胺激动剂治疗。

1.溴隐亭

溴隐亭为麦角类衍生物,为非特异性多巴胺受体激动剂,可直接作用于垂体催乳素细胞,与多巴胺受体结合,抑制肿瘤增殖,从而抑制 PRL 的合成分泌,是治疗高催乳素血症最常用的药物。为了减少药物不良反应,溴隐亭治疗从小剂量开始渐次增加,即从睡前 1.25 mg 开始,递增到需要的治疗剂量。如果反应不大,可在几天内增加到治疗量。常用剂量为每天 2.5～10 mg,分 2～3 次服用,大多数病例每天 5～7.5 mg 已显效。剂量的调整依据是血 PRL 水平。达到疗效后可分次减量到维持量,通常每天1.25～2.50 mg。溴隐亭治疗可以使 70%～90%的患者获得较好疗效,表现为血 PRL 降至正常、催乳消失或减少、垂体腺瘤缩小、恢复规则月经和生育。若 PRL 大腺瘤在多巴胺激动剂治疗后血 PRL 正常而垂体大腺瘤不缩小,应重新审视诊断是否为非 PRL 腺瘤或混合性垂体腺瘤、是否需改用其他治疗(如手术治疗)。溴隐亭治疗高 PRL 血症、垂体 PRL 腺瘤不论降低血 PRL 水平还是肿瘤体积缩小,都是可逆性的,只是使垂体 PRL 腺瘤可逆性缩小,长期治疗后肿瘤出现纤维化,但停止治疗后垂体 PRL 腺瘤会恢复生长,导致高 PRL 血症再现,因此需长期用药维持治疗。

溴隐亭不良反应主要有恶心、呕吐、眩晕、疲劳和直立性低血压等,故治疗应从小剂量开始,逐渐增加至有效维持剂量,如患者仍无法耐受其胃肠道反应,可改为阴道给药,经期则经肛门用药。阴道、直肠黏膜吸收可达到口服用药同样的治疗效果。约 10%的患者对溴隐亭不敏感、疗效不满意,对于药物疗效欠佳,不能耐受药物不良反应及拒绝接受药物治疗的患者可以更换其他药物或手术治疗。

新型溴隐亭长效注射剂克服了因口服造成的胃肠道功能紊乱,用法是 50～100 mg,每 28 天一次,是治疗催乳素大腺瘤安全有效的方法,可长期控制肿瘤的生长并使瘤体缩小,不良反应较少,用药方便。

2.卡麦角林和喹高利特

若溴隐亭不良反应无法耐受或无效时可改用具有高度选择性的多巴胺 D_2 受体激动剂卡麦角林和喹高利特,它们抑制 PRL 的作用更强大而不良反应相对减少,作用时间更长。对溴隐亭抵抗(每天 15 mg 溴隐亭效果不满意)或不耐受溴隐亭治疗的 PRL 腺瘤患者改用这些新型多巴胺激动剂仍有 50%以上有效。喹高利特每天服用一次 75～300 μg;卡麦角林每周只需服用 1～2 次,常用剂量 0.5～2.0 mg,患者顺应性较溴隐亭更好。

3.维生素 B_6

作为辅酶在下丘脑中多巴向多巴胺转化时加强脱羟基及氨基转移作用,与多巴胺受体激动剂起协同作用。临床用量可达 60～100 mg,每天 2～3 次。

(三)手术治疗

若溴隐亭等药物治疗效果欠佳者,有观点认为由于多巴胺激动剂能使肿瘤纤维化形成粘连,可能增加手术的困难和风险,一般建议用药 3 个月内实施手术治疗。经蝶窦手术是最为常用的方法,开颅手术少用。手术适应证包括以下几点。①药物治疗无效或效果欠佳者。②药物治疗反应较大不能耐受者。③巨大垂体腺瘤伴有明显视力视野障碍,药物治疗一段时间后无明显改善者。④侵袭性垂体腺瘤伴有脑脊液鼻漏者。⑤拒绝长期服用药物治疗者。⑥复发的垂体腺瘤也可以手术治疗。

手术后,需要进行全面的垂体功能评估,存在垂体功能低下的患者需要给予相应的内分泌激素替代治疗。

(四)放疗

放疗分为传统放疗和立体定向放射外科治疗。传统放疗因照射野相对较大,易出现迟发性垂体功能低下等并发症,目前仅用于有广泛侵袭的肿瘤术后的治疗。立体定向放射外科治疗适用于边界清晰的中小型肿瘤。放疗主要适用于大的侵袭性肿瘤、术后残留或复发的肿瘤;药物治疗无效或不能坚持和耐受药物治疗不良反应的患者;有手术禁忌或拒绝手术的患者及部分不愿长期服药的患者。放疗疗效评价应包括肿瘤局部控制及异常增高的 PRL 下降的情况。通常肿瘤局部控制率较高,而 PRL 恢复至正常则较为缓慢。即使采用立体定向放射外科治疗后,2 年内也仅有 25%～29% 的患者 PRL 恢复正常,其余患者可能需要更长时间随访或需加用药物治疗。传统放疗后 2～10 年,有 12%～100% 的患者出现垂体功能低下;1%～2% 的患者可能出现视力障碍或放射性颞叶坏死。部分可能会影响瘤体周围的组织而影响垂体的其他功能,甚至诱发其他肿瘤,损伤周围神经等,因此,放疗一般不单独使用。

(五)其他治疗

由于甲状腺功能减退、肾衰竭、手术、外伤、药物等因素引起的高催乳素血症,则对因进行治疗。

八、高催乳素血症患者的妊娠相关处理

(一)基本的原则

基本的原则是将胎儿对药物的暴露限制在尽可能少的时间内。

(二)妊娠期间垂体肿瘤生长特点

妊娠期间 95% 微腺肿瘤患者、70%～80% 大腺瘤患者瘤体并不增大,虽然妊娠期催乳素腺瘤增大情况少见,但仍应该加强监测,垂体腺瘤患者怀孕后未用药物治疗者,约 5% 的微腺瘤患者会发生视交叉压迫,而大腺瘤出现这种危险的可能性达 25% 以上,因此,于妊娠 20 周、28 周、38 周定期复查视野,若有异常,应该及时行 MRI 检查。

(三)垂体肿瘤妊娠后处理

在妊娠前有微腺瘤的患者应在明确妊娠后停用溴隐亭,因为肿瘤增大的风险较小。停药后应定期测定血 PRL 水平和视野检查。正常人怀孕后 PRL 水平可以升高 10 倍左右,患者血 PRL 水平显著超过治疗前的 PRL 水平时要密切监测血 PRL 及增加视野检查频度;对于有生育要求的大腺瘤妇女,需在溴隐亭治疗腺瘤缩小后再妊娠较为安全。目前认为溴隐亭对妊娠是安全的,但仍主张一旦妊娠,应考虑停药。所有患垂体 PRL 腺瘤的妊娠患者,在妊娠期需要每 2 个月评估一次。妊娠期间肿瘤再次增大者给予溴隐亭仍能抑制肿瘤生长,一旦发现视野缺损或海绵窦综合征,立即加用溴隐亭可望在 1 周内改善缓解,但整个孕期须持续用药直至分娩。对于药物不能控制者及视力视野进行性恶化时,应该经蝶鞍手术治疗需要并根据产科原则选择分娩方式。高 PRL 血症、垂体 PRL 腺瘤妇女应用溴隐亭治疗,怀孕后自发流产、胎死宫内、胎儿畸形等发生率在 14% 左右,与正常妇女妊娠情况相似。

(四)垂体肿瘤哺乳期处理

没有证据支持哺乳会刺激肿瘤生长。对于有哺乳意愿的妇女,除非妊娠诱导的肿瘤生长需要治疗,一般要到患者想结束哺乳时再使用 DA 激动剂。

临床特殊情况的思考和建议如下。

1.溴隐亭用药问题

在初始治疗时,血 PRL 水平正常、月经恢复后原剂量可维持不变 3～6 个月。微腺瘤患者即可开始减量;大腺瘤患者此时复查 MRI,确认 PRL 肿瘤已明显缩小(通常肿瘤越大,缩小越明显),PRL 正常后也可开始减量。减量应缓慢分次(2 个月左右一次)进行,通常每次 1.25 mg,用保持血 PRL 水平正常的最小剂量为维持量。每年至少 2 次血 PRL 随诊,以确认其正常。在维持治疗期间,一旦再次出现月经紊乱或 PRL 不能被控制,应查找原因,如药物的影响、怀孕等,必要时复查 MRI,决定是否调整用药剂量。对小剂量溴隐亭维持治疗 PRL 水平保持正常、肿瘤基本消失的病例 5 年后可试行停药,若停药后血 PRL 水平又升高者,仍需长期用药,只有少数病例在长期治疗后达到临床治愈。

2.视野异常治疗问题

治疗前有视野缺损的患者,治疗初期即复查视野,视野缺损严重的在初始治疗时可每周查 2 次视野(已有视神经萎缩的相应区域的视野会永久性缺损)。药物治疗满意,通常在 2 周内可改善视野;但是对药物反应的时间,存在个体差异,视力视野进行性恶化时应该经蝶鞍手术治疗。

3.手术治疗后随访问题

手术后 3 个月应行影像学检查,结合内分泌学变化,了解肿瘤切除程度。视情况每半年或一年再复查一次。手术成功的关键取决于手术者的经验和肿瘤的大小,微腺瘤的手术效果较大腺瘤好,60%～90% 的微腺瘤患者术后 PRL 水平可达到正常,而大腺瘤患者达到正常的比例则较低。手术后仍有肿瘤残余的患者,手术后 PRL 水平正常的患者中,长期观察有 20% 患者会出现复发,需要进一步采用药物或放疗。

(杨慧敏)

第六节 原发性醛固酮增多症

一、概述

醛固酮增多症分为原发性和继发性两大类。原发性醛固酮增多症(以下简称原醛症)指肾上腺皮质自主性分泌过多醛固酮,病因多数为单侧肾上腺腺瘤,较少为双侧肾上腺皮质增生。继发性醛固酮增多症的病因在于肾上腺皮质以外的因素,如血容量减少或肾脏缺血等原因引起肾素-血管紧张素系统活动增强,导致继发性醛固酮分泌增多。

二、病因与发病机制

(一)醛固酮瘤

醛固酮瘤也叫 Conn 综合征,占原醛症的 35%,以单侧肾上腺腺瘤最多见,双侧或多发性腺瘤较少,本病患者可为一侧腺瘤伴对侧增生。腺瘤直径多为 1～2 cm,有完整包膜,切面呈金黄色,腺瘤同侧和对侧肾上腺组织可以正常、增生或伴结节形成,亦可发生萎缩。醛固酮瘤的成因不明,患者血浆醛固酮浓度与血浆 ACTH 的昼夜节律平行,而对血浆肾素的变化无明显反应。

在产生醛固酮腺瘤中,有一种特殊类型,称为肾素反应性腺瘤,此种腺瘤在立位动态试验中的反应不同于一般醛固酮腺瘤,而与特发性增生型原醛症相同,即站立位所引起的血浆肾素变化使血醛固酮明显升高。

(二)特发性醛固酮增多症(特醛症)

近年来国内、外文献报道的特醛症有增多趋势,约占本病60%。特醛症患者肾上腺病变为双侧球状带细胞增生,有时可伴有结节。低血钾较轻,血浆肾素活性不如醛固酮瘤患者那么低,立位时稍见升高。肾上腺全切除不能治愈特醛症的高血压,而醛固酮瘤切除后血压可很快降至正常。特醛症病因不明,发病机制可能是由某种肾上腺外的可兴奋醛固酮分泌的因子所引起;另一种看法认为,特醛症是患者对血管紧张素Ⅱ敏感性增高的结果。有一种特殊类型,称为原发性增生,其病理变化为双侧性肾上腺结节样增生,在病理生理上却不同于伴肾上腺增生的特醛症而类似腺瘤,对兴奋肾素-血管紧张素系统的试验及抑制性试验均无反应。

(三)糖皮质激素可抑制性醛固酮增多症

糖皮质激素可抑制性醛固酮增多症是一种特殊类型的原醛症,较罕见,约占1%。有显著的家族发病倾向,可能为常染色体显形遗传,肾上腺呈大、小结节性增生,血浆醛固酮浓度与血浆ACTH的昼夜节律平行,用生理替代性的糖皮质激素数周后可使醛固酮分泌量、血压、血钾恢复正常。从分子生物学研究方面有学者认为,其与醛固酮合成酶基因的异位表达有关,导致产生一种11β-羟化酶-醛固酮合成酶嵌合体。正常时醛固酮合成酶在肾上腺小球状带表达,11β-羟化酶在束状带表达,后者受ACTH兴奋性调控。上述嵌合型基因的形成导致醛固酮合成酶在束状带异位表达,并受ACTH的调控。

(四)醛固酮癌

肾上腺癌引起原醛症者少见。肿瘤在组织学上与腺瘤的区别是在整个肿瘤内有特征性的厚壁血管。癌组织除分泌大量醛固酮外,往往还分泌其他激素,造成混合性征群。患者血醛固酮可异常增高,而且对立卧位、ACTH兴奋均无反应。癌的体积甚大,直径常超过6 cm。

(五)异位醛固酮分泌腺瘤或癌

很罕见,可发生在肾、肾上腺的其余部分或卵巢。

三、临床表现与并发症

(一)高血压

高血压为最常出现的症状,一般不呈恶性演进,少数可表现为恶性进展,随着病情进展,血压渐高,大多数在22.7/16.0 kPa(170/100 mmHg)左右,高时可达28.0/17.3 kPa(210/130 mmHg)。

(二)钾耗损

大量醛固酮作用于肾远曲小管,使钠重吸收和钾排泄增加,钾从尿中丢失,尿钾增高,血清钾下降。低血钾可引起以下临床表现:①肌无力及周期性瘫痪,血钾越低,肌肉受累越重;②心律失常,可为期前收缩或阵发性心动过速,严重时可出现心室颤动;③尿多、夜尿多、烦渴,由于长期严重缺钾,肾小管空泡变性使肾浓缩功能障碍造成。

(三)碱中毒

细胞内大量钾离子丢失后,钠、氢离子从细胞内排出的能力下降,导致细胞内钠、氢离子增加,细胞内pH下降;细胞外液氢离子减少,pH升高,出现代谢性碱血症。细胞外液碱中毒时,游离钙减少,可出现肢体麻木及手足搐搦。

（四）其他

儿童患者有生长发育障碍，与长期缺钾等代谢紊乱有关。缺钾时胰岛素释放减少、作用减弱，可出现糖耐量减低。糖皮质激素可抑制性醛固酮增多症患者多数有家族史，常在青少年时发病，有明显的遗传倾向，儿童期发病则影响其生长发育。

四、诊断与鉴别诊断

原醛症患者醛固酮分泌过多可造成肾小管对钠离子的重吸收和钾离子排出的增加，引起水钠潴留及低血钾。血尿醛固酮测定值增高是本病的特征性表现和诊断的关键指标，但多种因素会影响其测定值，因此血肾素、血管紧张素Ⅱ测定、螺内酯试验、低钠试验、高钠试验等可用于辅助诊断。

（一）诊断

1.血（尿）钠、钾、血气分析

（1）大多数患者出现低血钾、高尿钾、高血钠，血钾多为 2～3 mmol/L，严重者更低，可低至 1.5 mmol/L 以下，低血钾多呈持续性，血钾<3.5 mmol/L，尿钾>25 mmol/L，血钾<3 mmol/L，尿钾>20 mmol/L，提示尿路失钾；血钠一般在正常高限或略高于正常。

（2）碱血症：血 pH 和二氧化碳结合力为正常或高于正常。持续性或间歇性低钾血症，血钠在正常范围上界或稍高，血 pH 轻度升高，尿 pH 中性或偏碱。尿钾增多，经常超过 25 mmol/24 h（胃肠道丢失钾所致低钾血症者，尿钾均低于15 mmol/24 h），肾脏浓缩功能减退，夜尿多>750 mL。唾液 Na^+/K^+ 比率<1，如<0.4，则有醛固酮增多症的诊断意义（健康人唾液 Na^+/K^+ 比率>1）。

2.血浆肾素、血管紧张素Ⅱ测定

（1）测定方法：放射免疫法、高效液相-荧光检测法、酶联免疫吸附法。

（2）标本：血浆。首先在清晨静卧 4 小时后采血，测定基础值。继而患者立位 4 小时，并肌内注射呋塞米 20 mg，测血肾素活性和血管紧张素Ⅱ水平。肘静脉取血5 mL，拔出针头后注入酶抑制剂抗凝管中（采血管应有盖或塞），将管口封好后上下颠倒数次，混匀后即刻放入冰水浴中或 4 ℃冰箱中 1～2 小时，取出后4 ℃离心，分离血浆。

（3）参考值和参考范围。①肾素活性。普通饮食：卧位肾素活性为 0.05～0.79 $\mu g/(L \cdot h)$；立位肾素活性为 1.95～3.99 $\mu g/(L \cdot h)$；低钠饮食：卧位肾素活性为 0.70～5.96 $\mu g/(L \cdot h)$；立位肾素活性为1.13～8.10 $\mu g/(L \cdot h)$。②血管紧张素Ⅱ。普食：卧位时血管紧张素Ⅱ参考值为15～97 pg/mL；立位时血管紧张素Ⅱ参考值为 19～115 pg/mL；低钠：卧位时血管紧张素Ⅱ参考值为 36～104 pg/mL；立位时血管紧张素Ⅱ参考值为 45～240 pg/mL。

（4）临床诊断价值与评价：①醛固酮/肾素活性是目前最可靠的原醛症筛查实验室指标。目前大多数学者提出用血浆醛固酮与肾素活性的比值来鉴别原醛症或原发性高血压，如 PAC(ng/dL)/PRA[ng/(mL·h)]>25，高度提示原醛症的可能；而 PAC/PRA>35，则可确诊原醛症。如果同时满足 PAC/PRA>30 且 PAC >20 ng/dL，其诊断原醛症的灵敏性为90%，特异性为91%。但是腺瘤患者醛固酮分泌也具有波动性，因此计算 PAC/PRA 比值时，最好采用立位 2 小时测定值，其诊断符合率较卧位值高。②患者清晨静卧 4 小时后测 PRA 和血管紧张素Ⅱ水平均明显低于正常范围。立位 4 小时后测血 PRA 和血管紧张素Ⅱ水平，两者均无显著升高。健康人两者均显著升高。③原醛症患者血浆醛固酮水平增高而 PRA、血管肾素Ⅱ均降低，在低钠饮食、利尿剂及站立体位等因素刺激下，PRA 也可无明显升高。④药物影响：β受体阻滞剂、血管扩张药、利尿剂及甾体激素、甘草、甲基多巴、可乐定、利血平等药物均影响体内肾素水平,一般要在停药2周后测定PRA。若用利血平等代谢缓慢的药物,则应在停药3周后测定PRA。不宜停药的患者可改服胍乙啶等降压药。⑤肾素分泌呈周期性变化,高钠饮食时PRA分泌减少,低钠饮食时PRA分泌增多;同一体位时早晨分泌量最多,中午至下午分泌量最少;肾素的分泌随年龄增加而减少;成年女性卵泡期最少,黄体期最多,并随年龄增加分泌量减少。

3.血、24小时尿醛固酮测定

(1)测定方法:放射免疫法。

(2)标本:血清、血浆;24小时尿液,留取24小时尿液,内加浓盐酸10 mL防腐。

(3)参考范围:①血液醛固酮参考范围如下。卧位:男(218.8±94.2)pmol/L,女(254.8±110.8)pmol/L;立位:男(537.4±177.3)pmol/L,女(631.6±246.5)pmol/L。②24小时尿液醛固酮参考范围如下。正常钠饮食:6~25 μg/24 h;低钠饮食:17~44 μg/24 h;高钠饮食:0~6 μg/24 h。

(4)临床诊断价值与评价。①血浆中醛固酮含量存在昼夜节律性分泌,一般晨起之前血浆中醛固酮水平最高。原醛症表现为血浆醛固酮明显增高,增生型原醛症患者立位时醛固酮明显增加。说明增生型患者醛固酮对肾素血管紧张素反应增强,而醛固酮瘤者立位时增加不明显,甚至下降。原醛症患者血、尿醛固酮均明显增高,可为参考值的2~4倍。②部分原醛症与原发性高血压患者的血浆醛固酮浓度有重叠,因此,仅用PAC作为筛选试验具有局限性。③继发性醛固酮增多症如肾性高血压、Bartter综合征、充血性心力衰竭、肾病综合征、肝硬化腹水和肾素瘤等均可引起继发性醛固酮增多,与原醛症鉴别有赖于血浆肾素活性和血管紧张素水平的测定。④24小时尿醛固酮:醛固酮降解后的主要产物为四氢醛固酮,均从尿中排出,其水平分别与卧位、立位血醛固酮及卧位、立位醛固酮/肾素活性比值有较好的相关性。

4.18-羟皮质酮

(1)检测方法:放射免疫分析、高效液相色谱。

(2)标本:血清(浆)或24小时尿液。

(3)18-羟皮质酮参考范围如下。①血浆:115~550 ng/L;②尿液:1.5~6.5 μg/24 h。

(4)临床诊断价值与评价:18-羟-皮质酮为盐皮质激素,其分泌功能受ACTH和肾素-血管紧张素系统双重调节,生物效应主要为潴钠排钾。该结果对鉴别原醛症病理类型有重要价值。腺瘤型原醛症患者血浆18-羟皮质酮较增生型原醛高;上午立位4小时,腺瘤型患者血浆18-羟皮质酮明显下降,而增生型患者明显上升。原醛症患者的血浆18-羟皮质酮水平升高,醛固酮腺瘤患者可见浓度>1 000 ng/L;特发性醛固酮增多症患者仅为550~1 100 ng/L。

5.18-羟皮质醇

(1)测定方法:放射免疫分析、高效液相色谱。

(2)标本:血清或血浆。

(3)18-羟皮质醇参考范围如下。成人普通饮食:36~168 ng/L;钠钾平衡饮食(上午8时):36~105 ng/L。

(4)临床诊断价值与评价:普遍认为,18-羟皮质醇来源于肾上腺。研究发现,体外18-羟皮质醇与糖皮质激素和盐皮质激素受体的亲和力约为0.1%,18-羟皮质醇本身无生理活性。国外关于原醛症的研究发现,血浆18-羟皮质醇水平在糖皮质激素可抑制性醛固酮增多症患者中可升高至正常值的20~40倍,腺瘤患者升高2~10倍;尿液的含量在GSH患者可升高5~10倍,腺瘤可升高 1.5～4 倍;而特发性醛固酮增多症的水平与正常值相重叠。原醛症三种亚型的 18-羟皮质醇水平无明显重叠,因此 18-羟皮质醇的测定有助于原醛症亚型之间的鉴别诊断,在原醛症的诊断和鉴别诊断中具有比较重要的意义。手术前后 18-羟皮质醇的变化也为原醛症腺瘤患者的手术治疗效果提供了一个较好的随访指标。另外,作为一种简便、快速的方法,18-羟皮质醇的测定有望成为在高血压人群中大规模筛选原醛症腺瘤和 GSH 患者的指标,以期早期诊断和治疗这类疾病。

6.18-氧皮质醇

(1)测定方法:放射免疫法。

(2)标本:血浆。

(3)18-氧皮质醇参考范围如下。普食:36～168 ng/L;成人(上午 8 时)钠钾平衡饮食:36～105 ng/L。

(4)临床诊断价值与评价:皮质激素可抑制性醛固酮增多症,一种常染色体显性病,糖皮质激素可抑制醛固酮分泌,18-氧皮质醇明显增多。

(二)鉴别诊断

原醛症主要需和以下一些可引起高血压和低血钾的疾病相鉴别。

1.原发性高血压因某种原因发生低血钾

原发性高血压因某种原因发生低血钾常见的病因是为降血压应用排钾利尿剂,引起尿钾丧失而未补钾或补钾量不足。需停药 1 个月并补钾,随后再观察药物影响是否清除。

2.伴高血压、低血钾的继发性醛固酮增多症

(1)因肾血管、肾实质性病变引起的肾性高血压,急进型恶性高血压致肾脏缺血而引起伴有高血压的继发性醛固酮增多症,其大部分患者也可有低血钾。一般来说,此种患者高血压病程进展较快,眼底改变较明显,肾动脉狭窄时腹部可闻到血管杂音,恶性高血压者常有心、脑、肾并发症,测定血浆醛固酮及肾素水平均增高。

(2)分泌肾素的肿瘤,因肾脏存在分泌肾素的肿瘤而致高肾素性醛固酮增多症,多见于青年人,高血压、低血钾甚为严重,血浆肾素活性极高。测定血浆醛固酮水平及肾素活性、行肾脏影像学检查等可确诊。

3.非醛固酮所致盐皮质激素过多综合征

患者呈高血压、低血钾性碱中毒,肾素-血管紧张素系统受抑制,但血、尿醛固酮不高,反而降低。

4.利德尔综合征

利德尔综合征为一种常染色体显性遗传性家族性疾病,表现为肾脏潴钠过多综合征,是因肾小管离子转运异常所致。临床表现为高血压、低血钾、碱中毒、尿钾排泄增多,但醛固酮分泌正常或稍低于正常,口服醛固酮拮抗剂螺内酯不能纠正低钾血症,仅有肾小管钠离子转运抑制剂氨苯蝶啶才可使尿排钠增加,排钾减少,血压恢复正常。故可用上述两种药物的治疗效果来进行鉴别。

五、治疗

(一)饮食治疗

低盐饮食。

(二)手术治疗

肾上腺肿瘤患者应做病侧肾上腺切除术,术前应给予短期低钠饮食和螺内酯治疗,以纠正高血压和低血钾的临床症状,增加手术的安全性和有助于术后肾素-血管紧张素-醛固酮轴的功能恢复。

(三)药物治疗

1.螺内酯

螺内酯为醛固酮的拮抗剂,并有轻度的类固醇合成酶抑制作用,由于特发性醛固酮增多症。开始剂量:250 mg/(m² · d),分 3~4 次口服,血压和电解质正常后减至维持量。主要不良反应为高血钾、低血钠、消化道症状和男性乳房发育,女性月经紊乱等。少数有皮疹,嗜睡及运动失调。

2.卡托普利

卡托普利为血管紧张素转化酶抑制剂,主要用于治疗特发性醛固酮增多症。一般剂量:开始量每天1 mg/kg,最大量每天 6 mg/kg,分 3 次服用。

3.氨苯蝶啶

氨苯蝶啶为钠转运抑制剂,可抑制远曲小管对钠的回吸收,阻抑小管排钾,引起钠利尿,尿钾排出减少。常用剂量:2~4 mg/(kg · d),分 2 次服。主要不良反应是高血钾,偶见眩晕,变态反应,长期服用偶可导致肾结石。

4.硝苯地平

硝苯地平为钙通道阻滞剂,可阻断血管紧张素 Ⅱ 促进细胞外钙离子进入细胞内的作用,故可减少醛固酮的合成。一般剂量:0.1~0.2 mg/kg,每天 3 次。

5.地塞米松

地塞米松主要用于地塞米松可抑制性醛固酮增多症。剂量:每次 50 μg/kg,每天 3 次,最大量不超过 2 mg/d,服药 10~15 天即可见效,减量维持,需长期服用。多数患者需同时补充盐和小量降压药。

(杨慧敏)

第七节 继发性醛固酮增多症

继发性醛固酮增多症(继醛症)是由于肾上腺外的原因引起肾素-血管紧张素系统兴奋,肾素分泌增加,导致醛固酮继发性的分泌增多,并引起相应的临床症状,如高血压、低血钾和水肿等。

一、病因

(一)有效循环血量下降所致肾素活性增多的继醛症

(1)各种失盐性肾病:如多种肾小球肾炎、肾小管性酸中毒等。

(2)肾病综合征。

(3)肾动脉狭窄性高血压和恶性高血压。

(4)肝硬化合并腹水及其他肝脏疾病。

(5)充血性心力衰竭。

(6)特发性水肿。

(二)肾素原发性分泌增多所致继醛症

(1)肾小球旁细胞增生(Bartter 综合征)Gitelman 综合征。

(2)肾素瘤(球旁细胞瘤)。

(3)血管周围细胞瘤。

(4)肾母细胞瘤。

二、病理生理特点

(一)肾病综合征、失盐性肾脏疾病

由于缺钠和低蛋白血症,有效循环血量减少,球旁细胞压力下降,使肾素-血管紧张素系统激活,导致肾上腺皮质球状带分泌醛固酮增加。

(二)肾动脉狭窄

肾动脉狭窄时,入球小动脉压力下降,刺激球旁细胞分泌肾素。

(三)醛固酮

85%在肝脏代谢分解,当患有肝硬化时,对醛固酮的清除能力下降,血浆醛固酮半衰期延长,有30分钟延长至60~90分钟。同时由于腹水的存在,刺激球旁细胞肾素分泌增多,两者均可导致患者醛固酮水平明显增高。

(四)特发性水肿

特发性水肿是由于不明原因的水盐代谢紊乱所致,水肿所产生的有效循环血量下降刺激肾素分泌增多,导致醛固酮水平增高。

(五)心力衰竭

心力衰竭可以使醛固酮的清除能力下降,且有效循环血量不足,均可兴奋肾素-血管紧张素系统,使醛固酮的分泌增加。

(六)Batter 综合征(BS)

BS 是常染色体显性遗传疾病,是 Batter 于 1969 年首次报道的一组综合征,主要表现为高血浆肾素活性、高血浆醛固酮水平、低血钾、低血压或正常血压、水肿、碱中毒等。病理显示患者的肾小球旁细胞明显增多,主要是肾近曲小管或髓襻升支对氯离子的吸收发生障碍,并伴有镁、钙的吸收障碍,使钠、钾离子重吸收被抑制,引起体液和钾离子丢失,导致肾素分泌增加和继发性醛固酮增多;前列腺素产生过盛;血管壁对血管紧张素Ⅱ反应缺陷;肾源性失钠、失钾;血管活性激素失调。

目前临床上将 BS 分为 3 型。

1.经典型

幼年或儿童期发病,有多尿、烦渴、乏力、遗尿(夜尿增多),有呕吐、脱水、肌无力、肌肉痉挛、手足搐搦、生长发育障碍。不治疗者可出现身材矮小。尿钙正常或增高,肾脏无钙质沉着。

2.新生儿型

多发病于新生儿,也可在出生前被诊断。胎儿羊水过多,胎儿生长受限,大多婴儿为早产。出生后几周可有发热、脱水,严重时可危及生命。部分患儿伴有面部畸形、生长发育障碍、肌无

力、癫痫、低血压、多饮、多尿。儿童早期被诊断前通常有严重的电解质紊乱和相应的症状。常因高尿钙,早期即有肾脏钙质沉着。

3.变异型

变异型即 Gitelman 综合征(GS)。发病年龄较晚,多在青春期后或成年起病,症状轻。有肌无力、肌肉麻木、心悸、手足搐搦。生长发育不受影响。部分患者无症状,可有多饮、多尿症状,但不明显。部分患者有软骨钙质沉积,表现为受累关节肿胀疼痛。是 BS 的一个亚型,但目前也有人认为 GS 是一个独立的疾病。

(七)Gitelman 综合征(GS)

1966 年 Gitelman 等报道了 3 例不同于 BS 的生化特点的一种疾病,除了有低血钾性代谢性碱中毒等外,还伴有低血镁、低尿钙、高尿镁。血总钙和游离钙正常。尿钙肌酐比(尿钙/尿肌酐)≤0.12,而 BS 患者尿钙肌酐比＞0.12。GS 患者 100％有低血镁,尿镁增多,绝大多数 PGE_2 为正常。

(八)肾素瘤

肿瘤起源于肾小球旁细胞,也称血管周细胞瘤。肿瘤分泌大量肾素,可引起高血压和低血钾。本病的特点:①患者年龄轻,但高血压严重。②有醛固酮增多症的表现,有低血钾。③肾素活性明显增加,尤其是肿瘤一侧肾静脉血中。④血管造影可显示肿瘤。

(九)药源性醛固酮增多症

甘草内含有甘草次酸,具有潴钠排钾作用。服用大量甘草者,可并发高血压、低血钾,血浆肾素低,醛固酮的分泌受抑制。

三、临床表现

继发性醛固酮症由多种疾病引起,各有其本身疾病的临床表现,下述为本症相关的表现。

(一)水肿

原有疾病无水肿,出现继醛症时一般不引起水肿,因为有钠代谢"脱逸"现象。原有疾病有水肿(如肝硬化),发生继醛症可使水肿和钠潴留加重,因为这些患者钠代谢不出现"脱逸"现象。

(二)高血压

因各种原因引起肾缺血,导致肾素-血管紧张素-醛固酮增加,高血压发生。分泌肾素的肿瘤患者,血压高为主要的临床表现。而肾小球旁细胞增生的患者,血压不高为其特征。其他继醛症患者血压变化不恒定。

(三)低血钾

继醛症的患者往往都有低血钾。

四、实验室检查与特殊检查

(1)血清钾为 1.0～3.0 mmol/L,血浆肾素活性多数明显增高,在 27.4～45.0 ng/(dL·h)[正常值1.02～1.75 ng/(dL·h)];血浆醛固酮明显增高。

(2)24 小时尿醛固酮增高。

(3)肾上腺动脉造影,目的是了解有否肿瘤压迫情况。

(4)B 超探查对肾上腺增生或肿瘤有价值。

(5)肾上腺 CT 扫描,磁共振检查是目前较先进的方法,以了解肿瘤的部位及大小。

(6)肾穿刺,了解细胞形态,能确定诊断。

五、治疗

(一)手术治疗

手术切除肾素分泌瘤后,可使血浆高肾素活性、高醛固酮症、高血压和低血钾性碱中毒所致的临床症状恢复正常。

(二)药物治疗

1.维持电解质的稳定

低钾的患者补充钾盐是简单易行的方法,口服或静脉输注或肛内注入。手足搐搦或肌肉痉挛者可给予补钙、补镁。

2.抗醛固酮药物

螺内酯剂量根据病情调整,一般每天用量 $60\sim200$ mg。螺内酯可以拮抗醛固酮作用,在远曲小管和集合管竞争抑制醛固酮受体,增加水和 Na^+、Cl^- 的排泌,从而减少 K^+、H^+ 的排出。

3.血管紧张素转化酶抑制剂

ACEI 应用较广,它可有效抑制肾素-血管紧张素-醛固酮系统,阻断 AT I 向 AT II 转化,有效抑制血管收缩,减少醛固酮分泌,帮助预防 K^+ 丢失。同时还可降低蛋白尿,降高血压等作用。

4.非甾体抗炎药

吲哚美辛应用较广,它可抑制 PG 的排泌,并有效抑制 PG 刺激的肾素增高,保持血压对血管紧张素的反应性。另外,还有改善患儿生长发育的作用。GS 患者因 PGE_2 为正常,故吲哚美辛 GS 无效。

六、预后

BS 和 GS 两者均不可治愈,多数患者预后较好,可正常生活,但需长期服药。

(杨慧敏)

第八章

消化内镜检查的护理

第一节　食管镜检查的护理

一、发展概况

1868 年，Kussmual 受演艺者吞剑表演的启发，用直的金属管放入演艺者的胃内，用 Desormenx 设计的灯照明，制成了第 1 台食管内镜。1879 年 Edison 发明了电灯以后，改用电灯作光源，使内镜的性能有了较大的改进。

20 世纪 20 年代，直管金属制的食管镜开始在临床应用。但硬式内镜有痛苦大、操作困难、观察病变效果差等缺点，被检查者往往难以接受，所以使用上受到很大限制。

1930 年，德国 Lamm 设想用玻璃纤维束制作柔软内镜，曾与 Schindler 合作试制，但因纤维间的绝缘问题没有解决而未获成功。此后荷兰 Heel 及美国 Brien 在纤维上加上一层被覆层，圆满地解决了纤维间的光绝缘问题。同时，英国 Hopkins 及 Kapany 研究了纤维的精密排列，有效地解决了纤维束的图像传递，为纤维光学的使用奠定了基础。

1957 年，Witz 首创了纤维内镜，从而推动了纤维内镜的迅速发展。

1983 年，美国 Welch Allyn 公司首先研制出电子内镜并应用于临床。而后，日本 Olympus、Toshiba-Mzchida 及德国 Richad Wolf 公司相继推出自己的产品。电子内镜的图像可以通过视频处理系统进行储存和再生，真正使内镜的发展跨入了高智能化、高科技的医学科学行列。

二、器械简介

(一)金属硬管食管镜

目前常用的金属硬管食管镜有两种类型：一种是 Jackson 型食管镜，管腔为圆形，其外观与硬管型支气管镜大致相似，但管壁上无小孔，管腔也比支气管镜稍大。此型食管镜的标准管径为 8～9 mm，优点是镜体在食管内操作时可以根据需要自由转动。另一种为 Negus 型，管腔为扁圆形，成人型左右径为 17～19 mm，前后径为 11～13 mm，长 450～530 mm，操作方便，容易通过食管入口，视野也大，病变暴露更清楚，用以摘取食管内异物较为理想。此型为大多数医院所采用。

此外,还需备有吸引管、活检组织及各种不同形式的食管异物钳等。

(二)纤维食管镜

随着内镜的不断完善,常用纤维胃镜代替纤维食管镜检查食管及贲门,并进行各种食管内治疗。

(三)电子食管镜

电子食管镜和纤维食管镜一样,常由电子内镜所替代。电子食管镜具有管径细、柔软、清晰度高、功能齐全、操作方便、患者痛苦少等优点。

三、适应证与禁忌证

(一)适应证

食管镜检查的适应证相当广泛,适用于各类食管疾病患者。

(1)临床怀疑食管炎、食管溃疡者。

(2)细胞学检查阳性,钡餐阴性或可疑,需定位诊断和组织学定性诊断者。

(3)钡餐病变位置肯定,但良、恶性鉴别困难者。

(4)具有吞咽困难等食管癌症状者。

(5)局限于黏膜的早期癌需做镜下切除、电凝或激光治疗者。

(6)对中晚期食管癌患者可了解癌外侵程度、肉眼分型、组织学分类和肿瘤分期,以利于制订术前治疗计划。

(7)内镜下对癌性狭窄的姑息治疗,如置入合金支架、冷冻、激光等疗法的应用。

(8)食管静脉曲张者。

(9)食管异物者。

(10)食管息肉者。

(11)食管憩室者。

(12)其他食管疾病需内镜明确诊断者。

(二)禁忌证

食管镜检查禁忌证多数是相对的,对有些精神极度紧张者,在检查前充分解释检查的必要性及检查时的情况,使患者情绪稳定下来而顺利完成检查,或采用无痛内镜方法进行食管镜检查。内镜检查可出现窦性心动过速、期前收缩等心律失常。对已有心律失常又必须行内镜检查者,则术前应用药物控制。术时最好进行心电监护,以防心脏意外发生。

(1)全身状况极度虚弱者。

(2)严重心、肺部器质性疾病患者。

(3)急性呼吸道感染者。

(4)严重出血性疾病者。

(5)深在溃疡伴有穿孔先兆征象者。

(6)严重脊柱畸形者。

(7)高血压患者未能有效控制者。

(8)腐蚀性食管炎的急性期者。

(9)精神病患者或不能配合者。

四、术前准备与术中护理配合

(一)术前准备

1.器械准备

(1)把消毒后的食管镜连接好冷光源、吸引瓶、注水瓶内应装有1/2～2/3的无菌蒸馏水。

(2)打开冷光源、显示器及主机。如有电脑工作站,同时打开工作站。

(3)检查食管镜角度控制旋钮、注气、注水、吸引等功能及光源工作是否正常,将内镜角度旋钮置于自由位。

(4)治疗车上备好存放活检组织小瓶、灭菌活检钳、50 mL注射器、生理盐水、去甲肾上腺素溶液,以备检查中注水冲洗或止血冲洗。

(5)如进行食管内治疗,根据治疗目的准备附件。如高频发生器、圈套器、内镜注射针、扩张导管、导丝、食管曲张静脉套扎装置、支架等。

(6)备好各种抢救器械及抢救药品。抢救器械如氧气、简易呼吸器、监护仪、血压计、除颤仪、三腔管等,抢救药品如肾上腺素、去甲肾上腺素、阿托品、利多卡因、止血药等由专人负责,定期检查抢救器械性能及药品有效期,以保证突发事件时应用。

2.患者准备

(1)患者检查当天禁食6小时以上,确保空腹状态,急诊患者禁食要求可适当放宽,向患者做必要的解释和安慰,消除紧张情绪,树立信心,主动配合医师。

(2)如装有活动性义齿(假牙)于检查前取出,以免检查中脱落而误咽。

(3)询问有无青光眼、高血压、心肺疾病,是否装有起搏器等,如有以上情况,应及时与检查医师联系。

(4)患者取左侧卧位躺于诊查床上,在患者头下放一次性卫生垫,防止唾液及胃内容物流出污染诊查床及衣物;患者头微屈向下,有利于检查时唾液流出口腔;下肢屈曲,解开衣领,放松皮带,因检查中需向食管及胃内注气,以减少患者腹胀等不适感。嘱患者张口咬住口圈。

3.术前用药

(1)镇静药和解痉药:目前在做常规检查时一般不用镇静药,但对于精神过度紧张者、有心脑血管疾病者或进行内镜治疗者才适当应用镇静药及解痉药,如地西泮或异丙酚、丁溴东莨菪碱或阿托品,有利于患者镇静,减少恶心不适感,减少痛苦回忆,配合检查。

(2)咽部麻醉及去泡剂:临床上已有含去泡剂的麻醉口服液供应,于检查前10分钟进行,良好的咽部麻醉可减少咽部受刺激而引起的恶心、呕吐,便于插镜。

要询问患者的药物过敏史,如对麻醉药过敏或对多种药物过敏,为安全起见,可予麻醉。

(二)术中护理配合

(1)操作中护士和医师要密切配合,思想高度集中,同时要注意遵守医疗保护性制度,以免加重患者的思想负担。

(2)操作时,护士位于患者头侧或医师旁,注意保持患者头部位置不动,插镜有恶心反应时要避免口圈脱出,剧烈者护士帮助护住口圈。嘱患者缓慢深呼吸,有助于减轻恶心等不适反应。嘱患者不要吞咽唾液以免呛咳,让唾液自然流出或用吸痰管吸出。

(3)检查中,护士要严密观察患者的病情变化。注意患者有无屏气或喉头痉挛情况,如有口唇发绀、长时间屏气、心率明显减慢或出冷汗等要及时向医师汇报,甚至暂缓进镜。对于年老体弱或有基础性疾病的患者,检查中要进行吸氧、心电监护、血氧饱和度监测。

五、术后护理与监护

(1)内镜及附件的处理:详见内镜的消毒与保养。

(2)食管镜检查后待 30～60 分钟,等咽喉部麻醉药作用过后,先饮温开水,无呛咳再进易消化、无刺激性食物。

(3)食管治疗后禁食根据实际情况,如食管支架植入术后,可进少量温开水,有利于支架扩张。

食管息肉摘除后 2 周内要进无渣饮食,食管曲张静脉治疗后要无渣、少渣饮食,以免食物粗糙引起食管静脉再出血。

(4)注意对病情监护,有无胸痛、呕血、黑便、发热,监测体温、脉搏、呼吸、血压的变化。

六、并发症与防治

(一)一般的并发症

咽喉部擦伤、下颌关节脱臼及腮腺肿大。原因为操作者动作粗暴、患者下颌关节较松弛及过分紧张引起腮腺管开口痉挛所致。因此,操作者进镜时动作要轻巧,不要盲目进镜,让患者在放松的状态下顺势进镜。下颌关节脱臼可请口腔科医师进行复位。腮腺肿大一般不需处理,但应向患者说明情况,解除顾虑。

(二)出血

随着操作者技术的熟练,由操作不当引起者较少,大多是由疾病本身引起,如食管曲张、静脉、食管肿瘤等。术中要注意有无出血情况,若活检后或治疗后有出血,立即进行处理,如喷洒去甲肾上腺素液、注射硬化剂止血。术后应用巴曲酶及制酸剂。

(三)食管穿孔

这是严重并发症,原因为病变本身穿透食管壁或切割息肉太深引起。操作者要有敏锐的观察力,食管内超过 2 cm 息肉不适合内镜下摘除,食管狭窄扩张时压力不要过大,特别是食管癌放疗后再进行扩张要注意预防穿孔和出血。

(四)呼吸、循环系统并发症

食管第 2 生理狭窄处即有主动脉弓压迹,因此食管镜检查时要注意有无呼吸、循环系统并发症发生。唾液自动流出或吸出,防误吸。做好心电图、血氧饱和度监测,吸氧。如发生变化,立即汇报医师暂缓操作,甚至终止操作,准备抢救。

(冯国艳)

第二节 染色内镜检查的护理

染色内镜检查包括染色剂染色和电子染色两种,作为消化道肿瘤的辅助检查方法,染色后对小病灶的检出率可比常规方法提高 2～3 倍。染色内镜检查通常要比普通内镜检查过程增加5～10 分钟。

一、染色剂染色内镜

染色剂染色内镜是指应用特殊的染料对食管、胃、肠道黏膜染色,从而使黏膜的结构更加清晰,病变部位与周围的对比加强,轮廓更加清晰,从而提高病变的检出率。染色内镜最早于1966年由津田报道,此后报道日渐增多,应用的染料也逐渐增多,应用范围也从最初的胃黏膜染色扩展至食管、胃、小肠和大肠。

(一)适应证

(1)常规内镜无法诊断的病变。

(2)常规内镜检查所发现的食管、胃、大肠黏膜病变,包括黏膜粗糙、糜烂、溃疡等均可进行染色内镜检查。

(3)对 Barrett 食管及早期食管癌、胃黏膜肠上皮化生及早期胃癌、大肠黏膜病变及早期癌变的诊断。

(4)对幽门螺杆菌感染的诊断。

(二)禁忌证

(1)所有常规内镜检查的禁忌证均为染色内镜检查的禁忌证。

(2)对部分染色剂过敏的病症,如甲状腺功能亢进是碘染色的相对禁忌证。

(三)术前准备

1.器械准备

(1)电子内镜:最好是电子放大内镜。

(2)主机和光源:根据内镜型号选用相匹配的类型及配置。

(3)注水瓶。

(4)吸引装置。

(5)各种型号的注射器。

(6)喷洒导管。

(7)蒸馏水。

(8)染色剂:根据病变需要选择染料,种类有以下三种。①活体染色剂(如卢戈碘液、亚甲蓝、甲苯胺蓝)能通过扩散主动吸收进入上皮细胞内。②局部对比染色剂(靛胭脂)仅积聚于黏膜表面的凹陷区,从而显示黏膜的表面轮廓。③反应性染色剂(如刚果红)可与上皮细胞表面的特定成分或与特定 pH 水平的酸性分泌物反应。

2.患者准备

(1)询问病史,评估患者情况,掌握适应证。

(2)向患者说明检查的目的和大致过程及可能出现的情况,并交代检查过程中的注意事项,解除患者焦虑和恐惧心理,以取得合作。

(3)检查前应取得患者的知情同意,签署知情同意书。

(4)由于部分染色剂(主要是碘)有引起过敏的可能性,需事先向患者及家属说明,必要时做碘过敏试验。

(四)术中护理配合

1.患者护理

(1)同常规胃镜或肠镜检查。

（2）检查过程中严密监测病情，注意观察患者神志、面色、生命体征的变化，如有异常，应立即停止，行对症处理。

（3）老年人、使用镇静药和止痛药者应加强监护，注意观察患者对止痛药、镇静药的反应。

（4）术中患者常出现恶心、呕吐、腹痛、腹胀等反应，应轻声安慰患者，必要时对患者行肢体接触，按摩腹部，提醒术者抽气减压，使检查顺利进行。

（5）心理护理要贯穿检查全过程，由于染色内镜的观察一般比普通胃肠镜检查的时间稍长，患者对该检查缺乏了解，常担心染色剂的不良反应及不能承受检查等，易产生紧张、恐惧心理。检查过程中应注意缓解患者的心理压力。

2.治疗过程中的配合

常规配合同胃镜或肠镜检查，黏膜染色的配合如下。

（1）复方碘溶液染色法：一般用于食管，将内镜头端退至可疑病变近端，黏膜表面冲洗干净后，由钳道管口插入一条喷洒导管（最好用专用的喷洒型导管，这样着色均匀，用少量复方碘溶液即可达到目的），将复方碘溶液 3～5 mL 喷洒在病灶及周围黏膜上，1 分钟后观察黏膜染色情况，也可用浸泡法或涂布法，染色时间也只需 1 分钟。复方碘溶液黏膜染色不均匀时，可采用两次重复染色法，两次间隔时间不少于 2 分钟，染色总时间不少于 5 分钟。护士需协助扶镜，以防镜子滑出或移位。给病变部位前后染色时注意推注染料要缓慢，以免黏膜表面产生泡沫而影响观察。正常的食管鳞状上皮内含有丰富的糖原，与碘液接触后可呈现棕褐色，食管癌细胞内糖原含量减少甚至消失，遇碘不变色，这有助于病灶的定位活检；食管炎症、溃疡或肿瘤时上皮糖原含量减少，故染色较浅或不着色。观察完毕用生理盐水冲洗，喷洒、冲洗染剂要彻底，以免将未冲洗干净的染剂误认为是着色病灶，干扰诊断。抽吸干净染料胃液，减少患者不适。护士还要协助术者观察可疑病变，发现染色区或不染色区，应提醒术者于该处取病理活检，以提高早期食管癌或Barrett 食管的检出率。

（2）亚甲蓝染色法：正常胃黏膜不吸收亚甲蓝而不着色，胃黏膜肠上皮化生、不典型增生可吸收亚甲蓝而染成蓝色。胃癌灶也可被染色，但所需时间较长，可能与染料直接弥散作用有关。也可用于肠道黏膜染色。因胃黏膜表面的黏液易被染色而影响黏膜本身染色的观察，故清除胃黏膜表面黏液尤其重要。先肌内注射解痉药，5 分钟后口服蛋白分解酶链蛋白酶 2 万单位、碳酸氢钠 1～2 g 及稀释 10 倍去泡剂20～80 mL，转动体位 10～15 分钟，使胃壁各部分与药液充分接触。接着行胃镜检查，在镜下用喷洒导管对病变部位喷洒 0.5%～0.7%亚甲蓝溶液 10～20 mL，2～3 分钟后用水冲洗，观察黏膜染色情况。另一种方法为口服法：禁食 12 小时，清除黏液方法同上，口服 100～150 mg 亚甲蓝胶囊，让患者反复转动体位30 分钟及活动 1～1.5 小时，然后进镜观察。正常胃黏膜不着色，肠化生及不典型增生灶染成淡蓝色。胃癌病变染色需时较长，为30～60 分钟，呈深蓝色或黑色，故胃癌的染色主要采用口服法。

（3）靛胭脂染色法：靛胭脂为对比染色剂，不使胃黏膜着色，而是沉积于胃窝内或其他异常凹陷病灶内与橘红色的胃黏膜形成明显的对比，易于显示胃黏膜表面的微细变化。也可用于肠道黏膜染色。先按前述方法清除胃内黏液，在镜下由钳道管口直接注入或用喷洒导管将 0.2%～0.4%靛胭脂溶液 30～50 mL均匀地喷洒胃壁各部分。也可采用口服法将黏液清除剂与 1.2%靛胭脂溶液 20 mL 口服，15 分钟后进镜观察。正常胃黏膜区清晰可见，易发现常规胃镜难以发现的早期胃癌，有助于良、恶性溃疡的鉴别。靛胭脂必须用蒸馏水而非生理盐水配制，因为靛胭脂难以溶解于生理盐水，用生理盐水稀释后再进行黏膜染色时可发现较多的试剂颗粒，同时染色较淡,不能清晰显示细微病变。靛胭脂染色时,应着重观察病变部位的腺管开口类型及病变的大小、形态、色泽、边界等,以期发现早期病变。

(4)刚果红染色法:刚果红在 pH 为 5.2 时呈红色,在 pH<3.0 时变为蓝黑色,利用该原理可测定胃黏膜酸分泌情况。胃镜下喷洒 0.3%刚果红及 0.2 mol/L 碳酸氢钠混合液至全胃,肌内注射五肽胃泌素6 μg/kg,15～30 分钟后观察胃黏膜着色情况。正常胃黏膜呈蓝黑色,说明有胃酸分泌,不变色则说明缺乏胃酸分泌,有助于确定萎缩性胃炎的程度及范围。

(5)亚甲蓝-刚果红染色法:术前 30 分钟服黏液清除剂,10 分钟后肌内注射丁溴东莨菪碱20 mg,20 分钟后行胃镜检查,吸尽剩余胃内液体,插入喷洒导管,对可疑病变处或全胃黏膜均匀地喷洒 0.5%亚甲蓝溶液;待亚甲蓝消失后,再喷洒 0.3%刚果红及 0.2 mol/L 碳酸氢钠混合液及肌内注射五肽胃泌素6 μg/kg,5～15 分钟后观察。黏膜染色情况同前,可以清楚观察到局部褪色区的轻微改变,指示活检部位以提高早期胃癌的诊断率。

(五)术后护理

1.患者护理

(1)复方碘溶液在食管染色后应告知患者短时间内咽部或胸骨后有烧灼感,一般不特别处理可自行缓解,特别不适者可口服凉开水或牛奶。若出现胸骨后疼痛、腹痛、恶心、呕吐等症状,可于染色后注入 10%硫代硫酸钠以中和碘对食管黏膜的刺激,能明显减轻患者的不适感。

(2)应用靛胭脂、亚甲蓝等染色剂,特别是在肠道内染色,术后应告知患者两天内大便会有蓝色,是正常反应,不用慌张。

(3)术后 2 小时患者可以进半流质饮食或软食,避免生硬、粗糙、辛辣刺激性食物,忌含气饮料及烟酒。

(4)严密观察神志及生命体征的变化,如有腹痛、呕血及时报告医师等。

(5)如术前使用镇静药者,必须在苏醒区留观 1 小时后离开,防止意外发生。

(6)其他同常规胃镜或肠镜检查后护理。

2.器械及附件处理

检查结束后,护士首先对染色内镜进行床侧初步清洁,接着将染色内镜及其附件按消毒规范进行处理。

(六)注意事项

(1)由于染色内镜的观察时间较长,心理护理要贯穿检查全过程,在术前、术中及术后均应进行。

(2)要重视对食管、胃、大肠黏膜的清洁,进行染色前应充分清洗抽吸,有利于色素与黏膜更好地接触。

(3)正确配制染色剂,护士必须熟悉各种染色剂的配制方法,要求当天配制当天使用,防止污染。根据不同部位,选择配制适当浓度的染料,如 0.4%靛胭脂和 0.5%～0.7%亚甲蓝溶液黏膜着色效果较好。

(4)黏膜染色要充分。染色剂与黏膜接触时间应充分、量要足够,可根据病变大小及要求选择用量,一般5～10 mL 即可。

(5)导管应选择喷洒型,且内镜应匀速移行,保证染色剂喷洒均匀。

(6)染色后注意冲洗染色部位的染色剂。

(7)检查中要严密观察病情变化,加强监护。

二、电子染色内镜

电子染色内镜是指应用人工智能电子染色对食管、胃、肠道黏膜进行染色,以更好地观察组织表层结构和毛细血管走向,如实反映黏膜微凹凸变化,从而提高病变的检出率。电子染色内镜无须喷洒化学色素即可对病灶进行电子染色,更有利于细微病变和早期胃癌的发现。该胃镜操作与普通胃镜一样,电子染色仅进行模式转换即可,简单、方便,故目前临床应用非常广泛。

(一)适应证

同染色剂染色内镜。

(二)禁忌证

所有常规内镜检查的禁忌证均为电子染色内镜检查的禁忌证。

(三)术前准备

1.器械准备

(1)具有电子染色功能的电子内镜。

(2)各种型号注射器。

(3)蒸馏水。

(4)其他同常规胃镜或肠镜检查准备。

2.患者准备

(1)评估患者的身体状况及适应证和禁忌证。

(2)检查治疗前向患者讲解检查全过程并及时签署知情同意书,取得患者及家属的同意和配合。

(3)做好心理护理,消除恐惧心理。

(4)其他同常规胃镜或肠镜检查准备。

(四)术中护理配合

1.患者护理

(1)检查过程中,注意观察患者神志、面色、生命体征的变化,如有异常,应立即停止,行对症处理。

(2)心理护理要贯穿检查全过程,由于电子染色内镜一般比普通胃肠镜检查的时间稍长,易产生紧张、恐惧心理。检查过程中应注意缓解患者的心理压力。

(3)检查中要严密监测病情,尤其对老年人、使用镇静药和止痛药者更应加强监护。

(4)其他同常规胃镜或肠镜检查。

2.治疗过程中的配合

(1)同胃镜或肠镜检查。

(2)医护配合:当术者发现病变后,护士先用蒸馏水将黏膜表面冲干净,然后术者根据需要选择合适的挡位(电子染色分为10挡),必要时加放大内镜进行观察。

(五)术后护理

1.患者护理

同染色剂染色内镜检查。

2.器械及附件处理

同染色剂染色内镜检查。

（六）注意事项

（1）加强心理护理，缓解患者心理压力。

（2）术中及术后要严密监测病情。尤其对老年人、使用镇静药和止痛药者应加强监护。

（3）其他：同染色剂染色内镜。

（冯国艳）

第三节　放大内镜检查的护理

为了使消化道黏膜的结构显示更加清晰，以发现微小病变，产生了放大内镜。经几十年的改进，现在新型的放大内镜都为可变焦内镜，可放大 60～150 倍，接近实体显微镜的放大倍数。放大内镜由于放大倍数的增加、清晰度的提高和可操作性的增强，已逐步进入临床。其放大倍数介于肉眼和显微镜之间，与实体显微镜所见相当，放大内镜检查对操作者的内镜操作和镜下黏膜形态学诊断的要求较高，一般为单人操作。对于配合护士，应着重于患者病灶黏膜的准备。

一、适应证

放大内镜检查通常在染色内镜配合的情况下使用，故其适应证与染色内镜相同。

二、禁忌证

所有常规内镜检查的禁忌证均为放大内镜检查的禁忌证。

三、术前准备

（一）器械准备

（1）内镜：放大胃镜或放大肠镜。目前所用的放大内镜是日本 Olympus、Fujinon 公司的放大内镜，其放大倍数由数倍增至最高 400 倍，足以满足区别微细结构的变化。

（2）内镜喷洒导管。

（3）水杯。

（4）内镜透明帽。

（5）常规染色放大内镜检查的药物。①黏膜去泡剂：有同类产品较好，如果没有，可以新鲜配制：糜蛋白酶 2 万单位＋碳酸氢钠 1 g＋二甲硅油 4 mL＋蒸馏水 100 mL。②黏膜染色剂：复方碘溶液、0.2％～0.4％靛胭脂或亚甲蓝等，根据病灶部位和术者要求选择。

（6）需要连接放大器的放大内镜，必须小心将连接导线与内镜连接好，打开电源，将脚踏控制器放置于术者易于操作的位置。

（7）配制好的黏膜去泡剂及染色剂，用 20 mL，注射器抽好备用。

（8）其他：同染色剂染色内镜检查准备。

（二）患者准备

（1）如为上消化道放大内镜检查，检查前 10～20 分钟口服配制好的去泡剂，去除胃肠道黏膜表面的泡沫，使镜下视野清晰，可避免遗漏微小病变。服后嘱患者勿咽口水，有痰或口腔分泌物要吐出,以免重新造成胃内泡沫。检查前再常规口服咽麻剂。

(2)如为肠镜检查,应着重于良好的肠道准备。

(3)检查前遵医嘱适量应用镇静药及解痉药,如地西泮注射液5～10 mg,东莨菪碱20 mg或盐酸山莨菪碱5～10 mg,以减轻患者的不适及减轻胃肠的蠕动。采用静脉麻醉者,则由麻醉医师进行。

(4)由于放大内镜的观察一般比普通胃肠镜检查的时间稍长,应向患者说明,鼓励患者放松,耐心接受检查。

四、术中护理配合

(一)患者护理

(1)同常规胃肠镜检查。

(2)术者进镜检查时,护士应使用鼓励安慰性语言,使患者尽可能地放松并注意观察患者的神情和肢体语言,给予心理、精神安慰,最大程度争取患者的配合。

(3)检查过程中,严密监测患者心率、呼吸、血压、血氧饱和度的变化,同时指导患者深呼吸。

(二)治疗过程中的配合

(1)检查前先将透明帽置于内镜先端部。透明帽的主要作用是固定视野,使术者更易于观察病变。术者在用放大内镜进行实际观察时,需先用常规检查方法对消化道腔内各部位的黏膜面进行大范围的观察。在确定异常所见时,将内镜前端对准病变,同时将操作按钮切换成放大观察,将内镜前端的透明帽贴紧黏膜面,进行放大观察。

(2)当用放大内镜观察黏膜形态不清或为突显病灶范围时,常需结合黏膜染色剂进行色素放大内镜观察的方法。护士将病灶黏膜表面冲洗干净后,按病灶需要,将准备好的染色剂连接喷洒导管递给术者,对准病灶进行染色。

(3)在检查中如遇黏膜表面黏液多、泡沫多、有血迹、有食物残留等影响视野清晰度时,可用50 mL注射器吸水经活检孔道注水冲洗,使用黏膜去泡剂溶液冲洗效果更好。

(4)在取活检或做染色治疗时,需护士协助扶镜,以防镜子滑出或移位。

五、术后处理

(一)患者护理

(1)如术中结合色素放大内镜观察后,应告知患者可能出现的状况。如食管复方碘溶液染色后一般会出现烧灼感、0.2%～0.4%靛胭脂溶液或亚甲蓝染色后短时间内大便会出现蓝色,均属正常的反应,勿慌张。

(2)其他:同染色内镜检查后护理。

(二)器械及附件处理

同染色内镜检查后护理。

(冯国艳)

第四节　单气囊小肠镜检查的护理

单气囊小肠镜与双气囊小肠镜相比,具有器械准备时间短、清洗消毒更简便、高分辨率图像结合内镜窄带成像技术观察提高了病变的检出率等优势,临床常用的为 Olympus SIFQ260 小肠镜。

一、适应证

(一)国际上通用的适应证

(1)胶囊内镜检查后的深入检查。

(2)可疑小肠出血者。

(3)胃肠术后功能紊乱。

(4)小肠狭窄的内镜诊断及治疗。

(5)小肠肿瘤及肿块。

(6)胰腺炎及胆源性疾病。

(7)克罗恩病。

(8)小肠异体移植的观察。

(9)回收滞留胶囊内镜。

(10)清除肠道寄生虫。

(11)明确小肠梗阻的病因。

(12)肠套叠的内镜下处理。

(13)做结肠镜检查有困难的病例。

(二)中华医学会消化内镜学分会小肠学组 2008 年提出的双气囊小肠镜检查的适应证

(1)原因不明的消化道(小肠)出血及缺铁性贫血。

(2)怀疑小肠肿瘤或增殖性病变。

(3)怀疑小肠克罗恩病。

(4)不明原因小肠梗阻。

(5)不明原因腹泻或蛋白丢失。

(6)小肠内异物。

(7)外科肠道手术后异常情况(如出血、梗阻等)。

(8)已确诊的小肠病变治疗后复查。

(9)相关检查提示小肠存在器质性病变可能者。

二、禁忌证

(1)严重心肺功能异常者。

(2)有高度麻醉风险者。

(3)无法耐受或配合内镜检查者(如精神障碍者)。

（4）相关实验室检查明显异常（如重度贫血、严重凝血功能障碍等），在指标纠正前不能接受该检查。

（5）完全性小肠梗阻无法完成肠道准备者。

（6）多次腹部手术史者。

（7）低龄儿童、孕妇。

（8）其他高风险状态或病变者（如中度以上食管胃底静脉曲张、大量腹水等）。

三、术前准备

（一）器械准备

1.内镜准备

（1）测试气囊：取出送气管，连接外套管上的气囊送气接头与气囊控制装置上的接头，按下气囊控制装置遥控器的充气/放气按钮，确认气囊充气、放气性能及报警功能良好。一次性外套管使用前必须经过漏水测试。

（2）润滑外套管：外套管内层为亲水润滑涂层，抽取20 mL无菌水或专用油注入外套管腔内，来回移动外套管，使无菌水或专用油与外套管内层充分接触。

（3）连接小肠镜：按照正确方向将小肠镜套入外套管内，因内镜镜身较长，必须特别注意保护内镜前端，避免碰及坚硬物体。

2.其他物品准备

（1）急救物品：①中心负压吸引、中心供氧装置、监护仪、治疗车。②基础治疗盘（内有镊子、乙醇、碘伏、棉签、砂轮、止血钳、胶布等）。③注射器（5 mL、10 mL、20 mL各两支，50 mL一支），输液器，输血器。④危重症抢救用盘（内有开口器、舌钳、压舌板、手电筒、叩诊锤、针灸针等）。⑤气管切开包、静脉切开包。⑥胸外心脏按压板、心内穿刺针。⑦专科特殊抢救设备。⑧血压计、听诊器。

（2）急救药品：肾上腺素、多巴胺、洛贝林、毛花苷C、去甲肾上腺素、尼可刹米、氨茶碱、盐酸利多卡因、异丙肾上腺素、盐酸阿托品、地塞米松、间羟胺、山莨菪碱、氢化可的松、呋塞米注射液等。

（二）患者准备

（1）向患者及家属详细讲解检查目的、过程和配合要点，说明可能出现的意外及对策，签署检查知情同意书。

（2）术前常规检查血常规、肝肾功能、凝血功能、心电图等，排除严重的心肺疾病。

（3）术前禁食、禁水8小时。

（4）经不同途径进镜的患者准备。①经口进镜的双气囊内镜检查：术前需禁食8～12小时，于术前10～20分钟口服咽麻去泡剂，取下活动性义齿、眼镜等。②经肛门进镜的双气囊内镜检查：内镜需要经过大肠才能进入回肠，因肠道粪渣有可能覆盖内镜视野，或进入外套管内而增加内镜与外套管的摩擦力。③经胃肠途径的双气囊内镜检查基本同经肛门进镜的术前准备。因做过胃部分切除术的患者，残胃蠕动较弱，可能会有食物残渣存留，这些食物残渣不但影响观察，一旦进入外套管内，还会增加镜身和外套管的摩擦力，使进镜困难，所以，对有过胃切除史的患者，术前禁食时间更长。

（5）术前用药。由于双气囊内镜检查比普通胃肠镜检查所需时间长，一次检查需要大约

1.5小时,内镜通过咽喉和勾拉肠道时会引起咽喉和腹部不适,患者会感到焦虑。因此给予患者合适的镇静药或静脉麻醉是非常重要的,尤其是经口进镜时,最好行静脉麻醉。

(6)心理护理:接受小肠镜检查的患者多数病程较长,且常规胃肠检查未明确病因,因此患者常表现出恐惧、焦虑等不良情绪,检查前应充分评估患者病情及心理状态,告知患者及家属检查过程及配合要点,介绍成功病例,消除患者紧张等不良情绪,使患者以最佳的心理状态接受检查。

(7)给予氧气吸入、心电监护。

(8)建立静脉通道,由麻醉医师进行静脉麻醉。

四、术中护理配合

(一)患者护理

(1)密切监测患者生命体征及血氧饱和度,发现异常及时告知术者。

(2)观察患者面部表情、身体活动、腹部体征等,若患者出现痛苦表情、身体活动或明显腹部膨隆,应及时报告麻醉医师及术者。

(3)经口检查者必须及时吸出患者口腔的分泌物,术中注意防止肠液经外套管反流,引起窒息或吸入性肺炎。

(4)保持静脉输液通畅。

(二)治疗过程中的配合

根据患者的症状、体征及其他辅助检查结果,确定首次进镜途径,怀疑十二指肠至小肠中上段病变者采用经口进镜,怀疑远端回肠病变者则采用经肛门进镜。

(1)操作过程中,护士用右手扶稳、固定接近内镜操作部的外套管一端,左手固定接近患者口腔或肛侧的外套管一端,两手用力外展,尽量保持体外的镜身处于直线状态。为保持外套管与镜身之间的润滑,可在外套管中适当添加无菌水。

(2)经口检查时,当小肠镜进入十二指肠后,术者操作时动作要轻、稳、缓慢,以免损伤小肠黏膜而引起出血、穿孔等并发症。

(3)当内镜向深部推进困难时,护士可协助患者变换体位,或用手在患者腹部施加压力,以减少或防止内镜在胃肠道内结襻,若已结襻,可回拉镜身解襻后再向小肠深部推进;当镜身全部进入外套管后,给外套管球囊放气,放气完毕后术者调整内镜角度钮以固定肠腔,护士缓慢送入外套管至内镜的镜身50 cm标记处,给外套管球囊充气,内镜及外套管同步回拉,消除肠襻后再次插入内镜,重复以上过程,完成小肠镜检查。

(4)退镜时护士固定外套管,术者缓慢退镜,仔细观察肠腔有无间质瘤、梅克尔憩室等病变,退至内镜的镜身50 cm标记处时,给外套管球囊放气,术者调整内镜角度钮以固定肠腔,护士将外套管缓慢退至内镜操作部一端,然后给外套管球囊注气,再次缓慢退镜观察,重复以上过程,完成小肠镜退镜。退镜过程中应及时抽气,以减轻术后患者腹胀、腹痛等不适。根据病情需要,有时小肠镜检查需分两次进行,一端进镜困难时,应做好标记,以便从另外一端进镜时在此汇合。

(5)需要行小肠活检时,要求医护人员必须技术熟练、细心,配合默契,同时内镜护士要眼明手快,及时获取病理组织。

五、术后护理

(一)患者护理

(1)检查结束后,指导患者卧床休息,经口检查者,部分患者术后出现咽痛,可口服消炎片缓解症状,同时做好解释工作,告知是由于小肠镜检查时间长,检查时镜身反复摩擦咽喉部所致,消除患者紧张情绪。

(2)术后需观察患者有无腹痛、腹胀、便血、发热等症状,若无不适症状,检查6小时后或次日嘱患者进食。

(3)采用静脉麻醉患者,检查结束后必须继续观察生命体征至患者完全苏醒,部分患者清醒后可能有头晕症状,嘱其卧床休息,必要时可吸氧;检查结束后注意观察有无腹痛、腹胀及腹部体征变化,若有异常情况,及时报告医师处理。

(二)器械及附件处理

检查完毕后向内镜送气/送水10秒,采用蘸有多酶洗液的纱布擦拭镜身,由护士将内镜送至清洗消毒室,清洗要求及步骤同一般内镜。由于小肠镜镜身长,清洗过程中要注意防止损伤内镜头端,内镜清洗消毒、干燥后,将各旋钮置于自由位,悬挂于镜房储存备用。

六、并发症及防治

(一)咽喉疼痛

因外套管反复摩擦所致,一般不需特殊处理。向患者做好解释,症状严重者,可含服消炎片或行雾化吸入。

(二)误吸、肺部感染

经口小肠镜检查时,应及时清理咽喉部分泌物及反流胃肠液,防止误吸,必要时可采取气管插管,以减少误吸及肺部感染风险。

(三)食管贲门黏膜撕裂症

若检查时间短,检查过程中应注意患者有无恶心、呕吐反应,进镜、退镜时仔细观察贲门有无损伤及出血;若检查时间长,应在静脉麻醉状态下进行。

(四)腹胀

少数患者术后出现腹胀,多数症状较轻,活动后可自行消失,必要时可行肛管排气等治疗。

(五)黏膜损伤

内镜进退过程中有时可损伤小肠黏膜,多数程度轻,无须特殊处理;若损伤较重,可服用小肠黏膜营养剂,如谷氨酰胺等。

(六)肠穿孔

检查中及检查后注意观察患者腹部体征,若出现腹部压痛、反跳痛、腹肌紧张等,需警惕肠穿孔的发生,应及时报告医师,尽早采取相应的治疗措施。

(七)出血

按消化道出血治疗原则处理,必要时可通过内镜下止血治疗。

(八)肠套叠

发生率极低,缓慢退镜可减少肠套叠发生。

(九)急性胰腺炎

发生率极低,经口途径检查者,术后观察有无腹痛、呕吐等不适,如有以上症状,及时报告医师,检查淀粉酶等排除急性胰腺炎。

七、注意事项

(1)选择合适的进镜途径。通常,怀疑病灶位于空肠者,可先采用经口途径进镜;怀疑病灶位于回肠者,可先采用经肛门途径进镜;当无法判断先采用何种途径进镜时,应先选择经肛门途径,因经肛门途径进镜,患者的不适感相对较轻。

(2)内镜进镜及外套管推进时必须在视野清晰的状态下进行,严格遵循"循腔而入"的操作原则,以免损伤肠黏膜或引起出血、穿孔等并发症。

(3)患者吞咽反射完全恢复,饮水无呛咳方可进食。因内镜检查时需反复进退,咽喉部可能会有擦伤,需进食清淡饮食一天,勿食过热、粗糙、坚硬及辛辣刺激性食物,以免加重咽喉部不适,次日可正常饮食。

(4)检查后 3~6 小时需有人陪护。

(5)24 小时内不得驾驶机动车辆、进行机械操作和从事高空作业,以防意外。

(6)检查后 24 小时内最好不做需精算和逻辑分析的工作。

(冯国艳)

参 考 文 献

[1] 李军红.现代内科疾病诊疗与护理实践[M].长春:吉林科学技术出版社,2020.

[2] 李欣吉,郭小庆,宋洁,等.实用内科疾病诊疗常规[M].青岛:中国海洋大学出版社,2020.

[3] 马路.实用内科疾病诊疗[M].济南:山东大学出版社,2022.

[4] 齐贵彬.新编心内科疾病诊疗学[M].南昌:江西科学技术出版社,2020.

[5] 王军燕.新编临床内科疾病诊疗学[M].天津:天津科学技术出版社,2020.

[6] 徐玮,张磊,孙丽君,等.现代内科疾病诊疗精要[M].青岛:中国海洋大学出版社,2021.

[7] 赵广阳.实用心内科疾病诊疗与介入应用[M].北京:中国纺织出版社,2022.

[8] 陈云.现代临床内科疾病诊疗学[M].长沙:湖南科学技术出版社,2020.

[9] 邹琼辉.常见内科疾病诊疗与预防[M].汕头:汕头大学出版社,2021.

[10] 方千峰.常见内科疾病临床诊治与进展[M].北京:中国纺织出版社,2020.

[11] 胡春荣.神经内科常见疾病诊疗要点[M].北京:中国纺织出版社,2022.

[12] 明晓.临床呼吸内科疾病诊疗[M].沈阳:沈阳出版社,2020.

[13] 王庆秀.内科临床诊疗及护理技术[M].天津:天津科学技术出版社,2020.

[14] 黄忠.现代内科诊疗新进展[M].济南:山东大学出版社,2022.

[15] 马雨霞.临床呼吸系统疾病诊疗规范[M].北京:中国纺织出版社,2021.

[16] 苗传燕.临床内科疾病诊疗与护理[M].沈阳:沈阳出版社,2020.

[17] 黄佳滨.实用内科疾病诊治实践[M].北京:中国纺织出版社,2021.

[18] 胥杰,董燕丽,陈峰,等.常见呼吸内科疾病诊断与治疗[M].哈尔滨:黑龙江科学技术出版社,2021.

[19] 刘江波,徐琦,王秀英.临床内科疾病诊疗与药物应用[M].汕头:汕头大学出版社,2021.

[20] 孔小轶,南勇.心血管疾病诊断与鉴别诊断手册[M].北京:北京大学医学出版社,2022.

[21] 苗秋实.现代消化内科临床精要[M].北京:中国纺织出版社,2021.

[22] 周光耀.实用内科疾病诊疗技术[M].天津:天津科学技术出版社,2020.

[23] 韩英.心血管疾病诊疗进展[M].沈阳:辽宁科学技术出版社,2021.

[24] 苑志勇.临床内科常见疾病诊疗与护理[M].北京:世界图书出版公司,2020.

[25] 王为光.现代内科疾病临床诊疗[M].北京:中国纺织出版社,2021.

[26] 费秀斌.内科疾病检查与治疗方法[M].北京:中国纺织出版社,2022.

[27] 赵晓宁.内科疾病诊断与治疗精要[M].开封:河南大学出版社,2021.

[28] 郑信景.实用心内科诊疗学[M].哈尔滨:黑龙江科学技术出版社,2020.

[29] 刘雪艳,刘娜,沙俊莹,等.内科常见疾病临床诊断与治疗[M].哈尔滨:黑龙江科学技术出版社,2021.

[30] 林晔.现代消化内科疾病诊疗学[M].昆明:云南科技出版社,2020.

[31] 高媛媛.神经内科常见疾病检查与治疗[M].哈尔滨:黑龙江科学技术出版社,2021.

[32] 王晓彦.内科常见病诊治指南[M].济南:山东大学出版社,2022.

[33] 樊书领.神经内科疾病诊疗与康复[M].开封:河南大学出版社,2021.

[34] 金琦.内科临床诊断与治疗要点[M].北京:中国纺织出版社,2021.

[35] 付玉娜.内科系统疾病的诊疗与护理[M].天津:天津科学技术出版社,2020.

[36] 吴木强.呼吸内科抗生素的合理临床应用[J].世界最新医学信息文摘,2021,21(34):249-250.

[37] 王紫汀.肺炎呼吸内科疾病临床治疗研究[J].百科论坛电子杂志,2021,(5):281.

[38] 苏清娟,石彩凤,尹伟莹.冠心病心绞痛心内科规范治疗的临床疗效观察[J].世界最新医学信息文摘,2021,21(55):99-100.

[39] 刘楠楠.心内科病患住院感染风险分析与控制对策研究[J].黑龙江科学,2022,13(14):89-91.

[40] 吴杰文.兰索拉唑治疗消化内科疾病的效果分析[J].中国农村卫生,2021,13(15):40-41.